脑血管病临床检查与治疗

王增武　等◎主编

中国出版集团
世界图书出版公司
广州·上海·西安·北京

图书在版编目(CIP)数据

脑血管病临床检查与治疗 / 王增武等主编. —广州：世界图书出版广东有限公司，2025.1重印
ISBN 978-7-5100-8002-9

Ⅰ. ①脑…　Ⅱ. ①王…　Ⅲ. ①脑血管疾病—诊疗
Ⅳ. ①R743

中国版本图书馆 CIP 数据核字(2014)第 117857 号

脑血管病临床检查与治疗

策划编辑　刘婕妤
责任编辑　曾跃香
出版发行　世界图书出版广东有限公司
地　　址　广州市新港西路大江冲25号
http://www.gdst.com.cn
印　　刷　悦读天下（山东）印务有限公司
规　　格　787mm × 1092mm　1/16
印　　张　19.5
字　　数　524 千
版　　次　2014年6月第1版　　2025年1月第3次印刷
ISBN　978-7-5100-8002-9/R · 0258
定　　价　88.00元

《脑血管病临床检查与治疗》
编委会

主　编：

王增武　贾莉华　秦元勇　王　颖

副主编：

焉兆利　陈　伟　王增梅　尹秀玲　潘湘江

编委会成员（按姓氏拼音排序）：

陈　伟　山东省泰山疗养院

贾莉华　聊城市人民医院

潘湘江　中国人民解放军第456医院

秦元勇　临沂经济技术开发区人民医院

王昌梅　兖州矿业集团总医院济三分院

王　颖　兰州大学第一医院

王增武　潍坊市人民医院

王增梅　邹城市中医院

焉兆利　山东中医药大学附属医院

尹秀玲　济南军区青岛第一疗养院

前　言
Preface

随着神经科的迅速发展，新技术、新观念不断涌现，特别是近二三十年来，国内神经科取得了长足的进步。脑血管病是神经科常见病种，其病因繁多，发病机制复杂，病情表现多样，加之近年来医学新技术不断涌现，神经科医师始终面临着新知识的挑战，这使神经科疾病的诊断和治疗成为一个复杂的系统工程。其不仅需要现代化的辅助诊断检测技术，还需要全面掌握的神经科的基础知识和临床技能，只有这样才能及时、准确地诊断疾病，给予患者及时合理的治疗。基于目前国内脑血管病的发展状况，我们组织编写了这本《脑血管病临床检查与治疗》。

在本书中比较详细地论述了在临床上最常遇到的一些脑血管病的处理方法，同时对脑血管病临床诊治方面的一些新技术、新进展也有提及。本书共分二十二章，详细阐述了临床常见脑血管疾病的诊断与治疗，包括各种疾病的病因病理分析、诊断和鉴别诊断、常规治疗手段等，并对脑血管疾病的解剖基础、常见症状、病史采集以及常用的检查方法和操作技术做了介绍，力求使读者全面掌握脑血管常见疾病的诊治技术，为读者的专业学习和临床工作提供有利帮助。内容涉及脑血管病的流行病学、脑血管病解剖基础、脑血液循环的生理与病理研究、脑血管病的病因学研究、脑血管病的发病机制研究、缺血性脑血管病概论、短暂性脑缺血发作、脑血栓、脑梗死、脑血管病的影像学诊断进展、脑血管病治疗研究进展、脑血管病的介入和外科治疗、非缺血性脑血管病、进展性脑血管病、脑血管病的合并症及其防治、脑血管病后抑郁研究进展、脑血管病后吞咽障碍研究进展、脑血管病后肩-手综合征、脑血管病的理疗和康复治疗、其他系统所致神经系统严重并发症，最后为了保证全书的完整性，对神经系统中医优势病种的中西医结合诊治有所涉及，并且简单阐述了脑血管病的预防。

本书在编写过程中参阅了大量相关医学书籍和文献，在此对原著作者表示感谢！但由于编者水平有限，时间仓促，错误之处在所难免，希望广大读者和同行批评指正。

《脑血管病临床检查与治疗》编委会

2014 年 5 月

目　　录

第一章
Chapter 1

脑血管病的流行病学

脑血管疾病（CVD）是由各种血管源性病因引起的脑部疾病的总称，具有高发病率、高死亡率、高致残率、高复发率的特点，特别是对中老年人而言，是重要的致残和死亡原因，死亡率约占所有疾病的 10%，是目前人类疾病三大死亡原因之一。因此，对 CVD 流行病学调查以及防治的研究是一项重要的课题，早已引起了医学界的高度重视。

流行病学是指对人群中“疾病的分布频度及其决定因素的研究”，因此，对于卒中流行病学的研究也应包括两个方面，即分布（病死率、发病率、患病率和长期趋势）和决定因素（易患条件和危险因素）。

一、脑血管病的发病率

文献报道，CVD 的发病率各作者报告不同。世界卫生组织协调进行的 12 个国家 17 个研究中心的脑血管病协作研究表明：首次脑血管病的年发病率为（15 ～ 287）/10 万，最高的是日本，最低的是尼日利亚。世界卫生组织的 11 个中心对第一次发生 CVD 患者进行了随访，发现 CVD 的发病率随年龄的增长成陡直上升，在每个年龄组中男性发病率比女性为高。

国内北京报道 TIA 的年发病率为 34.8/10 万，上海报道 CVD 的年发病率为 140.4/10 万，四川为 102.57/10 万，南宁为 60.8/10 万。我国大规模人群调查资料显示：我国城市脑血管病的年发病率、时间点患病率、年死亡率分别为 219/10 万、719/10 万和 116/10 万；农村地区分别为 185/10 万、394/10 万和 142/10 万。

二、脑血管病的患病率

高致残率是脑血管病的特点之一，但可存活多年，这些患者是对患病率很好的说明。国外资料表明，CVD 年患病率为（500 ～ 700）/10 万。国内报道 TIA 的年患病率为 2 191.4/10 万，完全性卒中的年患病率为 1 407.6/10 万，显著高于国外资料。

三、脑血管病的死亡率

据报道，CVD 发病第 1d 的死亡率为 10%～ 40%，发病 3 周内的病死率为 25%～ 50%，3 周后死亡速度减慢，5 年后生存率为 15%～ 40%。然而，卒中的病死率在世界各地的差异很大，即使在同一国家的不同地区其变化也很大，这提示环境因素的作用强烈，而且卒中的发生不是衰老或遗传因素的必然结果。在美国，卒中是最常见的威胁生命的神经系统疾病，是位于心脏病和肿瘤之后的第三位原因，平均每15例死亡者中就有1人死于卒中。根据世界卫生组织脑血管病协作研究组对57个国家的统计资料，脑血管病列为前三种死亡原因的有40个国家。因CVD致死的患者占57个国家总死亡数的11.3%。我国是CVD的高发区之一，是第二位的死亡原因，因CVD致死的占城市死亡总数的20.98%，占农村死亡总数的15.57%。我国北京、上海等14个城市统计，CVD平均年死亡率高达135.3/10万，这充分说明在我国，CVD已成为构成威胁人类生命的主要疾病之一。

四、脑血管病的自然史

(一)脑血管病患者存活时间

影响CVD患者存活时间的因素很多，主要如下。

1.CVD的类型

如脑出血比脑梗死生存率低。

2.意识状态

CVD患者发病时昏迷者生存率显著低于意识清醒者。

3.合并血压及心脏异常情况者

如舒张压高于14.7kPa、心衰竭、心律失常及心电图异常者，生存率低。

4.复发患者

CVD复发者比首次发作者生存率低。

5.血管病变的程度

动脉闭塞越严重，受累血管越多，生存率越低。

6.年　龄

脑血管病的发病与死亡都与年龄有十分密切的关系。随着年龄的增长，脑血管病的发病率与死亡率都增加，65岁以上人群增长更显著，75岁以上发病率是45～54岁组的5～8倍。在半对数线图上，年龄每增加5岁，脑血管病死亡率接近增加1倍。

7.运动功能

不能自主活动者3年生存率不足50%，而长期卧床者平均存活1.5年。

8.其他因素

如有无痴呆、括约肌障碍、感染、合并其他疾病，均显著影响患者的生存率。

(二)CVD的复发

有25%～30%的CVD患者，在首次发病2～5年内可以复发。据报道，1次复发者达74%，2次复发者达22%，3次复发者达4%，4次复发者比较少见。复发在1年内占30%，1～3年者占25%，3～5年者占16%，5年以上者占29%。CVD的复发仍与高血压密切相关。蛛网膜下腔出血者6周内复发者占80%。

五、CVD与家族史

有研究报道CVD患者的父母死于CVD者比对照组高4倍，提示遗传因素对CVD的发病有一定的作用，但其遗传度受环境等其他因素的影响很大，故文献报道各异，国内报道CVD患者及对照祖父母、父母、兄弟姊妹及子女患病情况，进行了配对研究，发现相对危险度为3.76，说明遗传因素对CVD的发生无重要影响。

六、地理、种族与时间分布

国内报道，CVD的发病率具有随经纬度增高而上升的趋势，维度每升高5°，CVD的发病率上升14.48/10万，并指出北纬40°以上有更高发生CVD的危险性。不同经度分析表明：120°以东和95°以西的居民，有更高的CVD的危险性。不同海拔高度对CVD发病率也有影响，海拔500米以下地区发病率显著高于全国，500米以上则显著低于全国。平原高于全国，而山区、草原和洼地则低于全国。从城乡关系看，标准化发病率大城市显著高于全国，农村低于全国。从时间分布看，CVD发病高峰在1月中上旬。人群分布表明，男高于女，男女之比(1.3～1.7)：1，且年龄越大发病率越高。

国外资料表明，CVD在地理分布和种族分布上是有差异的。从地理分布上看，CVD死亡率最高的是日本，是波兰、墨西哥的6倍。在美国，东部地区尤其是秋田县是CVD的高发区，黑人的CVD发病率均高于同一性别和年龄以及同一地理位置的白人，有的甚至高出2倍之多，特别是脑出血，黑人明显高于白人。

七、脑血管病的病程和预后

据报道，CVD的即刻死亡率为30%～60%，这主要取决于年龄、CVD的类型、病变的部位及范围。约有75%的脑出血及25%～30%的缺血性卒中死亡。存活的患者中有50%～75%能自己活动，有20%～30%可遗留永久性残疾。另外，对CVD患者进行长期随访，发现有不少因素对患者的生存率或存活质量有影响：具有局限症状及体征如瘫痪、语言障碍、眩晕、视物模糊及共济失调者比没有这些症状和体征者要好；有意识障碍或昏迷者预后差；X线显示心脏扩大或心电图异常者存活时间短，且生存率明显降低；接受理疗者比不接受者存活质量高；脑梗死比脑出血者生存率高，蛛网膜下腔出血者的存活比脑出血多，尤其男性；全部CVD存活者男性比女性要多；青年患者比老年患者存活高；CVD住院治疗后出院回家比长期住院者生存率高。CVD存活的患者中，可出现反复发作。每年的复发率男性为8.9%，女性为10.6%。青岛医学院脑血管病研究所对46例缺血性脑血管病进行了平均10.2年的随访，复发率为48.5%，复发的高峰为12.16个月。

（王增武）

第二章

Chapter 2

脑血管病解剖基础

大脑是人体内新陈代谢最旺盛的器官，脑的血液供应非常丰富。正常成人脑的平均重量不到体重的3%，但其血流量却占全身血流量的1/5（100g脑组织，500mL/min）。脑本身几乎没有储存供能物质，故高度依赖于丰富而稳定的血液供应，脑血流完全阻断5s即可导致意识丧失，阻断8s即可引起难以恢复的损害。脑的供血动脉有4条，即左右颈内动脉和椎动脉。

第一节　脑动脉系统

Section 1

一、颈内动脉系统

颈内动脉约于甲状软骨上缘或第4颈椎水平起自颈总动脉，沿咽侧壁上行至颅底，经颈动脉管进入颅腔，通过海绵窦，于前穿支附近分为大脑前动脉和大脑中动脉。按其行程可分为颈部、岩部、海绵窦部和大脑部四部，后三部合称为颈内动脉颅内部，颈部又称为颅外部。

颈内动脉颈部行程较直，直径约5mm，但有时在起始部上方3～6cm处呈S状弯曲。岩部起自颈动脉外口，入管后先稍向上，随即向前、向内，于颞骨岩部尖端出颈动脉管内口，在破裂孔上方进入中颅窝。于后床突外侧穿过硬脑膜外层移行为海绵窦部，海绵窦部先沿蝶骨体两侧的颈动脉沟前行，至前床突内侧弯向后上方，穿过海绵窦顶移行为大脑部。呈C字形走行于蝶鞍旁的一段称为虹吸弯，其下半在海绵窦内，位于海绵窦的侧壁。颈内动脉大脑部在前床突内侧续于海绵窦部，由前向后行走至蛛网膜下腔，在视交叉外侧前穿支下方分为大脑前、中动脉。一般把此部与海绵窦部合称为颈内动脉虹吸部，此处行程迂曲，对减缓脑动脉搏动、缓冲脑动脉血压有一定作用，在脑血液循环调节中，虹吸部有“闸门”机制。颈内动脉的颈部无分支，岩部和海绵窦部的分支较细小，颈内动脉的主要分支如下。

（一）眼 动 脉

由虹吸湾分出，沿视神经外下方，经视神经孔入眶。其最主要分支为视网膜中央动脉，在眼球后方穿入视神经，营养视网膜。

（二）后交通动脉

在视交叉的外侧起于颈内动脉，在动眼神经上方后行。在距基底动脉分叉约1cm处连于大脑后动脉前壁。后交通动脉变异较多，在其行程中发出3～8条小穿支，供应灰结节、乳头体、视束前部、丘脑、丘脑底核、内囊等处。

（三）脉络膜前动脉

在后交通动脉起始部远侧见约2mm处由颈内动脉分出，经视束下方，行于大脑脚和海马回之间，到外侧膝状体前部转向外行，经脉络裂进入脑室下角，止于脉络丛，其分支主要供应苍白球大部、内囊后支、大脑脚底中部、海马结构、视束和外侧膝状体等。脉络膜前动脉细而长，易发生闭塞，引起对侧偏瘫，并可出现对侧感觉障碍及偏盲。

（四）大脑前动脉

于视交叉外侧，起于颈内动脉的前壁，向前行进入大脑纵裂内，沿大脑半球内侧面，先向前向上，经胼胝体膝部，然后沿胼胝体干形成弓形，最后终止于顶枕部下端附近。根据其走行可分为水平段和胼胝体下段。

1.水 平 段

从颈内动脉分支部开始到前交通动脉为止，主要分支有：①基底核动脉：从水平段分出很多小血管，供应胼胝体、尾状核头部、透明隔等。②纹状体内侧动脉或称Heubner动脉：为一较大的回返动脉，在前交通动脉附近发出后向后行，发出分支到眶回皮层，然后穿过前皮质，供应尾状核头部的下部、壳核下部、苍白球前部、内囊前肢。③前交通动脉：该动脉是连接两侧大脑前动脉，位于正中面，长0.2～0.3cm，是构成脑底动脉环的一部分。

2.胼胝体下段

起自前交通动脉，在正中面向前上方上升，至胼胝体膝部，主要分支有：①眶支：在胼胝体下段后凸部分发出，额叶正中面发出小分支到额根，分布到额叶穹隆那。主要供应脑的嗅叶、直回和眶内的内下部血液。②额极动脉：在胼胝体下段后凸部发出，在额叶正中面发出小分支到额极，分部到额叶穹隆部。③胼胝体周围动脉：是大脑的动脉的终末部分，在胼胝体沟内行走，终末与大脑后动脉的胼周后支相吻合，其分支供应胼胝体及附近皮质。④胼胝体边缘动脉：从胼周动脉发出向上行走，沿扣带回向后行，供应扣带回、额上回、旁中央小叶、额中回上缘及中央前回上1/4。⑤大脑前动脉中央穿支：主要有内侧前穿动脉及外侧前穿动脉，供应尾状核前部。

（五）大脑中动脉

大脑中动脉为颈内动脉分支中最粗大的一支，其管径为4mm左右，可看成是颈内动脉的直接延续，运送大脑半球所需血量的80%，也是东方人临床上最易出现脑血管病的动脉。大脑中动脉由颈内动脉分出后，沿大脑外侧裂进入脑岛。在脑岛分成三种不同的类型：单干型即大脑中动脉在外侧裂深方为一单干；双干型为两个等大的干；三叉型即分为三个等大的干。从分布上看可分为深浅两支：①浅支：即皮层支，主要供应大脑皮层外侧各脑回的血液。较重要分支有额眶动脉，供应额叶的内侧面及眶部外侧面，以及外背面；颞极动脉供应颞极的外侧面；颞前动脉，供应颞叶侧面；颞中动脉，供应颞叶前面；颞后动脉供应颞叶后部；顶后动脉和角回动脉，供应顶叶下部及角回；顶前动脉，主要供应顶叶上部。中央沟动脉，主要供应中央沟两侧下3/4的皮质；中央沟前动脉，主要供应额中回后部、额下回后部及中央前回前部下3/4皮质。②深支：又叫中央支，主要为一组小动脉分支，供应基底神经节和内囊。又可分为内外两组：内侧组由大脑中动脉起始部1cm以内发出，共有2～3支，以直角进入蛛网膜下腔后行走lcm左右，进前穿质。外侧组由大脑中动脉起始部外侧1～2cm处发出，有2～6条，其中最大的一支动脉是豆纹动脉，亦在蛛网膜下腔行走1cm左右进入前穿质。它们主要供应尾状核体部、豆状核、内囊的上3/5。

二、椎-基底动脉

椎-基底动脉系统是椎动脉和基底动脉的总称，有时临床上不能确定病变确切部位时统称为椎-基底动脉系统病变。

（一）椎动脉

从颈根部锁骨底下的锁骨下动脉分出。穿过由上6个颈椎横突孔组成的椎动脉管，通过枕骨大孔进入颅腔，两侧椎动脉在延髓腹侧面上行，至桥脑下缘汇合成一条基底动脉。该段动脉主要分支有5组：

(1)小脑后下动脉在合为基底动脉前，左右各发出一较大的动脉称为小脑后下动脉。其分出后沿延髓外侧上行，行走于舌咽、迷走及舌下神经间到小脑后面，供应小脑蚓部、半球底面内侧、脊髓丘脑束、三叉神经感觉核、前庭核、疑核、小脑下脚、脊髓小脑束。

(2)颅内段小穿支穿入延髓腹侧的旁正中区，供应该区血液。

(3)在椎动脉管内发出很多小分支，供应颈部神经根、椎体、关节和颈后部肌肉。

(4)两侧椎动脉在汇合成基底动脉前，在内侧各发出一分支，向下在正中汇合成脊髓前动脉，供应脊髓前角及侧索的血液。

(5)脊髓后动脉由椎动脉发出，与前动脉同一水平，但位置稍低，发出后绕行到延髓背侧，经枕骨大孔出颅下行，在下行过程中不断得到节段性动脉分出的脊髓支的增强，沿途供应后柱的一部分，前柱、侧索的周边部分。

（二）基底动脉

两侧椎动脉在桥脑下端汇合后，沿桥脑腹侧正中沟上行，在桥脑与中脑中间分成两支大脑后动脉。沿途发出很多小的分支，较重要的有旁正中动脉，供应桥脑腹侧两旁的血液；短旋动脉，供应桥脑腹外侧的血液；小脑前下动脉，由基底动脉中段发出，供应桥脑背外侧及小脑底部的血液；内听动脉，为一细长血管，发自小脑前下动脉或基底动脉，与面神经、听神经一起进内听道，供应内耳的血液；小脑上动脉，由大脑后动脉前发出，于动眼神经下方，绕大脑脚向背外侧行到小脑背面，供应蚓部前方及半球背面，沿途发出很多小分支，供应桥脑上部、中脑下部腹外侧及小脑上脚。

（王增武）

第二节 脑静脉系统

Section 2

脑部血液由浅、深两组静脉引流，前者汇集皮质及其邻近白质的血液，后者引流中央结构的血液。两组静脉血液主要引流到硬脑膜的静脉窦，而后再汇入颈内静脉。两侧颈内静脉均位于颈动脉鞘内，紧邻颈动脉和迷走神经，在上纵膈内与锁骨下静脉连接，形成左、右头臂（无名）静脉。两侧头臂静脉合成上腔静脉，随后注入右心房。

与硬脑膜静脉窦、板障静脉与颅骨导静脉相连接的吻合支提供了附加道路，通常它只引流少数的血液。导静脉从颅骨外板的小孔穿出与颈外静脉分支相吻合。颈外静脉汇集来自面部、头皮及颈部的血液，经颈部下降汇入锁骨下静脉。

脑静脉与身体其他部位的静脉比较有以下几个特点：①脑静脉的管壁缺乏肌肉和弹力组织，管壁较薄，管腔较大，因而缺乏弹性；②脑静脉绝大多数不与动脉伴行，名称也多不与动脉相一致；③浅、深两组静脉血，均先注入硬脑膜窦，然后再汇流至颈内静脉。颈内静脉在鞘内下行至纵膈，与锁骨下静脉汇合成无名静脉，最后经上腔静脉注入右心房；④硬脑膜窦是脑静脉系中一个最具特殊结构的部位，坚韧的硬脑膜围成一系列的管道，内衬一层内皮细胞。硬脑膜窦是脑静脉血回流和脑脊液回流的必经之路。

硬脑膜窦的管道系统，主要是由上矢状窦、下矢状窦、直窦、横窦、乙状窦、海绵窦及其他颅底窦组成，最后穿出至颈静脉孔，续为颈内静脉。

一、浅静脉系

是引流皮质和皮质下白质的浅静脉。通常可分为上、中、下三组。以大脑外侧裂为界，位于其上的浅静脉称为大脑上静脉，其下的为大脑下静脉，外侧裂附近的称为大脑中静脉。

（一）大脑上静脉

主要分布于大脑半球外侧面上半及内侧面，每侧有 7 ～ 8 条，由下前斜向后上，注入上矢状窦。上述静脉中行于中央沟内的一条静脉称中央静脉，它主要引流中央回区的静脉血。如该静脉阻塞可造成对侧偏瘫，对侧以精细感觉障碍为主的感觉障碍，其特点是偏瘫症状有波动性。

（二）大脑中静脉

多为 1 ～ 3 条，主要收集外侧裂附近的静脉血，最终注入蝶顶窦和海绵窦。若阻塞可导致对侧中枢性轻面瘫，上肢轻瘫，在主半球可出现失语。由于该静脉在蝶骨小翼附近后入窦内，蝶骨小翼为水平骨片，颅脑外伤时，该静脉可被“切割”而致出血。

（三）大脑下静脉

以 2 ～ 3 条为多见。主要收集颞叶下半及枕叶下部的静脉血，最后注入横窦。如阻塞可产生火花幻觉、视物变形、视幻觉、同侧偏盲及突然视力下降，但无眼底改变。

大脑上、中、下静脉间有明显的相互吻合。大脑上、中静脉借助于上吻合静脉（Trolard 吻合静脉）相互吻合。上吻合静脉起自大脑外侧裂上方以后斜向后上，沿中央沟或中央后沟区域行走，最后注入上矢状窦后 1/3 处。大脑中、下静脉借助于下吻合静脉（Labbe 吻合静脉）相互吻合，也可看作是上矢状窦和横窦的相互沟通渠道。下吻合静脉起自颞叶外侧面，最后注入横窦。另外，在小脑表面也可分为两组浅静脉。小脑上静脉的血一部分流入大脑大静脉和直窦，另一部分流入横窦及岩上窦，还有一部分流入枕窦。

临床上硬脑膜下血肿大多是由于浅静脉破裂。这与静脉行走特别有关，即起于脑实质的静脉逐渐汇成较大的干，最后在硬脑膜内行走一段注入窦内，因此可看作是静脉的一端连于脑实质，另一端连于硬膜窦。在脑外伤时，极易撕破注入窦前一段静脉干或小静脉，造成硬膜下血肿。

二、深静脉系

由大脑大静脉系和成对的基底静脉（Ronsenthal 静脉）所组成。它引流脑室旁白质、基底节及其他中央结构的血液。

（一）大脑大静脉

每一侧的膈静脉可在侧脑室前端附近见到，它沿透明膈向后行走至室间孔，在该处与丘脑纹状体静脉相接。丘脑纹状体静脉在侧脑室底尾状核和丘脑之间的沟内，向前行走并接受侧脑室周围白质的血液。脉络膜静脉引流侧脑室脉络膜丛的血液。每侧大脑内静脉是由隔静脉、丘纹静脉和脉络膜静脉至室间孔处汇合而成。两侧大脑内静脉向后行至第Ⅲ脑室顶，恰在胼胝体压部下方和松果体腺上方相互接合形成大脑大静脉。该静脉绕过胼胝体压部向上弯曲，以后以锐角汇入直窦。它接受两侧基底静脉、大脑后静脉、枕静脉、小脑上静脉以及来自松果体腺和顶盖的小分支的血液。

丘纹静脉和大脑内静脉的结合处——静脉角，位于室间孔，它在脑血管造影静脉期侧位片上可见到。

(二)大脑基底静脉

每侧基底静脉最初可在前穿质区域内见到,它由大脑前静脉、下纹状体静脉和深部大脑中静脉联合而成。该静脉沿视束向后行走绕过大脑脚,通常终于大脑大静脉,偶尔终止于大脑内静脉或直窦。基底静脉引流苍白球内侧、视前区、下丘脑底部和脑干上部区域,它还接受来自额叶的脉络膜下静脉的血流。小脑幕切迹疝时,如果此静脉压于小脑幕游离缘上,可致脑干上部的水肿和出血。

三、硬脑膜窦

(一)上矢状窦

位于大脑镰至颅顶的附着线内,横断面呈三角形。前始自额骨之鸡冠,向后在枕骨内隆凸处,汇入窦汇。在冠状缝以前上矢状窦仅携有少量血液,但其后迅速扩大,携带大量血液。上矢状窦主要接受大脑上静脉的静脉血,与颅骨的板障静脉以及属于颅外静脉系统的颅骨静脉相吻合。

(二)下矢状突

为一圆形管腔,位于大脑镰下游离缘内2/3,在延续成直窦前,接受胼胝体和小脑的静脉血。直窦由下矢状窦和大脑大静脉汇合而成,为三角形的管腔。它向后行于大脑镰和小脑幕之间的结合部内,并在枕内隆凸处注入窦汇。枕窦是最小的硬脑膜窦,位于小脑幕的附着缘内并从枕骨大孔向上注入窦汇。其沿途接受小脑幕和小脑内侧的静脉血,并与椎静脉丛沟通。

上矢状窦、直窦和枕窦通常在枕内隆凸处于硬脑膜内汇合在一起,形成窦汇。横窦始于窦汇,并行于小脑幕的附着缘内,至岩骨锥的底部急转向下,在此点以下称为乙状窦。当乙状窦在颅骨乳突部的沟内下降时,与中耳的乳突气房紧邻。乙状窦于颈静脉孔处出颅,成为颈内静脉。紧靠颈内静脉内侧穿出颅底的是舌咽、迷走和副神经。横窦接受大脑浅静脉下组的大多数静脉血和岩上、下窦的血液,岩上、下窦还部分引流海绵窦的血液。横窦通过导静脉与头皮静脉相交通并和来自乳头区的静脉相通。

(三)海 绵 窦

是位于蝶鞍两侧成对的静脉丛,因许多交织的纤维小梁把它分为多个腔隙而得名。它从眶上裂的内侧端延伸至颧骨岩部尖端。颈内动脉及其周围的交感神经丛、三叉神经第Ⅰ和Ⅱ支、动眼及外展神经穿过此窦,但有一层壁将它们与窦内血液分开。海绵窦的支流是蝶顶窦和眼静脉。

广泛的静脉吻合网为海绵窦的血液的出路提供了多个通道。它接受视网膜中央静脉、大脑中静脉和下静脉的血液,并与上、下岩窦相接,两侧海绵窦绕垂体互相沟通成环状,称为环窦。

通过海绵窦至眼上静脉及与面静脉的吻合,使颅内、外静脉相互沟通。眼下静脉连接到颅底下面的翼静脉丛。还有许多无名的导静脉与翼丛相连结。由于这些静脉均无瓣膜,故脓液可经这些吻合流进或流出颅腔。因此,眼、鼻、面、副鼻窦、咽和牙齿的感染均可侵及海绵窦,若局部压力梯度发生改变,感染就迅速地从一支静脉扩展到另一静脉。

(王增武)

第三节 血-脑屏障

Section 3

血-脑屏障(blood brain barrier,BBB)是存在于血液和脑组织之间的一层屏障系统,由毛细血管内皮细胞、内皮细胞间紧密连接、星形细胞、神经胶质细胞和基膜组成。早在1885年Ehrlich在动物静脉中注射酸性染料甲酚蓝时发现，染料使动物的各器官蓝染而脑中无此现象。1900年Lewan-Dowsky和1909年Goldmann也先后证实了这一实验，由此Goldmann正式提出了BBB的概念，但是直到20世纪60年代，随着科学技术的发展，特别是CT、MRI、核素、电子显微镜和放射免疫生化技术的发展和应用，才揭示了BBB的解剖学基础。许多学者根据BBB的解剖位置和功能，又将其分为血-脑组织屏障、血-脑脊液屏障(BCB)、脑脊液-脑组织屏障、脑-脑瘤屏障等。对形态结构的观点比较一致，中枢神经系统内特殊毛细血管内皮细胞及其紧密连接是BBB的重要结构基础，还包括基底膜及包围在毛细血管周围的小胶质细胞和星形胶质细胞的终足，这一特性对维系脑内环境的相对稳定十分重要。从生理的角度上看，BBB对物质分子大小、所负的电荷及溶解性不同的物质通透性均有选择性，特别是BBB中酶屏障及其专一性很强的载体系统，保证了脑内神经递质浓度的相对稳定性，对脑功能与维持内环境稳定具有极为重要的作用，只有一些大脑必须的糖类、氨基酸类等分子才能穿越BBB到达脑细胞，避免了大脑受到血液循环中有害物质如毒素和病毒的侵害。因此，BBB不仅可以看作是血-脑之间物质交换的限制系统，防止血中有害物质侵入，维护中枢神经系统正常生理功能，而且也是对营养物质选择性运转、代谢产物排出过程和自主神经功能体液性调节的中介系统，但是这层屏障同时也阻碍了许多有潜在价值的药物进入大脑，一般来讲，只有那些亲脂性的分子量小于500D的小分子才能顺利通过BBB，从而在很大程度上影响了颅内疾病的治疗。

一、内皮细胞及吞饮功能

脑血管EC与其他组织EC的主要区别在于前者具有复杂的TJ和丰富的线粒体，但缺少跨膜转运的质膜小泡(plasmavesicle)以及缺乏细胞孔。另外，脑血管细胞内皮细胞的胞膜上含有一些特殊蛋白:碱性磷酸酶、γ-谷氨酸转肽酶、糖转蛋白、转铁蛋白受体等。以上结构是脑血管内皮细胞特有的，它们对维持脑血管内皮TJ功能具有重要作用。大分子物质转运研究证实，BBB以外的血管内皮细胞含有大量的小凹陷和小泡，这对细胞的内吞起重要作用，但BBB的血管内皮细胞缺乏这种结构，这说明脑血管内皮细胞具有特殊的吞饮机制。一般认为其内吞机制分三大类:第一类受体介导的内吞，是细胞在网格蛋白参与下内吞结合在质膜受体上的大分子物质;第二类吸附内吞，是细胞内吞在质膜上的物质分子的过程;第三类液相内吞，是一些与质膜没有亲和力的分子溶于细胞间质而被包裹“饮”入的过程。

二、星形胶质细胞的作用

脑血管的超微结构研究表明，星形胶质细胞环脑血管现象是脑血管的一个独有的特点，在BBB发育的同时就已经出现。Svendaard等的实验证实:将非神经组织的血管移植于脑组织中生长，可以获得脑血管EC的某些特性。然而，脑血管移植于中胚层中，却逐渐失去了脑血管EC的特性。大量事实表明:星形胶质细胞对EC有极大的影响，对BBB的维持有着重要的作用。

三、基膜的结构和功能

基膜主要由Ⅳ型胶原、层连蛋白、内肌动蛋白、纤维连接蛋白以及一些糖蛋白等组成，其中Ⅳ胶原和层连蛋白是构成基膜的主要物质。研究发现，Ⅳ型胶原可以直接与层连蛋白连接，也可以通过内肌动蛋白与层连蛋白连接，形成聚合体网。同时，纤维连接蛋白可将基膜与周围组织以及细胞外间质相连，说明基膜对BBB的屏障作用维持起着重要作用。另外，基膜对周围细胞的生长分化也起着调节作用，脑血管内皮细胞生长和分化就是星形胶质细胞通过基膜来完成的。

四、血-脑屏障的基因组学与蛋白质组学在神经系统疾病中的应用

基因组学与蛋白质组学的应用极大地加快了人们认识疾病发生和发展的进程。BBB在神经系统疾病的生理病理反应密切相关，而此类疾病的发生发展都伴随着非常复杂的分子机制，此时系统的分析方法具有显著优势。目前，基因组学方法的应用多于蛋白质组学，全脑的研究多于分离的微血管，在这里比较基因组学和比较蛋白质组学均得到了广泛应用，它不同于上述的完整图谱的构建，而是比较正常和疾病状态下的样品差异表达情况分析。这样，参与的疾病过程的单个分子或通路就可被鉴定出来，进行深入的功能研究。在缺血性中风时，BBB完整性被破坏，从而进一步发生水肿。Kirsch等采用抑制消减杂交（suppression subtractive hybridization，SSH）技术分析比较了具有中风倾向的自发性高血压大鼠和中风抵抗的自发性高血压大鼠模型的差异表达，发现前者磺脲受体2B（sulfony lurea receptor 2B）上调，G蛋白5调节因子（G protein signaling 5 regulator）下调，且这两个cDNA克隆的功能尚属未知。与此相似，Fornag等通过微阵列技术研究中风倾向和中风抵抗模型分析，发现MAP和AKT信号通路以及TrkB受体异构体的改变参与神经元存活，通过双向凝胶电泳技术进一步确认在易发生中风模型中上述通路相关激酶底物的改变，说明异常信号及磷酸化状态是易发生中风模型的发病基础。Dhodda等用基因组和蛋白质组方法进一步研究缺血预适应诱导保护机制，结果发现脑动脉栓塞10min短暂缺血后，有40种神经保护转录物出现，其中14种为热休克蛋白，并通过双向凝胶电泳确认。同样在BBB参与的中风病理研究也可以用类似的方法，只不过是用分离的微血管取代了全脑组织而已。

五、血-脑屏障功能的影响因素

（一）高渗溶液

用高渗溶液（如甘露醇）灌注颈动脉，可使血-脑屏障开放，这一过程是可逆的；高渗溶液也可使脑肿瘤血-脑屏障开放，由此提高肿瘤区域药物浓度。通过大量的实验研究和临床证明，大多研究者都认为此方法对提高脑肿瘤的动脉介入化疗效果具有重要意义，且对应用中的不良反应多持乐观态度。由于脑肿瘤时的血-脑屏障较正常血-脑屏障开放持续的时间短，所以提示应掌握好给药时间。

（二）高　温

高温会使BBB的通透性增加，导致脑水肿、脑细胞损伤。有人认为主要是通过NO上调有神经毒性的强啡呔的免疫活性而致，且用NOS（一氧代氮合酶）抑制剂可削弱强啡肽的免疫活性，从而减弱BBB的损害。由于高温对BBB的作用，有人利用超声诱导轻度高温（USHT）可逆而无损伤性的特性增加了牛BBB上疏水性药物的通透性，包括P-gp底物的通透。为药物通过BBB提供了一种可行的方法。

（三）外　伤

研究认为脑外伤致BBB通透性增加与TNF-a产生增加有关。TNF-a激活鸟苷酸环化酶、蛋白酪氨酸激酶，由此使BBB通透性增加从而使中等大小（适度）分子通过增加；并且认为镁可能削弱外伤性脑损伤所致的BBB通透性的增加，其机制尚不清楚。

(四)冷　冻

脑冻伤时血管内皮生长因子A(VEGF-A)在脑血管内皮上的高度表达是导致BBB通透性增加的一个因素。而同时表达增加的血管内皮细胞生长因子B(VEGF-B)在血-脑屏障完整性的维持、脑冻伤后血管的生成中起着重要的作用。

(五)肿　瘤

不同性质的脑肿瘤引起血-脑屏障功能不同改变。星形胶质细胞瘤组织中的血管对葡萄糖转运增加,而一些脑转移瘤组织的血管则使葡萄糖转运减少。同一肿瘤组织的不同区域,其血-脑屏障改变程度亦不相同。应用细胞化学和电子显微镜技术观察胶质细胞瘤时,血-脑屏障的改变主要是紧密连接开放,由此使葡萄糖的通透性增加。血-脑屏障这种病理情况下的改变机制被认为与间质金属蛋白酶水解基膜的高分子蛋白有关。

(六)年　龄

年幼的BBB较年轻的BBB通透性高,而年老的BBB较年轻的BBB更易受损。新生儿核黄疸在临床上早已备受关注。早年发现台盼蓝由血液进入胎脑或新生儿脑受到的阻抗要比成年脑少。同时对鼠、兔、猫和狗的研究结果也见到示踪剂渗入未成熟脑比成年脑容易。新生儿黄疸病容易引起脑基底核的胆红素浸润,导致核黄疸,而成年人黄疸病很少发生此类病变,因而推测新生儿血-脑屏障未发育成熟,是引起核黄疸的重要原因之一。康仲涵等通过透射电镜观察发现胎儿和新生儿脑尾状核血-脑屏障未成熟,主要表现为:内皮有孔,内皮基膜较薄,部分内皮无完整的基膜,胶质膜也不完整。这些形态学特点决定了新生儿尾状核血-脑屏障通透性比成人大,而且比大脑其他部分也大。张燕宏等认为新生儿高胆红素血症($>272\mu mol/L$)时,颅内动脉血流速度较正常新生儿显著增高,由此推测在某种病理情况下,如酸中毒促进尾状核中的血-脑屏障更加开放,血流速度加快,胆红素以被动扩散方式经内皮孔或以胞饮作用越过毛细血管内皮增加,而后通过不完整的胶质膜缺口,引起新生儿核黄疸。

Erdincler等在脑冻伤鼠实验中发现:年老鼠BBB被破坏的程度、脑内水含量增多都较年轻鼠更为严重,且BBB损害也较年轻鼠容易。

(孙涛)

第四节　脑的解剖

Section 4

脑位于颅腔内,平均重量约1 400g。脑组织表面由外向内依次有硬脑膜、蛛网膜及软脑膜覆盖,由大脑、间脑、脑干和小脑组成,其中脑干包括中脑、桥脑和延髓。延髓向下在枕骨大孔处与脊髓相连续。桥脑、延髓和小脑之间为宽而浅的第Ⅳ脑室。第Ⅳ脑室向下与脊髓中央管相连,向上经中脑导水管与第Ⅲ脑室相通。第Ⅲ脑室经室间孔与侧脑室相通。在桥脑、延髓之间有桥脑延髓沟。由后连合至乳头体后缘的连线为中脑与间脑的分界线。空间孔至视交叉前部的连线为间脑和端脑的分界线。

一、脑　干

脑干自上而下包括中脑、脑桥、延髓。其上接间脑,下续于延髓,在延髓与脑桥背面借小脑上、中,下脚连接小脑。脑干由中脑、桥脑和延髓组成。脑干腹侧面伏于枕骨大孔前方的斜坡上。

(一)延　髓

下与脊髓相连。与脊髓无明显边界。延髓呈锥体形,前正中裂两侧为锥体,有锥体交叉,锥体外侧的卵圆形隆起为橄榄，其内为下橄榄核。上端因中央管扩大而成为第Ⅳ脑室底下部。延髓背侧每侧有2个明显隆起，分别称为薄束结节和楔束结节。延髓通过一对小脑下脚与小脑相连。位于延髓的脑神经共有4对，舌咽神经、迷走神经、副神经根丝自上而下依次由橄榄后方的沟内出入脑干。舌下神经由锥体与橄榄之间的沟内出入脑干。

(二)桥　　脑

下与延髓相续，上连中脑。桥脑腹侧面正中线有一纵行浅沟，称为基底沟。基底动脉通行其内。桥脑两侧逐渐形成一对小脑中脚与小脑相联系。桥脑背侧面构成第Ⅳ脑室底上部。位于桥脑的脑神经共有4对。三叉神经自桥脑与小脑之间出入脑干。展神经、面神经、前庭蜗神经自内向外由延髓桥脑沟出入脑干。

(三)中　　脑

下连桥脑，上接间脑。中脑腹侧面两侧的明显柱状隆起称为大脑脚。大脑脚之间为脚间窝，窝底有许多穿动脉穿过，称为后穿质。中脑背侧成为顶盖，有上丘、下丘各1对。上丘发出上丘臂连于外侧膝状体，下丘发出下丘臂与内侧膝状体相连。中脑共有2对脑神经附着，动眼神经自大脑脚内侧穿出，滑车神经则自前髓帆系带两侧穿出，是唯一自脑干背侧出脑的脑神经。

(四)第Ⅳ脑室

第Ⅳ脑室位于延髓、桥脑及小脑之间。向下连于脊髓中央管，向上通中脑导水管，向两侧扩展称为第Ⅳ脑室外侧隐窝。第Ⅳ脑室底由延髓及桥脑背侧面构成，顶由前髓帆和后髓帆构成，向后上深入小脑。

菱形窝即第Ⅳ脑室底。脑干的运动性脑神经核团一般位于内侧区，而感觉性核团则位于外侧区。内侧区有面神经丘、舌下神经三角和迷走神经三角，其深面分别为展神经核、舌下神经核和迷走神经背核。外侧区的听结节深面含有蜗神经核。

后髓帆是由室管膜上皮、软脑膜和少许白质组成的薄膜，向上入小脑，向下终于第Ⅳ脑室脉络组织。第Ⅳ脑室脉络组织是由室管膜上皮及宫含血管的软脑膜组成。其深入脑室内，产生脑脊液。后髓帆上有正中孔和一对侧孔。第Ⅳ脑室借此孔与蛛网膜下腔相通。

皮及富含血管的软脑膜组成。其深入脑室内，产生脑脊液。后髓帆上有正中孔和一对侧孔。第Ⅳ脑室借此孔与蛛网膜下腔相通。

(五)脑干网状结构

脑干网状结构是指脑干内神经元细胞体与纤维相互混杂的部分。它不似灰质、白质那样边界清楚。几乎所有来自外周的传入纤维，都有终支和侧支进入网状结构，而网状结构又直接或间接与中枢神经系保持密切联系，影响中抠神经的各方面活动。网状结构内含有的核团目前还无统一意见，但大致分为以下三类核群。

1.中缝及附近的核群

主要为中缝核及附近的旁正中网状核、被盖网状核、被盖背核和被盖腹核等。其功能尚不十分清楚。

2.内侧核群

位于正中区的两侧，它们接受来自脊髓、脑神经感觉核和大脑皮质的信息，发出上行、下行纤维，广泛地投射至大脑、间脑、小脑、脑干，并有一部分止于脊髓。

3.外侧核群

主要为小细胞网状核，它接受长的感觉纤维束的侧支，并将冲动传给内侧核群。

脑干网状结构的功能：

(1)对躯体运动的影响：脑干网状结构内存在一易化区和一抑制区，易化区和抑制区共同维持机体的肌紧张平衡。

(2) 对植物神经核内分泌活动的影响：如心血管的初级中枢位于延髓网状结构内，在失去较高的中枢影响后，仍能维持正常的血压。

(3) 对感觉冲动中枢传导的影响。

(4) 对睡眠、觉醒和意识的影响在脑干中有一网状上行激活系统(ARAS)和网状上行抑制系统。中脑和间脑的尾侧区是ARAS的关键部位。如此部位损伤可引起昏睡或昏迷。网状结构的上行影响使皮质维持一定的觉醒程度，而网状结构的活动又受大脑皮质的影响。

二、小　　脑

小脑位于颅后窝内、桥脑与延髓的背面，借小脑幕与大脑枕叶相隔，借小脑上脚、小脑中脚和小脑下脚与延髓、桥脑和中脑相连。小脑上面平坦，下面中部凹陷称为小脑谷。两侧隆起为小脑半球，中间狭细部为小脑蚓，小脑谷两侧的半球状突起称为小脑扁桃体。小脑表面有大量的横行平行窄沟，被分为若干小叶。按照先后的发生顺序可将小脑分为古小脑、旧小脑和新小脑。古小脑即绒球小结叶，又称前庭小脑，主要接受前庭的纤维，维持身体的平衡。旧小脑即前叶蚓部、蚓锥体和蚓垂，又称脊髓小脑。主要接受来自脊髓的纤维，控制肌张力和肌协调。新小脑为其余大部，又称桥脑小脑。主要接受大脑皮质的投射，控制随意运动的协调性和力量、方向和范围的准确性。

三、间　　脑

间脑位于中脑以上，尾状核和内囊的内侧，分为丘脑、丘脑上部、丘脑下部、丘脑底部、丘脑后部。两侧丘脑和丘脑下部相互联合，中间为第Ⅲ脑室，其通过脑室间孔与侧脑相通，通过中脑导水管接第Ⅳ脑室。间脑可分为五部分：背侧丘脑、后丘脑、上丘脑、下丘脑和底丘脑。

(一)背侧丘脑

又称丘脑。为一对椭圆形的灰质团块，两侧丘脑之间借丘脑间连合相连。从背侧观察，丘脑前端狭窄隆凸，称为丘脑前结节。丘脑后端粗大，伸向后外方，为丘脑枕。

(二)后丘脑

恰在枕的下方。由2个小丘状的内、外侧膝状体组成。外侧膝状体表面呈椭圆形，连接视束，内侧膝状体连接下丘脑。

(三)上丘脑

位于第Ⅲ脑室顶部周围。包括丘脑髓纹、缰三角、松果体和后联合。

(四)下丘脑

位于下丘脑沟以下。构成第Ⅲ脑室的侧壁和下壁。

从脑底面看，下丘脑的前界为视交叉，后界为乳头体的后缘。下丘脑包括视交叉、漏斗、灰结节和乳头体。

(五)底丘脑

位于背侧丘脑的腹侧部和下丘脑外侧之间的一个移行区域。它的背侧为丘脑，内侧为下丘脑。外侧为内囊。

第Ⅲ脑室位于两侧背侧丘脑和丘脑下部之间，正中矢状位，呈一狭窄腔隙。前壁为前联合与终板。后壁的上部为缰连台、松果体和后联合，下部为大脑脚的前端。上壁成自第Ⅲ脑室顶。下壁主要由下丘脑组成。侧壁为背侧丘脑和下丘脑。

四、端　　脑

大脑由左、右两个半球及中间连接部分——三脑室前端的终板组成，两半球间由胼胝体形成巨束纤维联系。大脑半球表面被覆灰质，为大脑灰质。灰质的深面为白质。白质内的灰质核团为基底核。大脑半球内的腔室为侧脑室。半球的前端为额极，后端为枕极，颞叶的前端为颞极。皮质表面布满深浅不等的沟，称大脑沟。沟与沟之间的隆起部分称大脑回。

大脑半球分为三面、五叶。表面有许多不等的沟回。需要指出，大脑的分叶为人为区分，各叶之间并非严格分界。三面：宽阔膨隆的外侧面，较平坦的内侧面和凹凸不平的下面。

外侧裂和中央沟最为显著。外侧裂在脑底面以一深裂起于前穿质的外侧，斜向后上终于顶叶的缘上回。外侧裂的上方为额、顶二叶，下方为颞叶。外侧裂深部埋藏有三角形的脑岛。额叶、顶叶和颞叶掩盖脑岛的部分，为岛盖。中央沟分隔额叶与顶叶。

（一）大脑半球背外侧面

额叶前至额极，后界以中央沟与枕叶分割，下界以外侧裂与颞叶分割。在中央沟的前方有大致与其平行的中央前沟。中央沟与中央前沟之间为中央前回。自中央沟水平向前发出额上、下沟。额上沟和额下沟分出额上回、额中回和额下回。外侧裂的前支和升支将额下回分为三部：眶部、三角部和岛盖部。额叶有许多重要的皮质功能区。

1.第Ⅰ躯体运动区

位于中央前回与中央旁小叶前部(4、6区)。

2.第Ⅱ躯体运动区

位于大脑外侧裂对中央前后回处上壁的皮质和邻近岛叶。

3.补充运动区

位于大脑半球内侧面的额内侧面皮质。

4.Broca氏区

位于额下回后部皮质(44区)，为运动性语言中枢。

5.书写中枢

位于额中回的后部，若受损，可引起失写症。

顶叶前至中央沟，后界为顶枕沟，顶枕沟上端与枕前切迹连线的中点与外侧裂末端的连线为下界。中央沟的后方有与之大致平行的中央后沟，其与中央沟之间为中央后回。顶内沟与半球上缘平行，起自中央沟，延向后方。顶内沟把顶叶分为顶上小叶和顶下小叶。顶下小叶又分为缘上回和角回。顶叶的主要功能区：①第Ⅰ区体感觉区：位于中央后回和中央旁小叶后部2区)。②第Ⅱ躯体感觉区：位于中央后回最下部。③Wernicke：位于顶叶及颞叶，包括角回、缘上回、颞上、中回的后部，为感觉性语言中枢。

颞叶上界为外侧裂，后方以顶枕沟和枕前切迹的连线与枕叶分界。颞叶的前端称为颞极。颞上沟、颞下沟将颞叶分为颞上回、颞中回和颞下回。颞上回的上面有数个自前外斜向后内的短回，称为颞横回。颞叶的底面，靠外侧的为枕颞外侧回；靠内侧的为枕颞内侧回。颞叶的主要功能区：①听觉区：位于颞横回(41、42区)，为听觉中枢。②Wernicke区：见顶叶部分。

枕叶在外侧面自顶枕沟上端至枕前切迹连线为前界后方，在内侧面以顶枕沟为界。视觉中枢即位于枕叶内侧面距状裂两侧的皮质(17区)。

岛叶借岛环状沟与额、顶和颞叶分界，岛中央沟将岛叶分为前后两部，与Rolando氏中央沟平行，前方有三四个岛短回，后有岛长回。岛叶可能与内脏感觉有关。

（二）大脑半球的内侧面和底面

最显著的结构为连接左右大脑半球的新皮质的胼胝体。由前至后分为胼胝体嘴部、膝部、干部和压部。胼胝体沟环绕于胼胝体外周。扣带沟则平行于胼胝体沟，位于其外周。扣带回位于胼胝体沟与扣带沟之间。自胼胝体中部向上发出的沟为中央旁沟。矩状裂自胼胝体后方向枕极上方走行。中央旁小叶为中央前、后回向大脑半球内侧面的延伸。顶枕沟与矩状裂之间为楔叶。

大脑半球的底面有枕极伸向颞极的脑回，后部为舌叶，前部为海马旁回。海马旁回前端向内侧钩绕为钩。额叶的底面有许多短小的眶沟，分隔为若干眶回。内侧为嗅束，嗅束前端为嗅球，后端为嗅三角。三角后方为前穿质，有许多血管穿行。海马旁回和扣带回围绕胼胝体几近一环。

（三）基 底 核

基底核又称为基底神经节，为大脑半球内的灰质核团。包括尾状核、豆状核、屏状核和杏仁体。豆状核和尾状核合称为纹状体。豆状核分为内侧的苍白球和外侧的壳。在种系发生上苍白球较早，称为旧纹状体。尾状核和壳称为新纹状体。屏状核位于岛叶深面，与豆状核之间以外囊分隔。杏仁体位于海马旁回沟内，与尾状核尾相续。

（四）大脑半球白质

大脑半球白质是由起联系作用的纤维束构成，可分为三种纤维：联络纤维、联合纤维和投射纤维。

(1) 联络纤维：是连接一侧大脑半球内不同部位皮质的纤维。可分为长、短纤维两种。长纤维位置较深，联合成束。短纤维位置浅，联系邻近的脑回。主要有：①钩束：联系额叶与额叶前部的纤维。②上纵束：联系额、顶、枕、颞叶的纤维。③下纵束：联系枕、颞叶的纤维。④扣带：联系弯窿回各部及该回与邻近额叶的纤维束。

(2) 联合纤维：是连接两侧大脑半球的纤维。包括胼胝体、前联合和弯窿联合。胼胝体在大脑纵裂底，是连接两侧大脑半球新皮质的纤维。弯窿是嗅脑的联合纤维，也是嗅脑的投射纤维。

(3) 投射纤维：是连接大脑皮质和皮质下结构的纤维。其于皮质下方呈扇形放射，称为辐射冠。向下聚成一宽厚致密的白质层，通过基底核与背侧丘脑之间，称为内囊。

内囊位于尾状核、豆状核和背侧丘脑之间，在水平切面上呈"＜"形，开口向外侧。内囊可分为三部分：①内囊前肢，位于尾状核头部及豆状核之间，有额桥束及丘脑前放射通过。②内囊后肢，位于豆状核与背侧丘脑之间。内囊后肢可分为三部分：丘脑豆状核部、豆状核后部和豆状核下部。皮质脊髓束和丘脑上放射通过丘脑豆状核部，视放射和顶枕桥束通过豆状核后部，枕颞桥束和听辐射通过豆状核下部。②内囊膝位于前后肢之间，有皮质核束通过。如果内囊后肢受到损害如内囊出血，可出现三偏综合征：对侧偏瘫、对侧偏身感觉障碍、双眼对侧偏盲。

(4) 侧脑室：侧脑室位于大脑半球内，左右各一，腔内衬以室管膜上皮。分为前角、后角、下角和体部。中央部位于顶叶，前、后和下角分别伸入额、枕和颞叶。

（五）嗅脑和边缘系统

嗅脑是指大脑半球中接受与整合嗅觉冲动的皮质部分。主要包括嗅球、嗅束、前嗅核、嗅结节、嗅纹、部分杏仁体及梨状区皮质等结构。

边缘叶包括扣带回、海马旁回、海马结构、膈区和梨状叶等。边缘叶再加上与其功能和联系上较为密切的一些皮质下结构（杏仁体、下丘脑、上丘脑、隔核、丘脑前核和中脑被盖等）共同构成边缘系统。因为边缘系统与内脏联系密切，又称为内脏脑。边缘系统与嗅觉、内脏活动、情绪行为、性活动和记忆等有关。

（孙涛）

第三章

Chapter 3

脑血液循环的生理与病理研究

第一节　脑血液循环的重要功能

Section 1

一、脑血液循环的特点

脑组织的新陈代谢率高，血流量也较大。在安静状态下，每百克的脑血流量为 50 ～ 60mL/min。在正常氧分压和葡萄糖含量条件下，每分钟应有 750 ～ 1 000mL 的血液流经脑部。虽然成人脑重只占体重的 2%～ 3%，但其血流量却占心搏出量的 15%～ 20%。

氧气和葡萄糖在脑内的贮存量极低，几乎接近于零，而脑组织对缺血缺氧的耐受性极差。研究表明：脑组织在完全失去氧供后 10s 多即出现点生理变化，90s 后电活动完全消失，2min 后神经细胞代谢停止，5min 后神经细胞开始死亡，大脑皮层即出现永久性损害，20 ～ 30min 后延髓的呼吸、血管运动中枢出现不可逆性损害。由此看来脑功能活动是同能量代谢和血流循环紧密相连的。正常的脑部血供是维持机体生命活动，尤其是维持高级神经活动的重要条件。

脑位于颅腔内，颅腔壁是由颅骨构成的，故其容积是固定不变的，颅腔为脑、脑血管和脑脊液所充满。由于脑组织是不可压缩的，所以脑血管舒缩的程度受到相当大的限制，血流量的变化较其他器官为小。

脑循环的毛细血管壁内皮细胞间紧密接触，并有一定的重叠，壁上没有小孔。毛细血管和神经元之间并不直接接触，而为神经胶质细胞所隔开。这种结构特征对于物质在血液和脑组织之间的扩散起一种“屏障”的作用，是血屏障的结果基础。

二、脑血液循环与脑的代谢

（一）脑的氧代谢

脑组织是人体内代谢最活跃的组织，脑的耗氧量远较其他组织为多。在正常安静情况下，成人每 10%脑组织耗氧为 3.0 ～ 3.5mL/min，全脑耗氧为 42 ～ 53mL/min。脑耗氧量约占全身总耗氧量的 20%，为安静时肌肉耗氧量的 20 倍以上。实验证明，脑组织的耗氧量与脑的解剖部位、大脑皮层的功能活动和年龄有关，脑的灰质的耗氧量约为白质的 35 倍；机体兴奋时脑耗氧量增加，安静和睡眠时耗氧量降低；儿童期脑的氧代谢率明显高于成年人。

脑组织对缺氧的反应极度敏感，当缺血或动脉氧分压降低时，脑组织可较其他组织更早地发生功能障碍。研究表明，当动脉氧分压（PaO_2）降低至正常的85%时，机体暗适应能力延迟；70%时，呼吸幅度加深，复杂学习能力损害；55%时，近事记忆丧失；30%时，意识丧失而发生昏迷。因此脑血液循环中维持足够的 PaO_2 极为重要。

（二）脑的糖代谢

在正常生理条件下，葡萄糖是脑组织获得能量的最主要物质，是氧化代谢的基本底物。脑组织消耗能量较多，每100g脑组织消耗葡萄糖约为5mg/min，或经脑的每100mL血液中，脑就摄取10mg葡萄糖，约为全身总耗糖量的1/4。葡萄糖降解主要分为有氧和无氧两个阶段。第一步为无氧糖酵解，产生丙酮酸和乳酸，此时只产生很少的能量，约为2mol ATP，而丙酮酸在三羧酸循环中进一步有氧氧化可产生36mol ATP，因而，葡萄糖的完全氧化所产生的总能量为38mol ATP。

在缺氧时，葡萄糖不能充分氧化，而糖的无氧酵解率增加，为正常的57倍，但这种加速糖酵解形成乳酸所产生的能量，仍不能满足脑的能量需求。加之脑组织中糖原的贮存量极少，其代谢所消耗的糖主要靠血糖供应。所以一旦脑血流量不足或血糖过低，将随着降低的程度出现乏力、晕厥、意识障碍、抽搐，甚至可导致死亡。

（三）脑的能量代谢

葡萄糖、脂肪等能量物质经脑细胞线粒体呼吸链代谢过程改变为可利用的能量，以ATP形式存在。脑细胞将ATP用于细胞膜的主动运输、分子与细胞器的轴浆运输及生物合成，以维持神经细胞的正常结构和功能。

脑内的大部分能量用于离子交换的反应中，细胞膜 Na^+-K^+-ATP酶用1ATP分子以转位3个钠和2个钾离子。当细胞活动失钾而储钠，可自动地诱导ATP酶活动性增加，导致ATP水解，使ATP→ADP，这就需要增加底物氧化，产生新的ATP，同时脑的蛋白、磷脂及其他分子的再合成也是连续的，也需要消耗ATP。

在正常生理条件下，脑组织唯一的燃料是葡萄糖，仅在某些异常情况（如长期饥饿和糖尿病）时，才可能利用其他底物（如酮体）产生能量。因此，当血糖降低时，脑功能迅速发生紊乱，如注射葡萄糖则可迅速逆转。

三、脑血液循环于脑脊液循环

脑血液循环决定着脑脊液循环。当脑的血液循环和血液化学发生改变时，脑脊液也随之改变。

脑脊液主要由脑室系统的脉络丛分泌，此外还可由室管膜细胞和脑组织本身分泌。正常脑室系统脑脊液总量为120～200mL，日分泌量为500mL以上。脑脊液的循环和吸收正常按下列次序进行：侧脑室→室间孔→第Ⅲ脑室→大脑导水管→第Ⅳ脑室→侧孔和中间孔→小脑延髓池→基底池，上行至大脑半球的蛛网膜下腔→上矢状窦的蛛网膜颗粒吸收；或下行至脊髓网膜下腔→脊髓静脉的蛛网膜绒毛吸收，大部分脑脊液仍反流至基底池再到大脑半球的蛛网膜下腔经蛛网膜颗粒吸收。此外，室管膜、脑和脊髓的软脑膜及沿脑和脊神经进入的淋巴管及血管周围腔亦参与脑脊液的吸收。

脑脊液的更新很快，24h可更新数次。脑脊液分泌、吸收和循环障碍均可引起颅内压力的改变，影响脑血液循环的正常进行。同时脑脊液亦有调节脑血流的作用。脑脊液的主要功能是在脑、脊髓和颅腔、椎管之间起缓冲作用，有保护意义。此外，脑脊液还可作为脑和血液之间进行物质交换的中介。

脑脊液的生成主要来源于血液，其基本成分虽与血浆有相似之处，而又与血浆有许多不同。

因此，在临床工作中，常以脑脊液的颜色、成分、生化、酶和pH值等的改变作为颅内疾病诊断和了解大脑功能的参考。脑脊液中蛋白质的含量极微，葡萄糖含量也较血浆为少，但Na^{+}和Mg^{2+}的浓度较血浆中的高，K^{+}、HCO^{-}和Ca^{2+}的浓度则较血浆中的低。可见，血液和脑脊液之间物质的转运并不是被动的过程，而是一个主动的过程。另外一些大分子物质较难从血液进入脑脊液，这种屏障对不同物质的通透性是不同的。例如O_2、CO_2等脂溶性物质可很容易地通过屏障，但许多离子的通透性则较低。

血液和脑组织之间也存在着类似的屏障，可限制物质在血液和脑组织之间的自由交换，称为血-脑屏障。近年来电子显微镜和酶标记方法的研究结果认为，血-脑屏障的组织学部位主要是脑毛细血管内皮细胞层，而该层细胞具有排列紧密和胞饮作用差的特点，实验证明，这种特点是星形细胞分泌某种体液因素所造成的。

从化学角度来看，血-脑屏障受下列因素影响：①与血浆蛋白结合的程度有关：小分子物质若与血浆结合则难以透过血-脑屏障，若以游离的小分子形式存在则易透过血-脑屏障。②物质的亲水性和亲脂性。脑毛细血管内皮细胞膜是由类脂组成，凡是脂溶性物质则易透过血-脑屏障，水溶性物质则难以通过血-脑屏障。③载体转运系统的完整性，脑毛细血管内皮细胞与其他细胞膜一样，也存在着许多的载体蛋白，将细胞外物质运到细胞内，或将细胞内物质运到细胞外。一种载体蛋白，常常只能运输一类物质，有其高度的选择和专一性。若某种载体缺乏，则易影响血-脑细胞屏障的完整性。④生物转化作用，在血-脑屏障这一功能，保证了脑内免受血液或学成分剧烈变动的影响。

血-脑屏障的存在，对中枢神经系统抗菌药物的选择十分重要。例如氯霉素是脂溶性，最易透过血-脑屏障，青霉素是水溶性而较难通过血-脑屏障。血-脑屏障是否正常，由毛细血管内皮细胞的化学、物理性质所决定。内皮细胞发生炎症、化学或物理的损伤、缺氧、缺血和肿瘤等病变时，均可出现血-脑屏障的异常。

由此看来，血-脑脊液和血-脑屏障的存在，对于保持脑组织周围稳定的化学环境和防止血液中有害物质侵入脑内具有重要的生理意义。

在脑脊液和脑组织之间的膜系统其通透性则较高。因此临床上常将不易通过血-脑屏障的药物直接注入脑脊液，即鞘内注药，可使药物尽快地进入脑组织，达到较好的治疗效果。

（贾莉华）

第二节　脑血液循环的调节

Section 2

一、正常脑循环

（一）脑血流量的测定方法

脑血流量（CBF）是单位时间（1min）内流经整个脑组织的血液量，某局部脑组织的血流量称为区域性脑血流量（rCBF）。利用一氧化氮（NO）这种惰性气体不被脑组织所代谢而又能在脑内自由弥散的特点，根据Fick原理，从该气体在血内浓度的动静脉差加以计算，可得到整个脑和大脑半球的血流量，而无法测出rCBF。为了测定rCBF，人们利用放射性同位素^{85}氪（^{85}Kr）颈内动脉内注射。因其不但是惰性气体，可在脑内自由弥散，而且还具有放射性，只需在头部用多个计数器探测相应部位的放射量，即可得出其曲线。后改用^{133}氙（^{133}Xe），也有用照相者。目前更有改用直接吸入或静脉注射^{133}氙法。这样可避免颈内动脉的穿刺损伤，但因其有再循环掺杂和颅外血流的污染，技术上还有待进一步完善。

（二）正常脑血流量

由于测定方法的不同，脑血流量的正常值也有所差异。正常成年人的平均脑血流量为每分钟 50 ～ 60mL/100g 脑组织。但整个脑部的血流量并不均匀，脑灰质的血流量约为白质的 4 倍。灰质中则以大脑皮层的血流量最高，其次为基底节，而小脑皮层最低。大脑皮层中又以中央前、后回最高，可达每分钟 138 ± 12mL/100g 脑组织，而颞叶居末。

在不同的生理状态下，脑血流量亦不完全相同，在 10 岁以前的儿童，其脑血流量和脑耗氧量都很高，到青春期则锐减，成年后继续逐年缓慢降低。自然睡眠后，脑血流量则轻微增高，但脑的耗氧量并无改变。此血流量的增高以睡眠的快速眼动相明显，无论是皮层还是皮层下结构，其血流量均有增加。脑血流量和脑代谢率还与脑的功能活动密切相关。大脑功能活动时相应脑组织的血流量增加，这主要与脑代谢率和耗氧量增加有关。耗氧量增加后，组织 CO_2 增加，CO_2 是神经元代谢时与脑血流量密切相关的重要代谢产物。高碳酸血症时血流量增高，反之，脑代谢率下降，脑血流量也减少。而在病理状态下，脑组织因损害而代谢降低，脑血流量没有相应减少，反而有所增加。

（三）脑血液循环的流向

正常两侧颈内动脉管径相近，约输入全脑血流量的 4/5 的血液供应大脑半球，而左右椎动脉则仅输送全脑血流量的 1/5 左右。但颈动脉到大脑中动脉的动脉压力差与椎动脉到颅底动脉环的压力差基本相等，即大脑中动脉和颅底动脉环的椎动脉部分压力相近。因此，正常人的脑血液循环虽有左右半球、颈动脉系统和椎动脉系统血流量和循环时间的差异，但并不发生血液分流或逆流的现象。

（四）脑循环时间

血液从颈动脉经颅腔到达颈内静脉所需要的时间为脑循环时间。脑循环时间受颅内动静脉之间压力差及血管容积所决定。正常人的颈动脉系统循环时间较椎动脉系统为快，右侧半球较左侧半球为快。颈总动脉到颈静脉的时间约为 7s，椎动脉到椎静脉的时间为 8 ～ 9s，其中 2s 为血液在毛细血管中的代谢和变换时间。近年来，应用放射性同位素示踪迹测定脑循环时间正常为 6 ～ 11s。脑内血液的淤积、毛细血管的增多和颅内压增高等可使循环时间延长，脑动静脉瘘型血管畸形、脑及脑膜炎症等病理状态可使脑循环速度加快，脑循环时间缩短。

二、血循环的调节

（一）脑血流量的自动调节

脑血流量是由脑有效灌注压（CPP）和脑血管阻力（CVR）所决定，其关系可用公式 CBF = CPP/CVR 表示。由此可见，脑血液量也与脑有效灌注压成正比，而与脑血管阻力成反比。

脑有效灌注压并不就等于动脉压（收缩压与舒张压的均值，或是舒张压与 1/2 脉压之和）与静脉压之差值。以公式表示如下：

脑有效灌注压 = 平均动脉 − 静脉压 = 1/2（收缩压 + 舒张压）− 静脉压 = 舒张压 + 1/2 脉压 − 静脉压。

在正常情况下，因颈内静脉压已接近于右心房压，变化不大，故对脑血流起主要作用的是动脉压，舒张压的改变对灌注压的影响要比收缩压更大。小动脉硬化或肾性高血压患者，舒张压的增高幅度往往大于收缩压，平均动脉压增高显著；而动脉粥样硬化患者，虽常有收缩压增高显著，但平均动脉压增高较小。

在特殊情况下，如头位改变、咳嗽、屏气等造成的腹压增高，心衰竭，颅压异常以及脑静脉和静脉窦血栓形成等，此时静脉压对脑有效灌注的影响也不容忽视。

正常情况下，人类脑血流量是十分稳定的，即使在全身血压或脑有效灌注压发生明显改变，脑血流量往往影响不大。这种在动脉灌注压有变动时，脑循环具有保持其血流量稳定的内在机制，称为脑血流的自动调节作用。在动脉灌注压降低时，脑血管就发生扩张反应；灌注压升高时则脑血管收缩，脑血流量得以保持稳定。由于自动调节，当平均动脉压在一定范围内[9.33～21.3kPa（70～160mmHg）]波动时，对脑血流量并无影响。但超过此限度，自动调节作用即遭破坏。人类平均动脉压降至8.0～9.33kPa（60～70mmHg）时，脑血管扩张已不足以维持原来的血流量，使脑血流量下降。低于6.67kPa（50mmHg）时，脑血流量减少到原来的60%左右，于是出现脑缺血。如平均动脉压超过上限，则脑血流量即随全身血压上升而增多，可因毛细血管压过高而引起脑水肿，造成颅内压增高或加重原来已存在的颅内高压，如高血压脑病。慢性高血压患者，自动调节作用的界限可以提高，只要降低平时血压的30%，即可破坏此作用。而其上限则可能比正常血压者为高，可大于24kPa（180mmHg），仍能保持自动调节功能。

脑血流自动调节的机制目前尚未完全阐明，主要的学说有两种：即肌源性反射学说和代谢调节学说。多数学者认为，动脉内压力直接作用于管壁平滑肌，当灌注压增高时，平滑肌收缩，管腔缩小；反之，压力降低时，平滑肌松弛，管腔扩张，即所谓Baylissp效应。还有部分学者认为代谢机制起主要作用，当灌注压下降时，脑内开始有一短暂的脑血流量减少的过程，动脉周围组织液pH值降低，血管扩张；反之，则血管收缩。

脑血流量，特别是脑不同部位的区域性血流量的调节，大多是通过改变脑血管阻力来完成的。组成脑血管阻力的有以下四方面，即血管张力、血管壁的弹性、来自血管外（即颅内或脑脊液）压力和血液黏稠度。其中血管张力的调节是最主要的因素。

（二）影响脑血液循环的因素

1.心血管因素的影响

由于脑组织代谢率高，血流量大，占心搏出量的15%～20%，所以心脏输出量的剧烈增减，都将严重影响脑血流量。为了维持脑部代谢功能的需要，心脏必须保持输出足够的血液来供应脑部。心脏输出量的增减可通过两种途径：①改变每次心搏出血量；②改变心率。心脏的某些疾病导致心搏骤停或心输出量骤降均可造成严重的脑功能紊乱。

血压与脑血管阻力是决定脑血液循环流量的最基本与直接的因素。在一定范围内，收缩压增高可使脑血流量增高，若降低脑血流量减少。

周围血管阻力的改变对脑血液循环的影响极为重要。当周围血管阻力降低时，周围动脉的血管床容量增大，脑血流量减少。反之，则脑血流量增加。

2.脑血管因素的影响

脑血流量与脑血管张力成反比，血管张力高则流量减少；反之，血管张力低则流量增多。对脑组织来说，决定血流量多少的血管张力主要是穿入组织内毛细血管前的小动脉调节这些小动脉的张力即可明显影响脑血流量。

脑静脉压易受头位改变而波动。当静脉压增高时颅内压亦增高，虽可使有效灌注压降低，但因二氧化碳潴留，血管扩张使血管阻力下降，这样仍可保持脑血流量基本不变。

3.颅内压的影响

颅腔内由脑、脑脊液和血液三部分组成。其容积是固定的。正常情况下，脑脊液约占颅腔总体积的10%，脑血液占2%～11%，其余均由脑组织所充盈。因此，若三者比例失衡，即可导致颅内压力和脑血流量的变化。正常成人颅腔内压力为0.785～1.766kPa（80～180mmH_2O），超过1.96kPa（200mmH_2O）时提示颅内压增高，低于0.785kPa（80mmH_2O）时即为颅内压降低。脑脊液分泌增多、脑脊液循环受阻或颅内占位性疾病均可引起颅内压增高。

脑血流量与脑灌流压成正比。当脑血流量不变时，脑灌流压与颅内压成反比。因此，当颅内压增高时，脑血流量减少。若颅内压增高到接近或等于平均动脉压时，脑的血流将会停止。然而在正常机体中，颅内压与脑血流量之间也存在着生理性的自动调节机制。当颅内压增高时，反射性地引起动脉压力的增高，使脑灌流压维持一定水平，以避免脑血流量下降。随着颅内压增高，动脉血压亦随之增高，当颅内压一直高到接近或达到动脉舒张压时，血压突然先下降，脉搏增快，呼吸不规则甚至呼吸停止而死亡。机体的这一调节过程称为柯兴（Cushing）反射。在急性颅脑损伤和急性颅高压患者中，常可见到这一反射和反射衰竭的临床过程。

一般认为，脑血流量的细微变化能在颅内压中迅速反映出来，但是颅内压力的变化仅在颅内压增高的晚期才从脑血流量中反映出来。因为脑血流量的减少不仅不能代偿颅内压力的增高，相反能加重颅内压力增高的症状。临床上，在颅内压增高患者的脑血管造影中，可见到脑循环减慢；在脑疝引起的呼吸停止的患者中，进行造影时，造影剂不能进入颅内的现象即为此缘故。

4.血流化学的影响

（1）二氧化碳对脑血流的调节作用：血液中二氧化碳是调节脑血流的最重要因素。脑血管对二氧化碳的反应特别敏感。如增加动脉血中的二氧化碳，可记录到几乎一致的脑血流量增加。脑血流量随 $PaCO_2$ 的增加呈阶梯式增加，如 $PaCO_2$ 增加至 70mmHg 左右，脑小动脉呈最大扩张，脑血管的自动调节消失。脑血管对血中 CO_2 变化的反应是迅速的，但在 $PaCO_2$ 变化和脑血流变化之间还有一短暂的潜伏期，一般为 20 ～ 30s，这表明 CO_2 对脑血管的作用不是直接作用，而可能是通过脑血流周围的间隙液成分的改变来实现的。血管外组织 PCO_2 变化在控制脑血流作用的潜伏期要比血管内的长（60 ～ 90s）。血管内 PCO_2 变化在控制脑血流中占主导地位。临床上利用吸入 5%～ 8%的二氧化碳混合物气体，使脑血流量增多，以治疗缺血性脑血管病。

脑的灰质和白质在静息时的血流量相差 4 倍左右，它们对二氧化碳的反应也不一样，灰质较白质对二氧化碳的敏感性明显增高。脑血管对二氧化碳变化也具有适应性。当动物长时间处于高 CO_2 环境中，最初脑血流可持续保持在一较高水平，但数日后，脑血管扩张反应减少，若 2 周后，部分动物的该调节反应消失。脑血管的这种适应性是通过脑脊液中 HCO_3^- 的调节，使脑脊液 pH 值逐渐恢复正常所致。

二氧化碳对脑血流的作用还受下列因素的影响：①受麻醉的影响，在相同的二氧化碳浓度下，麻醉动物的反应程度小于清醒动物，这可能与麻醉减低能量代谢和减少二氧化碳产物有关。②受年龄的影响，有学者证明。青年人 CO_2 的反应比老年人大，二氧化碳对脑血管的作用随年龄增加而减少。③受血压的影响，当平均动脉压在 13.3kPa（100mmHg）时，每升高单位 $PaCO_2$，对脑血流的形象明显低于正常血压时的变化，如平均动脉继续降至 50mmHg 时，则在整个 $PaCO_2$ 试验范围，脑血流保持不变。其原因可能是阻力血管对低血压的反应中已经处于最大扩张状态，因此，脑血管对 $PaCO_2$ 的变化不再引起血流改变。所以对于具有脑缺氧并有休克的患者来说，吸入 CO_2 是不能改善脑的血液循环，相反会引起酸中毒，加重临床症状。

低碳酸血的缩血管作用是脑血管所特有，这是由于脑血管失去正常二氧化碳浓度所产生的张力效应的缘故。降低 $PaCO_2$，脑血流量减少。$PaCO_2$ 低于 2.67kPa（20mmHg）时脑血管不再进一步收缩。可能由于这种低血流时，造成脑组织低 PO_2 倾向，而导致脑血管扩张。

（2）氧对脑血流的调节作用：在脑血流的调节中，动脉血低 PO_2 是一个有效的扩张血管因素。在低氧条件下机体脑功能和脑能量代谢的维持通过减少能量消耗、降低脑代谢率及增加脑血流量这几个机制来代偿动脉氧量的减少。增加脑血流是保持脑组织氧量稳定的一个重要条件。低血氧下脑血流量的增加，可使脑的总氧量增加 17%。在稳定的 $PaCO_2$ 条件下，PaO_2 在 8 ～ 20kPa（60 ～ 140mmHg）范围内变动时，脑血流量基本不变。而当 PaO_2 低于 6.67kPa（50mmHg）

时，脑血流量就开始有明显增加，至4kPa(30mmHg)时则可增加1倍。故氧分压对脑血流的影响较二氧化碳分压弱。

脑血管对血中PO_2变化的反应受高或低的$PaCO_2$影响。在低氧下，二氧化碳有助于脑血管的扩张。同时，它还可以抗严重低血氧对脑功能的有害作用，增加对缺氧的耐受性。轻度增加$PaCO_2$对有些脑血液供应严重受损的患者是十分重要的，但过度则极为不利。轻度减少$PaCO_2$可掩盖低血氧的扩血管作用，重度降低$PaCO_2$时可降低急性低血氧下的脑血流量。因此，在低血氧时，脑循环的控制必须考虑与低血氧相随变化的血中二氧化碳分压对脑血流的作用。

在正常的血液气体分压情况下，当血压和脑灌注压在一定范围内变化时，脑血流量仍保持恒定，这种过程由脑血管的自动调节所完成。然而在低氧下，脑血流的自动调节将受到影响，如动脉血氧饱和度低于60%，自动调节受到严重损害，低氧终止后，这种影响还可延续几个小时。

低血氧产生脑血管扩张的作用原理尚不清楚。许多实验证据表明，低血氧下脑血流明显增加，与脑的酸中毒相关；也有学说提出低氧扩张脑血管完全通过氧的局部作用机制完成的；还有学者认为低氧对脑血管的扩张效应至少部分是反射性的。以上学说目前尚未取得一致的意见。PaO_2升高可引起脑血管收缩，脑血流量下降。人在吸氧为3.5bar($1bar = 10^5Pa$)时，脑血管阻力可增加55%，脑血流量可减少25%。这可能是脑组织对体内过多氧的一种保护机制。长时间处于高PO_2时，即可引起氧低下，脑血流量的减少，氧的摄取也减少，使组织免于氧中毒的发生。

(3)血液和脑脊液pH值对脑血流的调节作用：低血氧和高二氧化碳对脑血管扩张作用的共同机制是氢离子浓度的变化。低血氧时伴有细胞内外乳酸的积累，高二氧化碳时可直接引起脑脊液pH值的减少。

实验表明，在保持$PaCO_2$稳定的条件下，非呼吸性酸中毒不引起人和动物的明显的脑血流量变化，即脑血流不随血液pH值的变化而变化。例如糖尿病酸中毒和肾病性中毒等代谢性酸中毒时，虽使血液pH值降低，但这些患者的脑血流量多降低或变化不明显。而脑血流与细胞外液pH值之间的关系则极为密切。

所谓细胞外液是指脑小动脉平滑肌细胞外的间隙液，其化学成分类同于脑脊液。近年来，细胞外液pH值被假设为控制脑血管阻力的主要因素，pH值的降低产生脑血管扩张，pH值增高则血管收缩。实验表明，脑血流与脑脊液pH值有关，而与血液pH值无关。

在脑血管阻力调节中，pH值固然是重要因素，但它不是唯一的因素，还有pH值以外其他因素的参与。

(4)离子及其他物质对脑血管的作用：①钾离子的作用：钾离子与脑的功能状态切相关。当神经活动时，可引起脑细胞间隙的钾离子浓度升高导致活动区域血管扩张，血流增加。在软脑膜血管周围灌注不同浓度钾离子的人工脑脊液可以得到浓度反应曲线。在0～10mol/mg钾离子浓度范围内，血管直径与钾离子浓度之间呈线性关系；高于20mg或低于正常脑脊液中的含量，则引起脑血管收缩。在生理浓度范围内，钾离子对血管张力的作用机制的假设中，主要强调钾离子通过改变平滑肌细胞膜的带电钠泵而影响膜电位学说；其次，可能通过直接的β-受体刺激导致环-磷酸腺苷的增加起作用。②钙离子的作用：在脑血管周围的细胞外液中，增加钙离子可以引起一个取决于剂量大小的血管收缩反应。血管收缩的程度随钙离子的浓度和钙离子作用时间的增加而增加，并且钙离子还可抑制血管周围由于中度增加钾离子所引起的血管扩张效应。钙离子进入脑动脉的量随pH值而变化。在碱性pH值时，钙离子进入平滑肌的量多，而在酸性pH值时，进入的量就少。在血管外碱中毒时，血管是否收缩要取决于有无钙离子的存在。钙离子的作用机制能够在血管平滑肌实验上得到证明，它是作用于平滑肌肌球蛋白分子量为20 000的氢链上。③氯离子的作用：在恒温的脑脊液中用其他阴离子来取代氯离子，并将此种脑脊液关注血管周围间隙，结果在正常 pH 值时，低浓度的氯离子引起血管收缩；在 pH 值为 6.5 时，正常氯离子的脑脊液引起血管扩张 23%；而低氯的脑脊液引起血管收缩 12%；当 pH 值为 8.0 时，正常氯离子引起收缩 13%，而低氯引起收缩 18%，可见减少血管周围氯离子对脑血管有强烈的收缩作用。④腺苷的作用：除了上述离子对脑血管的调节作用之外，腺苷对脑血管阻力的代谢性调节起着一定的作用。腺苷存在于正常脑和脑脊液中，它可以影响平滑肌细胞对钙离子的摄取，因此，它对脑血管有扩张作用。Berne 和 Rubio 曾证明，在电刺激、过度换气、低氧和低血压时，腺苷从脑中释放量增加，吸入 CO_2 可减少腺苷。

受血-脑屏障的影响，细胞外液腺苷较血中腺苷对脑血管的调节作用更强，反应时间也持久。此外，血管对腺苷的反映还取决于血管周围的氢离子和钾离子。在碱性液中加入腺苷，可减少碱性液缩血管作用，如将腺苷浓度提高，甚至可使血管扩张。在碱性液中当腺苷的扩张效应减少。当腺苷溶解于高浓度钾离子溶液中，腺苷可减少高钾引起的扩张效应。此外，氧供的减少或氧消耗的增加可能升高腺苷和乳酸的量，这两种物质的结合作用可引起血管的扩张和血流量的增加。

腺苷的扩血管机制目前尚不十分清楚，有学者曾做实验表明部分原因是由于腺苷降低了膜对离子的通透性所致。

5.血液流变学的影响

血液流变学是研究血液的流动性、聚集性、凝固性以及有形成分的变形性等的一门科学。血液在外力作用下在血管内流动及有形成分变形的能力称为血液的流变性。血液的流变性愈强，愈有利于血液的流动，维持正常血循环及微循环，以及全身各脏器供应必要的血液，以保证其代谢需要。研究血液的流变性的指标很多，其中最重要的影响因素是血液黏稠度。

影响血液黏稠度的内外因素有多种。内因包括红细胞比积、红细胞聚集性、红细胞变形性、红细胞大小和形态、血浆黏度以及血管的因素等等。反之，血液黏稠度增加，血管阻力提高，则血流量减少。

近年来，红细胞比积与脑血流量的关系引起了诸多学者的研究兴趣。研究发现，红细胞比积与血黏稠度的关系呈生理性直线关系，低切变率时，红细胞比积由 0.2 增至 0.52 时，血液黏稠度亦成倍增加。但超过生理范围内的红细胞比积增高，则血液黏度随红细胞比积增高呈指数上升。可见，红细胞比积是影响血黏稠度的最重要因素，随着比积的增高，血黏度可以显著提高。

红细胞带氧能力最大是在 0.3 ～ 0.33，比海平面地区 0.36 ～ 0.47 的正常值明显低。这是通过降低全血黏稠度，提高心输出量，降低脑血管阻力，从而使脑血流量提高。红细胞压积从 0.49 降至 0.42 后，全血黏度降低 30%，脑血流量能增加 50%，血带氧能力增加 15%。红细胞压积增高时脑血流量下降主要是因全血黏稠度增高，其次是带氧能力增加。

6.神经因素的影响

（1）外周神经对脑血流的调节作用：现在一般认为，脑血管上有丰富的神经纤维分布。这些神经末梢位于脑血管壁的外膜或外膜与中层的交界处。起源于颈上神经节的肾上腺素能神经对脑血管主要去收缩作用，行走于第Ⅶ，X 颅神经内的胆碱能神经元的功能是舒张血管。这些神经的作用能够显著地改变脑血管的口径，进而影响脑血流量，在脑血流调节中起重要作用。

在静息条件下，交感神经不影响脑血流的自动调节，而在血碳酸过低或低血压时才影响脑血流的自动调节。交感神经对脑各个部位血流的影响程度不同，电刺激颈交感神经，脑前区组织的血流平均下降 22%，后区组织平均下降 12%，表明 Willi’s环前分支所供应之组织血流比后分支或基底动脉分支所供应的组织血流受交感神经的影响更大些。交感神经对脑血管生理效应的大小与血管上神经分布的密度有关，如尾状核与外侧膝状体的小动脉数量是相等的，但尾状核小动脉上有丰富的交感神经分布，是外侧膝状体的 2 ～ 3 倍，刺激或阻断交感神经后，尾状核血流的变化较外侧膝状体更为显著。

胆碱能神经在脑血流的调节中也起着重要作用。刺激第Ⅹ颅神经中枢端时，两侧脑部血管扩张，直径增加 9%～ 22%；切断交感神经后，其扩张血管效应仍然存在，并不依赖于 $PaCO_2$ 水平。刺激第Ⅶ颅神经，使同侧脑部血管扩张，其直径可增加 16%；刺激一侧岩浅大神经，脑血流随着点刺激频率的增加而升高，最大值可达 11%；而动脉内灌注乙酰胆碱，脑血流增加 60% 左右；静脉内注射阿托品或其他短效胆碱能抑制剂时，取消了脑血管动脉血压下降的扩张反应。平均动脉压降低时，脑血流水平的维持，依赖于完整的胆碱能扩血管神经。胆碱能神经还参与了脑的高 CO_2 扩血管反应，阿托品可以阻断 CO_2 的扩血管效应，而拟胆碱药——新期的明却能提高脑血管对 CO_2 的反应性。

(2)中枢神经对脑血流的调节作用：脑干是调节脑血流的中枢。有学者认为 CO_2 对脑血流的影响不是直接作用于动脉壁上的平滑肌，而是通过神经反射机制。脑干的某些部位参与了脑血流的反射性调节。脑干的损伤可使脑血管对 CO_2 的反应性大大降低。脑干中蓝斑的细胞发出纤维分布于脑实质内血管，具有调节脑血流的功能。电刺激蓝斑时会引起脑实质内小动脉上的神经末梢释放去甲肾上腺素，使血管张力增加，血流量减少。刺激丘脑可引起软脑膜血管扩张；刺激下丘脑后部，可引起双此软脑膜血管收缩；刺激下丘脑后部，可引起双侧软脑膜血管扩张，血压下降，心率变慢。因此，神经调节也是脑血流的主要影响因素之一。

7. 药物的影响

影响脑血液循环的药物很多，了解常用药物对脑循环的影响，在临床实践中对脑血管病及其他脑部疾病的治疗有重要意义。现将主要影响脑循环的药物简介如下。

(1)与化学递质有关的药物：脑的血管是由交感神经和副交感神经支配的，神经末梢对脑血管的调节作用是以神经末梢释放化学递质——单胺类物质通过突触而作用于脑血管平滑肌的受体来完成的。在脑血管调节中肾上腺素能和胆碱能、组织胺和 5-羟色胺等化学物质一起作用；肾上腺素能中又由α-受体和β-受体的兴奋或阻断而进行调节的，前者兴奋参与缩血管反应，后者兴奋参与扩血管反应；胆碱能受体通过 M-胆碱能受体使血管扩张；组织胺的 H_2 受体参与脑血管扩张作用。因此，凡是刺激、拟刺激或阻断这些受体的药物均影响脑血液循环。

当动脉注射肾上腺素、去甲肾上腺素后，缩血管的作用较为明显，脑血流多数降低；静脉滴注肾上腺素、去甲肾上腺素，则血压升高和扩张血管的作用突出，多数情况下脑血流增高。这些药物对颅外血管的缩血管作用较颅内血管强。α-受体阻断剂引起β-受体的相对兴奋而血管扩张；β-受体阻断剂则引起α-受体的相对兴奋，血管收缩和脑血流降低。

多巴胺对脑血流的影响因剂量而异，低浓度和高浓度时均能降低脑的灌流量，中等剂量则能增加脑血流量。苯肾上腺素能够阻止多巴胺降低脑血流的作用。

静脉注入组织胺可引起脑灌注压的降低，颈内动脉血流增加，脑血管容量及脑脊液压力的增高。组织胺对脑血流的影响是通过 H_2 受体起作用的。

5-羟色胺和前列腺素 E_1 是另一组强有力的脑血管收缩性胺类物质。实验证明：5-羟色胺引起脑血管痉挛的时间较短，前列腺素 E_1 的作用持久，可达 24h 以上，预先用氟灭酸类药物可减轻或阻止这种血管痉挛的作用。

(2)麻醉镇静类药物：浅度的硫贲妥钠麻醉能降低脑血流量和脑代谢率的 1/2；氯胺酮可兴奋心脏血管中枢使血压和心率增高，而使脑血流量增加；笑气是一种对血管有轻度扩张作用的气体，用此药麻醉时，脑血流量增加；氟烷亦是一种血管扩张剂，能使脑血流量增加和皮质吸氧率降低。

(3)血管扩张和收缩药物：二氧化碳仍是目前公认的最有效的血管扩张剂，其作用机制可

通过细胞外液 H^+ 浓度的增加，使神经末梢释放的去甲肾上腺素量减少，血管直径增加。此外，二氧化碳使脑血管扩张尚依赖于神经反射机制。目前研究认为，正常人的脑血管在吸入二氧化碳或静脉注射碳酸氢钠后均可使脑血流量增加，$PaCO_2$ 增高或 $PaCO_2$ 降低和脑梗死区的血管则无此作用，相反，却能引起非梗死区血管的扩张而产生盗血现象或缺血加重，以致临床症状加剧或导致死亡。故临床已较少应用。

临床上目前应用较多的是直接作用于血管平滑肌的药物，主要有烟酸类、黄嘌呤类、罂粟碱类、钙拮抗剂和酶制剂等，此外某些中药也具有扩张脑血管的作用。

1）烟酸类：有扩张脑血管，促进脑细胞代谢的作用。静脉注射烟酸后皮肤发红时颈内动脉血流增加。此类药物尚有烟酰胺等。

2）黄嘌呤类：此类药物中包括咖啡因、氨茶碱、可可碱。这三类药物均有兴奋中枢神经、松弛平滑肌和利尿作用。人在注射咖啡因后多数引起脑血流下降，也有学者证明动脉注入咖啡因后开始时血流降低随后增高。氨茶碱可引起正常脑血管的收缩，脑血流量降低。但近年认为在脑梗死患者中应用氨茶碱有收缩正常血管而相应增加梗死区血流的作用，即产生“反盗血”现象。乙酮可可碱是近年来应用于临床的脑血管扩张药，有增加脑血流的作用。

3）罂粟碱类：一般认为此类药物是影响 cAMP 第二信号系统的肌源性作用的药物。静脉注入 1 ～ 10mg/kg 或动脉注入 0.05 ～ 0.5mg/kg 的罂粟碱，引起颈内动脉、椎动脉血流和颈静脉回流的增加，脑表面血管扩张和脑血流增加，并消除局部应用 5-羟色胺引起的血管痉挛。罂粟碱的血管扩张作用虽然较强，但作用时间较短。尤其在脑梗死时血管对罂粟碱的反映消失，有可能产生脑内盗血，故临床应用较少。

4）钙拮抗剂：近年来钙拮抗剂的应用，是治疗学上的一大进步，对脑血管有明显的扩张作用，增加脑血流量。常用的作用于脑血管的钙拮抗剂有：尼莫地平、尼卡地平、环扁桃酯等。氟桂利嗪为应用较早的钙拮抗剂，可阻止 Ca^{2+} 进入神经细胞内，增加脑组织对缺氧的耐受性，改善脑血流，但可增加脑压。尼莫地平易通过血-脑屏障，阻止钙离子内流，选择性地抑制 5-羟色胺、儿茶酚胺、组织胺、血栓烷所致血管痉挛，使梗死半球血流重新分布，防止缺血性低灌流状态。新型剂尼莫地平是德国拜尔医药集团生产的钙拮抗剂，它使药物在体内的生物利用度明显提高，临床应用于蛛网膜下腔血引起的血管痉挛效果较好。

5）酶制剂：血管舒缓素能扩张冠状动脉、脑动脉、视网膜动脉，使血供增加。醋氮酰胺是碳酸酐酶抑制剂，对亚急性和慢性脑血管患者是较强的脑血管扩张剂。前列环素（PGI_2）可抑制血小板功能，扩张脑血管，可用于治疗急性脑梗死。

6）其他类：盐酸培他啶的扩血管作用较强，可增加脑血流量，改善微循环，尤其对椎-基底动脉的血管扩张作用较强。

某些具有活血化瘀的中药川芎、丹参等静脉注入后可见软脑膜血管扩张，血流增快。

（贾莉华）

第三节　脑缺血的病理生理

Section 3

脑缺血系由脑的一条或数条血管的血液供应不足或停止引起的。局部组织除了缺氧之外，还缺乏所有代谢必需的物质。当受累区域脑血流量降低至正常的 50%时，即可产生症状。因侧支循环的建立，脑组织对缺血所能耐受的时间较心脏停搏或完全无氧状态的时间长得多。有学者证明，当一侧颈内动脉血流阻断 15 ～ 20min 后，可不发生任何神经功能损害症状。

一、缺血后的脑血流分布异常

实验证明，脑缺血以后，病理上发生三层变化：①中心缺血区，首先发生静脉毛细血管的血流变慢，伴有 $PaCO_2$ 升高，脑组织 pH 值降低和氧分压的进行性降低，脑电活动变慢。大脑皮层氧分压的进一步降低，则脑组织 pH 值亦随之降低，钙离子大量涌入细胞内而使脑电活动变平和组织完全厌氧，从而使脑血流和脑组织的改变呈不可逆性。②梗死边缘区，即半影区或半暗带，由轻度的缺血引起脑组织内的 CO_2 和酸性代谢产物增加，局部皮层的氧分压降低，促使细胞内外钾离子、钠离子的互换和脑电活动变慢；由于脑组织内的高 CO_2 和低pH值，引起该区脑血管的极度扩张，使脑血容量增加和脑氧代谢率降低。又因组织内氧交换很差，而使静脉的氧分压升高，静脉血呈鲜红色，因此产生该区组织过度灌注综合征。③侧支循环层，是指非梗死区的正常血管，该部血管由于动脉 CO_2 分压升高而使脑血流增加和毛细血管的血流降低，促使侧支循环的建立。脑缺血后可发生如下血循环障碍。

（一）脑缺血与脑的不再流现象

脑缺血后，如立即去除病因仍不能导致脑的血液再循环，这种现象称为脑的不再流现象。实验证明这种不再流程度随缺血时间的延长而加重。一般说来，全脑缺血 15min，95%的脑组织产生不再流现象。而局部脑缺血 2 ～ 24h 内恢复者，则不发生这种不再流现象。造成不再流现象的原因可能是由于梗死区血管灌注压的急剧降低、组织的缺血和毛细管的阻塞、血液黏滞度升高等，使梗死区的血液不能供应。实验证明，如果能够防止脑内微血管的阻塞，维持血流的畅通，便可大大延长脑细胞耐受缺氧的时间，由此可见，脑灌流的作用主要把缺氧时积存在血管内有害代谢产物机械地清除出去，以利于再循环的恢复。

目前认为防止脑内微血管阻塞，保持脑血流畅通是克服不再流的关键。缺血后经下列处理有利于脑的再循环：①有效地防止血液在血管内的停滞，保证脑血管的充盈，有效的灌流是极为重要的；②缺血后的低血压对脑的再循环不利，因此，在缺血后应尽快提高脑灌注压，使血压维持在较高水平，甚至高于正常水平，以利于再循环和脑功能的恢复；③迅速纠正酸碱平衡失调和电解质的紊乱。缺血后由于无氧代谢的原因，乳酸大量增加，pH 值下降，需及时纠正酸碱平衡失调，有利于脑循环的恢复。因此，临床工作中，在缺血发生后，不应强调可能发生不再流现象而放弃急性期有效而积极的治疗。

（二）脑缺血与脑内盗血现象

脑缺血的持续存在，使缺血区脑组织内的氧和能量物质迅速耗尽，糖无氧代谢使组织迅速发生酸中毒和该区血管的 CO_2 性麻痹，产生缺血区及其周边组织的血管扩张，局部脑血流量增加。这些扩张的血管对血管扩张剂——CO_2、罂粟碱等常常具有与正常相反的作用，脑血流的自动调节常受损害。严重者，对 CO_2 分压的变化反应降低或消失。在部分病例，CO_2 或罂粟碱等血管扩张剂不仅不能引起血管扩张和脑血流增加，相反引起缺血区的血管收缩和脑血流的降低，这一现象称为脑内盗血现象。实验表明，梗死区的自动调节破坏可见于局灶性或弥漫性脑梗死者，大块脑梗死时的自动调节损害不仅见于梗死一侧，而且还可见于梗死对侧的半球。相反，氨茶碱类药物则引起正常血管的收缩，血流阻力增加和脑血流量降低，但对梗死区的脑血管却起相反作用，可引起该血管的相对扩张和脑血流量增加，此称为脑内反盗血现象。由于脑内盗血现象的存在，故一般认为，在脑梗死发生 48h 之后，在未了解脑血流情况之前，一般不主张应用血管扩张剂；或者说仅限于急性脑缺血发生 24 ～ 48h 内选用血管扩张剂。

（三）脑缺血性水肿

脑组织缺血缺氧后，造成组织内酸中毒，缺血区血管反应性异常，毛细血管通透性增加和血-脑血屏障的破坏，组织渗透压增高而使大量水、盐和大分子物质渗出到细胞外，造成脑水肿。脑水肿明显发展后，梗死区局部脑血流降低；严重者，降低的脑血流需 2 ~ 5 个月才能恢复，有时则成为不可逆性，同时，健侧的脑血流亦见降低，需经 3 周左右才能恢复。由于脑水肿的存在，某些患者在缺血发作后逐渐出现意识障碍，而经脱水治疗后意识状态则见好转。

（四）过度灌注综合征

脑缺血后缺血区血管扩张和反应性地引起脑灌流量增加，使该区的局部脑血流高于正常，但组织对氧的实际交换率却降低，由此造成了缺血以后在缺血区的充血或过度灌注现象；与此同时，健侧半球的脑血流可见降低，这一现象需 3 周以上方逐渐恢复。

缺血性脑血管病的脑血流改变可分两大类型：①大面积脑梗死，伴有明显神经系统体征和脑血管造影有阻塞的患者，病侧脑血流和脑消耗氧及葡萄糖代谢率均有明显降低，而且健侧半球亦可降低。②局灶性脑梗死，神经系统体征较轻、脑血管造影未见肯定阻塞的患者，脑氧和葡萄糖代谢率常在正常范围内，半球血流量正常或轻度降低，但可见病灶局部脑血流降低和周围的升高。

二、脑缺血的代谢异常

脑组织的缺氧和缺血状态具有共同的代谢特点，它们的共同规律是：①细胞的氧化磷酸化作用受阻因而代谢过程中断或减慢；②代谢完全依靠内源性的底物；③代谢产物蓄积；④能量贮存下降；⑤长期的缺氧或缺血后导致异常代谢趋向于平衡；⑥最终从功能的损害导致结构的破坏等。

急性脑缺血时，组织内的氧分压迅速下降，造成组织的急性缺氧，其最突出的变化是糖代谢的紊乱，表现为组织中乳酸的含量常明显增多，同时伴有磷酸肌酸含量下降、无机磷增高。ATP 产生减少，ADP 增高，使 ADP/ATP 的比值明显地增高。

脑缺血缺氧后，脑组织能量合成小于能量消耗，势必要动用有限的能量贮存，然而机体内存在着 2 个有效的平衡缓冲系统，使脑组织在缺氧时免受其损害。①磷酸激酸的作用，当体内磷酸激酸激酶降低至零之前，脑组织缺氧均能与 ADP 作用而产生 ATP。②腺苷酸激酶的作用，使 ADP 合成为 ATP 和 AMP。脑缺氧时，AMP 迅速升高，引起这一缓冲系统的失衡。

脑组织的缺氧依赖于毛细血管中 PaO_2 与组织中特别是线粒体中 PaO_2 之间的弥散梯度，当毛细血管中 PaO_2 降低，则氧的弥散能力降低。实验证明：当 PaO_2 低至 25 ~ 28mmHg 时，发生局部脑组织的缺氧和脑血管的扩张；当 PaO_2 低至 17 ~ 19mmHg 时，部分组织呈无氧状态，并出现意识丧失；当 PaO_2 低至 12mmHg 以下时，大部分组织呈无氧状态，机体开始死亡。

三、脑缺血后神经元坏死的机制

脑是机体代谢活动最旺盛的器官，而脑组织又没有能量贮备，因此，当缺血、缺氧时，不能提供神经递质、酶和细胞膜结构等生物合成和阳离子在体内运转过程所需要的能量，即产生一系列神经功能损害。在同等程度的脑缺氧或缺血，脑的某些区域或某些神经元易受损伤，此为神经元选择性易损。

（一）脑缺血后神经元损伤的影响因素

脑缺血后神经元损害的程度除决定于缺血的程度、缺血的持续时间、缺血的速度与神经元的易损性外，还受下列因素的影响。

1.再灌注损伤与迟发性神经元坏死

所谓再灌注损伤是指机体的组织或器官在血液灌注不良后即缺血后，由于机体复苏或机体组织的侧支循环自然代偿等因素使循环得以改善，缺血期未呈现损伤，血供恢复后呈现损伤，或血供恢复后使原有的缺血性损伤加重病理生理过程。一般而言，缺血持续时间越长，再灌注损伤则越重；如缺血时间相等，再灌注时间越长，组织损伤亦越重。由于再灌注脑损伤发生的时间较晚，在缺血24h后发生，故称为迟发性神经元坏死。

2.完全性与不完全性脑缺血、高血糖与正常血糖脑缺血

脑缺血、缺氧时，糖的有氧氧化被抑制，无氧糖酵解加速，乳酸生成增多，是造成缺血时组织酸中毒的主要原因。完全性脑缺血，脑组织乳酸含量与缺血前葡萄糖及糖原贮存有关。高血糖状态下发生脑缺血时，脑组织乳酸含量增高比正常血糖时显著；严重的不完全性脑缺血，乳酸含量与部分存留血循环中葡萄糖的供给有关，其脑组织乳酸含量高于完全性脑缺血。动物实验证实不完全性脑缺血比完全性脑缺血的神经元损伤严重，饱食动物或实验前输入葡萄糖的动物比空腹动物的神经元损伤重，临床上高血糖患者比正常血糖者发生脑缺血的预后差，这一点也得到证实。

3.反复性脑缺血与单次性脑缺血

临床上反复性脑缺血可发生在短暂性脑缺血发作、心律不齐、外科手术等过程，有的患者从未体验过一次严重的脑缺血发作，却出现了血管性痴呆，CT扫描发现分水岭区或是基底节区小的低密度灶。动物实验证明在脑缺血总时间相等的情况下，单次缺血与反复多次缺血比较，后者神经元损伤严重，认为缺血后1h为低灌注的高峰，在前次脑缺血尚未恢复时，再次脑缺血可导致持久性微循环障碍。

（二）脑缺血后神经元损伤的机制

1.兴奋性氨基酸毒性与缺血性神经元损伤

兴奋性氨基酸（EAA）主要存在于神经元突触末梢，其次尚存在于各种神经胞体以及胶质细胞胞浆。其中以谷氨酸（Glu）与天门冬氨酸在脑内含量最高，神经元中有合成这些EAA的丰富酶系，将胶质细胞释放出来的谷氨酰胺合成Glu，从突触前末梢释放出的Glu，大部分进入附近的胶质细胞，一部分重新摄取，一部分与突触后受体结合。Glu是中枢神经系统主要兴奋性神经介质，具有兴奋性神经介质的一系列特征，参与快速的兴奋性突触传递，在维持神经元正常信号传递过程中起重要作用。但在病理情况下，兴奋性氨基酸对神经具有毒性作用。

脑缺血时神经元损伤不是直接由于低氧或缺乏中间代谢物质所引起，而是与缺血神经元大量释放的Glu所造成的神经毒性有密切关系。EAA的增高，可能除了释放增加外，还与能量耗竭、ATP减少、神经细胞与胶质细胞再摄取神经递质的功能下降有关，细胞外的EAA通过突触后受体起到毒性作用。Glu大量释放后，激活Glu受体，使钙离子通过受体控制性和电位敏感性钙离子通道流入及从细胞库内流出到细胞内，导致一系列生化变化，使神经细胞急性肿胀，代谢衰竭而死亡。

（1）脑血流量与Glu释放的关系：脑缺血引起缺血神经元持续去极化，导致神经元内Glu大量释放。实验表明，大脑中动脉闭塞后，当脑血流量降到正常的48%时，Glu开始中度释放；当脑血流量降到正常的20%以下时，Glu大量释放；缺血20～30min时，细胞外Glu水平达高峰；70min后基本恢复正常，尽管大脑中动脉仍处于闭塞状态。缺血时平均脑血流量与梗死体积呈负相关。Glu释放与梗死体积呈正相关。

（2）Glu释放的机制：脑缺血时Glu的过度释放不仅来源于Glu能神经元及其末梢中的Glu递质，而且来源于各种神经元胞体及其末梢和胶质细胞胞浆。神经末梢中所含的Glu释放最早，其次为神经元，最后为胶质细胞。研究表明，Glu释放有两种机制：①Ca^{2+}依赖的释放机

制；②非 Ca^{2+} 以来的释放机制。

Ca^{2+} 依赖的释放机制是脑缺血时细胞去极化，电压依赖 Ca^{2+} 通道开放，Ca^{2+} 内流，在足够ATP存在时，Glu递质囊泡与胞浆膜融合，以胞吐方式释放囊泡内的Glu。这一过程往往发生于缺血的早期，由于缺血程度不同，ATP耗竭速度不同，因而释放持续时间及释放量有差异；脑缺血核心区因处于完全缺血状态，ATP迅速耗竭；Ca^{2+} 依赖释放持续时间短，可能在Glu的释放中不占主要地位；而缺血的"半暗带"因有不同程度的血供，ATP耗竭慢。因此，这种 Ca^{2+} 依赖的释放持续时间长，且释放量大。

非 Ca^{2+} 依赖的释放是指Glu的释放不需要 Ca^{2+} 和能量，在缺血缺氧及有代谢抑制物存在使胞浆内ATP/ADP比率下降时反而可促进Glu的释放。实验表明，这一过程是通过Glu摄入系统的反向运输进行的，与细胞内外离子的电化学梯度的改变有关，持续时间长。脑缺血缺氧造成的ATP耗竭，直接抑制 Na^{+}-K^{+}-ATP酶的功能，使细胞内 Na^{+} 浓度升高，胞外 K^{+} 浓度增高，细胞产生去极化改变了正常情况下的电化学梯度，使Glu摄入系统趋于反向运输。实验表明，细胞外 K^{+} 浓度的升高可诱发反向运输，膜内 Na^{+} 浓度及Glu浓度增高激活其反向运输；随着膜去极化程度的增加，其反向运输速率加快。

（3）Glu重摄取障碍：脑缺血时 Na^{+}-K^{+} 跨膜梯度破坏，造成胞膜上EAA载体逆向转运；缺血时ATP下降，K^{+} 外流引起神经元去极化，神经元去极化抑制Glu的摄取，并使花生四烯酸（AA）释放增加，神经细胞暴露于AA中2min即可长时间抑制胶质细胞对Glu的摄取。脑缺血缺氧时，一方面Glu递质大量释放，而另一方面其重摄取受阻，使细胞间隙Glu积聚，细胞间隙中大量的Glu再使神经元极化，使细胞外 K^{+} 更升高，从而产生恶性循环。

（4）EAA受体激活：Glu是脑内主要的兴奋性递质，能激活D受体的各种亚型。根据电生理及放射性配体结合等研究证明，受体分为五种亚型：N-甲基-D-天门冬氨酸（NMDA）受体、氨基-3-羟基-5-甲基-4-异恶唑丙酸（AMPA）受体、海人藻酸（KA）受体、代谢型受体以及L-2-氨基-4-磷酰丁酸（L-AP4）受体。中枢兴奋性突触传递主要由前三种受体介导，它们激活时开放阳离子通道，产生兴奋性突触后电位，引起突触后神经元的发放。AMPA和KA受体门控通道可开放，产生 Na^{+} 内流，K^{+} 外流；NMDA受体门控通道的开启产生 Ca^{2+} 内流，同时对 Na^{+}、K^{+}、Cl^{-} 等亦有通透性。代谢型受体不与离子通道耦联，而与G蛋白耦联，激活蛋白激酶C，使质膜内的磷脂酰肌醇水解，产生胞内第二信使甘油二酯（DAG）和三磷酸肌醇（IP_3），增加胞内 Ca^{2+} 库释放，对突触后神经元起慢兴奋作用。L-AP_4 受体可能是突触前兴奋性神经末梢上的Glu自身受体，对Glu释放起负反馈作用。

在脑缺血动物模型中，用放射同位素法研究EAA受体分布情况，发现缺血性神经元易损区与EAA受体分布有关，其中与NMDA和AMPA受体分布的密度关系更为密切，如NMDA高密度区为海马、大脑皮层、纹状体与基底节，尤其以海马CAl区更高，该区细胞间液中的Glu含量亦明显增高。NMDA受体调节 Ca^{2+} 通道受许多因素如甘氨酸（Gly）和多胺等的影响。研究发现，缺血时两者都增高且参与了脑缺血损害。统计发现Glu × Gly/GABA（γ-氨基丁酸）的浓度比能更正确地反映脑内不同区域对缺血伤害的易感性，比单独Glu更能反映兴奋毒性，因而被称为兴奋毒性（EI）。如基底节区EI比皮层高，说明基底节对缺血比皮层更敏感。

（5）EAA兴奋毒机制：EAA毒性的体外研究表明，高浓度Glu或NMDA使培养神经元产生去极化，Na^{+}、Cl^{-} 的快速内流，加之同时进入的水使细胞肿胀，这种类型的细胞死亡暴露于Glu、NMDA、KA，但如果培养液中 Na^{+}、Cl^{-} 被非通透性离子代替，则细胞死亡就不出现。培养液中必须有 Ca^{2+} 的存在，否则这种作用亦消失。低浓度Glu、KA、NMDA等导致细胞缓慢死亡，且依赖于 Ca^{2+}，这种机制在骨骼肌、心肌或血管平滑肌的变性中起作用。低浓度使君子酸产生海马锥体细胞坏死，不同于 Ca^{2+}、Cl^{-}，这种情况与亲代谢受体和离子型受体的共同激活有关。

脑缺血缺氧时，Glu大量的释放，EAA受体的过度激活，使一些受体在正常生理刺激下引起的第二信使的效应得到扩大，突触后神经元过度兴奋、溃变、坏死，这就是所谓的“兴奋毒性”。其机制目前尚未完全明了，但离体研究表明，它包括两个完全不同的过程：①主要由AMPA和KA受体过度兴奋所介导的神经细胞急性渗透性肿胀，可在数小时内发生，以Na^+内流，随即Cl^-和水分被动内流为特征，这一过程是可逆的，兴奋毒素去除以后即可恢复正常。②主要由NMDA受体过度兴奋所介导的神经细胞迟发性损伤，可在数小时至数日发生，以持续的Ca^{2+}内流为特征，在大多数病理情况下，NMDA受体过度兴奋介导的Ca^{2+}内流引起的神经细胞迟发性损伤在兴奋毒性的病理中占主导地位。胞浆由Ca^{2+}持续增高会导致一系列毒性反应，特别是各种降解酶，如DNA酶、蛋白酶和磷脂酶等激活，引起DNA、蛋白质和磷脂降解，使神经元逐步溃变坏死。激活膜磷脂酶可激发一系列病理过程，从堆积、产生前列腺素、白三烯等，继之脂质过氧化，产生自由基破坏生物膜。此外，从代谢生成的磷脂分解产生的血小板激活因子（PAF）一起可增强白细胞集聚和血管收缩，结果加重脑缺血，形成恶性循环，最终导致细胞死亡。

2.细胞内Ca^{2+}超载与缺血性神经元损伤

正常情况下，细胞膜内外存在极大的Ca^{2+}电化学梯度，细胞的调控机制（Ca^{2+}-Mg2$^+$-ATP酶、Na^+/Ca^{2+}交换、胞内线粒体、内质网以及胞浆Ca^{2+}调节蛋白等）使胞内Ca^{2+}维持在0.11μmol，而胞外Ca^{2+}浓度比胞内游离Ca^{2+}高1万倍，约1.5mmol。如此大的浓度梯度的Ca^{2+}内环境稳定主要靠胞膜对Ca^{2+}极低的通透性及离子通道的蛋白质来维持。细胞膜上存在两种钙通道：电压依赖性钙通道和受体操纵性钙通道。Ca^{2+}内流主要通过钙通道的开启以及通过细胞内第二信使的内在机制和神经递质的作用。通常认为电压依赖的钙通道可由受体启动的钙通道来调整，而此类受体（如NMDA受体）也受电压依赖活动的影响，细胞膜的Na^+-Ca^{2+}交换系统、线粒体膜钙泵系统与内质网的运转系统起了重要的调节作用。

脑缺血缺氧后，能量衰竭，ATP生成不足，Na^+、K^+与Ca^{2+}-ATP酶活动性降低，离子交换障碍，膜离子梯度不能维持，胞内K^+逸出，细胞外K^+增加，细胞内Na^+与水分增加，细胞膜去极化，电压依赖性钙通道开放，胞外Ca^{2+}顺化学梯度进入细胞内，使细胞内Ca^{2+}超载。此外，由于缺血后细胞间隙释放增多的Glu作用于NMDA和非NMDA受体，激活受体启动的钙通道，引起Ca^{2+}内流。

缺血-脑组织局部的Ca^{2+}明显增高，且与梗死灶大小成正比。目前倾向于认为Ca^{2+}积聚是引发神经元坏死的原因而不是结果。高Ca^{2+}环境可能通过以下途径加重缺血性神经元损伤：①激活磷脂酶A_2和磷脂酶C，使膜磷脂降解为游离脂肪酸，尤其是花生四烯酸（AA）大量释放，导致脂质膜流动性降低及通透性增高，细胞肿胀。在环氧酶及脂氧酶作用下生成前列腺素、白三烯和自由基等活性物质，使血管收缩，进一步造成缺血后低灌注。②Ca^{2+}增高使活性钙调蛋白含量增加，Ca^{2+}与钙蛋白复合物导致5-HT及NE释放，引起脑血管痉挛，局部血流变状况恶化，加重脑缺血。此外，Ca^{2+}激活蛋白酶在再灌注时通过黄嘌呤氧化酶途径产生自由基，造成膜的脂质过氧化损伤，加速细胞自身消化。③线粒体内Ca^{2+}沉积造成氧化磷酸化电子传递脱藕联，ATP锐减，离子泵失效致使跨膜离子流和膜电位丧失，细胞呼吸受到抑制，导致不可逆性神经元损伤。④脑血管内皮细胞Ca^{2+}超载是缺血性神经元损伤的共同径路。

3.自由基与缺血性神经元损伤

自由基是外层轨道带有未配对电子的原子或分子，可分为氧自由基和脂质自由基系列，前者包括（O_2^-）、羟自由基（OH^-）等，后者包括烷自由基、烷氧自由基、脂质过氧化物自由基系列。自由基电子轨道上的不配对电子极易失去或获得另外的电子，因而具有很高的化学性，可快速攻击其他化合物的分子并产生新的自由基，新的自由基又可进一步攻击另外的化合物，产生更多的自由基。这种反应呈瀑布式连锁增殖，速度快、损伤性大，此为自由基连锁反应。脑缺血过程中引起脑损伤的自由基主要为超氧阴离子(O_2^-)、羟自由基(OH^-)及过氧化氢(H_2O_2)。正常情况下，机体产生的少量自由基可被机体较强的防御系统所抑制，不致引起病理效应。这些防御系统包括：自由基生成抑制剂，如过氧化氢酶(CAT)、超氧化物歧化酶(SOD)、谷胱甘肽过氧化物酶(GSH-PX)等；清除自由基的抗氧化物，如维生素C、维生素E、尿酸、胆红素、类胡萝卜素等；还有些抗氧化物，如脂酶、蛋白酶、DNA修复酶、酰基转移酶等，在机体损伤的修复和调整中可依生理需要随时产生和释放。

脑缺血时，自由基清除酶活性降低，抗氧化物减少，自由基产生急剧增多。研究表明，脑缺血时，自由基可通过以下途径产生：①脑缺血时，由于脑组织缺血缺氧，线粒体产生ATP不足，ATP分解为AMP-腺苷-肌苷-次黄嘌呤。正常情况下，AMP经黄嘌呤脱氧酶(XDH)作用形成尿酸，但脑缺血时，电压依赖性钙通道和NMDA受体操纵的钙通道开放，Ca^{2+}大量内流，激活蛋白激酶，使XDH转化为黄嘌呤氧化酶(XO)，XO进一步催化次黄嘌呤氧化为黄嘌呤和尿酸，并同时产生O_2。②脑缺血后胞内Ca^{2+}增加，激活磷脂酶A_2(PLA_2)和磷脂酶C(PLC)，使膜磷脂降解，游离脂肪酸特别是廿碳多不饱和脂肪酸(PUFA)的代表大量释放。而在环氧化酶脂氧化酶作用下分别形成前列腺素类凝血恶烷和过氧羟花生四烯酸，后者进一步形成白三烯(LTs)，此代谢过程伴自由基产生。③脑缺血时脑细胞线粒内Ca^{2+}增多，三羧酸循环发生障碍，不能为电子传递链的细胞色素氧化酶提供足够的电子，O_2发生自还原生成O_2，并漏出线粒体，此反应可能为脂烷氧自由基(LO)而发生。④脑缺血后，由于趋化因子的显著增加，在血管内皮细胞表面可吸附大量中性粒细胞和血小板，中性粒细胞可通过XO系统产生O_2^-，并进一步产生LTs，LTs可能直接参与脑水肿的发生。脑缺血后血小板活化因子(PAF)显著增加，PAF能引起细胞内Ca^{2+}浓度升高，促进自由基的生成。⑤缺血区游离的血红蛋白和Fe^{3+}与存在于组织内的H_2O_2发生反应，产生OH^-和O_2^-；儿茶酚胺等物质可发生自氧化反应生成O_2^-。⑥脑缺血后Glu显著增加，Glu可激活NMDA受体，使大量Ca^{2+}内流，细胞内Ca^{2+}超载可通过XO系统和代谢产生自由基。与此同时，自由基亦可增加EAA的释放，使两者之间形成恶性循环。

自由基是一种活性基因，能与蛋白质、核酸、膜脂质和糖等反应，并使之破坏。脂类和糖主要发生过氧化反应，蛋白质则发生变性，酶失活，DNA多核苷酸主链断裂，碱基发生修饰改变，神经元、膜富含多价不饱和脂肪酸，其双键尤易受其攻击，膜结构破坏，膜通透性改变，从而发生脑水肿。实验表明，脑缺血后自由基引起膜脂质过氧化的终产物丙二醛含量显著增加，与脑组织水含量之间呈显著正相关。总之，自由基可引起微血管通透性改变，胞外Ca^{2+}内流加快，线粒体破坏，离子泵衰竭。实验证明，缺血后脑组织损害的实质是自由基引起神经细胞生物膜及亚细胞器过氧化，造成结构及功能的破坏，最终导致细胞死亡。

4.多胺代谢与缺血性神经元损伤

近年来，多胺代谢在缺血性脑损伤中的作用已开始受到国外研究者的关注。多胺包括腐胺、精眯、精胺，其代谢主要受鸟胺酸脱羧酶(ODC)和S-核苷甲硫胺酸脱羧酶(SAMDC)的调节，ODC使鸟氨酸脱羧酶后生成腐胺，SAMDC是SAM生成脱羧的SAM，后者使腐胺生成精眯和精胺。以往大鼠脑缺血实验中证明缺血期脑组织多胺无明显改变，再灌注期腐胺含量显著增高，同时ODC活力亦显著增高，二甲亚砜-ODC抑制剂可抑制ODC活力的同时使腐胺增高受到抑制，因此腐胺增高主要是由于ODC活性增高。动物实验发现，缺血组织局部腐胺含量增高与神经元坏死数增加密切相关，推断多胺是缺血性神经元损伤的化学标志。多胺对缺血性神经元损伤的作用机制可能与其使NMDA受体开放和(或)电压依赖性钙通道开放造成Ca^{2+}内流有关。

5.一氧化氮与缺血性神经元损伤

一氧化氮(NO)是普通的气体物质，兼有细胞间第二信使功能和细胞毒性作用。近来发现其在局灶脑缺血区病理生理变化中具有重要而复杂的作用。已成为研究缺血性神经元损伤的热门题课。

(1)NO 的合成及其生物学作用：体内 NO 是在一氧化氮合成酶(NOS)催化下由 L-精氨酸氧化产生：L-精氨酸＋ O_2^- NOS→NO ＋胍胺酸。该反应需辅酶Ⅱ、四氢生物蝶呤等的参与。生成的 NO 可被氧自由基、血红蛋白、氢醌等迅速灭活。于有氧条件下，亚硝酸盐(NO_2^-)、硝酸盐(NO_3^-)是 NO 主要而稳定的代谢产物。

NOS 是 NO 合成的关键因素，这是一种膜结合蛋白。目前已知，NOS 可分为两种类型：Ca^{2+}依赖性原生酶，即具有构建性功能；非 Ca^{2+}依赖性诱生酶，即具有诱导功能。前者主要分布于血管内皮细胞、脑细胞和血小板中，生物效应以细胞间信息传递为主，其抑制剂为多种 L-精氨酸的类似物。后者则存在于各种免疫细胞、血管平滑肌细胞以及免疫细胞中，激活后以细胞毒性作用为主，其抑制物主要为糖皮质激素、血小板衍生生长因子。

脑及内皮系统中的 NOS 构建功能在一般状态下即具有活性，当胞内 Ca^{2+}增加时，可使其活性进一步加强。在正常底物存在的情况下，NOS 的主要产物是 NO。但在缺乏 L-精氨酸的条件下，则能产生超氧化物及过氧化氢，这是造成神经中毒及缺血的潜在原因。NOS 的诱导功能不受Ca^{2+}影响，当遇到脂多糖及细胞活素等因子激活时，其活性常在数小时后发生，但产生 NO 的量较多。而高浓度的 NO 对细胞具有直接毒性作用。故将 NOS 的诱导功能视为病理状态。

研究表明，NO 是强效的脑血管扩张因子，具有调节脑循环的生物学作用。脑动脉可受乙酰胆碱的刺激而扩张。这种反应是依赖内皮系统释放源内皮舒张因子(EDRF)即 NO 或其类似的复合物来完成的。除乙酰胆碱外，对 5-HT、P 物质及 ADP 所致的脑微循环扩张也依赖于 NO 的合成。内皮系统中产生的 NO 可刺激平滑肌细胞溶质中的 cGMP，致 cGMP 浓度升高且血管舒张。NO 的基础释放水平除了保持一定的血管张力以影响脑血流外，还通过抑制血小板及白细胞的凝集来保护脑的内皮系统。有报道认为，NO 的基础合成量对脑微循环的自主性血管舒缩运动具有抑制作用，同时抑制去甲肾上腺素及 5-羟色胺等所致的脑动脉痉挛。

NO 还可作为一种非典型的神经递质而发挥其生物学作用。NO 是一种含不对称电子对的不带电荷的小分子，其结构简单又极不稳定，易扩散，能自由地通过细胞膜，并呈高化学反应性，其半衰期极短(仅数秒)。因此，NO 可作为一种较肽类更为理想的神经递质。在外周神经系统中，电刺激致胃肠道 NO 的合成可松弛其蠕动，提示 NO 可作为一种神经递质。而 NOS 染色法证明，NOS 存在于脑实质中与微血管紧密相连的神经元树突和轴突的末梢中。NO 可能在脑神经元活动中起到使脑血管舒张的递质作用。但 NO 作为神经递质的特定径路目前尚不清楚。

NO 尚可调控 EAA 受体而发挥其生物学效应。新近的一些研究提示，在突触后合成的 NO，可以在突触前水平起作用，调节 EAA 的释放，而释放出来的 Glu 也能作用于 NMDA 受体，导致 NO 合成。NO 介导 Glu 及 NMDA 受体产生细胞毒性作用，高浓度的 NO 对细胞有直接毒性作用。

(2)NO 在脑缺血损伤中的意义：大量的研究表明，NO 在脑缺血或脑缺血再灌注损伤中具有神经保护和神经毒性两种不同的倾向。

动物实验的结果发现，脑缺血早期即大脑中动脉阻断后 5 ～ 10min，NO 突然持续升高，并于 30min 后达到高峰，以后逐渐下降到正常水平。再灌注时 NO 又轻度升高。国内的临床研究资料表明，脑梗死急性期患者血浆中的 NO 含量显著高于恢复期和对照组。目前对于缺血早期 NO 增多的机制尚不十分清楚。有学者报道，脑缺血时局部 EAA 增加，通过作用于 NMDA 受体是 Ca^{2+}细胞内流。当胞内 Ca^{2+}达一定程度时便激活 NOS，NO 随后大量生成。这可能是缺血早期 NO 升高的原因之一。在脑缺血过程中，NO 具有潜在的有益和有害的作用。NO 在脑血液循环中，除影响基础张力及介导内皮细胞依赖性松弛外，NO 似乎还可介导局部神经元兴奋反应的脑血管扩张。故 NO 在脑缺血早期增高通过维持脑血流，抑制血小板或白细胞的聚集和黏附而起到神经保护作用。同时，NO 能调节某些递质的释放，这些递质中有的能对抗 Glu 的神经毒性作用。另有报道认为，NO 作为 NMDA 的拮抗剂而起到神经保护作用。

在脑缺血几小时或几天后，NO 则具有神经毒性作用。脑缺血后局部 EAA 剧增、激活 NMDA 受体、Ca^{2+}内流、NO 过量产生是导致神经元死亡的主因。动物实验结果提示，NO 能扩大局灶脑缺血的缺血灶，加重脑水肿。NO 的细胞毒性作用除介导 Glu 的作用以外，高浓度的 NO 能抑制多种与线粒体电荷传递系统及柠檬酸循环有关的酶，作用于这些酶共有的催化活性中心——非血红素硫铁复合物，最终抑制线粒体呼吸。另外，NO 还能与超氧阴离子（O_2^-）相互作用形成过氧化亚硝基阴离子（$ONOO^-$），后者分解成具有强毒性作用羧（OH^-）及二氧化氮（NO_2^-）自由基，这些化学物的性质十分活泼，可引起蛋白质、核酸及脂质膜的损伤。

由此看来，NO 广泛的生物作用使其在脑缺血损害发展中出现复杂的作用机制，可能因缺血时间的久暂，NO 会表现出不同的作用效果。目前的研究揭示 NO 的产生在缺血最初几小时内具有益作用，但在随后的时间内则具神经毒性作用。NO 的氧化-还原状态可能决定其具保护或损害作用；氧化状态具有保护作用而还原状态则具有细胞毒性作用。因 NO 增多既可有保护作用又具有损害作用，而且目前对其在脑缺血时的作用了解尚不多，故有必要对其参与脑循环的调节机制进行更进一步的研究。

6.细胞因子与缺血性神经元损伤

细胞因子是一组由多种细胞产生，具有广泛生物学活性的多肽或小分子蛋白质，参与多种疾病的病理过程。而与脑缺血有关的细胞因子，目前研究较多的为血小板活化因子（PAF）、肿瘤坏死因子（TNF）及白细胞介素 1（IL-1）。其中 PAF 与脑血管病理生理过程具有非常密切的关系，对其研究已日益受到重视。

（1）PAF 与脑缺血 PAF 属脂类化合物，分子量 1 100，化学结构 1-O-烷基-2-乙酸-SN-甘油-3-磷脂酰胆碱。已证明，单核巨噬细胞、多形核嗜中性白细胞、血小板、血管内皮细胞以及神经细胞均能产生 PAF。PAF 从细胞中释放后可再激活这些细胞，形成正反馈。PAF 作用于众多的细胞和组织，参与多种病理生理过程如动脉硬化、血栓形成、急性炎症、中毒性休克、急性过敏性疾病等。

实验证明，缺血和再灌流后的神经组织有大量 PAF 产生。其机制可能是神经组织缺血缺氧立即激活 Ca^{2+}依赖磷脂酶 A_2 和 C，它们水解细胞膜的磷，产生溶血性 PAF 和游离脂肪酸，溶血性 PAF 经乙酰转移酶生成有生物活性的 PAF；脑组织再灌流供给游离脂肪酸尤其是花生四烯酸代谢所需氧。花生四烯酸重要来源之一是烷基-酰基-甘油磷脂胆碱，它也是 PAF 前体。因而脑缺血再灌流中，烷基-酰基-甘油磷脂胆碱的代谢供给 AA 和 PAF 的基本前体，使 PAF 增多。PAF 在脑缺血中的作用主要有以下几方面。

①激活血小板，促进血栓形成：PAF 是迄今发现最有效的血小板聚集诱导剂。PAF 较 ADP 以更低的浓度即可激活血小板，且 PAF 对血小板的作用可不依赖于 ADP 通路。实验证明，环氧他每抑制剂（如阿司匹林）可抑制 TXA_2 的生成和释放，却不影响 PAF 诱导的血小板聚集、释放和血小板胞浆内游离钙离子浓度的升高。此外，脂氧酶抑制剂不能改变 PAF 诱导的血小板激活的血小板变形、聚集和形成血栓。血小板致密体成分（血管活性胺类、PAF）α-颗粒成分（PF4）和溶酶体成分可能会释放。另外，凝血酶和胶原也可刺激血小板分泌 PAF。这些均促进血栓形成，加重脑缺血和脑损伤。②促进炎症反应，加重脑水肿：已知脑缺血再灌流能进一步加重脑损害，其生化机制认为是多因素的结果，有血小板、白细胞、氧自由基、兴奋性氨基酸、细胞激活因子、细胞内钙超载及花生四烯酸代谢物等。PAF 在此过程中可能通过炎症反应加重脑水

肿，从而起主导作用。

PAF在介导内皮细胞与炎症细胞黏附中起关键作用。其机制可能是由内皮细胞新合成的PAF转置于内皮细胞膜表面，而后通过与中性粒细胞表面的PAF受体相互作用，使中性白细胞与内皮细胞黏附。迅速黏附的白细胞通过释放氧自由基、溶酶、白三烯，导致急性内皮细胞损伤。此外，PAF能分泌基质酶并直接损伤内皮细胞骨架，引起内皮细胞与基质分离且增加大分子的通透。PAF还吸引单核、巨噬细胞并增加其细胞毒性，产生细胞激活因子如白细胞介素-1、肿瘤坏死因子等。这些细胞因子刺激炎症细胞及内皮细胞产生PAF，形成恶性循环。小血管、毛细血管内皮细胞损伤，血管通透性增加；大量炎症细胞聚集，生物活性物质释放，均导致缺血区水肿，组织损伤加重。

PAF与Ca^{2+}：许多实验表明，PAF能引起靶细胞内钙浓度升高，从而产生生物效应。PAF诱导的血小板胞浆内 Ca^{2+}浓度升高不受阿司匹林作用的影响。而 Ca^{2+}通道阻滞剂不仅能抑制PAF对血小板的聚集作用，也阻抑PAF与血小板的结合。机制可能为抑制钙内流和通过竞争和非竞争的机制影响血小板的PAF受体量与PAF的亲和力。PAF刺激血小板Ca^{2+}内流的作用，可能是直接激活磷脂酶C参与的磷脂酰肌醇代谢过程，增加磷脂酸生成。磷脂酸作为Ca^{2+}载体与细胞内Ca^{2+}代谢有着密切联系，是引起Ca^{2+}内流的非TXA_2途径。PAF引起Ca^{2+}内流可能是它诱导血小板聚集的重要因素之一。正常时，Ca^{2+}内流对于维持神经功能具有重要作用。PAF可通过促进Ca^{2+}内流而影响神经功能。PAF能介导神经细胞内游离Ca^{2+}增加。低浓度PAF通过影响Ca^{2+}内流对神经细胞的生长发育起着生理调节作用，而在脑缺血及脑损伤时，大量PAF产生，诱导神经能够细胞内Ca^{2+}极度增加，使神经细胞中毒，导致细胞损伤和变性。另外，PAF对细胞内钙水平的影响又引起磷脂酶A_2活化和不饱和脂肪酸的释放，这些均又促使PAF大量产生和神经组织损伤加重。④PAF与脑血流：PAF除了上述作用外，还可引起脑血管收缩，脑血流量下降和代谢增加，在PAF灌注15min和60min后的大鼠实验中，脑血流分别降低17%和25%，而脑代谢在PAF灌注15min后增加21%以上。应用PAF可观察到血压降低，冠脉血流减少，心肌收缩力下降，平均动脉压下降，导致脑血流量降低。其可能的机制为：PAF对脑血管直接收缩作用，通过局部TXA_2和白三烯介导引起脑血管收缩，PAF对局部脑血流自身调节的影响来自系统的血液动力的改变。

PAF的作用可能由脑中PAF受体位点所介导，选择性地阻断PAF受体可改善脑缺血损害的程度。PAF的结合位点可能位于脑细胞而不是血液成分，但位于脑血管壁的可能性不能完全排除。PAF最高的结合位点在海马和中脑，而最低位于小脑。另外，在大鼠脑皮层及下丘脑也发现特意性PAF结合点。

在脑缺血时，脑组织损伤的病理过程是复杂的，多种生物活性物质参与此过程，而PAF作为炎性介质，通过结合于特异性受体和各种生物活性因子的相互作用以及促进炎症和促凝血作用等加重这一病理过程。

(2) TNF与脑缺血：TNF是具有广泛生物学功能的多效细胞因子。近来的研究表明，TNF在凝血和血管内皮的损伤中起重要作用。它可刺激急性蛋白分泌，增加内皮细胞的通透性，诱导表皮黏附因子和其他炎症调节因子及生长因子的表达。TNF于其他相关因子的协同作用在脑缺血后引起的白细胞浸润和组织损伤中起重要作用。

TNF-α主要由单核巨噬细胞产生。在中枢神经系统中，神经元、星型细胞和胶质细胞也都可产生TNF-α。TNF-α不仅是一种有效的肿瘤杀伤因子，也是机体炎症及免疫应答的重要调节因子。在正常情况下，它具有抗肿瘤、抗感染和促进组织修复等重要作用，对机体有利。但若持续释放，又会引起机体发热、休克、恶病质和组织损伤等，参与疾病的发生与发展。

TNF-α具有以下多种生物学功能：①活化血管内皮细胞(VEC)，增加其通透性，刺激其他细胞因子如IL-1，IL-6，IL-8和血小板活化因子释放，诱导白细胞浸润；②与VEC相互作用而导致VEC表面凝血和抗凝机制平衡失调而促进凝血；③刺激生成纤维细胞、胶质细胞和星形细胞表达神经生长因子；④促进巨噬细胞的趋化性，增加其吞噬活性。

(3)白介素与脑缺血：脑梗死时该区有白细胞浸润已经为组织病理学证实，且梗死灶的大小及预后亦和白细胞浸润的多少关系密切。在缺血急性期，缺血-脑组织内可见多形中性粒细胞(PMN)浸润和细胞因子IL-1β、TNF-α在缺血组织内含量升高，这种现象可持续25d，直到单核细胞出现时开始逐渐下降。

白介素是一组主要由单个核细胞(包括淋巴细胞、单核细胞-巨噬细胞)产生的细胞因子，作用于淋巴细胞、巨噬细胞，在细胞激活、增殖和分化中起调节作用。血清和脑脊液含量的同步观察指出，急性脑梗死后第1d，脑脊液中IL-6和IL-1β明显增高，而对照组无变化，在发病后2～3d达高峰，和MRI所示的脑梗死病灶体积关系密切，但仅限于大脑灰质的病灶，脑脊液IL-6含量可达450Pg/mL，而皮层下白质的大病灶则仅轻度增高。与此同时，血清中的含量也仅轻度升高，充分说明二者不是出于一源，而脑脊液的IL-1β和IL-6的产生主要由于胶质细胞特别是星形胶质细胞活性增高而产生的细胞因子。现已确认IL-6是重要的血管收缩剂。

（三）脑缺血/再灌注损伤

1.脑缺血/再灌注损伤的概念

随着现代诊疗技术的发展，缺血-脑组织通过及时再灌注及脑保护是有可能被挽救的。但无论是脑再灌注或脑保护措施的实施必须在脑血管阻塞后一个相对窄的治疗窗里进行，如果超过治疗时窗再灌注，即发生有害的生物免疫反应，这种在缺血基础上恢复血流后引起的更为剧烈的损伤称为缺血/再灌注损伤。再灌注损伤是否出现及其严重程度，关键在于缺血时间的长短，缺血的严重程度，侧支循环的形成情况以及对氧的需求程度。

在神经组织中，神经元对缺血最敏感，其次为少突胶质细胞、星形细胞和内皮细胞。在动物模型中，不同部位的神经元对缺血的易感性从大到小依次为海马、小脑、纹状体和新皮质。脑是一个对缺氧最敏感的器官，它的活动主要依靠葡萄糖有氧氧化提供能量，因此，一旦缺血时间较长即可引起严重的不可逆性损伤。脑缺血时生物电发生改变，出现病理性慢波，缺血一定时间后再灌注，慢波会持续出现并进一步加重。脑缺血后短时间内ATP、CP、葡萄糖、糖原等均减少，乳酸明显增加。环腺苷酸在脑缺血/再灌注后较前增加21倍，而环鸟苷酸则下降21%。这揭示缺血及再灌注时过氧化反应增强。环腺苷酸上升致磷脂酶激活，使磷脂降解，游离脂肪酸增多，缺血/再灌注时，自由基产生增加，与游离脂肪酸作用使过氧化脂质生成增多。

脑又是一个特别富有磷脂的器官，缺血后游离脂肪酸的增加尤为明显，再关注后游离脂肪酸的增加更为显著，恢复血流90min，反而有更多的游离脂肪酸贮留。血流重新恢复时游离脂肪酸的增加，是由于来源于游离脂肪酸的过氧化物进一步损伤膜的同时，由cAMP介导膜磷脂继续降解的结果。

2.脑缺血/再灌注损伤的发生机制

关于再灌注损伤的发生机制问题，到目前为止，尚未彻底阐明。推测是由多种因素共同作用的结果。现就某些方面介绍如下。

(1)无复流现象：无复流现象是在犬的实验中发现的。结扎犬的冠脉造成局部心肌缺血后，再打开结扎的动脉，使血流重新开放，缺血区并不能得到充分的灌注，这种现象称为无复流或不再流现象。这种无复流现象不仅见于心肌，而且也见于脑、肾、骨骼肌缺血后再灌注时。即再灌注损伤实际上是缺血的延续和叠加，缺血细胞并未得到血液重新灌注，而是继续缺血，因而损伤加重。这一过程的发生可能与下列因素有关。

①组织细胞肿胀，压迫微血管：缺血引起细胞膜Na^+-K^+泵功能障碍，使钠、水在细胞内潴

留，使脑细胞及血管内皮细胞发生肿胀，压迫微血管，使缺血组织灌注不良。②微血管堵塞：研究发现，组织缺血一定时间后血管内血小板的沉积增加2倍。同时发现，缺血区的白细胞聚集明显增加，从组织学上可见白细胞嵌顿、阻塞毛细血管。也有学者解释无复流现象是由于纤维蛋白堵塞和微血栓形成所致。但有学者在再灌前由链激酶进行纤溶并未减轻无复流现象。另外缺血缺氧时，血小板释放TXA_2增多，因而发生强烈的血管收缩和血小板聚集，并进一步释放TXA_2，从而促使血栓形成和血管堵塞。动物实验也证明，应用TXA_2合成酶抑制剂可以使缺血/再灌注以后的组织血流改善。

(2)钙超载：在脑缺血/再灌注时可引起细胞内钙超载，造成严重的细胞结构和功能的障碍。其主要损伤在于由Ca^{2+}联接的细胞膜外板与糖被的分离，细胞膜的这种损伤为再关注时钙的大量内流提供了条件。

缺血/再灌注时钙超载的机制尚不明确，可能与下列因素有关：①钠的平衡障碍：有学者证明，再灌注时钙超载是由于钠的平衡障碍所致。由于缺血缺氧时发生了细胞性酸中毒，细胞内pH值降低，所以在再灌注时细胞内外形成pH值梯度差，由于Na^+-H^+交换，致细胞内钠增多，然后又依Na^+-Ca^{2+}交换机制使细胞外钙大量内流造成细胞钙超载。②细胞膜通透性增高：通过上述机制，细胞内钙增加又可激活磷脂酶，使膜磷脂降解细胞膜通透性增高，故在再灌注时细胞外钙顺着浓度梯度而大量内流。同时再灌注时氧自由基的产生可引发细胞膜的脂质过氧化，使膜受损、通透性增高。③线粒体受损：有些学者认为，细胞的原生性损伤在于线粒体。缺血时线粒体结构和功能障碍出现得最早，表现为线粒体肿胀，嵴断裂，线粒体膜流动性降低，氧化磷酸化功能受损，ATP生成障碍。ATP减少使肌膜和肌浆网膜钙泵功能障碍，由于钙泵功能障碍不能排出和摄取细胞质中过多的钙，致使细胞质中游离钙浓度增加而造成钙超载。细胞质中过多的钙最终形成磷酸盐沉积于线粒体，使线粒体结构和功能更加破坏。

(3)白细胞的作用：在脑缺血/再灌注损伤的发生过程中，白细胞起着十分重要的作用。研究发现，再灌注期间，白细胞大量地浸润于病变的组织，不仅影响了局部的血液供应，而且还可直接破坏组织结构。组织缺血和再灌注时白细胞浸润增加的机制还不十分清楚。可能是由于组织受损时，细胞膜磷脂降解，花生四烯酸代谢产物增多，其中有些物质具有很强的趋化作用，因而能吸引大量白细胞进入组织或黏附于血管内皮，而白细胞本身又能释放很多具有趋化作用的炎性介质，从而使微循环中白细胞进一步增加。

近年来，白细胞与内皮细胞相互作用的研究已引起很大关注。研究表明，某些病理状态下患者血管并发症及临床严重性与白细胞内皮细胞黏附增高有关。缺血性卒中时白细胞与内皮细胞的黏附增强，可能改变局部血流动力学环境，使局部内皮细胞水肿、变形，毛细管管腔狭窄，血管痉挛；通过对内皮细胞代谢的直接影响，黏附增强可损害内皮细胞，由此进一步促进血栓的形成，最终加重脑缺血。

基础研究结果表明，细胞间黏附是由细胞表面的黏附分子终结。与中性粒细胞-血管内皮细胞黏附有关的黏附分子主要有三类：①β_2整合素家族；②选择素，包括L-选择素、E-选择素及P-选择素；③细胞中黏附分子。

正常脑血管内皮细胞表面不表达或极少表达细胞黏附分子，但活化的内皮细胞表面的黏附分子表达显著增加。缺血/再灌注时，内皮细胞黏附分子表达加强的确切机制尚未完全阐明。推测与缺血、再灌注期间局部组织产生并释放H_2O_2、血小板激活因子(PAF)以及缺血组织产生细胞因子和缺血区内皮下组织因子暴露启动凝血系统使凝血酶持续产生有关。体外研究资料显示，PAF、细胞因子(IL-1、IL-8、TNF)及凝血酶均可诱导内皮细胞黏附分子表达。

在正常情况下，中性粒细胞及内皮细胞表面黏附分子的亲和力较弱，故白细胞极少与内皮细胞黏附，有时偶尔黏附，但也很快再分开，不会影响血循环功能。但在脑缺血时，局部血管内皮细胞以及白细胞被病变组织大量产生的可扩散性炎性介质激活，细胞表面黏附分子数量及功能均上调，细胞黏附性加强，加之缺血区的灌注压力明显下降，结果白细胞牢固黏附于血管内皮细胞表面。白细胞黏附于微血管内皮表面，一方面可机械性堵塞微循环通道，嵌顿、堵塞毛细血管，促进无复流现象，影响组织的血液供应。另一方面，活化的白细胞可释放大量的毒性氧自由基和蛋白水解酶，损害局部的血管，导致血管通透性加强，造成组织水肿，进入组织的白细胞可进一步释放毒性物质，破坏神经元和胶质细胞，从而加重神经组织的损伤。此外，白细胞还释放一些炎性介质和细胞因子，加重炎症反映，从而吸引更多的白细胞进入组织，形成恶性循环。

白细胞在缺血/再灌注损伤中的作用，可被以下实验结果证实：①用除去白细胞的血液进行再灌注，可以防止水肿产生并减轻再灌注损伤；②抗炎药如布洛芬等减轻组织白细胞浸润，可缩小坏死面积；③用补体抑制药降低补体，从而减少白细胞进入，可能减轻心肌损伤。

(4)高能磷酸化合物的缺乏：脑组织在正常情况下是以有氧代谢形式生成三磷酸腺苷(ATP)供作功需要。再脑缺血时，则转为无氧代谢为主，ATP 的合成明显减少。当组织得到再关注时，ATP 水平虽有一定程度的回升，但仍维持在低水平上，恢复较慢且总腺苷酸水平显著降低。

再灌注时高能磷酸化合物之所以恢复慢且总腺苷酸水平明显下降，可能与下列因素有关：①缺血组织的代谢障碍主要表现为对氧的利用能力受限，有氧代谢严重受损。在缺血进入不可逆阶段进行再灌注时，氧利用并不增加，氧的利用能力受限，有氧代谢严重受损。在缺血进入不可逆阶段进行再灌注时，氧的利用并不增加，氧的利用能力受限与缺血及再灌注所致线粒体受损有关。②ATP 合成的前身物质(腺苷、肌苷、次黄嘌呤等)在再灌注时被冲洗出去，使组织失去再合成高能磷酸化合物的物质基础。实验证明在再灌注液中补充肌苷或谷氨酸，能促进 ATP 的合成。③线粒体膜发生氧自由基诱发的脂质过氧化反应使线粒体受损。线粒体膜富有磷脂，线粒体在缺氧时又是产生自由基的场所，因此极易引起膜脂过氧化使线粒体功能发生障碍。

(5) 自由基的作用：缺血/再灌注损伤机制中的各种学说，无一不与自由基的作用有关。①缺血/再灌注时，由自由基引发的脂质过氧化增强，组织及血浆中脂质过氧化物显著增高，超微结构严重受损。给予抗氧化剂如：维生素 E、硒及 SOD 能显著减轻缺血/再灌注损伤。②细胞膜脂质过氧化改变酶、离子通道的脂质微环境，从而使膜通透性增高，细胞外 Ca^{2+} 内流，膜上 Na^{+}-K^{+}-ATP 酶失活，可使细胞内 Na^{+}升高，Na^{+}-Ca^{2+}交换增强，而使细胞内钙超载。③线粒体膜富有磷脂，缺血/再灌注时自由基引发的线粒体膜脂质过氧化或细胞内形成脂质过氧化物作用于线粒体膜，使膜的液态和流动性改变，从而导致线粒体功能障碍，高能磷酸化合物产生减少，自由基产生增多。细胞丧失能量贮备，依靠能量的质膜及肌浆网膜钙泵，由于能量不足不能将肌浆中过多的 Ca^{2+}泵出或吸收入肌浆网，致使肌细胞内 Ca^{2+}浓度增加，加上由细胞外来的 Ca^{2+}终于造成细胞内 Ca^{2+}超载，成为细胞致死原因。④自由基引发的脂质过氧化造成细胞成分间的交联(脂质-脂质交联、蛋白-蛋白交联、脂质-蛋白交联)，使整个细胞丧失功能。⑤缺血/再灌注时，微粒体及质膜上的脂加氧酶及环加氧酶激活，催化花生四烯酸代谢，在加强自由基产生及脂质过氧化的同时，形成具有高度生物活性的物质，如前列腺素、血栓素等。很多实验证明，缺血特别是再灌注时血栓素形成增加，前列环素形成减少，因而造成微循环障碍，出现无复流现象。

3.脑缺血/再灌注后基因表达异常

最近研究证实，脑缺血可改变脑内遗传信息的表达，基因表达的许多变化可由缺血诱导。因为脑内总体蛋白质合成被严重抑制时出现了某些特定蛋白质的合成，故这些基因的改变可能抑制缺血后细胞死亡的过程。

(四)脑缺血与神经细胞凋亡

1.脑缺血后神经细胞凋亡现象

以往一直认为脑缺血后大部分神经细胞的死亡形式是坏死,但有文献报道,在缺血性神经元死亡中存在细胞凋亡现象。

细胞凋亡又称程序性细胞死亡,是一种由基因控制的细胞主动性死亡过程,与坏死在形态学、生物化学及分子生物学机制等方面有本质差别。凋亡细胞的形态学特征表现为细胞核内染色质固缩及凋亡小体形成、细胞皱缩、胞核凝聚以及核内小体DNA裂解,以最终形成DNA碎片为特点。近来利用分子生物学技术可以检测到这些代表细胞进入凋亡状态的特征性DNA片断。细胞凋亡可见于许多生理过程,是各种更替性组织中细胞更新的需要,属于一种生理性的细胞死亡。在神经系统的形成和发育过程中,凋亡作为一种普遍的生理现象起着相当大的作用。目前认为,细胞凋亡并不仅仅是一种自身保护性机制,它可能与许多病理状态有密切关系。诸如肿瘤、衰老、痴呆及缺血等的发病机制中可能存在细胞凋亡过程。

在成熟的神经系统中,一定的条件能启动凋亡性细胞死亡。缺血等致伤因素可在成熟神经系统中诱导细胞凋亡。在脑组织中,海马、纹状体、大脑皮层和小脑神经元特别易被短暂缺血损伤。缺血后经过数天的潜伏期,一些神经元死亡(迟发性神经元死亡)。当神经元受到亚致死缺血打击后,反而对再次缺血有耐受性。因此短暂脑缺血后,神经元死亡不是单纯的细胞坏死。相反,缺血后神经元的命运似乎依赖于细胞的基本功能,这种功能决定细胞是生与死。近年来研究认为迟发性神经元死亡是细胞凋亡。Nitatofi 等在观察沙土鼠脑缺血后海马 CA1区神经元损伤过程中,应用免疫细胞化学、原位缺口末端标记法、Southern印记法检测细胞内溶酶体和胞核的变化,发现缺血后 3 ～ 4d细胞核皱缩,细胞DNA键断裂,DNA梯带出现,共聚焦激光扫描电镜证实CA1区锥体细胞的神经元DNA碎片被小胶质细胞吞噬,以上实验结果揭示CA1区的迟发性神经元死亡是细胞凋亡而不是细胞坏死。

急性脑缺血后,病灶中心神经细胞急性死亡,其周围部分脑组织的电生理活动消失,但尚能维持自身离子平衡,这部分区域即称为半暗带。近年研究发现,半暗带区也存在着细胞凋亡过程,表现为神经细胞皱缩、染色质浓集、细胞器完整、已有凋亡小体的形成。

2.神经细胞凋亡与胶质细胞

现代研究认为,小胶质细胞对神经细胞程序死亡起到重要作用。在急性缺血再灌流20min,在缺血区可出现十分活跃的小胶质细胞,导致多种神经毒性介导作用,包括大量兴奋性氨基酸、多种蛋白酶、细胞因子和NO,在半暗区内活跃的小胶质细胞,可产生高达120μm的谷氨酸,其NMDA型兴奋性氨基酸(EAA)受体可干扰细胞的正常的离子交换,特别是Ca^{2+}内流存积及迟发死亡。各种细胞因子包括白介素-1α、白介素-1β(IL-1α、IL-1β)和组织坏死因子-α(TNG-α)等主要源于小胶质细胞,在缺血后IL-1β逆转酶(ICE)在小胶质细胞内大量存在。现代研究证实细胞死亡基因CED-3在无脊椎动物细胞内产生一种细胞死亡蛋白,而CED-3和ICE属同种物质,上述物质和ICE是细胞程序死亡的重要酶。由ICE产生的IL-1β对细胞起直接或间接的毒性作用,包括减少乙酰胆碱合成、胆碱能细胞释放增多、加重脑水肿;间接作用IL-1β对星形胶质细胞各种细胞因子受体产生显著的生化异常,包括可诱导小胶质细胞COX及磷脂酶A_2(PLA_2)导致细胞死亡,诱导小胶质细胞白介素-6(IL-6)合成,促进继发性炎症反应及神经细胞溶解,诱发淀粉前体蛋白(APP)的合成,引起淀粉样物质沉积及淀粉样变性,诱发星形细胞内皮素的合成,对神经细胞起直接毒性作用,诱发载脂蛋白E合成,干扰胆固醇的正常代谢及细胞膜功能。小胶质细胞活性增高可产生高浓度的NOS,导致过量NO存积,可抑制细胞糖原分解及DNA合成,促进细胞死亡。现采用缺血性脑血管病发病后 2 ～ 4d,下调小胶质细胞功能,以治疗细胞成分死亡。

3.神经细胞凋亡的分子学机制

是由基因控制的，研究神经细胞凋亡的机制的关键自然是与细胞凋亡相关的基因对这一过程的调控。虽然到目前为止未有最终定论，但目前的研究中主要的几类细胞凋亡相关基因如下。

（1）Bcl-2 基因家族：现已知有数种蛋白质可抑制细胞凋亡。其中一种至今研究得最多的蛋白质为由 Bcl-2 基因编码的 Bcl-2 蛋白。在许多情况下，Bcl-2 基因的过度表达能使许多种细胞存活下来。而缺乏 Bcl-2 基因表达时，这些细胞将死亡。Bcl-2 基因抑制凋亡的机制至今未明，研究表明，Bcl-2 蛋白的作用目标至少一部分在细胞质中，它可能通过抗氧化作用保护细胞。

Bax 基因是继 Bcl-2 基因之后发现的第二个对细胞凋亡起控制作用的 Bcl-2 基因家族成员。其产物 Bax 蛋白可能与 Bcl-2 蛋白一起对凋亡起作用。Bax 蛋白与 Bcl-2 蛋白有很多类似之处，且能同 Bcl-2 蛋白形成二聚体和异二聚体。这两种二聚体的比例决定了细胞凋亡的发生。当 Bax 与 Bcl-2 形成 Bax-Bcl-2 异二聚体时，Bax-Bcl-2 在细胞凋亡启动过程中起抑制作用，保护细胞，使之不发生细胞凋亡。而形成同二聚体时则失去活性。显示 Bax-Bcl-2 异二聚体的形成对 Bcl-2 蛋白在凋亡中发挥作用是必需的。

Bcl-x 基因是 Bcl-2 基因家族的一员，近来发现该基因对凋亡亦有调控作用。研究表明，Bcl-x 基因缺乏使鼠的未成熟神经元发生广泛凋亡。由于生理上 Bcl-2 基因主要是处于发育过程中的神经组织中表达，而 Bcl-x 基因在发育成熟有神经元中继续表达，因此研究 Bcl-x 对凋亡的调节作用具有特殊意义。

Bak 基因是新发现的 Bcl-2 基因家族成员。研究发现，Bak 基因在交感神经元中过度表达可加速细胞凋亡，在细胞凋亡中起正向作用。Bcl-2 基因家族在决定细胞生存与死亡上起着重要作用。

（2）半胱氨酸蛋白酶基因：ICE 基因可能引发神经细胞凋亡，被认为是一种死亡基因。Bcl-2 基因可抑制 ICE 基因，当 Bcl-2 活化时，可直接或间接地抑制 ICE 功能，此时细胞存活；当 Bcl-2 失活时，它对 ICE 的抑制功能被解除，使 ICE 活化，细胞进入凋亡过程，ICE 在哺乳类细胞凋亡过程中作为一个新的调节子起着很重要的作用。

Cpp-32 基因是 ICE 的类似物，它可通过对底物多聚（ADP-核糖）聚合酶（PARP）的水解作用而在细胞凋亡中起重要作用。实验显示体外抑制 Cpp-32 对 PARP 的水解明显减轻细胞凋亡的程度。Cpp-32 可能就是人类的 CED-3。

（3）reaper 基因：近年来研究发现了一种 reaper 基因，该基因表达产物在调节细胞凋亡中起着核心作用。去除包括 reaper 基因的染色体片断能阻止大多数胚胎神经细胞死亡。研究发现 reaper 基因能综合各种引发细胞凋亡的信号，处于各种激发途径的中心而引导细胞凋亡过程。该基因的缺失能抑制各种诱发细胞凋亡的途径。

这些只是目前所知的与神经细胞凋亡关系最为密切的一些基因。随着研究的不断进展，对神经细胞凋亡及其产物的了解会越来越多，这一领域的研究将对神经细胞凋亡的研究起关键的作用。

四、脑缺血后神经损伤的防治

脑缺血是临床上常见的预后较差的严重疾病之一，它可导致脑血液流变学、神经生理学、生物化学以及病理学的改变，最终致脑功能及脑结构发生不可逆的变化。因此，如何防治脑缺血损伤引起了基础与临床科室的广泛重视。国内外的有关学者在此方面做了大量的工作，并且取得了较大的进展。

（一）急性脑缺血的治疗时窗

Astrup等首先提出了局灶性脑梗死周围存在可逆性的缺血半暗带的理论以后，更改了急性脑梗死无法治疗的旧观念，为脑梗死的治疗带来了新的希望。

急性脑缺血患者，存在两个机会时窗，再灌注时窗和治疗时窗，超过这个时限脑组织即遭到不可逆性损害。脑缺血的治疗时窗与缺血的严重程度有关，即缺血的程度愈重，导致神经元不可逆损伤所需时间愈短。脑缺血30～90min后，不可逆的脑损伤即开始出现。如今，人们越来越认识到缺血性脑血管病是“脑病发作”与心肌梗死一样，应在最短的时间内诊断及抢救治疗。

从动物实验推测人脑缺血的治疗时窗为6～8h。目前这一时窗已被广泛承认，根据这时间窗进行的多个多中心的溶栓研究也取得了成功。然而，超过该时窗的治疗也可使部分患者得到功能恢复。实际上，治疗时窗并非一成不变，而是个体化的、动态的、受多种因素影响的过程。

急性脑缺血后，可逆性缺血组织到不可逆的梗死之间的发展是一个动态的变化的过程，不同的部位经历不同的缺血损伤机制。而半暗带区组织的转归更多地受到缺血引起的继发性损害的影响。根据梗死的病理生理，对真正的濒死可逆组织的判定而建立的治疗时窗似乎更为重要。血管堵塞后，缺血损害的大小和发展速度与所累及部位及侧支供血潜力密切相关。因此，血管堵塞位置不同所受侧支循环的影响不同而产生不同的治疗时窗。此外，治疗时窗还与血压、年龄、卒中类型有关。过高或过低的血压、年龄的增加以及完全性卒中者，治疗时窗明显缩短。

总之，局灶性脑梗死的治疗时窗并非是固定的，应依据不同的病理生理学过程个体化地确定。而寻找准确、迅速、简便地确定是否存在可逆性缺血组织的方法是提高对急性脑梗死治疗效果的关键。

（二）改善脑血液循环的治疗

1.溶栓治疗

溶栓目的是重建脑血流，恢复脑血液循环，维持神经元的正常代谢活动，防止脑组织的坏死。20世纪80年代后期，与人通过颈内动脉直接注入尿激酶溶栓取得较好效果。近年来，通过动脉插管DSA造影下高选择性地进行动脉溶栓，也取得了较好的效果。但也存在再灌注损伤及合并梗死后出血等并发症问题。

2.抗凝治疗

对急性脑梗死的抗凝治疗争论较大。当前普遍接受的观点是对于发病后6h内的急性或进展性脑梗死患者，可进行抗凝治疗。此外对于心源性TIA，或一侧颈内动脉狭窄＞90%的TIA，以及由颈动脉后椎动脉剥离引起的脑缺血患者应考虑抗凝治疗。近年来发现低分子量肝素在预防和治疗血栓性疾病时较普通肝素不良反应少，可能有改善预后的作用。

3.血液稀释疗法

降低血球压积15%以上的等容血液稀释可以降低血黏度，改善脑血流量。有学者认为如在脑梗死发生后1h内应用，并在3～5d内迅速把红细胞血球压积降至理想的低水平，则对急性脑梗死将会产生明显疗效。

（三）神经保护剂治疗

1.钙通道阻滞剂

双氢吡啶类钙通道阻滞剂能阻止电压依赖性钙通道开放，而防止缺血后细胞膜去极化，防止钙进入细胞内。主张早期应用，并注意低血压的预防。镁离子具有脑保护作用，但其机制尚不清楚，有学者推测镁离子强烈地抑制NMDA受体的激活，减少钙离子的内流。也有学者认为镁离子通过电压依赖的方式占据了钙离子通道，稳定了细胞膜。还有学者认为镁离子是ATP催化反应中酶的组成成分，因而镁离子通过直接参与细胞内生物能量代谢而实现其保护作用。

2.兴奋性氨基酸受体拮抗剂

脑缺血时能量衰竭，大量兴奋性神经递质释放，作用于相应的受体，引起了细胞内钙离子浓度的升高。其中NMDA受体起主要作用。通过NMDA通道阻止Ca^{2+}内流，可减少脑梗死面积40%～70%。主要影响缺血半暗带，对缺血中心区作用不大，只要在发病2h内给予，均有明显疗效。抑制NMDA受体的化合物分竞争性和非竞争性两大类：竞争性抑制剂有APV、APH值、cpp、cpp-ene和CGS19755等一系列化合物，而氯胺酮和PCP、MK-801等药物能非竞争性抑制NMDA受体活性。有报道在缺血性脑梗死发病后90min内应用AMPA谷氨酸受体拮抗剂NBQX，有明显的脑保护作用，可减少神经元死亡。

GABA是中枢神经系统主要抑制性神经介质，对神经元的活动具有较强的抑制作用。GABA可阻断谷氨酸的兴奋作用，包括去极化和钙离子内流，GABA主要通过GABA-A受体来阻断谷氨酸的兴奋作用，GABA-A受体激动剂易通过血-脑屏障能增加脑血流，降低脑代谢。局部脑缺血时，如同时给予MK-801和GABA-A激动剂muscimol比单独使用一种药物治疗脑缺血更有效。还有报道认为，MK-801联合应用溶栓药治疗血栓性卒中，能取得更好疗效。

3.减少自由基的生成与清除自由基的治疗

脑缺血时，特别是缺血后再灌注时，可以加快氧自由基的产生。氧自由基的损害作用主要在于：直接降解蛋白、激素；通过脂质过氧化降解细胞膜和核酸，降解透明质酸。它除了对神经元有直接毒性作用以外，还可引起脑组织的微循环障碍和血-脑屏障的通透性增加。别嘌呤醇可以减少自由基的生成，维生素E、超氧化物歧化酶、激素和脱水剂等是自由基的清除剂，实验证明它们都能对脑缺血有保护作用。最近研究表明：超氧化物歧化酶除在微循环血管内皮细胞水平改善脑缺血性损伤外，还能进入神经元细胞内减轻自由基损害。近来发现一种新型的21-氨基激素化合物家族U-4006F及更新型的U-8517F是一种强有力的脂过氧化作用的抑制剂，能透过血-脑屏障而无糖皮质激素的活性，是很有希望的神经元保护剂。

4.PAF拮抗剂

PAF参与了脑缺血病理过程的各个环节。从血栓形成到缺血后损害，PAF均起了重要作用。近年来研究出不少PAF拮抗剂，可在受体水平上阻断其作用。BN52021是特异性PAF受体拮抗剂，是从中药杏仁内脂中提炼的，已被认为，拮抗PAF对脑作用是最有效的拮抗剂。它能减轻缺血后再灌流期继发性神经损害，减轻脑水肿，增加脑皮层ATP和磷酸胆碱浓度。改善脑血管阻力，促进脑功能恢复。PAF拮抗剂将可能成为重要的新的脑缺血的治疗手段。

5.麻醉镇静剂

许多麻醉镇静药，如安定和巴比妥类药物都具有部分的脑保护作用，推测这类药物能抑制神经系统的兴奋性，降低脑组织的代谢率，减少酸性产物的堆积。有学者用实验证实利多卡因有一定的脑保护作用，其可能的机制是利多卡因降低钾离子向细胞外移动的速度，具有抑制突触传递和膜稳定的作用。

6.神经营养因子和神经生长因子

动物实验表明神经营养因子和神经生长因子在缺血性脑损伤时，其基因的表达是增加的。这些因子在神经损伤的自我保护过程中起关键性的作用。它的作用机制包括维持钙离子的自身稳定和自由基代谢的稳定。近几年神经节苷脂对脑缺血的保护作用引起了广大学者的关注，它是神经细胞膜的组成成分，对神经细胞发育和再生起着重要的作用。外源性神经节苷脂能穿透血-脑屏障，嵌入细胞膜上稳定各种酶活性，早期起着保护细胞膜的作用，后期对神经功能恢复起着促进作用。

（四）亚低温治疗

近年来，亚低温（27～35℃）对脑缺血损伤的保护作用引起了国内外学者的关注。实验表明，脑缺血前、中、后早期开始亚低温治疗能明显减轻缺血后脑组织病理形态学的损害程度，同时对神经功能的恢复起促进作用。亚低温的脑保护机制尚未十分清楚，目前一般认为包括以下几方面：①降低氧耗，维持正常脑血流和细胞能量代谢，减少乳酸蓄积，同时还可促进脑组织对葡萄糖的利用，使脑组织 ATP 含量恢复正常。②保护血-脑屏障，减轻脑水肿。③抑制内源性毒性产物的生成、释放和它对脑细胞的损害作用；减少钙离子内流，阻断细胞内钙超载引发的一系列有害反应。④减少脑组织结构蛋白的破坏，促进脑细胞结构和功能的恢复。

实验和临床证实，亚低温治疗最具有广泛的临床应用前景，它在许多环节上可以减轻脑缺血引起的脑损害，目前尚未发现有何种药物有如此广泛的效应。脑缺血损害的机制是复杂的，其防治应贯彻综合治疗的指导思想，加强各项治疗手段协同作用的研究，应在治疗时窗内尽早恢复脑灌注并开始脑保护治疗，只要重视急性期内的紧急积极处理，就有可能减少神经元损害并缩小梗死范围。

（贾莉华）

第四章
Chapter 4

脑血管病的病因学研究

第一节　脑血管病的危险因素

Section 1

近些年来，有关脑血管病危险因素的研究，取得了新的进展。高血压是被公认的也是最重要的独立危险因素，心脏病、糖尿病、口服避孕药是肯定的危险因素。血流动力学紊乱，已作为新的危险指标受到愈来愈多的学者关注。研究的重点已经逐渐深入到各危险因素所导致脑血管病的机理、控制危险因素的可能性以及控制的方法和手段。

一、传统的危险因素

（一）发病情况

年龄与脑血管病的发病率有关。55 岁以上每增长 10 岁，脑血管病发病率增长 1 倍。男性发病率较女性高 30%。老年人尤其男性显然应作为预防的重点人群。脑血管病的家族倾向与家庭中高血压、心脏病和糖尿病的高患病率有关。脑血管病在白种人、黑种人和黄种人之间的种族差异，更倾向于环境因素的作用，如高盐饮食、特殊嗜好和生活条件等。

（二）危险因素

1.高 血 压

高血压是公认的脑血管病最重要的独立危险因素。收缩压、舒张压和平均血压，与出血性或缺血性脑血管病呈直线相关。两性对高血压的耐受相同，老年人群的高血压（单独收缩压增高）与非老年人群同样具有导致脑血管病的危险。高血压通过不同的机制影响脑部血管：直接作用于脑基底部穿通动脉及基底动脉的旁中央支（直径 50 ～ 200μm），使血管发生透明脂肪样变，致微梗死或动脉瘤形成；机械刺激和损伤大血管或较大血管（直径＞ 200μm）的内皮细胞，致动脉壁粥样硬化斑形成。

2.心 脏 病

心脏病是另一重要的危险因素。与高血压无关，凡有心功能损害（充血性心力衰竭、冠心病、急性心肌梗死、心脏瓣膜病、心房纤颤以及 ECG 示左心肥厚或劳损）的人，无论有否症状发生，脑血管病发病的危险都 2 倍于心功能正常的人。心脑损害的共同机理，可能是心输出量的下降导致了脑灌注量不足，心脏附壁血栓脱落堵塞了脑血管。脑血管与心血管的动脉硬化性改变呈平行发展。

3.糖 尿 病

是缺血性脑血管病的主要危险因素之一，不受年龄、性别的限制。尸解资料证明糖尿病患者不仅颅内大、中、小血管内的粥样硬化性改变严重，而且常伴有小动脉和毛细血管等微血管病变。临床调查得到相似的结果：糖尿病是动脉血栓性脑梗死和腔隙性脑梗死共同的危险因素。

4.短暂性脑缺血发作

TIA是脑血管病的先知因素，TIA后脑血管病发生率为10%，死于脑血管病的占16%。应用抗血小板药物治疗TIA，是预防脑血管病的新领域。

5.卒中史

首次脑血管病后再次复发的危险是非脑血管患者群的5倍。高血压和心脏病仍然是卒中复发的最危险因素。

6.吸烟和酗酒

调查证实，吸烟和酗酒均是脑血管病发病的危险因素。前者与脑梗死关系密切，而后者倾向于脑出血。吸烟诱发脑血管病的机制，加速动脉硬化、刺激血小板聚集和减少脑血流量。长期酗酒可提高血压水平，改变血液中某些成分，如血小板、红细胞、纤维蛋白原和第Ⅷ因子。

7.口服避孕药

通过对凝血系统、纤溶系统和血小板的破坏，导致缺血性脑血管病。通过提高血压水平、促进动脉瘤形成和破裂，造成出血性脑血管病。有人推荐用低浓度雌激素类口服避孕药或其他避孕措施，保护妇女健康，降低脑血管病发病率。

8.高脂血症

血脂过高是导致动脉硬化和脑血管病的重要原因。注意饮食和使用药物控制血脂水平，可降低动脉硬化程度，并可减缓冠状动脉硬化的进展。

9.血流动力学紊乱

血流动力学紊乱是近些年发现的新的脑血管病危险指标，研究的重点集中在全血黏度的问题上。已反复证明全血黏度增加时脑血流量下降。一些研究发现，红细胞压积是影响全血黏度的重要因素，红细胞压积增高和纤维蛋白原水平的增高是缺血性脑血管病发病的危险指标。一些研究提出了血流动力学在血管壁和内皮细胞损害时就已经发生紊乱的学说。在脑血管病发生之前，是否采取措施及采取什么样的措施改善血流动力学紊乱，已成为新的研究课题。

二、新的危险因素

随着研究的不断深入，除了已知的因素（高血压、吸烟、糖尿病、肥胖、性别、高脂血症等）外，近几年又逐步认识并提出了一些新的独立危险因素，并对其致病机制进行了探讨，提出一些假说。

（一）感染因素

1.肺炎衣原体（CP）

CP是呼吸道感染常见的病原体，据Cook等测定了176例急性缺血性卒中（AIS）或短暂性脑缺血发作（TIA）患者及151例正常对照者的CP抗体，在CP急性感染或再感染中，结果发现CP抗体效价与AIS及TIA明显相关。另据Elkind等研究证明，CP慢性感染与AIS首次发病密切相关，预测此项危险因素的IgA效价优于IgG。预测此项相关因素的IgA效价对数变换持续增加，而且研究证实是与其他传统危险因素无关的一个独立危险因子。Taranacka和Beata等应用FLISA方法测定了179例脑血管病患者血清CP抗原发现明显比对照组升高，提示CP感染是与其他传统危险因素无关的一个独立危险因素。

2.幽门螺杆菌（Hp）

Marku等根据119例AIS患者发病机制及颈动脉粥样硬化特征与118例正常人对照，并用多普勒超声评估，结果发现患者组Hp阳性者明显高于对照组，经排除其他危险因素后仍有显著意义，Hp阳性与ICVD（$P=0.01$）及腔隙性卒中相关。Hp阳性患者颈动脉狭窄均值大于对照组（$P=0.01$），但在AIs/TIA间Hp阳性例数无差别，故认为慢性Hp感染是AIS和TIA发病的一个独立危险因素。另外许多文献证实Hp感染可在动脉硬化的早期始动过程起作用，从而部分地加重动脉粥样硬化（As）。

3.牙源性病灶

Grau等调查了166例曾患牙齿感染的AIS患者与166例正常健康人进行对照，结果前者不但牙齿状况不良[总牙齿指数（TDI）$P>0.053$]，其牙周炎严重程度（$P=0.047$），根尖周损伤（$P=0.027$）更为显著，经进行多元逻辑回归分析，TDI是与AIS相关的独立危险因素。Müller研究指出在动脉硬化斑快中发现了典型的牙周炎病原体DNA序列，并对牙齿慢性感染对于AIS的相对危险性做了统计，为1.73（95%的可信区间为0.89～3.34），证实牙齿慢性感染是AIS的相关危险因素。牙源性病灶临床常见，且容易治愈，另外研究也证实及早治疗牙源性病灶，对于预防AIS发病可起到非常重要的作用。

4.巨细胞病毒（HCMV）

应用沉淀析出的方法测定了179例脑血管病患者并与122例正常人对照，结果发现血清抗巨细胞病毒抗体滴度在脑血管病患者组明显升高，并且增加了脑血管病患者30d的死亡率，提示了HCMV是与脑血管病相关的独立危险因素。应用聚合酶链反应（PCR）在有或无AS的颈动脉和冠状动脉中检测HCMV核酸序列，结果发现在有AS的动脉壁中获得HCMV核酸序列患者占83.3%～86.7%，而无AS的动脉壁中只有6.7%病例可检测到，在有AS的患者中42.4%可在血中检测到HCM，而无AS的患者中只有3%可检测到，由此可见，HCMV是AS和动脉硬化性脑梗死（ACI）的独立危险因素。

（二）同型半胱氨酸（Hcy）血症

Hcy是当前研究的热点之一。Yoo等对178例AIS患者及140例正常对照进行研究，通过检测血浆Hcy水平及与经MR血管造影证实的血管狭窄程度的相关性，结果发现AIS患者血浆Hey水平明显高于对照组，且随着脑血管狭窄程度加重而增高，证实了高同型半胱氨酸血症是脑梗死（ACI）的独立危险因素，并能提示AIS严重程度，Hey对血管的损害可能机制涉及血管壁、血小板和凝血因子三个方面。大量的动物实验和体外模型研究观察认为：①在高Hcy水平作用下，血管内皮细胞易于斑状脱落，影响内皮功能，受损区被脂质细胞填充；②激活丝裂原活化蛋白肌酶及刺激血管平滑肌细胞分泌血管紧张素Ⅱ，中层平滑肌细胞增生，影响血管壁鸦性；③Hcy使血小板的聚集和黏附性增强，聚集于内皮细胞受损处，引起富含血小板的血栓形成；④其可加强凝血因子Ⅳ和Ⅶ的活性，抑制蛋白C的活性，阻止组织型纤溶酶原激活物（TPA）结合到内皮细胞等，从而促进血栓形成。从分子水平解释其机制主要涉及两个方面：①Hcy的氧化过程中产生超氧化自由基，经自由基和过氧化氢，引起内皮细胞损害；②Hcy的甲基化过程。

（三）胰岛素受体（IR）

IR是由多亚基组成的跨膜糖蛋白，其功能改变可以导致糖代谢紊乱及继发性高胰岛素血症，从而促进AS和高血压的发生和发展，IR可能参与ICVD的发病。大量文献认为IR基因为原发性高血压的候选致病基因，此受体活性改变可通过多种机制参与高血压的发病。由此可见，IR基因突变可能只是通过脑血管AS性损害，从而与ICVD发生相关。IR基因活性下降，继发高胰岛素血症，一方面通过促进纤溶酶原激活物抑制物生成影响纤溶系统活性，同时还致脑内小动脉发生动脉硬化及血液流变学改变，引起血管基底膜营养障碍，易发生ICVD。

（四）纤溶酶原激活物抑制剂-1（PAI-1）

PAI-1是纤溶酶原激活物（PA）的特异快速抑制剂，调节血的纤溶活性。PAM基因有三种多态性分别为 3’Hind、3RFLP 内含子、CA 重复和 5’翻译起始 675bp 位插入或缺失 4G/5G。Zhang 等选择 65 例 AIS 患者和 60 例正常人做对照，应用 PCR 方法测定 PAM 启动子片段 4G/5G 多态性，用 ELISA 方法检测血浆 PAl-1 活性。结果发现 PAM 活性明显高于正常对照组，在 4G 等位基因纯合子 PAI-1 水平明显高于在 5G 等位基因纯合子及 4G/5G 等位基因杂合子的水平，表明了 PAI-1 基因多态性是 AIS 的一个敏感的危险信号。对女性 AIS 患者而言，4G 片段纯合基因是主要的危险因素。还有研究发现 4G/5G 多态性可引起甘油三酯升高，增加动脉硬化的危险性。

（秦元勇）

第二节　慢性酒精中毒与脑血管病

Section 2

一、酒精的代谢过程和作用

酒精饮入后由胃肠道迅速吸收，经门静脉到达肝脏分解代谢。首先在乙醇脱氢酶作用下脱氢转化为乙醛，然后变为乙酸，最后代谢为二氧化碳和水排出体外。当大量酒精摄入体内超过肝脏代谢能力时，便可直接进入体循环血液中。酒精为脂溶性，易于透过血-脑屏障并使其通透性增加，所以，酒精作用在中枢神经系统表现突出，当血酒精浓度达到 16.1 ～ 48.4mmol/L 时，表现欣快多言、社会抑制力减弱或丧失，随着血酒精浓度的增高，小脑和前庭功能受到抑制而出现嗜睡、昏睡甚至昏迷。非酗酒者血酒精浓度达到 161.5mmol/L 时，即可因抑制呼吸和血压而致死。

二、慢性酒精中毒对血管系统的影响

慢性酒精中毒可导致动脉粥样硬化，其发生机理可能与下列两个因素有关：①长期饮酒可导致收缩压和舒张压都明显增高。这是因为酒精可使皮质醇、肾素及醛固酮分泌增加，加压素和肾上腺活性增加，从而引起血压升高。②慢性酒精中毒可使血中 LDL 浓度增高，为动脉粥样硬化的另一病理学基础。

目前的研究认为，粥样硬化斑块的面积、钙化程度以及硬化斑块表面的状态是脑血管病发生、发展最有价值的指征。粥样硬化斑块的进行性发展和斑块的性质能够提示脑血管病是否处在高危状态，尤其是颈动脉粥样硬化与冠状动脉粥样硬化密切相关，而且又是缺血性脑血管病重要因素。因此，对于颈动脉粥样硬化的评价具有举足轻重的作用。就影像学检查来讲，超声波、血管造影、磁共振和 CT 血管造影各有其特点：①超声波：采用高分辨力仪器检查颈动脉的内膜——中层厚度（IMT）、管腔内径、斑块及溃疡，同时配以 TCD 检查，从频谱形态、Doppler 音频、血流速度的改变以及出现涡流、湍流等特点，对评价早期颈动脉粥样硬化和判断粥样硬化程度有重要价值。近年来，血管内超声成像（IVUS）技术迅速发展并广泛应用于临床，成为心血管造影的重要补充。与 DSA 血管造影相比，IVUS 的突出优点为同时显示管壁和管腔的病变形态，还可分析粥样斑块性质；而前者仅可显示管腔的变化，且有一定的假阳性率。目前 IVUS 仅能显示血管的横截面，而血管造影可显示整个动脉的走行，故两者联合应用可更精确地评价血管病变。②磁共振血管造影（MRI）：国外应用该技术对颈动脉粥样硬化进行评价，其准确性达 85%以上，与复式超声联合应用准确性可达 94%。由于颈部血流在颈总动脉分叉处易产生反向血流和涡流，MRI对颈部血管(特别是分叉处)狭窄程度的评估较实际情况有所夸大目前，国外应用三维“快速流动时间效应”(3D—TDF)MRI取代二维TDFMRI，对狭窄诊断的准确性有较大提高。QCT血管造影(CTA)：CTA扫描前，必须测定一些参数，如准直器宽度、扫描时间、重建间距、螺距、造影剂剂量、注射速度及延迟时间。有学者认为CTA提供了3种近似血管造影的方法，而动脉壁钙化在表面阴影显示法(SSD)和最大密度投影法(MTP)中都有局限性，对颈动脉狭窄的评估往往过低。

三、慢性酒精中毒对中枢神经系统的影响

(一)小脑变性萎缩

很多原因可引起小脑变性萎缩，慢性酒精中毒是小脑变性萎缩最常见原因，其发生机制目前还尚未完全明了。可能与酒精引起的硫胺素缺乏、酒精对神经系统的直接毒性作用、电解质紊乱、遗传因素等有关。患者表现为共济失调(下肢重于上肢)，部分患者还可有语言障碍和眼球震颤。CT和MRI显示慢性酒精中毒患者大部分都有不同程度的小脑萎缩，以小脑蚓部上端萎缩更明显。TCD显示局部脑血液供应减少，频谱形态出现明显改变，可常见到搏动性较强的典型三峰频谱，S1峰陡直尖耸，S2峰突出，S1 ＞ S2，频窗清晰。特别是脑功能磁共振成像(FMRI)的临床应用，对于脑功能的观察、病理生理改变的了解和治疗方案的选择具有重要价值。慢性酒精中毒所致的小脑变性、萎缩的诊断根据是：慢性酒精中毒的典型病史，神经系统症状、体征，影像学表现，同时排除可引起小脑萎缩的其他原因。

(二)酒精性痴呆

国外文献报道，7%痴呆患者的病因是慢性酒精中毒。在中国精神疾病分类与诊断标准CCMD-2R中也有此病的记载，属酒中毒性脑病中的“慢性酒中毒性痴呆”。发病机制与下列因素有关：①硫胺的缺乏和酒精对大脑直接的神经毒性作用；②慢性酒精中毒还可引起乙酰胆碱含量下降及兴奋性氨基酸增加，影响学习和记忆过程，导致记忆障碍和痴呆；③糖皮病、营养不良、经常性的头部外伤，其他重要脏器引起的继发性损害。临床表现有精神错乱、易怒、人格改变、意志丧失、记忆缺失和痴呆等，一些病例还可有闭锁综合征(Lock-insyndrome)；影像学检查有脑室对称性扩大，脑沟增宽。

(秦元勇)

第三节　病原体感染与脑血管病

Section 3

一、幽门螺杆菌(Hp)与脑血管病

(一)缺血性脑血管病(ICVD)

Markus等于1995年发现中风与Hp感染有关。为进一步评价ICVD与Hp之间的关系，该作者观察了238例患者和119名健康对照组，结果发现ICVD中Hp阳性率为55.8%，明显高于对照组4.5%($P = 0.01$)，排除了其他引起ICVD的危险因子如高血压、糖尿病、吸烟及社会经济状况等因素后，Hp与ICVD的关系仍有意义。而ICVD表现为中风者与表现为短暂脑缺血发作者(CT上未见梗死灶)之间Hp阳性率分别为59.6%和58.6%，无统计学价值($P = 0.9$)。利

用超声波检查颈动脉，发现 Hp 感染者其狭窄情况较非感染者明显，分别为 (37.3 ± 29.7) %和 (27.9 ± 26.2)%，$P = 0.01$，因此作者推测 Hp 对 ICVD 的影响主要与该菌引起或加重颈动脉的狭窄有关。Whincup 等测定了 137 例脑血管病患者血清抗 Hp-IgG 抗体，阳性率为 68%，明显高于对照组的 57%。国内王东风等的研究也显示类似的结果，该作者对 103 例脑梗死患者和 42 名健康对照者进行研究，用 ELISA 法测定 Hp 抗体 IgG，IgA 和 IgM，脑梗死组三种抗体的阳性率分别为 85%，56%和 24%，对照组分别为 52%，28%和 7%。二组之间 IgG 和 IgA 比较，P 值分别为＜ 0.001 和 0.002，差异有显著意义，IgM 阳性率比较差异无显著意义。慢性感染可增加缺血性脑中风的可能性，Grau 等研究了缺血性脑中风与 Hp 的关系，对 109 例急性脑缺血和 82 名健康者进行了抗 Hpm 清学检测以及多因素分析，结果发现：缺血性脑中风 Hp 感染率与健康者相比差异显著。作者提出 Hp 可能是缺血性脑中风一个独立危险因子。Suto 等报道，Hp 能够使实验性肝硬化动物血氨增高，诱导肝性脑病的发生。最近研究表明，表达 CagA 的 Hp 与头疼具有一定的关系。

(二)偏 头 痛

Gasbarrini 等对 225 例偏头痛患者的 Hp 感染情况及 Hp 根除治疗对本病的影响进行了研究，用 13C 呼气试验评价 Hp 感染，结果 40%的患者感染了 Hp，感染者抗 CagA 和 VacA 抗体阳性率分别为 67%和 37%，有无偏头痛先兆与感染情况无关。作者用三联疗法对 Hp 阳性者进行根除治疗，81 例完成治疗疗程，其中 68 例(84%)Hp 得到根除。对偏头痛发作的严重程度、持续时间及频率共进行了 4 次评估(分别为入选时，完成根除治疗后 6 个月内每 2 个月进行 1 次评估，共 3 次)；胃肠道症状分别在入选时和完成根除治疗后 12 周给予评估。根除治疗后有 19 例偏头痛完全消失，其余的患者偏头痛发作的严重程度、持续时间、频率均明显减少。相反，13 例未根除者中在 24 周的随访期间，无一例表现为头痛症状的改善。胃肠道症状中，除了胃灼热外，其他症状根除前后无明显区别。Hp 感染在偏头痛中的发病机制尚不清楚，可能与通过免疫介导释放的炎性物质引起血管痉挛或血小板聚集而导致血管功能失调有关。实验性研究已证明 Hp 引起的中性粒细胞黏附可导致微血管渗透性的改变、肥大细胞脱颗粒和血小板聚集。

二、肺炎衣原体

肺炎衣原体(CP)属于革兰染色阴性病原微生物，是常见的呼吸道感染病原体，可通过呼吸传播至全身其他系统，导致机体慢性持续性感染。自从 1988 年 Saikku 等首次报道血清流行病调查发现，肺炎衣原体可能与冠心病及急性心肌梗死有关以来，CP 与心脑血管病之间的关系就引起了人们的广泛关注。冠状动脉疾病的患者曾感染过 CP 的可能性明显高于健康人，且感染在重度动脉粥样硬化(AS)中明显高于中、轻度 AS 者。通过聚合酶链反应(PCR)以及免疫组化(IHC)技术在动脉粥样斑块中检测到 CP，而在正常的心血管组织中没有发现。大量血清学证据表明，血清中 CP 抗体 IgG 及 IgA 升高，抗感染治疗是降低 AS 危险性的有效策略。Mendis 等研究表明，慢性 CP 反复感染与冠心病的发生、发展有着密切联系，CP 可能是通过已知的危险因素(如血脂、糖尿病及吸烟等)起协同作用。动物模型研究发现，CP 感染可导致类似动脉粥样硬化的炎性变化或加快 AS 的进展，在动脉壁形成动脉粥样斑块，是动脉粥样硬化形成中高血脂的联合危险因素。临床实验证实经阿齐霉素等抗生素治疗后可以在很大程度上减轻心脑血管病变，但 Luchsinger 等的研究却未发现抗生素可降低心梗的发生。最近的一项荟萃分析表明，目前大多数研究支持 CP 感染与心脑血管病间的联系，但 Matturri 和 Maraha 等却得出相反的结论。肺是肺炎衣原体感染的最常见部位，每个人一生中均有可能发生肺炎衣原体感染，再次反复感染也是可能的。从解剖及生理学的角度来讲，肺炎衣原体从肺传播到心脏血管组织也是常见的。因此，肺炎衣原体感染应引起临床的广泛关注。

三、单纯疱疹病毒

单纯疱疹病毒（HSV）是人类最常见的病原体之一，在人群中广泛存在，我国成人感染率为70%～85%。可引起各种疱疹性疾病，并与唇癌、宫颈癌等密切相关。近年来，有研究报道 HSV 感染与心脑血管病有一定关系。1983 年 Fabricant 等报道用鸟类疱疹病毒可以诱发鸡冠状动脉粥样硬化，在人类可引起相似的损伤。动物实验也已证实 HSV 可诱发鸡的 AS，引起动脉损伤；血清中抗 HS VIgG 阳性率及平均效价明显高于对照组，血管紧张素转换酶抑制剂可减轻 AS 斑块的形成。Zhu 等对 233 例冠状动脉疾病的患者血清 IgG 抗体检出率显著高于对照组。有研究表明，HSV 作为凝血酶原激活物，抑制抗凝血特性，促进凝血发生，导致血栓形成。

在极少数情况下，几种病原体才共存于 AS 损伤中，且 CP 出现频率高于 HCMV 和 HSV，而两种或三种病原体共同感染的发生率较低。对血清中多种病原体检测发现，有一种或两种病原体感染时，心脑血管病的发生率为 48%；有三种或四种病原体共同感染时，发生率为 69%；当有五种病原体同时感染时，其发生率达到 85%。大多数心脑血管病患者常有一个以上危险因素，而多个危险因素共存（簇集现象）对心脑血管病的危险性较任何一个单一危险因素的作用大得多，因此应根据个体相关危险因素的总数及其严重程度，联合治疗多种危险因素较控制单个危险因素对增加生存的益处更大。

（秦元勇）

第四节　微量元素与脑血管病

Section 4

微量元素与生命有密切关系，是生命的源泉。微量元素参与人体各种酶及活性物质的代谢，维持机体平衡，微量元素只占人体 5% 10 000 以下，但是在生命活动中发挥着巨大的作用。

一、镁与脑血管病

人类轻度酒精性脑损害初期即可发现血清镁离子下降，越在脑损害的早期（30min ～ 8h），镁离子以及镁离子/钙离子比值下降越明显。与男性饮酒者相比，女性蛛网膜下腔出血有更高的发病率和死亡率，但其原因不清。动物实验证实酒精可引起脑细胞中游离镁浓度下降，继而造成脑血管痉挛等一系列病理过程。在心血管疾病、动脉硬化、卒中和脑出血患者的血清和脑脊液中均有镁离子下降的报道。镁可以舒张脑动脉，细胞外镁离子下降与脑血管痉挛的强度直接关联。收集卒中后 24 ～ 48h 患者的血及脑脊液（CSF）标本，分析其中镁浓度与神经功能损害之间的关系，发现 CSF 中镁离子浓度与梗死灶大小之间有明显关系，而与血清镁无关。神经功能评分随 CSF 镁离子水平升高而升高，提示在缺血性卒中 48h 内 CSF 镁离子浓度降低与神经功能损害程度相关，CSF 镁离子水平对治疗预后的判断有重要意义。对以往临床和实验研究结果的回顾分析发现，胎儿出生前母亲应用硫酸镁将减少胎儿脑瘫发生率，其中一份研究注意到硫酸镁可显著减少认知无能。现有研究涉及的胎儿数目有限，无法断定镁治疗是否有益。但美国的实验认为，在适当的指导下应用硫酸镁是安全的，对出生前的胎儿可减少远期神经功能损害。为检验卒中患者对静脉灌注硫酸镁的安全性和耐受性，对 25 例诊断脑血管病的患者在发病 24h 内分别给予硫酸镁和安慰剂。硫酸镁负荷剂量分别为 8、12 和 16mmol，之后以

64mmol 维持 24h。观察指标为血镁及血糖浓度。开始治疗时间为发病后 20h，所有患者对硫酸镁都有良好的耐受性，硫酸镁对心率、血压、血糖无影响。硫酸镁最大负荷剂量组（16mmol）血镁最快达到预期浓度，在所有各组中血镁浓度至少维持 24h，表明急性脑血管病患者静脉灌注硫酸镁并很快在血中达到治疗浓度后，血液动力学无明显变化。16mmol 负荷剂量达到预期血镁浓度最快，此浓度将被用来做进一步的临床研究。研究证实，干扰脑硬死灶周边缺血性半暗带内的多种代谢过程，尤其是阻断谷氨酸受体，如 N-甲基 D-天冬氨酸受体（NMDA）将起到神经保护作用。镁通过血管效应（对缺血组织增加血流量，舒张脑血管）和二乙基溴乙酰胺效应而成为神经保护剂，二乙基溴乙酰胺效应包括阻断 NMDA 的离子通道、拮抗钙离子、提高细胞内缓冲钙离子能力、加速 ATP 的再生。在局灶性脑缺血的动物模型上，硫酸镁或氯化镁的灌注有显著的神经保护作用，患者血镁浓度达到相应水平也有重要的临床意义。体循环灌注镁可升高脑脊液和血液中镁的浓度，在其他类型的脑缺血模型中同样有神经保护作用。三组对急性脑血管病的临床研究已超过 100 例患者，目前尚无不良反应。

二、锌与脑血管病

锌参与多种酶激素的合成，对免疫功能具有营养调节作用，调节金属酶的功能，保持生物膜的完整性，参与 DNA 和 RNA 及蛋白质的合成，包括糖类、脂类、蛋白质与核酸的合成与降解。补锌可以减少维生素 C 的排泄，并与维生素 E 有协同作用，防治动脉硬化。吴允琦报道心肌坏死急性期血清锌和硒明显下降，其中铜锌比值升高可作为脑血管病危象辅助诊断指标。

三、锗与脑血管病

由于锗元素的发现和有机锗的合成，开创了锗应用新纪元。锗元素有可能成为人体必需微量元素。20 年来世界各国学者在药理及临床方面做了大量研究工作。有机锗几乎无毒，能诱生自身干扰素，增加 NK 细胞活性，活化吞噬细胞，促进抗体产生，具有抗高血压、降血脂、抗衰老、调节免疫功能作用。高琦等报道，132Ge 增加超氧化物歧化酶活性和抗脂质过氧化作用。张树功和毛旭峰报道 132Ge 大白兔动脉硬化防治实验观察结果，血液动力、血液黏度、血脂、胆固醇等各项指标均有显著差异，表明脑血管动脉硬化与锗元素有密切关系闭。锗和硒元素有协同作用，用有机锗加适量有机硒防治脑血管病，获得较好疗效，待进一步观察。

四、钒与脑血管病

钒能促进造血机能，抑制胆固醇合成，减轻诱发动脉硬化的程度。动物实验表明，低浓度钒饲料对大鼠和家兔肝脏内胆固醇合成有明显的抑制作用。钒可以降低肝脏内磷脂和胆固醇，有加强单胺氧化酶活力的作用，可降血压。冠心病是冠状动脉硬化导致心肌缺血、缺氧而引起的心脏病，钒能抑制胆固醇合成，起抗动脉硬化的作用。补充适量的钒，能降血压、降血脂、改善心肌功能、防治心脑血管病。

五、硒与脑血管病

硒为谷胱甘肽氧化酶的重要成分，刺激免疫球蛋白和抗体的产生，硒能保护细胞膜的结构和功能，具有强烈的抗氧化作用，能防止因脂质过氧化物质堆积所引起的心脑细胞损害，对心肌有保护作用，并能促进损伤的心肌细胞修复和再生，对维持心脑血管结构和功能起到积极作用。缺硒就会造成心脑细胞和细胞膜的结构和功能损伤，进而干扰核酸蛋白质、黏多糖及酶的代谢及合成，直接影响心脑血管病发生。国外报道用硒治疗冠心病、心绞痛取得明显疗效。我国用硒防治克山病取得显著疗效。硒与维生素E有协同作用，增加维生素E的抗氧化作用，防治老年性疾病、脑动脉硬化症症，其临床症状得到明显改善。

六、锰与脑血管病

锰为超氧化物歧化酶、精氨酸酶等成分，可激活羧化酶等参与脂和糖代谢。锰对维持血糖、血脂和血压正常水平有调节作用。锰有驱脂作用，能加速细胞内脂肪氧化并减少肝内脂肪的堆积，有保护心脑血管作用。有学者报道锰元素在体内增减与寿命有关，世界卫生组织认为，锰对脑血管病有防治作用。

七、铜与脑血管病铜

参与三十多利酶的组成和活化，铜是多种活性酶的成分和氧化还原酶催化剂，参加细胞色素、酪氨酸酶等的合成。铜是超氧歧化酶的重要成分，通过超氧化物歧化酶催化反应，清除自由基。铜能增加机体防御机能，调节胆固醇代谢，保护心脑血管细胞。缺铜会引起胆固醇紊乱，血脂增多，引起高血压和动脉硬化，导致脑血管病的发生。

（王颖）

第五节 颈动脉粥样硬化与脑血管病

Section 5

颈动脉粥样硬化作为脑血管病的重要原因之一，它对缺血性脑血管病病因学方面的重要意义在于它可能是脑栓子的一个重要来源以及其他对脑血流动力学的影响，而且无症状颈动脉狭窄被认为是脑血管病有力的致病因素。为防止脑血管病的进展，对颈动脉粥样硬化的检查、诊断与治疗是非常重要的。然而，在我国对脑血管病患者颈动脉粥样硬化的临床流行病学少见报道，卫华曾报道脑血管患者颈动脉粥样硬化的相关性研究。本节就近年来颈动脉粥样硬化的研究概述如下。

一、颈动脉粥样硬化的危险因素

动脉粥样硬化是一种全身慢性疾病，其病变主要累及体循环的大、中型动脉，以主动脉、冠状动脉及脑动脉罹患最多，颈动脉粥样硬化是全身动脉粥样硬化的一部分。已经证实，造成全身动脉粥样硬化的原因同样是颈动脉粥样硬化的危险因素，这些危险因素包括年龄、性别、高血压、糖尿病、周围血管病、心脏病、吸烟、红细胞压积增高、纤维蛋白原增高和高脂血症等。最近粥样硬化的理论表明，上述危险因素与粥样硬化相关的两个机制是内皮损伤及内皮下巨细胞摄取 LDL 形成泡沫细胞，最终导致粥样硬化斑块形成。

二、颈动脉粥样硬化的病理形态学与缺血性脑血管病

动脉粥样硬化斑块是动脉粥样硬化最主要的病理形态学改变。目前，关于颈动脉粥样硬化斑块的形态学研究主要集中在以下三点：①斑块大小与颈动脉狭窄程度；②斑块的表面形态（光滑，粗糙或溃疡）；③斑块的组织学性质（脂质性、纤维增生、钙化或斑块内出血）。颈动脉狭窄程度是区分有无脑血管病危险和影响预后最重要的标准之一。一般认为，颈动脉狭窄程度愈显著，预计发生脑血管病的危险性和病死率愈高。颈动脉粥样硬化斑块的表面形态对是否引起脑血管病有重要意义。斑块表现粗糙，特别是有溃疡或壁龛的斑块是脑栓子的重要来源，因为血管壁肌层的暴露可诱导栓子生存物质，触发管壁的血栓形成。有人指出，溃疡性斑块是颈内动脉病变最常见的形态学特征之一。但近年来从超声病理分型看，脑梗死患者则以扁平斑最为多见，其次是软斑和硬斑，溃疡斑则较少见。值得重视的是斑块的组织学性质，也是影响脑血管病危险性大小的重要因素。脑梗死患者颈动脉粥样硬化斑块具备不稳定的组织学特性，血管内膜破裂，夹层动脉瘤血栓形成，而质地松散、密度不均的斑块本身也易脱落。

三、颈动脉粥样硬化引起缺血性脑血管病的机制

颈动脉粥样硬化引起缺血性脑血管病的机制有多种：①粥样硬化斑块不断增大，直接阻塞血管；②斑块不稳定、破裂，破裂的斑块栓塞远端的血管；③破裂或未破裂的斑块表面粗糙，血小板和凝血因子被激活，形成血栓；④狭窄颈动脉使远端的灌注压下降，导致分水岭区供血不足，形成边缘带梗死或低灌注性梗死。

四、颈动脉粥样硬化与脑梗死复发的关系

国外的研究结果表明，严重颈动脉粥样硬化的脑梗死患者即使在药物的干预下，复发率仍为 15%～ 20%，提示颈动脉粥样硬化在脑梗死复发中可能发挥重要作用。易兴阳等对 312 例脑梗死患者在随访期中 61 例复发（20%）。动脉粥样硬化性脑梗死患者复发率为 29%，腔隙性脑梗死复发率为 11%，前者的复发率高于后者，前者多为同侧复发，后者的复发部位与第一次病灶间的关系不明显，这可能因动脉粥样硬化性脑梗死患者颈动脉粥样硬化比腔隙性脑梗死严重，颈动脉粥样斑块特别是软斑和溃疡斑块容易脱落，造成动脉血栓和栓塞有关。经 Logistic 回归分析发现，颈动脉粥样硬化的严重程度、颈动脉狭窄的程度以及斑块的类型是脑梗死复发的危险因素。结果提示，颈动脉粥样硬化与脑梗死的复发密切相关。国外多中心前瞻性研究结果表明，对有严重的颈动脉粥样硬化及狭窄的患者，早期进行颈动脉内膜剥脱术，可明显降低该类患者脑梗死的发生及复发。软斑和溃疡斑为纤维组织增生及钙盐的沉积，多数斑块内有出血，血栓形成以及动脉壁坏死，表面不规则，极易脱落而发生同侧颈动脉支配区血栓栓塞性脑梗死。因此，对有溃疡斑块的脑梗死患者，除服用抗血小板药物外，加用他汀类降血脂药，可以减慢颈动脉粥样硬化的发展，稳定动脉粥样硬化斑块，对预防脑梗死的复发可能有一定作用。

（王颖）

第五章

Chapter 5

脑血管病的发病机制研究

第一节　脑血管病的时间节律研究

Section 1

脑血管病的发病，尤其是脑血管病的发病在临床上表现出明显的时间节律性。我国古代医著对其早有揭示和论述，近年来国内外学者也对脑血管病发病的时间节律展开了较为深入的研究。

姚菊峰等对 109 例急性脑血管病发病时间分布分析显示，西安地区急性脑血管病一年之中具有一定的季节性，1 ～ 3 月份发病率明显高于其他月份，经卡方检验有非常显著性差异（$P < 0.01$），分析其原因是每年的 1 ～ 3 月份是我国冬春之交，也是重大节日（元旦、春节）及各类社会民族传统活动较为集中的时期，这期间人们的饮食、起居、情志变化最为活跃。孟庆莲等对脑血管病发病危险时间的分析得出脑血管病发病具有年节律性：脑梗死组发病例数多集中在 11 月～次年 1 月、7 月至 8 月份（$P < 0.05$）；脑出血组发病例数多集中在 11 月～次年 1 月（$P < 0.01$），其原因可能为：①在此期间气温为全年最低时期，寒冷时交感神经兴奋性增强，肾上腺髓质分泌增加，因而促进了血压的升高；②温度下降可使纤溶活性及抗凝血酶III水平降低，血黏度增高，红细胞和血小板计数增加；③寒冷可致外周血管血栓性栓塞增加；④夏季高热出汗引起的血液浓缩、血液黏稠度增高。谢红等发现缺血性脑血管病患者在寒冷的冬季、初春及炎热的夏季发病率较高。王丽君等研究发现急性脑出血发病时间分布以 1 月、2 月、7 月比例略高于其他月份。李承晏等对武汉地区 1986 年 10 月～ 1992 年 10 月的急性脑血管病患者 1 321 例发病的时间规律研究发现出血性卒中的发病时间存在季节性差异，约 46%脑出血和 41%蛛网膜下腔出血都发生在 11 月～次年 2 月这段时间，分析可能是 11 月～次年 2 月是武汉气温最低的月份，寒冷会使体内儿茶酚胺释放增多，气温越低，血压越高，因此出血性卒中发生率在寒冷季节增高也可能与血压随气温下降而升高有关。叶剑飞在对人体生物潮与脑中风病因学关系初探中发现，冬春两季为中风的高发季节，从而证实了生物潮是促使脑中风发生的一个重要因素。国外学者 Jakovl 研究证实芬兰成年人群卒中发生的高峰在冬季，低峰在夏季，春秋居中；缺血性卒中冬季的高发率在青年和中年男性中尤为突出，并提示要进一步研究弄清气象学因素和社会统计学因素的影响才有助于解释这种观察到的季节性差异和确定预防冬季卒中发生过多的途径。Manfredini 等也研究发现冬季是急性脑血管病高发的季节。Gallerani 对急性脑出血发病年节律分析结果表明 2 月份为一年中发病的高峰流行期，若按性别进行分析则仅男性的发病存在明显的年节律，幕上出血特别是非典型性出血在冬季有一个发病高峰，而年龄小于 60 岁和无糖尿病史者的脑出血也以冬季发病居多；未发现女性患者存在脑出血的冬季高峰，对蛛网膜下腔出血的研究证实其发病每年存在以 3 月和 9 月为高峰的年节律。Margaret

研究表明，冬天是脑血栓发病的高峰季节。

由上可见，大多数学者对卒中发病年节律的研究结果为：不论是脑出血还是脑梗死都在寒冷的冬季、初春（11月～次年3月）及炎热的夏季（7月～9月）发病率高，但也有个别学者所得结果为夏季发病率低。

姚菊峰等在急性脑血管病发病时间分布的分析中经卡方检验中旬与上旬、下旬差异有显著性（$P > 0.01$），上、下旬之间差异无显著性（$P > 0.05$）。叶剑飞在研究948例脑中风患者时发现脑中风发患者数随月相位及潮力而呈周期性节律波动，具有潮汐的半月不等和月不等现象。孟庆莲等研究发现无论是脑梗死组或出血组发病均具有周节律性。脑梗死组在周六至周一较集中（$P < 0.01$），周六发患者数最多；脑出血组在周五～周一发病较集中（$P < 0.01$），周六发患者数最多。分析其原因可能为：①周末人们生活方式的变更，大部分患者由于周末期间聚会、饮酒、劳累等致交感神经兴奋性增强，血压急剧上升，抑或植物神经功能暂时紊乱，难以调整至正常状态，或由于人体调节机制失常，不能对外界变化做出适应性调整。②周末期间纤溶活力降低，尤以血管壁的纤溶活性下降。国外学者加茂力等研究发现脑梗死高发于星期一。Hayes研究脑血管病发作的时间模式，也发现卒中高发于星期一，特别是工作人员，对于脑出血者有1/3都发生于星期一。姚菊峰等研究发现6：00～12：00时段脑血管病发病率最高，经卡方检验与其他各时段比较差异均有非常显著性（$P < 0.01$）。原因是6：00～12：00时段是一日活动之始，节奏快变化多，一般认为出血性脑血管病好发于上午，可能与24h血压峰值位于10：00，上午交感神经兴奋性增高及外界刺激与体力活动有关；缺血性脑血管病亦高发于上午，可能与早晨血液凝固有关。孟庆莲等研究发现脑梗死组具有日节律性，6：00～8：00发病呈高峰（$P < 0.01$），脑出血组则缺乏日节律性（$P > 0.05$）。与孟庆莲等研究发现类似，王湘庆等对135例急性中风患者发病时间的临床分析，结果显示脑梗死发病存在明显的24h节律性变化，即4：00～10：00为高发时间段，而脑出血发病未观察到有昼夜节律性改变。王大模等对139例脑出血患者进行发病与时间关系的前瞻性研究证明，白天发病明显高于夜间（$P < 0.05$）；白天发病又有3个高峰期：第一高峰为6：00～11：00，第二高峰为13：00～14：00，第三高峰为18：00～21：00。脑出血发病白天高于夜间的节律性分析认为：白天交感神经系统活动占优势，再加之劳动用力，精神紧张，情绪激动等诱因使血压增高而导致发病。夏苏建研究发现缺血性中风发病高峰时点平均为8：21，标准差为4小时零3分，白天高于黑夜。国外学者Elliott研究发现卒中发病每日以早晨居多。Bornstein发现缺血性卒中发病以清晨多见。福田伦也研究脑出血发病时辰发现每日有2个高峰，即早晨起床（6：00～7：00）和傍晚（18：00～19：00），脑梗死每日以早晨起床（6：00～7：00）为高峰。Gallerani发现急性脑出血发病每日以11：00～12：00居多；蛛网膜下腔出血的日周期节律分布最高峰在9：00，第二个高峰在21：00，最低谷在约凌晨3：00。Vermeer等也研究发现蛛网膜下腔出血高发于上午，尤其是工作时间，且证实了高血压是蛛网膜下腔出血的危险因素。以上各位学者对卒中发病昼夜节律的研究，认为脑梗死发病的高峰在4：00～12：00时间段内，而对脑出血的认识却不一致，有的认为其无节律，有的则认为白天高于黑夜。

Kazui利用ROC分析法研究了颅内出血发生后CT扫描的变化以确定颅内血肿扩大的发生率，不同时辰显示大部分患者（83%）的颅内出血扩大发生于发病后的6h之内；约1/6发生于6～24h，而24～48h颅内出血扩大的可能性很小。Roden对过去20年中有关进展性卒中的分析认为，了解卒中进展的发生时间对患者的治疗和对神经功能变化的有关病理机制的认识有重要意义。有研究证实进展性卒中50%发生在24h内，90%发生在住院期间4d内；过去几年认为脑血管病的发生和进展代表两种本质不同的病理生理机制，水肿占位效应可能不是其主要机制，因为脑水肿在卒中后3～4d达高峰时大多数卒中进展已经发生，且二者间期的确定有人为性，而不是基于明晰的病理生理基础。目前越来越多的资料证明，释放谷氨酸的兴奋性神经元损伤在局灶性脑缺血发病机制中起着关键性作用。Davalos A. 在对急性缺血性卒中发病后谷氨酸释放的时辰研究后得出结论是，稳定性缺血性卒中患者发病6h后谷氨酸在脑脊液中的含量不再升高，而进展性缺血性卒中患者谷氨酸含量持续升高，表明预防此类卒中神经损伤恶化的时间窗较宽。此外，饶萍等对136例脑血管病患者的死亡时间进行统计分析，并结合有关文献得出：脑出血死亡以春季最高，夏季最低；脑梗死死亡以冬季最高，夏季最低。分析认为冬季气候寒冷，正值阴极阳生，阴阳交替，此时患者之体，难以顺应自然之势，天人不应，阴阳离绝，是故病死率最高。昼夜节律：脑出血病死率夜间较白天为高，这和《灵枢・顺气一日分四时》所说的“百病者，多以旦慧、昼安、夕加、夜甚”有相同之处；脑梗死病死率黑夜与白天之间无显著性差异。王继民等对121例心脑血管病死亡与时间关系研究发现脑出血患者死亡的时间多集中在8:00～9:00，脑梗死患者死亡的时间多集中在10:00～11:00。虽然文献报道结果不尽一致，但总体来讲，脑血管病死亡确有年节律和昼夜节律等时间节律的存在。

（王颖）

第二节 氧合血红蛋白与脑血管痉挛

Section 2

脑血管痉挛（CVS）的原因是脑内动脉的一支或多支，由于动脉壁平滑肌的收缩或血管损伤引起其管腔形态学变化，从而在动脉造影时表现出管腔狭窄。动脉瘤性蛛网膜下腔出血（SAH）常引起脑血管痉挛，但很少在3d内发生，在4～7d时血管造影显示有30%～70%的SAH患者出现脑血管痉挛，其中只有20%～30%出现临床症状。严重的脑血管痉挛是SAH死亡和致残的主要原因。关于SAH后脑血管痉挛病因的研究已经持续数十年，但至今尚未完全阐明，众说纷纭，甚至有些观点相反。目前几乎所有关于脑血管痉挛原因的报告都认为，脑血管痉挛是多种原因造成的。在最近的研究中，多数学者认为氧合血红蛋白（oxyhemoglobin，OxyHb）是SAH后慢性血管痉挛的主要启动因素，但其生化机制却未完全明了。

一、OxyHb的生理特性

血液在体外孵育2d后，可在上清液中发现因红细胞缓慢溶血而释放的OxyHb，血红蛋白（Hb）以两种形式存在，即OxyHb和还原血红蛋白（DeoxyHb）。OxyHb在空气中被氧化为正铁血红蛋白（MetHb）。尽管血小板和血清作为有效的血管收缩物质已被研究了许多年，但在1944年，Zucker开始认为红细胞胞液是血管活性物。进一步实验证明红细胞在溶血时释放某种血管活性物质，这种物质性能稳定，孵化7d后仍有收缩血管的作用。用分光光度测定法和电泳法证实它是OxyHb。OxyHb有很强的血管收缩作用。Cheung等经分离发现它的分子量是40 000～45 000，比血红蛋白的分子量（64 500）低。这些研究表明红细胞在血管痉挛的发展中是必不可少的。由于SAH后红细胞的溶解、血红蛋白的释放及氧化过程与脑血管痉挛的时间进程一致，故目前认为OxyHb是引起慢性血管痉挛的主要因素。

二、SAH后脑脊液的研究

在人类，SAH后脑血管痉挛在第3d发生率最高，6～7d达高峰，2～3周开始恢复。SAH后脑脊液（CSF）中的红细胞在12h内仍是新鲜和完整的，在16～32h后逐渐溶解，7d达高峰并持续存在，20d 完全溶解。由此可见，脑血管痉挛的时间与蛛网膜下腔中红细胞溶血的发生是一致的。Barrows 等用分光光度测定法检测 SAH 后脑脊液，观察到 SAH 后 2h 可发现 OxyHb，1 周后 OxyHb 的量逐渐减少，2 ～ 3 周后消失。如果在脑脊液中血管活性物是 OxyHb，那么脑脊液中 OxyHb 的浓度应该与血管痉挛的程度有关，但这种关系很难测定，因为腰穿脑脊液中 OxyHb 的浓度不能准确反应痉挛动脉周围的 OxyHb 浓度。

三、血红蛋白作为一种血管收缩因子的研究

（一）体外研究

在体外，血红蛋白可使从几种不同物种动物分离出来的平滑肌细胞和脑动脉收缩。Fujii 和 Fujitsu 报告，OxyHb 可使鼠主动脉的平滑肌细胞收缩；暴露于空气中 24h 后其超微结构变化包括空泡形成、细胞变性、细胞内结构消失。用电生理方法研究从鼠脑动脉分离的平滑肌细胞，发现含 OxyHb 和小量 MetHb 的溶液使细胞收缩并且增加钙依赖的钾外流，细胞暴露于空气后迅速死亡，而单纯的 MetHb 不能引起任何作用。

（二）体内研究

Macdonald 等用恒河猴为模型，40 只猴子均经右颞开颅并在右侧大脑中动脉附近放置一导管并与皮下的 Ommaya 囊连接。每只动物做血管造影后随机分为五组，1 ～ 6d 每日 2 次分别向五组动物的 Ommaya 囊内注射以下物质：第一组：人工脑脊液；第二组：OxyHb；第三组：MetHb；第四组：胆红素；第五组：自体血和脑脊液的混合物孵化液（上清液）。第 7d，每只动物再次行血管造影后被处死。比较前后两次脑血管造影的结果显示：在 OxyHb 和上清液组的右侧大脑中动脉、右大脑前动脉及颈内动脉发现有意义的血管痉挛，其中 OxyHb 组一只猴子发展为迟发的右侧大脑中动脉梗死；胆红素组有一例其血管直径与相同血管相比有微小的缩窄（没有统计学意义）；而在 MetHb 组和人工脑脊液组未发现变化。这些资料更进一步证明脑血管痉挛是由 OxyHb 引起的。

四、OxyHb 引起脑血管痉挛发病机制

脑血管痉挛可能是 OxyHb 介导的平滑肌收缩时间延长的结果。其作用机制可能是 OxyHb 直接作用于平滑肌使其收缩或刺激动脉壁释放的血管活性物质，间接作用于肌纤维，使平滑肌收缩时间延长。

（一）自由基和脂质过氧化物

用分光光度测定法研究显示：SAH 后，蛛网膜下腔中红细胞溶血释放的 OxyHb 自动氧化形成 MetHb，并释放超氧自由基、过氧化氢和单线态分子氧。体内过多的超氧自由基会对机体造成损伤，包括攻击细胞膜上膜磷脂中的多链不饱和脂肪酸、对细胞蛋白质的损害及对 DNA 的毒害作用，并且在血红蛋白中铁的协同作用下，氧自由基可使脂质过氧化物（铁依赖脂质过氧化物）的活性增加。脂质过氧化物已被证明可在体内外造成脑血管收缩和结构的损伤。另外，在氧自由基启动的脂质过氧化物反应中，细胞膜的通透性增加，并在一系列酶的作用下产生多种血管收缩物质，如前列腺素 G_2、前列腺素 H_2 以及血栓烷 A_2。血栓烷 A_2 是一种强有力的血管收缩物质，可促进血小板的凝聚。

（二）一氧化氮

自 20 世纪 80 年代后期，一氧化氮的研究逐渐引起人们的重视。一氧化氮主要由内皮细胞

合成，以L-精氨酸为底物，在一氧化氮合酶作用下生成一氧化氮，并快速弥散进入鸟氨酸循环，刺激鸟氨酸环化酶将三磷酸鸟苷转化为环3，5-单磷酸鸟苷（cGMP），提高血管平滑肌内cGMP水平，引起血管松弛。因此，称一氧化氮为内皮细胞源性血管松弛因子（EDRF）。SAH患者中的OxyHb能与一氧化氮结合，使内源性一氧化氮耗竭，影响它对血管的舒张作用，从而发生脑血管痉挛。另一方面，氧自由基能使一氧化氮失活并降低一氧化氮合酶的活性，导致一氧化氮的生成减少。Afshar等在有血管痉挛的动物模型中颅内注入一氧化氮后，痉挛的血管出现可逆的变化，进一步证实了脑血管痉挛是由于血管壁上一氧化氮的缺乏造成的。另一方面，由于一氧化氮生成减少而造成的血管痉挛，其血管外膜的免疫反应性降低，可引起细胞内钙的释放，使细胞内游离Ca^{2+}浓度升高，当达到其临界收缩浓度（10μmol/L）时，通过一系列酶的作用，引起平滑肌的收缩。

（三）内皮素

Yanagisawa发现猪的主动脉弓内皮细胞中可产生内皮素（endothelin，ET）。内皮素为一种由21个氨基酸组成的多肽，有强大的血管收缩作用。内皮素有三型，以内皮素-1血管收缩作用最强。高浓度的OxyHb可直接刺激血管内皮细胞中内皮素-1的生物合成，使SAH后脑脊液中内皮素-1的浓度比正常值高5倍，达到可致血管收缩的浓度，使平滑肌收缩。陈铎等在犬脑血管痉挛模型基础上应用免疫生化技术直接对脑基底动脉内皮素-1生物活性和血管平滑肌细胞中蛋白激酶C的活性进行检测，发现内皮素-1仅仅在脑血管痉挛早期具有强烈的促痉挛作用，在脑血管痉挛最严重的第7d，内皮素-1生物活性已回到正常水平，而激活蛋白激酶C活性始终处于高水平激活状态。从而证实蛋白激酶C激活的程度与造影中脑血管痉挛程度有很好的一致性。总而言之，蛛网膜下腔中红细胞溶解释放的OxyHb是引起血管痉挛的关键因素；血管痉挛期间，OxyHb的浓度在脑脊液中保持较高水平；在血管痉挛的发展过程中，红细胞是血液的必须组成成分，而且红细胞中最具有血管活性的是OxyHb；OxyHb是通过延长动脉收缩时间起作用的，虽然它的作用机制可能与其他致挛因子不同，但在动脉超微结构上，它们发生的损伤是相似的。OxyHb作为血管痉挛主要的启动因子，引起平滑肌收缩的详细机制仍不十分清楚，还有待于进一步研究。

（王颖）

第三节　蛛网膜下腔出血与脑血管痉挛

Section 3

脑血管痉挛（CVS）是蛛网膜下腔出血（SAH）的重要并发症，其发生率国内外报道不太一致。国外文献普遍认为，CVS以及继发的脑缺血改变是导致病情加重甚至死亡的重要原因。有作者报道，血管造影可发现70%的SAH患者出现CVS，而30%的患者继发缺血性脑损害。但从国内报道看，CVS的发生率并不很高，而且也没有直接威胁到患者的生命，至多只是使致残率增高。是国内外CVS的发生率本身存在差异，还是由于国内对CVS重视不够，未能常规血管造影检查，一旦出现病情恶化就简单归结为再出血，因而未能检测出全部合并有CVS的SAH病例，还有待进一步的研究。CVS分为两种：①SAH后破入脑脊液中的血液对脑血管的机械性刺激所致的暂时性或早发性CVS；②持续时间较长的、目前机制尚未明了的持续性CVS或称为迟发型CVS（DCV）。DCV不同于急性期CVS，病理解剖学上可观察到血管平滑肌细胞发生形态学上的改变。因而DCV一旦发生，往往难以逆转，对血管扩张剂的反应较差，并且往往继发进一步的缺血性脑损害。在临床治疗上还存在一定的困难。因此，探讨DCV的发病机制对临床治疗有着重要的指导意义。

一、DCV的发病机制

尚不完全清楚，可能与下列因素有关。

(一)溶血产物

研究发现，高分子溶血产物氧合血红蛋白是引起脑血管痉挛最初始的关键因素。其机制可能是通过脂质过氧化反应产生氧自由基，诱导内皮素产生，与一氧化氮(NO)结合阻止NO的血管舒张作用，以及其分解产物胆红素的致痉作用。低分子溶血产物ATP可能通过P2X受体介导的钙离子通道使平滑肌细胞内钙离子增加，血管收缩。长时间将大鼠股动脉置入富含ATP的组织液中能引起血管痉挛，支持这一假说。然而，有些体内和体外的实验却得出了相反的结果，无论血管内外给予ATP，首先引起血管的短暂收缩，继而是较长时间的舒张，这可能是血管释放内皮衍生舒张因子(EDRF)所致。目前的研究表明，溶血产物作用主要发生在脑血管痉挛的早期，并作为启动因子导致了迟发性脑血管痉挛的发生。研究发现，SAH后3d内清除主网膜下腔血凝块，可解除血块清除4d以后的血管痉挛，而对解除2d以后的血管痉挛无效。如果在SAH发生5d后清除血凝块，则不能改变血管痉挛的进程。实验证明，血管痉挛由SAH后3d内血凝块释放的血管收缩物质引起的，而5d后的血管痉挛与血凝块中血管收缩物质的存在无关。研究还发现，血凝块中的ATP与血管痉挛无关，因为血凝块中的ATP在SAH后1d就已降至很低水平，而致痉因子至少存在3d才可引起血管痉挛。Nakashima等在SAH患者脑脊液中发现了一种可提高血管平滑肌内Ca^{2+}水平的蛋白，他们怀疑是转铁蛋白。据报道，转铁蛋白可增加B和T淋巴细胞内钙离子的含量，但其在脑血管中的作用有待研究。

(二)NO

NO在维持血管正常舒张状态中起重要作用，它由内皮细胞产生，实际上就是EDRF。

它起着强大的舒张血管作用。实验中观察到，SAH后蛛网膜下腔的凝血块释放的氧合血红蛋白能破坏NO，使CVS的动脉外膜NO合酶(NOS)消失，颈动脉内输注NO能逆转CVS。有人研究了NO代谢物亚硝酸盐和亚硝酸盐在脑脊液中含量的变化，发现SAH患者脑脊液中亚硝酸盐/硝酸盐含量显著下降。因此认为，DCV的发生是由于NO含量减少所致。SAH后NO含量减少的原因包括：①内皮细胞缺血缺氧；②蛛网膜下腔凝血块中红细胞释放的氧合血红蛋白和过氧化物使NO失活。另外，SAH后鸟苷酸环化酶(GC)活性下降，血管平滑肌细胞内cGMP基础水平下降，对NO的反应性下降，因此血管不能维持正常的舒张功能，导致血管痉挛。但Pluta等采用短暂颈动脉内以及持续静脉内输注NOS底物经氨酸并为能逆转CVS，因此目前有些学者认为，NO含量降低可能只是CVS的结果而非原因。

(三)内皮素-1

内皮素(ET)是一种具有强烈缩血管作用的血管活性肽，最早于1988年从培养的猪主动脉内皮细胞上清液中分离提纯并正式命名。由于其缩血管作用强烈而持久，且在中枢神经系统中ET及其受体分布广泛。ET有ET-1、ET-2、和ET-3三种类型，均含有21个氨基酸残基。目前已确认中枢神经系统中有ET-1和ET-2分布。由于ET不能通过血-脑屏障，故脑中的ET只能是脑组织自身产生的。脑微血管内皮细胞可合成和释放ET。ETm-RNA和免疫反应性ET样物质也存在于人的大脑、脊髓和脊神经节等非血管组织中。脑内ET分布浓度最高的是下丘脑和纹状体。应用细胞免疫化学方法证明这些部位的神经细胞中具有ET样免疫反应，且有ET多肽的合成。ET有两种受体：ETA-R和ETB-R。ETA-R是ET-1的选择性受体，ETB-R对所有ET相关多肽有同样高的亲和力。应用同位素标记示踪技术发现ET受体亦广泛分布于啮齿动物和人的中枢神经系统中，人类的ET受体集中于灰质，且可由多种细胞形式反映，微血管内皮细胞、神经元和星形胶质细胞等均呈现125I-ET-1结合的高亲和性。内皮素是迄今为止发现的最强的血管收缩物质，其血管收缩作用是血管紧张素Ⅱ的10倍。以ET-1对脑血管平滑肌的作用最强，它在血浆中的浓度仅为10～12mmol/L，却能产生高效而持久的缩血管效应。试验发现，伴发CVS的SAH患者脑脊液中ET含量显著增加，而无CVS的SAH患者脑脊液中ET含量在正常范围，因而认为ET参与了DCV的病理生理过程。ET含量增加可能是由于SAH后红细胞释放的HbO_2使NO成为一种自由基，失去抑制ET合成的作用，而且HbO_2还能诱导ET基因大量表达，从而缩血管物质对血管的影响占主导地位，导致血管痉挛。临床上应用ET受体抑制剂或ET合成抑制剂可改善CVS，均支持ET参与CVS的观点。然而也有试验发现，SAH后患者的脑脊液中ET含量并无显著增加，因而对上述结论提出质疑，认为ET含量增高可能是由于脑缺血引起，而不是脑血管痉挛的致病因素。

（四）蛋白激酶C（PKC）

PKC是参与血管平滑肌收缩的重要物质。SAH后脑动脉PKC活性增加，提示PKC可能在发病机制中起重要作用。血管平滑肌的收缩作用主要是平滑肌细胞收缩蛋白磷酸化所致，收缩的主要机制是：①钙调蛋白依赖性蛋白激酶活化；②PKC含量增加。前者仅引起暂时的血管收缩，而PKC诱导的血管收缩则持续时间较长。SAH后NO产生减少，NO/cGMP比值降低，对PKC的负反馈抑制减少，导致PKC活性增加，有学者认为，蛛网膜下腔内的凝血块抑制了二磷脂酰甘油（DAG）的代谢，导致DAG大量积聚，而DAG是强有力的内源性PKC活化剂，使PKC活性增加，进一步时已不能维持正常舒张状态的血管收缩。

（五）K^+通道活性改变

动脉血管平滑肌细胞K^+通道的兴奋性或抑制性活动是动脉血管收缩或舒张的重要机制。SAH后K^+通道活性下降[可能是由于NO和（或）cGMP活性下降，PKC活性增强所致]，使平滑肌细胞呈去极化状态而发生CVS。Kwan等用K^+通道兴奋剂克罗卡林（cro-makalim）静脉给药，在动物试验中成功地改善了CVS，并且发现此效应呈剂量依赖性，证明K^+通道活性改变可能参与了CVS的发病机制。

（六）神经肽Y（NPY）

肽能神经元及其突起与局部脑动脉联系紧密，可引起强烈而持久的血管收缩，起作用不依赖于内皮细胞。NPY与Y_1受体结合后使腺苷酸环化酶抑制，cAMP下降使血管收缩；应用NPY后，使平滑肌细胞去极化，Ca^{2+}内流，血管收缩。

（七）脑血管痉挛基因的研究

随着重组DNA技术的发展，实验发现正常脑动脉血管外膜内皮细胞型NOS（eNOS）基因可以调节血管紧张度，人们对实验性SAH动物脑动脉的eNOS基因进行了研究。Onoue等在狗SAH第7d将携带eNOS基因编码的重组腺病毒导入其基底动脉，发现经转导后有缓激肽诱导的血管扩张在正常和SAH动脉均增强，痉挛动脉eNOS基因表达可产生NO，从而缓解了因NO减少引起的脑血管痉挛。而脑缺血动物试验发现，敲除神经元型（nNOS）和诱导型（iNOS）基因大鼠的缺血灶发展成的梗死灶，比未敲除者显著缩小，这说明nNOS和iNOS产生的大量NO有细胞毒性，可损害组织，因此应用NO供体或增加eNOS活性同时选择性抑制nNOS和iNOS是一种较好的治疗措施。反义oligo DNA体外实验可有效用于DNA功能分析在转录、复制、移位、翻译过程中与靶点互补结合，从而减少特异基因的表达。Onoda等在大鼠SAH实验中将大ET-1前体mRNA反义oligoDNA注入蛛网膜下腔，发现20min后能使ET-1所致的血管痉挛发展明显减弱。而且，基底动脉内膜没有炎症细胞浸润，内皮细胞呈羧形且排列紧密。而对照内皮细胞变形且有炎症细胞浸润。而Ohkuma在加用了溶解纤维蛋白药后，发现消除血凝块可使oligoDNA与血管接触面更广泛，效果更好。另外，脂质过氧化以及继发的血管内皮损伤、动脉管壁营养障碍、前列腺素合成减少和高能磷酸化合物减少等也参与了发病机制。

二、CVS的发病机制

(一)CVS初期

SAH数日后为CVS初期，使用盐酸罂粟碱或钙拮抗剂可以使痉挛血管扩张。引起CVS的原因，目前认为是血肿中的某种因素。从动物实验中可以看到，如果血肿分布在脑动脉周围，就会产生持续数日的CVS，而如果在24h内除去蛛网膜下血肿，就可以预防CVS的发生。目前最引起注目的物质是氧合血红蛋白（OxyHb），它是目前较为肯定的致血管痉挛物质。CVS发生的首要条件是血管长时间浸泡在SAH的积血中，导致其收缩和舒张的自我调节机制紊乱，管壁顺应性及舒张功能下降，收缩功能增强，以致发生CVS。SAH后第3d开始，OxyHb随着蛛网膜下血肿的溶解而析出，且出现在痉挛发生时期。OxyHb具有使脑动脉收缩而不使末梢动脉收缩的选择性，由OxyHb引起的收缩产生缓慢并有持续性。研究者中有人认为可以只用OxyHb来说明CVS的发生，而日本学者佐佐木寓则认为虽然OxyHb选择性使脑动脉收缩，但其收缩力很弱，从SAH患者的脑脊液(CSF)中的OxyHb的浓度来看，只用OxyHb是不能说明CVS的发生的。

(二)CVS恶化期

这一时期的脑动脉产生了种种繁杂的变化，使弄清CVS的机理产生了很大困难。一般认为，CVS的恶化期的病理改变是从以初期血管平滑肌收缩为主向极期病状的转变，收缩及血管壁的器质性变化两要素同时存在。在CVS恶化期，引起此期病理变化的原因目前认为最多也最具有说服力的是:①脂质过氧化物;②蛋白激酶C(PKC);③NO;④血管内皮细胞的机制异常。

(三)CVS极期

SAH后7～10d为CVS的极期。在这一时期，主要病理变化为伴随动脉壁器质性变化的内腔的变化和强度的亢进及脑动脉收缩性的减弱，在本期使用盐酸罂粟碱或钙拮抗剂都不能使痉挛血管扩张。

(四)CVS消失期

CVS持续约10d后，这时蛛网膜下腔血肿消失，痉挛起因物质也从CSF中消失。另一方面，内皮细胞再生，弛缓机构也不同程度得到改善，脑血管也渐由痉挛状态恢复正常。

（王颖）

第四节　胰岛素抵抗与脑血管病

Section 4

胰岛素(INS)抵抗(IR)是指胰岛素靶组织器官对胰岛素反应性降低、受损或丧失。机体为克服IR需要超常剂量的胰岛素才能引起正常反应以代偿糖代谢紊乱。高胰岛素状态又会使胰岛素的生物效应增强，对机体造成损害。因此，在一定程度上高胰岛素血症可作为IR的标志。自从Reaven首次提出IR这一概念以来，有关IR的发病机理以及与心脑血管病关系的研究有了很大进展。现认为IR是一组以胰岛素抵抗为基础的物质代谢紊乱，包括高胰岛素血症和糖耐量异常、脂质代谢紊乱、肥胖、高血压，被称为“致死四联症”。其中IR是这一多重代谢紊乱的中心环节。

一、胰岛素抵抗的机理

（一）胰岛素受体（INSR）异常

胰岛素与细胞膜上的INSR结合而产生生理作用，受体的数目与基因突变可导致胰岛素作用降低，使机体产生IR。

1.受体前水平IR

胰岛素系含有1.5万个碱基对的蛋白质，基因编码位于11号染色体。胰岛素基因突变可引起胰岛素一级结构改变和生物活性降低，造成IR，糖耐量降低或糖尿病发生。

2.受体水平IR

INSR含有150万个碱基对，基因编码位于19号染色体，INSR基因突变可造成INSR生物合成减少，INSR向细胞内表面转运障碍，INSR降解加速，从而导致细胞表面INSR数量减少。另外，基因突变还可以造成INSR功能缺陷，即INSR与胰岛素亲和力下降和酪氨酸激酶活性降低。临床发现的A型胰岛素抵抗、妖精症、脂质萎缩性糖尿病、黑棘皮病、高雄激素血症及高胰岛素血症等与INSR基因突变有关。

3.受体后水平IR

胰岛素对葡萄糖（Glu）的生理作用是胰岛素依赖葡萄糖激酶等活化的结果。葡萄糖激酶的结构或功能发生改变将影响肝细胞及B细胞对Glu的摄取和代谢，使肝脏细胞和B细胞对循环Glu刺激敏感性下降，胰岛素分泌障碍。成年发病的2型糖尿病患者存在葡萄糖激酶基因突变，致使葡萄糖激酶与ATP和Glu亲和力发生改变。

（二）INSR抗体

机体自发产生的INSR的抗体，可能是靶细胞对胰岛素敏感性下降的最重要的继发性因素。这种抗体与INSR结合，从立体结构上抵制胰岛素与受体的亲和，同时可加速INSR降解，导致靶细胞的受体后脱敏作用。

（三）其他因素

（1）内分泌激素的影响糖皮质激素、胰高血糖素、儿茶酚胺及生长激素等均可导致IR。

（2）肥胖的影响肥胖者存在明显的IR，这与INSR数目减少、INSR酪氨酸激酶异常等有关。

（3）年龄的影响对于葡萄糖耐量随增龄而降低的现象解释尚不一致。应当考虑健康、锻炼、肝体积变化、碳水化合物及单糖吸收缓慢等综合因素对葡萄糖耐量的影响。

二、IR与脑血管病

脑血管病是多危险因素所致的疾病。近年来，高血压是被公认的也是最重要的独立危险因素，心脏病、糖尿病是肯定的危险因素。其基本病理变化为动脉硬化及微血管病变，而且高血压与糖尿病有着密切的关系。IR与脑血管病相关性研究文献报道不多。贾天成等发现31例脑血管病患者血清胰岛素含量明显高于对照组，但脑出血与脑梗死间无明显差异。汤克仁等测定的84例急性脑梗死和21例高血压脑出血患者的空腹血胰岛素，与同期住院的22例非脑血管病住院患者和60例健康者对照，结果显示，急性脑血管病患者的血胰岛素明显高于两个对照组，但脑出血与脑梗死间无显著差异，脑梗死患者的梗死灶大小与胰岛素均值有关。高胰岛素血症患者的脂代谢紊乱、NIDDM和肥胖的发生率较高，故认为高胰岛素血症是脑出血与脑梗死的共同危险因素。但高胰岛素血症是通过X综合征影响脑血管病的发病，还是作为一个独立危险因素存在尚有待进一步研究。郭佐等采取多级整群抽样法，于1990～1993年对全国24个不同中风发病地区62万框架人群中40岁以上的12万余人进行中风危险因素研究，对中风发病率与诸项检测指标进行线性相关分析，发现中风发病率与收缩压，舒张压，血糖，身体质量指数，载脂蛋白B、C肽，胰岛素水平呈正相关，与载脂蛋白A_1、载脂蛋白A_1/B比值呈负相关。以胰岛素水平高低分为两组进行中风相关因素的比较，结果显示：高胰岛素水平组血压、血糖，胆固醇，低密度脂蛋白，载脂蛋白B、C肽均高于胰岛素水平正常组，而载脂蛋白A_1，载脂蛋白A_1/B比值、血糖/胰岛素比值、血糖/C肽比值等指标又低于胰岛素正常组。随着血糖/胰岛素比值的降低，血压，血脂，身体质量指数，载脂蛋白B、C肽，胰岛素等相应升高，载脂蛋白A_1、血糖/C肽比值、载脂蛋白A_1/B比值等降低，表现为胰岛素抵抗。其研究结果揭示了胰岛素、C肽、血糖水平是中风的重要危险因素，与中风发病率关系密切，呈正相关。各种中风危险因素均通过耐胰岛素联结在一起，高胰岛素血症或胰岛素抵抗在原发性高血压和中风发生中起重要作用。有些研究者认为，在大动脉粥样硬化患者中存在IR状态，IR及与之相关的代偿性高胰岛素血症、脂代谢紊乱可能是动脉粥样硬化脑血栓形成的重要病理因素，但IR及高胰岛素血症对大血管和小血管病变的影响不同，其机制尚不清楚。但近年来的前瞻性研究中发现空腹胰岛素水平与缺血性卒中之间有显著相关性。

IR影响脑梗死发病的机制主要有以下五个方面：①糖代谢：IR使机体对胰岛素敏感性下降导致血糖升高，而高血糖对血管内皮有直接的毒性不良反应。②脂肪代谢：存在IR时，脂蛋白脂肪酶（LPL）对胰岛素的调节作用产生抵抗，使VLDL合成增多，清除减少，导致高甘油三酯血症，促使胆固醇沉积。③纤溶系统：纤溶酶原激活物抑制物-1（PAI-1）增多是缺血性脑血管病发生的主要病因之一。离体实验发现胰岛素与血浆PAI-1浓度增高密切相关。④诱导动脉壁细胞成分的生长与繁殖：胰岛素是一种促生长因子，通过促进有丝分裂可诱导动脉壁细胞成分的生长繁殖，并使平滑肌细胞中胆固醇合成增多。⑤高胰岛素血症可直接兴奋交感神经系统，促进动脉壁脂质沉积，并抑制细胞膜上的Na^+-K^+-ATPase的活性，使细胞内Ca^{2+}浓度增高，血管收缩。另外，高胰岛素血症可促使内皮素-1的合成和分泌增加，有抑制心钠素的作用。内源性内皮素的大量合成是诱发脑血管病和导致脑组织不可逆损伤的重要病理生理因素。

（孙涛）

第五节　缺血性脑血管病与神经细胞凋亡

Section 5

一、神经细胞凋亡

（一）神经细胞凋亡的基本特征

神经细胞凋亡与非神经组织类似，首先是从形态学方面开始的，主要表现为细胞核、细胞质、细胞膜几个方面的改变。

1.形态学特征

超微结构表明神经细胞凋亡最早且最突出的改变是核内染色质固缩，致密度提高，核周边形成月芽形成帽状斑块聚集于核膜处，核形成碎片，邻近的核孔消失，而在正常的染色质区域的核孔数目增加。相邻细胞间的连接复合体普遍消失，细胞间连接及其他细胞膜特有的结构也随之消失。此时细胞结构保持完整，依然有排出活性染料（胎盘兰）的功能。但细胞器密集，核出现明显皱缩、不规则，核糖体从粗面内质网上消失及多糖体消失，细胞质浓缩，胞体积逐渐变小，甚至小于正常细胞直径的1/3。由于内质网，高尔基复合体及核被膜膨大，形成泡状结构与胞膜融合，以出泡方式离开正在死亡的细胞，将所包含的完整细胞器和核碎片等细胞内容物由细胞质膜包被成凋亡小体(apoptosisbodies)释放到胞外，很快被周围邻近的巨噬细胞或小胶质细胞吞噬，完成凋亡全过程。因凋亡时不伴有细胞膜的破裂和细胞内液外溢，故而不引起周围组织的炎症反应。凋亡发生时间短暂，少则几分钟，多则几小时，因此，凋亡的基本过程可以分为两个阶段，即凋亡小体的形成及凋亡小体被其他细胞吞噬与降解。

2.生化及分子生物学特征

细胞凋亡较早发生改变的生化指标之一是细胞内快速而持续的Ca^{2+}浓度升高，以无Ca外培养基培养或其他方法抑制细胞内Ca^{2+}浓度的升高，均可抑制细胞凋亡的发生。另一特征性生化改变是DNA核小体间降解，这种降解过程发生在凋亡早期，是由内源性核酸内切酶基因的活化和表达所造成。降解片断长度均为180～200bp的整数倍数的DNA片断，可用琼脂糖凝胶电泳检测，表现为特征性的梯形条带(ladder)。染色质DNA断裂的位置，大部分位于核小体间的连接部位，因此易造成核小体间单链切口，亦可用原位缺口翻译技术进行检测或定量。在细胞凋亡过程中亦涉及了RNA蛋白质等生化大分子的合成，某些调节基因如：睾丸酮抑制性前列腺信使-2(TRPM-2)基因或称硫化糖蛋白(SGP-2)及CrmA等基因的激活和表达均与神经元凋亡过程有关。SGP-2在Alzheimer's病患者脑组织中发现高水平表达。

(二)细胞凋亡

是神经元死亡的基本形式。1906年Collin首次描述神经元死亡现象之后，1949年Hamburger和Montalcini等对鸡胚进行了详细的研究发现，鸡胚脊神经节有广泛的神经元死亡，表明脊椎动物神经系统发育过程中，也包含着细胞凋亡现象。在对鸡胚脊神经元发育过程中动态观察表明，细胞凋亡仅存在于特定的神经细胞发育阶段，神经元是否发生凋亡决定于能否与外周靶器官建立良好的神经调控通路。除此之外，不同神经支配类型的神经节发生细胞凋亡的频率差别很大，如支配器官的神经节及腰部的脊神经节比支配颈区和胸区和脊神经节发生比率要低得多。因此细胞凋亡是脊神经节形成过程中基本的生物学特征，且不同部位的脊神经节对发生细胞凋亡的易感性是显著不同的。

二、细胞凋亡在ICVD模型中的特点

(一)细胞凋亡与短暂性脑缺血

再灌注沙士鼠前脑缺血5min再灌注48h，海马CA1区可见少量锥体细胞凋亡，72h达到高峰，4d后锥体细胞凋亡数开始下降。Sei等发现沙士鼠缺血10min再灌注12h即可出现DNA片段，48h达到高峰。大鼠全脑缺血10min再灌注3d，海马CAl区较明显细胞凋亡。大鼠大脑中动脉阻断(MCAO)1h，再灌4h，可见TUNEL阳性细胞并于24h达到高峰。Li对大鼠MCA缺血2h分别再灌注0.5、3、6、9、12h及1、2、4、7、21、28d时细胞凋亡进行了分析，发现于再灌注0.5h后皮层出现TUNEL阳性细胞，24h达到高峰，维持4周，但一次缺血2h凋亡细胞数与对照组比较无显著差别。以上结果说明随缺血时间不同细胞凋亡程度不同，损伤范围不同且随着缺血时间的延长细胞凋亡提前出现。同时DNA破坏移向外周部分。Du等对此研究了大鼠在双侧颈总动脉阻塞基础上MCA重度缺血(90min)与轻度缺血(30min)皮层损伤后细胞凋亡特点：缺血。90min组24h出现明显梗死，缺血30min组24h无阳性发现，然而3d后梗死，以一种令人惊奇的迟发性形式进行性发展，于2周后出现与90min组所呈现的皮层损伤程度及面积相同。TUNEL染色阳性，主要分布于梗死灶周边半暗区，在短暂性脑缺血中细胞凋亡成一个动态发

展过程，缺血后再灌注加速了细胞凋亡的发生。

（二）细胞凋亡与永久性脑缺血

对永久性高血压大鼠大脑中动脉闭塞后1、4、24h处死。应用流式细胞仪定量、电镜定性、TUNEL染色观察梗死后1、4、24h，同样可见细胞凋亡，4h后增多，24h达到高峰。Murakami等实验同样证明，永久性脑缺血与短暂性脑缺血细胞凋亡出现时间及解剖分布具有相同特点。缺血后出现凋亡细胞，且多于24h达到高峰。细胞凋亡均集中于半暗带或移行区，细胞凋亡与坏死并存于梗死灶中。缺血早期主要分布于纹状体与视前区，随缺血时间延长扩展致皮层。总而言之，在ICVD模型中，细胞凋亡主要分布于选择易感区与半暗带。缺血中心区以神经元坏死为主，半暗区范围依缺血及灌注时间而定，脑缺血后再灌注加重了细胞凋亡的发生，细胞凋亡是迟发性神经元坏死的一种主要表现形式。

（孙涛）

第六节　白细胞与缺血性脑血管病

Section 6

在血液有形成分中白细胞数量最少，它与红细胞的比例约为1∶100，血液在大血管中流动时白细胞的作用不明显，而在微循环中，白细胞对血流动力学却有明显的影响。本节就白细胞在缺血性脑血管病中的作用进行介绍。

一、缺血性脑血管病时白细胞流变学异常

白细胞在微循环血管中可自发生出伪足，伪足部分的细胞质呈聚合状态，随伪足伸出白细胞可发生变形运动。像红细胞一样，白细胞必须变形后才可通过毛细血管。白细胞的体积是红细胞的2～3倍，在正常生理情况下白细胞通过毛细血管时的速度较红细胞慢，大约比它慢1 000倍。在病理情况下，白细胞数量增加，变形能力下降，黏附性和聚集性升高，使微血管中白细胞堵塞时间延长，甚至因持续堵塞发生微循环障碍，影响侧支循环建立；白细胞活化后释放出自由基、过氧化酶、白三烯、前列腺素等物质，使局部组织缺血和缺氧损伤进一步加重。

二、缺血性脑血管病发生时白细胞聚集

不论在动物实验中还是临床病例观察中，均可看到在缺血性脑血管病发生时，外周血和脑脊液中白细胞数增加以及缺血区和缺血周围区脑组织中白细胞浸润现象。对缺血性脑血管病患者的脑脊液细胞学的研究发现，在发病后脑脊液中多形核白细胞数增加，并在发病后48～72h多形核白细胞在脑脊液中达到高峰；同时发现单核细胞和巨噬细胞在脑脊液中亦增多，并在发病后3～7d达高峰。狒狒大脑中动脉闭塞后3h和再通后1h，缺血区微血管内无论闭塞后还是再通后均可见多形核白细胞和其他白细胞，典型的切片上可见有微血管被单个多形核白细胞完全堵塞，完全堵塞的微血管在恢复灌注后仅有38.5%出现血液。在双侧颈动脉加压的不完全性大脑缺血的动物模型，多形核白细胞在缺血早期即出现聚集，再灌流3h后微循环和脑组织中仍有多形核白细胞的聚集。人多形核白细胞对人α-凝血酶有趋化性，当凝血酶原转化为凝血酶时，多形核白细胞的趋化性则表现出来，当凝血酶产生达到一定水平时即可吸引多形核白细胞在其形成血栓的位置聚集。研究发现缺血性脑血管病发病后2d外周血白细胞数开始增多，至病程第3d达到高峰；脑脊液中白细胞数也相应增加，以病程第3d为最高。急性

脑血管病发生时白细胞数增高，并发现白细胞的高聚集性有一定的特异性，对疾病有一定的影响。目前的研究还不能确证缺血性脑血管病发生时白细胞增加是否来源于血管边缘池的白细胞释放，以及白细胞的聚集是否为梗死应激所致。

三、白细胞在缺血性脑血管病中损伤过程的作用

白细胞在缺血性脑血管病的病理作用有以下几方面：①通过阻塞血管或释放血管收缩物质降低脑血流；②通过释放水解酶、脂质化物、自由基等物质加重血-脑屏障和脑实质的损伤；③参与血栓形成。

（一）白细胞对脑血流量的影响

许多实验证明无论在脑血管病发病后24h还是三、四个月，白细胞滤过性均降低。白细胞表面有层黏蛋白和纤维黏连蛋白的结合位点，缺血性脑血管病发生后，白细胞是通过与层黏蛋白和纤维黏连蛋白结合而使白细胞表面出现异常的黏附性，进而使白细胞滤过性降低和血流减慢。鼠颈动脉注入白细胞激活剂在耗竭白细胞的鼠脑血流量无明显改变，而在未耗竭白细胞的鼠脑血流量却降低，说明在白细胞活化后可释放血管收缩物质导致血管收缩。单核细胞和巨噬细胞在被激活时可合成内皮素-1和内皮素-3，后者为强烈的血管收缩物质。脑缺血时白细胞被激活后可通过释放血管收缩物质而使血管收缩，脑血流量降低。一氧化氮是一种已知的内源性白细胞黏附性抑制物，在脑缺血时，活化的白细胞可使一氧化氮的产生减少而增加白细胞的黏附性，从而使脑血流量降低。

（二）白细胞对缺血组织的损伤

白细胞在中枢神经系统中的损伤及缺血再灌注损伤中的作用日益受到重视。在缺血性脑血管病发生时，中性粒细胞与层黏蛋白和纤维黏连蛋白结合，使粒细胞黏附性和粘弹性增强，脑微循环血流量降低，同时活化的白细胞可释放出超氧化物、细胞毒素等与局部组织发生反应致局部组织损伤。多形核白细胞在缺血性脑血管病发生时可产生大量弹性蛋白酶，并可迅速与α-蛋白酶抑制剂结合，导致局部组织的损伤。缺血性脑血管病发生时，白细胞被激活后产生蛋白溶解酶等多种毒性介质，破坏血管壁，激活血小板，引起局部血流缓慢和血栓形成，阻塞血管而增大梗死面积，加重脑组织缺血缺氧。在缺血性脑血管病发生时，白细胞可在毛细血管中与内皮黏附而造成机械梗阻，使红细胞的氧运输功能降低造成局部组织缺血缺氧加重，增大梗死面积，同时可被激活释放白三烯、前列腺素等物质加重局部组织损伤。狒狒大脑中动脉闭塞后3h和再通后1h，缺血区和缺血周围区毛细血管内白细胞浸润，并认为白细胞在微循环灌注损伤“不再流”现象中有重要的作用。大脑中动脉闭塞患者给予抗中性粒细胞单克隆抗体的研究发现，中性粒细胞在脑缺血再灌注损伤中具有重要的作用。中性粒细胞在脑缺血后脑损伤、脑水肿形成及再灌注损伤中起着重要的作用。缺血性脑血管病发生时，免疫球蛋白家族和选择素家族的黏附分子如：ELAM-1、VCAM-1、ICAM-1等的表达增多。选择素L可在血流状态下介导白细胞和血管内皮的起始黏附，并在白细胞活化后迅速从细胞表面脱落下来；免疫球蛋白家族黏附分子可增强白细胞和血管内皮间黏附作用，并可使白细胞跨内皮转运到周围组织，进而通过这些细胞释放细胞因子等物质而导致组织损伤。

（三）白细胞对神经的损伤作用

白细胞在缺血性脑血管病的神经损伤中起很大的作用。白介素1（IL-1）是由活化的单核/巨噬细胞产生的，在脑梗时IL-1增高，大脑梗死后给予IL-1受体拮抗剂，大鼠神经损伤及缺血区白细胞数低于对照组，故认为白细胞对神经损伤是起作用的。减少缺血组织中的白细胞数，对缺血部位有神经保护作用。

（四）白细胞对凝血功能的影响

在缺血性脑血管病中，白细胞对血小板及凝血系统具有双向调节作用。多形核白细胞可释放弹性蛋白酶，使抗凝血机制激活。在发病后 3 ～ 4d 多形核白细胞的促凝血活性增强。大多数患者在缺血性脑血管病发生时，白细胞可降低血小板聚集，但少数患者则出现血小板聚集性增强。有报道认为发病后活化白细胞可释放组织蛋白 G、血小板激活因子及氧自由基等物质可刺激血小板活化，增加其聚集。有研究表明白细胞可促进血栓形成。虽然研究中发现白细胞数增多和白细胞活化在缺血性脑血管病发生时不是必需因素，但发病时白细胞可跨内皮转运而占领内皮下血管周围的位置，并通过定期释放细胞因子如肿瘤坏死因子-α，使内皮从抗凝状态变为促凝状态，诱导局部血栓形成。活化白细胞释放血小板激活因子等多种生物活性物质而直接参与血栓形成。缺血性脑血管病患者白细胞黏附性增加而变性降低，通过黏附内皮细胞表面或黏附堆积于毛细血管内而参与血栓形成。

四、白细胞在缺血性脑血管病中的意义

急性缺血性脑血管病发生时外周血白细胞增多是患者近期预后的一个有效的预报因子。实验证明急性缺血性脑血管病急性期白细胞聚集率明显增高，其增加程度与病情有关，且白细胞聚集率与疾病临床症状存在正相关性，急性缺血性脑血管病白细胞增多对患者近期和远期死亡率预报有价值。缺血性脑血管病急性期患者外周血白细胞数增多可预报瘫痪肢肌力近期内恢复不良，且白细胞增多与患者的神经病学症状的严重程度呈正相关。脑血管病患者外周血白细胞数值的多少与脑梗死患者梗死面积之间成正相关性，白细胞数越多，病情越重，预后越差。

（孙涛）

第七节　缺血性脑血管病神经机能恢复的机制

Section 7

对卒中后神经机能恶化，文献论述较多，而对神经机能自发性好转（SNI）则述及较少。只要卒中一旦发生，无论其病灶大小及部位如何，机体均有不同程度、不同方面，如肌力、步态、平衡、认知、情感、视野等神经机能障碍。目前，已有大量在功能成像技术、神经电生理及形态学上的研究证实，早期的功能恢复主要与闭塞血管的再通、侧支循环的建立、半暗带的逆转和病灶周边水肿的消退有关，后期的功能恢复则与半暗带中残存神经元功能的发挥有关；而神经机能的重组却参与了恢复的自始至终。然而卒中后神经机能障碍的恢复是不平行的，步态、平衡和认知功能障碍常可获得较好的恢复，而失语、视野缺损和上肢的瘫痪则恢复较困难。

一、SNI 的发生率

卒中后 SNI 比较常见，根据发病后时间的长短，各家报道不一。Rothrock 等报道缺血性卒中 1 周内 SNI 平均为 24%，而腔隙性梗死则高达 36%。Toni 等报道缺血性卒中发病后 5h 内入院，前 48h 内 SNI 为 22%（也有报道前 48h 为 29%）。指出，“在临床实际中可以见到，卒中后数小时至数月，大部分患者可获得部分的自发性好转甚至是完全的自发性恢复。然而，卒中后早期的 SNI 者，约有 16%又会恶化。主要与大血管的动脉硬化性狭窄和心源性栓子栓塞有关，其原因是再灌注损伤、梗死后出血转型及病灶周边水肿等。而腔隙性病变和血管壁正常者，则可

获得持久而稳定的好转。”

二、SNI的可能机制

（一）闭塞血管的再通和侧支循环的建立

脑组织对血液供应的要求很高，对缺血缺氧的耐受性极差，所以要求脑动脉保证每时每刻供应足够量的血液。在正常人中，脑动脉在脑内和颅内、外之间发生多方面的吻合。因而某一条动脉受阻时不一定发生梗死。虽然颅内、外的侧支循环很丰富，但是个体差异很大，一旦出现动脉血管腔阻塞，若侧支循环良好，则神经机能缺损症状很快减轻或消失。脑深部的侧支循环远不如皮质丰富，在临床上，脑CT或MRI显示脑深部梗死多于皮质也说明这一点。缺血性卒中后早期的SNI者，约40%是由于侧支循环的建立而产生。超声和血管成像技术已经证实，缺血性卒中后闭塞血管的再通时常发生，因而神经机能得以恢复。Vang等用经颅多普勒超声（TCD）研究发现，一组38例缺血性卒中患者，24h内自发性血管再通者为24%，2周内达62%。缺血性卒中后早期的SNI者，29%～50%是因为闭塞血管的再通。栓子栓塞的患者，当栓子自身萎缩并被血流冲击后，栓子比原阻塞处的管腔小时，又被血流进一步冲向远端，使得血管再通，恢复血流，常使神经机能获得戏剧性的恢复。Molina等对一组53例位于大脑中动脉系统的心源性脑栓塞用TCD进行研究，其结果显示，发病后6h以内的早期自发性再通10例，占18.8%；6～48h的迟发性再通（DR）为28例，占52.8%；同时指出，DR易致出血型转型（HT）。Bowler等用单光子发射型计算机体层摄影术（SPECT）研究发现，脑梗死后的1周内，自发性再灌注发生率达42%。不过他认为只有极早期的再灌注才能促进神经机能的好转；而绝大部分为非营养性再灌注（NNR），NNR对梗死面积、水肿范围无明显影响，也不导致HT的明显增加。

（二）病灶周边水肿的消退

脑组织缺血后，在30min左右即可出现细胞毒性水肿，继而在3～5d出现血管源性水肿，7～10d后水肿开始消退，2～3周时水肿消失。临床观察到，随着病灶周边水肿高峰的到来症状明显加重，而随着水肿高峰的消退，神经机能障碍也随之发生明显的好转。

（三）半暗带的逆转和残存神经元功能的发挥

半暗带的演变与神经机能恢复的关系及其影响因素，已成为当前实验和临床研究的热点之一。绝大多数学者认为半暗带存在于24h内，也有的认为时间更短，仅为3～6h，称为“急性半暗带”；但也有少数学者认为半暗带可持续存在数天、数周、数月或更长，称为“慢性半暗带”。Furlan等研究认为，半暗带的血流量在7～17mL/（1009 · min），这一可逆性的区域大约维持16h，对神经机能恢复的影响很大。Barber等对一组41例卒中患者，没有给予任何治疗干预，分别于平均9.2h（急性期）、42h（亚急性期）和150d（慢性期）三个时点，用SPECT测量低灌注区的容积变化，61%的患者可获得早期再灌注（即低灌注区的容积缩tb），其中92%可以产生稳定的SNI。

（四）神经机能重组

1.神经解剖学基础

神经解剖学研究已经提示，功能区只是功能细胞相对比较集中的区域，功能区边缘和其他远隔区域（主要是镜像区域）也或多或少、或较集中或较分散地存在着这些功能细胞或相类似的这些细胞。不过在正常人，它们的作用不表现出来，当功能区受损时，便可以发挥出潜在的作用。

2.生理学和形态学改变

动物研究发现，沿着梗死灶边缘出现树突、突触和轴索生长相关蛋白（PRAO）水平的增加。PET、MRI均发现卒中后恢复期的病灶周围脑组织及病灶对侧脑组织的代谢率升高。电生理研究显示，随着运动、感觉功能的恢复，在大脑皮质上可发现重新建立起来的新的功能代表区。卒中后偏瘫的恢复，涉及运动区和运动前区的机能重组。在卒中发生后的1周至数周内，卒中病灶对侧相应区域的脑组织出现新生的神经突起和神经突触，而在时间上与运动、感觉功能的恢复相一致。因此，卒中病灶周围的正常脑组织及病灶对侧脑组织的新生神经突起和新的神经突触形成是卒中后神经功能恢复的形态学基础。

3.神经网络重建

病灶周边区域、对侧相应脑区和远隔部位脑组织发挥代偿功能，应用PET、功能性MRI、经颅刺激和脑磁图描记（MEG）的研究都支持卒中后所发生的这一变化。Seitz等对7例首发卒中患者采用PET检查，以评定卒中后rCBF变化，与此同时，对手指运动速度也进行了评分。结果发现，存在损伤和康复相关两个不同网络，前者与卒中灶大小有关，能反应静息状态下CBF改变；后者反映手指活动时的CBF改变，与卒中后患者初期运动功能评分有关，且这个网络在患者组与正常对照组存在差异。PET图像显示，损伤相关网络与康复相关网络在解剖结构上有重叠。因而认为，一侧脑梗死后，运动功能的恢复可由病灶远隔部位脑组织功能来代偿。Silvestrini等也证实，卒中后健侧半球的激活伴随着功能的恢复，这个变化可以持续数月。Marshall等用功能MRI（fMRI）研究发现：反复对指试验（RFTOT）时，正常人显示出预期的对侧感觉运动皮质区、运动前区和辅助运动区的激活，而患者组则出现更加活跃的同侧（病灶对侧）的感觉运动皮质区、后顶区及双侧额前区激活。从早期损伤对侧激活到后来损伤同侧激活这一演变来看，提示在偏瘫恢复期间半球间运动网络的重组是动态的。半球卒中后，作为“健侧”的病灶同侧肢体常表现机能的异常，如肌力的轻度下降、运动速度的减慢、运动协调的障碍和精细操作的笨拙等，这说明肢体运动功能不仅受对侧半球支配，而且受同侧半球的影响，不过比起患侧的瘫痪来说，显得较不明显、较不重要，因而常被忽略。这种半球对同侧肢体活动的影响，对卒中后机能障碍的恢复可能产生重要影响。

4.失语的自然恢复

有关卒中性失语的自然恢复已有大量的研究报道。恢复时间主要在卒中后的第1～3个月内，最明显的时间为病后2周内，在病后3～6个月，还可观察到某些改善，而发病后6～12个月少有改善。Cappa等对9例卒中患者在病后2周和6个月进行了PET研究，发现在两半球内未受损的区域其功能抑制的消除与失语的自然恢复有关。Thulborn等的研究提示，正常人语言表达时主要显示左半球wernicke区和broca区的激活，从卒中发病后的3d内到6～9个月后，伴随着失语的恢复可以发现这种激活向右侧同源区域转移。

总之，卒中后SNI比较常见。其机制主要包括闭塞血管再通和侧支循环的开放或建立、病灶周边水肿消退、半暗带逆转和残存神经元功能的发挥及神经机能重组等。最后必须指出，对脑血管病进行循证医学指导下的治疗干预，可能会促进神经机能的进一步恢复。

（秦元勇）

第八节　脑源性神经营养因子与缺血性脑血管病

Section 8

脑源性神经营养因子（brain derived neuotrophic factor，BDNF）是1982年德国神经生物学家Barde等从猪脑中分离出来的小分子蛋白质，是神经营养因子家族中最具代表性的成员之一。自1989年cDNA结构被阐明以后，人们已对BDNF在中枢神经系统内的分布、功能进行了广泛大量的研究。表达BDNF的基因定位于人类11号染色体1区3带，BDNF主要由脑组织合成，主要分布于中枢神经系统中，用BDNFmRNA分析技术表明，BDNF在脑中主要分布在海马和皮质，也存在于纹状体中、基底前脑、丘脑、脑干和小脑。近来发现周围神经系统也有BDNF

的合成。BDNF不仅在中枢神经系统发育过程中对神经元的生存、分化、生长和维持神经元正常的生理功能起关键作用，而且还是有抗伤害性刺激，促使神经元损伤后的再生等作用。

一、脑缺血损伤后BDNF及其受体的表达变化

缺血性脑损伤时，脑细胞缺血缺氧，细胞通透性发生改变细胞水肿和酸中毒将使自由基释放增加，使病灶内神经细胞死亡并导致缺血区周围半暗带神经元迟发性死亡。实验证明，脑缺血损伤是伴随着细胞膜K^+的去极化，兴奋性氨基酸和Ca^{2+}内流增加，引起细胞应答反应，启动内源性脑源性神经营养因子及其受体的表达，BDNF的RNA上调并与其受体结合，启动细胞内信号传导途径，产生响应的效应分子以维持神经元的存活，阻止损伤的神经元退行性变，促使未受损的神经元通过芽生方式或重建被破坏的神经元回路，减少自由基释放，减轻钙超载和脑水肿，促进神经功能恢复。动物实验已证实BDNF及其受体TrkBmR-NA在脑缺血缺氧后表达显著增加。Kokaia等发现大脑中动脉阻塞(MCAO)15min可诱导BDNFmRNA表达明显增加，双侧齿状回、海马CAl、CA3区亦见表达增加。再灌注2h表达水平最高，24h恢复到对照组水平。MCAO 2h也能诱使TrKBmRNA在齿状回高表达，Arai等在一侧MCAO动物模型上发现，在同侧脑梗死灶周围的皮层及远离病灶的对侧海马，BDNF和TrkBmRNA表达均增加。Ferrer等研究表明，前脑暂时性缺血后95%的BDNF和TrkBmRNA共同表达在缺血区存活的神经元的时间分布则略有差异。脑缺血损伤后BDNF在不同时间不同部位的表达有明显的不同，并且对脑缺血再灌注损伤神经元具有不同程度的保护作用。老龄大鼠脑缺血再灌注损伤实验显示，额叶NGF于再灌注2d达高峰，以后迅速消失；缺血15min顶叶即出现中量NGF表达，再灌注9d时增至大量；缺血再灌注早期丘脑NGF表达消失，再灌注2d以后NGF表达重新出现。再灌注2d额叶BDNF表达大量增加，以后减少或消失；顶时和海马BDNF表达始终无变化；丘脑BDNF表达只有再灌注9d增加。由此可见BDNF比NGF分布广泛，缺血再灌注早期额叶有NGF、BDNF较好的神经元保护机制；丘脑缺乏NGF良好的神经元保护机制，但有BDNF良好的神经元保护作用。Yang等发现，BDNF蛋白水平与mRNA水平相关，海马CAl区BDNFmRNA在脑缺血后与假手术组相比明显地升高。单一的BDNF不足的小鼠缺血性损伤后，显示出大范围的脑梗死，提示神经营养因子表达的减少改变了对缺血性损伤的易感性，BDNF具有抵抗缺血性损伤的性能。采用PulsinelliBrierley-4血管阻塞法进行改良制作全脑缺血再灌注动物模型，对小脑NGF、BDNF的表达进行动态观察，结果显示缺血再灌注损伤时，小脑分子层、颗粒层和髓质出现一过性NGF表达，而梨状细胞层NGF表达呈持续性；小脑分子层和梨状细胞层始终无BDNF表达，颗粒层的BDNF表达量无变化，但髓质BDNF表达量出现增加现象。提示小脑对缺血再灌注损伤具有短暂的NGF保护作用，分子层和梨状细胞层不存在BDNF保护机制，而髓质具有良好的BDNF保护机制。

二、脑缺血损伤引起BDNF及受体表达的机制

脑缺血后，在缺血中心区及半暗带，甚至缺血远离区域均能检测到BDNF及其受体表达增高，研究发现，其病理生理机制是：脑缺血损伤伴随着细胞膜去极化，NMDA受体激活，谷氨酸释放及C^{2+}内流，这些因素所引起的细胞应答，便可启动BDNF及其受体的表达。Ballarin等很早就发现，KCl引起的去极化海人藻酸(KA)、谷氨酸和Ca^{2+}内流均可引起BDNF水平的升高，6-硝基-7-氨黄酰苯喹唑啉-2，3-二酮能抑制齿状回BDNFmRNA表达增加，MK801则影响甚微，MK801和NBQX能中等度地减少梨形皮层的BDNFmRNA表达。生理情况下，神经递质和激

素可调节神经营养因子(NTF)的表达。提高和降低GABA含量可上调或下调NTFmRNA的表达。糖皮质激素能刺激皮质和海马中NTFmRNA的表达。脑缺血时，GABA和糖皮质激素均有一个短暂的升高过程。研究表明，脑缺血时它们参与了NTFmRNA的表达。

三、BDNF在脑缺血损伤中的作用及机制

近来大量的实验研究表明BDNF在脑缺血中具有保护神经元、抵抗损伤并在缺血后促进损伤神经元修复的作用。MCAO缺血2h，缺血中心的神经元首先死亡形成梗死灶，周围形成“缺血半暗带”，半暗带内的神经元如不及时挽救也将逐渐死亡。另外，缺血后远离梗死灶的区域，存在迟发性神经元坏死现象。许多研究证实BDNF能保护半影区神经元，并能抑制迟发性神经元坏死。BDNF还可以减小梗死体积。能够对抗缺血损伤的CA2区BDNF免疫阳性神经细胞数目最多，而对缺血损伤敏感的CAl区很难检测到BDNF免疫阳性神经细胞的存在，提示BDNF具有对抗脑缺血损伤的作用。缺血后立即侧脑室灌注BDNF，脑梗死总体积可以减小33%，皮层梗死体积减小37%。脑缺血时，BDNF与其受体结合，产生相应的效应分子对缺血神经元起保护作用。急性脑缺血时，谷氨酸浓度增高至少持续24h，从而使大量Ca^{2+}进入细胞内，破坏了细胞内外的离子平稳，从而引发一系列的变化，导致缺血中心的坏死和半暗带神经元的迟发性死亡。BDNF还可通过诱导钙结合蛋白的表达而稳定细胞内Ca^{2+}浓度。脑缺血急性期凋亡细胞主要出现在半暗带，而脑缺血的迟发性神经元死亡主要是细胞凋亡。研究认为caspase家族是凋亡的执行者。BDNF能通过阻止caspase3的活性而抑制细胞凋亡。BDNF还可增加超氧化物歧化酶和谷胱甘肽过氧化酶等的含量，使自由基积累减少，减轻自由基损伤。另外，BDNF抑制脑缺血后一氧化氮合酶的表达，胶质细胞的活性和吞噬细胞的浸润，也减少了自由基的生成，蛋白激酶细胞对神经的兴奋性有调节作用，增强膜离子通道及ATP酶活性，增强突触效能，脑缺血后蛋白激酶C(PKC)活性短暂升高而后又很快下降。PKC的快速失活是脑缺血的特征。BDNF可以增强PKC的活性而实现脑缺血神经保护。体外实验中预先给予PKC抑制剂处理，BDNF不显示神经保护作用，表明BDNF的神经保护作用部分是通过逆转PKC活性的丧失来实现的。BDNF还能促进内皮细胞的分裂与分化，刺激神经血管的生成，最终促进神经功能的恢复。

BDNF作为一种多效能的神经营养因子，从多个机制方面对缺血性脑损伤具有对抗作用，并能促进神经元功能的修复。因此，应用BDNF治疗缺血性脑损伤具有广阔的应用前景。一方面是外源性给予BDNF，但侧脑室给药难免造成脑实质的损伤，静脉给药，BDNF作为一种蛋白质，又难以通过血-脑屏障，近期仍处于研究阶段；另一方面是激活内源性BDNF，但确切的信号传导机制尚不十分清楚，还需大量的深入的系统的研究。

（秦元勇）

第九节　内皮素、血管内皮生长因子与缺血性脑血管病

Section 9

血管内皮细胞生长因子(VEGF)又称血管通透因子(VPF)或VAS(vasculotropin)，是近年来发现的一种高度特异性的促血管内皮细胞生长的因子。无论是在胚胎发育、创伤修复等生理情况下，还是在炎症、视网膜病、肿瘤生长及某些缺血性疾病等病理情况下，都与血管的发生和生长有密切关系。

一、VEGF的生物学功能

（一）促血管形成作用

VEGF是一种特异性的内皮细胞有丝分裂原，能诱导血管内皮细胞的增殖，促进血管形成。在常规培养条件下，胎儿脑血管、胎儿和成人主动脉、脐静脉等不同来源的内皮细胞，VEGF在极低的浓度（Pg水平）时即可促进内皮细胞的生长。Plate对脑血管进行研究发现，大鼠一般在出生后20d脑血管开始形成，这时VEGF表达增加，而在脑缺血、缺氧、肿瘤等病理性血管形成时，VEGF表达亦增加。VEGF促血管生成活性是通过多种机制实现的。首先，它通过与内皮细胞膜上的特异性受体结合而实现其生物学功能，这种结合依赖于肝素样分子的存在。通过肝素样分子的调节，VEGF与VEGF受体结合引起受体自身磷酸化，激活丝裂原活化的蛋白激酶，实现VEGF的丝裂原特性，诱导内皮细胞的增殖，促进血管形成。VEGF还能通过提高血浆酶原活化因子和血浆酶原活化因子抑制因子-1的mRNA水平，增强血浆酶原活化因子的活性，促进细胞外蛋白水解，从而促进新生毛细血管的形成。此外，VEGF通过增加微血管的通透性，使血浆蛋白溢出血管外，导致纤维蛋白在血管外凝结，形成血管生成的临时基质。这种基质一方面促血管生成，另一方面促使一些间质细胞进一步形成成熟基质，这些均有利于血管的形成。

（二）增加血管的通透性

VEGF对血管的通透性增加作用非常强烈，是目前发现的最强烈的增加血管通透性的物质之一，其效应比组织胺强5 000倍，并且这种快速（5min）而短暂（持续30min）的通透作用不伴肥大细胞的颗粒减少，也不能被抗组胺药物所阻断。VEGF引起微血管通透性增加的机制说法不一，有人认为在于激活小血管内皮细胞浆中的 vesicular vascular organ elles。Mayhan认为VEGF引起血-脑屏障通透性增加的机制是通过NO的释放和继发的可溶性鸟苷酸环化酶的活化实现的。众所周知，肿瘤、迟发性超敏反应、增殖性视网膜病、牛皮癣及类风湿性关节炎的发生均与血管通透性增高有关。VEGF这一独特效应使它对一些疾病的发生、发展产生不良影响。

二、脑缺血时VEGF及其受体的表达

脑缺血后VEGF基因表达增加已被近年多项研究证实，但在其表达的时空分布上，各家报道还不尽一致。Hayashi等用尼龙线拴法制作右侧大脑中动脉（MCA）短暂闭塞模型，在mRNA和蛋白水平研究VEGF基因表达的时间、空间、细胞分布。Northern印迹法表明，再灌注1h出现mRNA，3h达高峰，然后下降。缺血时间（1～3h）不影响VEGFmR-NA表达的程度和时程。Western印迹法表明再灌注1h可见分子量为58KD和45KD两条带，分别对应VEGF121和VEGF165，再灌注3h达高峰，随后衰退。未见VEGFl89和VEGF206表达，认为可能与大鼠脑内VEGFl89、VEGF206含量相对稀少有关。免疫组化法表明MCA供血区皮质神经元再灌注1h表达VEGF，3h达高峰，1d消失。MCA供血区软膜细胞再灌注1h后也表达VEGF，并持续到3h～7d。这些结果表明MCA短暂闭塞后VEGF基因在mRNA和蛋白水平均能快速表达。VEGF产生于皮质神经元和软膜细胞，但其诱导的时程不同。Plate对大鼠MCA闭塞模型研究发现，VEGFmRNA在缺血周边区于缺血后3h开始表达，24h达高峰，持续至第7d。VEGF表达的细胞主要在半暗带区，表达细胞主要为小神经胶质细胞和巨噬细胞，且发现新血管形成后半暗带区神经外胚层细胞的凋亡减少。Lennmyr等进一步对比了永久性脑缺血与短暂性脑缺血时VEGF及其受体的表达情况。作者用免疫组化方法研究了大鼠永久性和短暂性MCA闭塞

模型中 VEGF 和它的两受体 FLT-1 和 FLK-1 在缺血后第 1d 和第 3d 的分布。短暂和永久性 MCAO 后 1d，双侧均可见 VEGF 免疫反应性，特别是神经元和血管；到第 3d，免疫反应性主要限于受损侧，且以梗死周边区最为明显，永久性 MCAO 组 VEGF 免疫反应性较短暂性 MCAO 组明显。FLT-1 在两种模型的神经元、神经胶质和内皮细胞均有反应。FLK-1 主要在胶质细胞，在内皮细胞只有某种程度的反应。说明 VEGF 及其受体在永久性及短暂性脑缺血后均有早期上调。而短暂性脑缺血倾向于 VEGF 蛋白的快速诱导，永久性脑缺血显示了 TVEGF 较迟的表达。Lee 等在双血管闭塞前脑缺血模型中，采用 Northern 印迹法表明，海马区 VEGFmRNA 在缺血再灌注后 12h 开始增加，在 1d 时达高峰，然后下降。总之，不同类型的脑缺血损害诱导的 VEGF 表达分布不同，然而脑缺血诱导了 VEGF 基因的表达变化是勿容置疑的。

二、ET 与脑血管病

（一）ET 的生理学作用

ET 与靶细胞受体结合后，可激活多种细胞信使通路，产生多种生理学作用。在中枢神经系统中，ET 除了通过增加细胞内 Ca^{2+}浓度引起血管收缩来调节脑血流外，还可作为神经肽发挥神经元调节功能。

（二）ET 在 ICVD 中的作用

1.脑缺血后 ET 升高的原因

正常情况下，ET 可被内皮细胞降解，其血浆浓度仅为 Pg 水平。同时，内皮细胞还可分泌一种血管舒张物质一氧化氮（NO）以拮抗 ET 的缩血管效应，共同调节血管紧张度。此外，内皮细胞间的紧密连接可阻止 ET 从管腔内漏出，并作用于血管的基质膜区。这样，机体的自身调节机制可以维持 ET 的基础和（或）适应于生理水平的合成和释放，参与内环境稳态的调节。在疾病状态下，环境理化因素、内源性和外源性生物活性物质等使内皮细胞受到强烈刺激，从而导致 ET 异常表达和释放增加。Barone 等的系列研究表明：永久阻断大鼠一侧大脑中动脉（MCA）后 24h，缺血皮质的免疫反应性 ET 水平明显升高，超出非缺血皮质的 100%；MCA 阻断 80min 再灌注 24h 后，缺血区 ET 水平增加 78%；在两血管阻断（2VO）配合低血压的双侧前脑缺血模型中，采用微透析法收集到的双侧纹状体细胞外液中的 ET 水平分别高出基础水平的 82%和 79%。Bian 等报道兔局灶性脑缺血急性期缺血区脑组织 ET 含量明显增加，且随时相而递增。Yamashita 等运用免疫组化技术证实：阻断自发性高血压易卒中大鼠（SHRsP）双侧颈总动脉 10min 再灌注 4d 后，海马 CAl 亚区锥体细胞层神经元发生变性，第 7d 时更加明显；与神经元变性相一致，在 CAl 亚区锥体细胞层、分子层及 CA4 亚区的星形胶质细胞中呈现显著的 ET1 和 ET3 样免疫反应。Jiang 等在尸解研究中发现，死亡患者梗死灶周围的反应性星形细胞中存在显著的 ET-1 样免疫反应。上述结果提示，ET 在脑缺血后合成、释放增加，并可能参与了脑血管功能的紊乱及缺血性神经组织损伤。Ziv 等首先证实急性缺血性脑梗死患者血浆 ET-1 水平明显升高。在动物实验中也发现脑缺血急性期血浆 ET 浓度增高，且与缺血-脑组织中的变化相一致。血浆 ET 水平增高可能与以下几个方面的原因有关：①脑缺血后躯体应激反应使全身血管系统内皮细胞产生 ET 非特异性增加；②构成血-脑屏障的脑微血管内皮细胞间的紧密连接受到破坏，使脑组织ET漏入血管内；③梗死区内受损的脑微血管内皮、神经元及胶质细胞中的ET合成与逸出增加；④缺氧刺激了ET的合成；⑤局部灌注压降低使内皮细胞所受切应力减小，内皮细胞产生 ET 增多；⑥局部凝血酶增加促进了 ET 的合成与释放。但是，血浆 ET 的增加主要是源于全身的应激反应还是局部的缺血病灶，尚有争议。皮质梗死范围较其他部位要大得多，但此类患者血浆 ET 含量相对较低，这似乎支持全身应激反应学说。现已证实，内皮细胞和血管平滑肌细胞表面的ET浓度比血流中的要高。因此，人们推测外周血中的ET增加，可能反映了缺血区局部ET浓度更高。大量动物实验及临床研究表明，ICVD急性期的血浆ET浓度与梗死灶大小、脑水肿程度或临床症状的轻重程度相一致。滕继军等的研究结果显示，急性缺血性脑梗死患者血浆ET浓度与梗死体积之间存在显著正相关性。Estrada等发现ICVD患者急性期和亚急性期血浆ET维持显著高的水平，且入院当时的血浆ET值与神经功能缺损评分之间显著相关，但与梗死部位及其原发病因不相关。但也有部分学者认为，梗死灶的大小不是决定血浆ET-1含量变化的主要因素，不同类型脑梗死患者血浆ET-1含量的差异可能主要与其梗死部位有关。

2.脑缺血后ET升高的后果

目前，ET水平的增高与ICVD的具体关系如何，尚不十分清楚，可能是疾病的原因，也可能是疾病的后果，但绝大多学者认为，脑缺血急性期ET增加对梗死的形成、发展和病情预后可产生不利影响。如同动物实验中所见，将ET-1微量注射到大鼠一侧MCA的表面，可使局部脑血流量（rCBF）明显减少，且呈量效依赖关系，同时产生剂量依赖性的缺血性损害，表明ET-1可使rCBF降至病理性低水平。ET是迄今发现作用最强的缩血管物质，局部ET浓度的升高可使缺血区及周围正常区侧支血管产生强烈而持久的收缩，从而加重缺血中心区和缺血半暗带的缺血及组织损伤，并互为因果，形成恶性循环。同时，内皮细胞损伤后，它对ET的降解能力和拮抗机制被破坏，且血管对ET收缩作用的敏感性亦增强，这些都使得ET的作用进一步增强。此外，ET还可通过直接损伤神经元及胶质细胞来参与脑梗死的形成和发展。目前认为，Ca^{2+}内流是神经细胞死亡的最终途径。体外实验证实，ET-1和ET-3可增加神经细胞内的Ca^{2+}浓度。同时，ET可刺激兴奋性氨基酸的释放，后者与其受体结合后也使Ca^{2+}内流增加。研究表明，ET尚有促进自由基产生和缺血性脑水肿形成的作用。也有学者指出，ET可通过激惹NO的释放而间接发挥神经毒性损害作用。但是，另有一些实验研究结果表明，在不同的脑缺血过程中，ET的调节作用可能不尽相同，有时甚至具有有利的一面。在一项小鼠脑缺氧（包括低压性缺氧、组织毒性缺氧或完全性脑缺血三种条件）实验中发现，若在实验前15min每只小鼠脑室内注射1～5pmol的ET-1或5～25pmol的ET-3，均可剂量依赖性地延长动物的生存时间。ET-1和ET-3的这种保护效应是出乎意料的，因为接近该实验的剂量可引起血管收缩和脑血流减少。这是否意味ET在脑缺血时具有正负两方面影响，还需进一步证实。

（秦元勇）

第六章

Chapter 6

缺血性脑血管病概论

缺血性脑血管病的治疗，是神经内、外科普遍关注的问题之一。近年来，脑血管病的诊断技术进展迅速，使缺血性脑血管病的外科治疗上有一定扩展。颈部动脉的闭塞性病变是引起缺血性脑血管病的主要根源，颈部动脉闭塞原因繁多，最常见的主要原因是颈部动脉硬化，常发生于颈动脉窦内，也可见于颈动脉和椎动脉的始端等处，在其内膜形成粥样硬化斑，硬化斑逐渐围绕动脉增大，引起动脉狭窄，硬化斑上形成溃疡及附壁血栓，造成该动脉阻塞，引起脑缺血性病变。

一、病因及危险因子

(1)最常见的原因：为脑动脉粥样硬化。它常与主动脉弓、冠状动脉、肾动脉及其他外围动脉粥样硬化同时发生，高血压能促使病变加重，其他如高脂血症、糖尿病往往是加重动脉硬化发展的重要危险因素。

(2)其次的病因：为病毒感染引起的脑部肉芽肿性血管炎，和钩端螺旋体、梅毒等引起的颅内动脉炎。

(3) 儿童非特异性脑动脉炎，或因咽炎波及颈内动脉发炎或累及颈内动脉的中小动脉，一般预后较好。

(4)青少年的脑血管病须注意抗磷脂抗体综合征，烟雾病，真性红细胞增多症，胶原性疾病，如红斑狼疮、风湿病、白塞氏病、进行性系统性硬化、血栓性血小板减少性紫癜。

(5) 老年患者须注意癌瘤引起的无菌性、消耗性、血栓性心内膜炎伴多发性脑梗死。另外某些癌瘤尚能分泌促使血栓形成的物质，可发生多发性脑梗死。

(6)缺血性脑血管病凡突然发病，有抽搐和意识障碍者须考虑脑栓塞，多见于风心病、冠心病所致房颤栓子脱落，颅外颈动脉和主动脉弓粥样斑块脱落栓塞。

(7)酗酒可使血液黏度增高，近年来认为它是缺血性脑血管病的重要致病因素。

二、诱发因素

据作者临床观察，许多脑血管病发病前有工作劳累、精神创伤、大量饮酒、水电解质平衡失调等诱发因素。临床上表现：①短暂性脑缺血发作(transientischernicattack，TIA)；②可逆性缺血性神经功能缺失(reversibleischemicneurologicaldeficit，RIND)；③进展性卒中(progressivestroke，PS)；④完全性卒中(completestroke，CS)。

三、检查步骤

缺血性脑病宜做下列检查。

(1)颅外颈动脉彩超:可根据频频谱分析间接了解脑血流情况。根据超声影像分析可了解颅外颈动脉粥样斑块的大小及部位。凡粥样斑块大于0.5cm者易成为脑栓塞的栓子来源。

(2)经颅多普勒血流图检查可了解颅内血流动力学状况。

(3)全脑血管造影或核磁脑血管造影了解颅内、外脑血管闭塞或狭窄情况。

(4)二维超声心动图可检查出左房黏液瘤和体部癌瘤引起的无菌性血栓性心内膜炎。

(5)24h动态心电图观察以排除心源性脑缺血发作。

(6)脑电图和地形图观察脑细胞功能情况。

(7)PET了解梗死脑组织的代谢情况。

(8)头部CT及核磁共振检查

(9) 血液检查:①血流变学检查可以早期发现高粘血症。②血糖测定可发现隐性糖尿病,但脑梗死后可引起应激性血糖增高,常于病后10d内恢复正常,可与糖尿病区别。③抗磷脂抗体、抗心磷脂抗体、狼疮样抗体测定多用于年轻人脑血管病的病因检查。

四、临床症状及分型

(1)颈动脉系统TIA:常见症状为对侧上肢或下肢无力,也可局限于手或面部,或有肢体感觉异常或缺失,主侧半球受累可产生感觉性或运动性失语。

(2)椎-基底动脉系统TIA表现为眩晕,复视,声嘶,一侧共济失调,言语不清,口周发麻,感觉异常。①脑干椎-基底动脉回旋支TIA表现为发作性偏盲,非位置性眩晕,一侧面和躯干感觉异常。②旁正中支TIA表现为复视,四肢或下肢瘫,思睡,球型健忘,共济失调,倾倒发作。

(3)可逆性缺血性神经功能缺损(RIND):此类患者的症状体征于2~3周内完全缓解。

(4)腔隙性脑梗死:CT检查可见园形或椭圆形低密度灶,病灶<2cm,多发生在内囊膝部或后肢,丘脑,放射冠,桥脑,中脑,延髓或额叶深部,表现为单纯运动性偏瘫或偏身感觉障碍,手笨拙,共济失调,核间型眼肌麻痹。腔隙梗死在临床上可分两型:①无症状多发性腔隙梗死,多发生在脑室旁放射冠,多数伴有脑白质疏松症:②症状性腔隙梗死,一般不伴有脑白质疏松症。

(5)分水岭区脑梗死,包括:①皮层性分水岭区脑梗死:病灶在大脑前动脉,大脑中动脉和大脑后动脉的交界区。95%患者有高血压,伴颈内动脉严重狭窄。②皮层下分水岭区脑梗死:发生在基底节区或半卵园中心区,条索状低密度灶。

(6)皮层下动脉硬化性白质脑病:多有高血压动脉硬化,患者表现为步态不稳,认知功能障碍,大小便失禁。根据CT表现分为轻、中和重度。

(7)脑干梗死。

(8)小脑梗死可分四型:①小脑后下动脉处梗死:梗死部位在侧小脑半球下后部。②小脑上动脉梗死,梗死区在一侧小脑半球上部前内侧和小脑上蚓部。③小脑前下动脉梗死:梗死区在同侧小脑半球下部,前内侧及蚓部。④混合性小脑梗死。

(9)脑心综合征。

五、治 疗

（一）内科治疗

1.溶 栓 剂

此类药物能使脑动脉血管内的血栓或栓子溶解，堵塞的血管再通复流，使脑血流恢复正常，从而达到使局部脑缺血造成的神经功能缺损的症状体征得以缓解或减轻。

(1)东菱精纯克栓酶(BTX)系一种新型强力溶解血栓改善缴循环的药物，能有效地降低纤维蛋白抑制血栓形成，诱发 t-PA 的释放，增强 t-PA，促进纤溶酶的生成，减少α2-P1 和 PAI 以及溶解血栓的作用；还具有降低血液黏度、抑制红细胞沉降、增加红细胞的通透性及变形能力，降低血管阻力以及改善微循环的作用；能在超早期使用，疗效更好。用法：首次 10Bu 加入 250mL 生理盐水中静脉滴注，1h 以上滴完。以后减为 5Bu，隔日 1 次，7d 为一疗程。必要时疗程可增至 3 周。

(2)蝮蛇抗栓酶 3 号：不含蛇毒中的出血因素，具有溶栓、抗凝、稀释血液、降低血小板黏附率和扩张脑小动脉的作用。用法：蝮蛇抗栓酶 3 号 1.0 U ＋盐酸培他啶 500mL 静脉滴注，每 8h 一次，3d 后改蝮蛇抗栓酶 3 号 0.25U 静脉滴注，1 次/d，共 15d。休息 5d 后进行第二疗程。治疗前做皮试及血小板计数。

(3)蝮蛇抗栓酶 4 号：此药具有抗凝溶栓等功能，有明显的降纤作用。用药前先做皮试，阴性后即以蝮蛇抗栓酶 4 号 1.25U 加入 250mL 生理盐水中，于 1.5h 内滴完，第 1 ～ 2d，2 次/d；第 3 ～ 7d，1 次/d。观察期不给予抗凝、扩血管及钙离子拮抗剂。据黄如训等报道，此药疗效与日本东菱精纯克栓酶相近。

(4)组织型纤维酶原激活物(t-PA)：能选择性地和血栓表层的纤维蛋白结合，所形成的复合物对纤溶酶原有很高的亲和力及溶媒活性，使纤溶酶原在局部变成纤溶酶，从而溶解血栓。用法：常规用量为 t-PA 100mg，静脉注射 3h，第 1h 先静推 10mg，再静脉滴注 50mg，随后的 2h 每小时静脉滴注 20mg。重组性组织型纤溶酶原激活物(rt-PA)：用法：总量为 30mg，首剂 10mg 静脉内给药，余 20mg 在随后 1h 内缓缓静脉给予。

(5)尿激酶：可使纤溶酶原中的精氨酸-缬氨酸化学链断裂，直接使纤溶酶原变成纤溶酶，而起到使纤维蛋白溶解、血栓和/或栓子溶解的作用。用法：可静脉滴注或局部动脉给药。剂量为 20 万～ 250 万 U。主要不良反应为出血，无抗原性，很少有过敏反应。

2.抗血小板凝集剂

(1)阿司匹林：能使环氧化酶活性部位乙酰化致使环氧化酶失活，阻碍花生四烯酸衍变为 PGG_2、PGH_2，抑制 PG_2 的合成，抑制血小板功能。用法；口服。目前国外推荐的剂量每日 150 ～ 300mg，国内的研究认为以每日 50 ～ 75mg 为宜。景筠等认为每日 50mg 是预防和治疗 AICVD 的微小有效剂量。阿司匹林的主要不良反应为胃肠道反应。

(2)抵克力得：它可阻断不同诱导剂，特别是 ADP 诱导的 GPⅡb/Illa 构型变化而降低其结合纤维蛋白原的能力。口服常用剂量每日为 250 ～ 500mg。不良反应少，偶有腹泻、皮肤瘙痒和粒细胞减少。

(3)潘生丁：可以抑制血小板的聚集释放，抑制血小板的活性，并增强 PGI_2 的作用，从而防治血栓形成。常用口服量每次 25mg，每日 3 次。此外，维脑路通、维生素 E、右旋糖酐等亦可选用。

3.钙离子通道拮抗剂

脑组织缺氧时，大量钙离子向细胞内转移，脑血管平滑肌细胞内钙离子浓度升高，导致脑血管痉挛。

（1）尼莫地平：有选择性抑制钙离子向血管平滑肌细胞内流作用，并能抑制动脉平滑肌细胞内磷酸二脂酶的活性，使细胞内cAMP浓度增高，动脉平滑肌松驰，全身小动脉扩张，血管阻力降低，血流改善。用法：口服每次20～40mg，每日3次。静脉滴注过快可使血压下降，且半衰期短（1h左右），单纯静脉滴注血液有效浓度难以维持。在口服基础上静脉滴注10mg，加入葡萄糖液500～1 000mL中，4～6h缓慢滴完，容易维持有效血药浓度。10～14d为一疗程。国外每次口服30mg，每日4次，21d为一疗程。

（2）尼卡地平：口服每次10～20mg，每日3～4次，或每次20～40mg，每日3次。静脉滴注0.6～1.2mg溶于葡萄糖液中，每日1次，10～14d为一疗程。也可口服与静脉滴注联合应用。

（3）含镁极化液：钙超载是缺血性脑损伤的重要因素，而镁是钙离子天然拮抗剂。Huang认为拮抗钙应首选镁。低镁必然加重钙超载负荷。用法：5%葡萄糖液500mL中加ATP 40rag，COA 100U，25% $MgSO_4$ 10mL，10% KCl 7～15mL，胰岛素4～12U静脉滴注，每日一剂，14d为一疗程。

4.自由基清除剂

（1）甘露醇：可通过血-脑屏障，当快速静脉推注后，脑脊液中甘露醇清除速度比血清中慢，使其在脑脊液中滞留。甘露醇可增加正常及缺血区的脑血流量，降低红细胞压积，血浆黏度及红细胞聚集性，增加红细胞变形性，从而保护缺血区微循环。甘露醇具有清除羟自由基，抑制脂质过氧化酶的作用，从而减轻了自由基所诱发的脑水肿，防止半暗带区组织不可逆性损伤，使梗死灶减少，神经功能得以改善。用法：20%甘露醇250mL，缓慢静脉滴注，每日2次，每次持续1.5h以上。一疗程为14d。

（2）抗坏血酸：可直接清除自由基，还能传递电子给自由基，从而减少自由基所引发的脂质过氧化反应；还能辅助维生素E清除自由基，保护神经生物膜的完整性。用法：抗坏血酸2g静脉滴注，每日2次。

5.脑细胞保护剂

（1）胞二磷胆碱：可增加卵磷脂的合成，减少游离脂肪酸。用法：0.5～1g加入5%葡萄糖液250mL中静脉滴注，每日1次，10～14d为一疗程。肌肉注射每次0.25g，每日或隔日1次。

（2）苯妥英：有稳定生物膜、抗缺氧，改善脑供血，减少缺血灶周围坏死神经元等作用。李长清等报告，治疗剂量的苯妥英钠显著改善急性脑梗死患者的神经功能缺失，2周内有效率达88%，总有效率92%，明显优于未用苯妥英的对照组。用法：250～500mg＋生理盐水150mL，静脉滴注半小时，每日1次，共3d。

（3）白蛋白：直接参与脑内蛋白质的代谢，起营养及增强脑记忆的作用，同时有稀释血液和高渗脱水的联合效应。用法：静脉滴注。用量根据病情轻重而定。

（4）脑活素：可参与改善脑细胞的代谢，促进蛋白质合成及脑细胞功能的恢复。用法：每日10～20mL，加生理盐水250mL中静脉滴注，每日1次，10～20d为一疗程。肌肉注射每次5mL，每日或隔日1次。此外，脑复康、脑复新、ATP、辅酶A、细胞色素C及多种维生素等均可选用。

6.其　　他

纳络酮：脑缺血后，脑组织8-内啡肽的释放增加，其浓度升高。而纳洛酮对8-内啡肽起作用达到治疗目的。用法：纳洛酮0.8～1.2mg加生理盐水500mL静脉滴注，每日1次，12d为一个疗程，隔2～3d再进行第二个疗程。

7.中　　药

中药治疗急性缺血性脑血管病具有广阔的前景，其方剂及方法很多。

(1)速溶血栓片为纯中药制剂,具有活血化瘀、溶栓通脉、降低血黏度、扩张微血管、改善微循环作用。用法:每次4片,每日3次,1个月为一个疗程。

(2)银杏叶其主要成分为黄酮甙。通过改善微循环使缺血区血流量增加,降低血液黏稠性,使红细胞凝集性降低及红细胞压积、血浆黏度下降。用法:每次1片,每日3次,饭前半小时服。14d为一疗程。连续用2个疗程。

(二)外科治疗

治疗缺血性脑血管病的外科手术方法,主要有以下几种。

1.颈动脉内膜切除术

主要用于TIA患者,取颈部切口,于动脉病变处切开,切除血栓与相应内膜。1951年,Cerrea,Molin和Murphy等首次对脑缺血患者进行了颈内动脉血流重建术,1953年,DeBakey首次对颈内动脉完全闭塞者进行内膜切除术获得成功。1954年,Eastcott对颈动脉内膜切除术进行了详细描述。1976年Thompson报告对严格选择的患者与术中术后得到正确处理的患者,死亡率为1%～2%,85%～95%的患者TIA停止或发作减少。1977年Whisnant报告死亡率为1%～10%。

2.椎动脉内膜切除术

1957年,Cate和Scott首次成功地进行了椎动脉起始部内膜切除术。1981年,Allen对椎动脉颅内段狭窄者行内膜切除术。1982年 Ausman 为一例从颈$_2$至小脑后下动脉起点之间的椎动脉狭窄患者行内膜切除术获得成功。

3.基底动脉扩张血管成形术

Sundt在1980年采用特制的Cruntzig导管行血管扩张成形术,成功治疗了2例基底动脉狭窄。理论上此手术有诱发硬化斑或血栓脱落可能。文献报告:髂、股动脉血管扩张成形术的栓塞发生率为3%～5%。Sundt认为本手术的适应证为:①由血栓或硬化斑引起的孤立或节段性基底动脉狭窄。②发病时间较短。③硬化斑内无钙化。

4.大脑中动脉血栓-栓子摘除术

大脑中动脉血栓-栓子摘除术(thromboembolectomy)是Welch于1954年首先施行的。至1976年英文文献共有35例大脑中动脉栓子摘除的报告,其中18例(51%)术后脑血管造影通畅,手术后8例死亡,死亡率23%,17例术后症状好转,1例恶化。1980年Dujovny在动物实验中证明:大脑中动脉栓塞后2～5h内行栓子摘除术,可以防止发生不可逆的脑缺血性损害,6～7h以后则不能防止脑梗死。本手术适应证为不超过6h的栓塞,超过6h者手术效果不佳,且有发生出血性梗死的危险。但Yonekawa报告1例栓塞后8h手术,Chon报告1例栓塞后9h行手术者获得良好效果。

5.颅外-颅内动脉吻合术

Yasargil和Donaghy分别在瑞士的苏黎士和美国的伯林顿同时成功地进行了颞浅动脉与大脑中动脉的皮层支吻合术(STA-MCA),从此颅外-颅内动脉吻合术EIAB)在全世界发展很快,1976年起我国也开展了这种手术。一般认为,临床表现为TIA或RIND,颈动脉造影有不可达到或不可手术的血管病变的患者是最适合的手术对象。手术后80%以上的患者缺血发作停止或显著减少,并可减少以后发生完全性卒中的危险。TIA和RIND患者在发作的间歇期即可进行EIAB。完全性卒中后急性期不宜于行EIAB。这一观点为大多数神经外科医师所赞同。Cratzl在急性脑血管闭塞后4、6、16h为3例患者行EIAB,结果都死亡。但Crowell阻断狗的大脑中动脉后2h内做STA-MCA,发现其神经症状和脑组织破坏较对照组为轻,认为早期重建血流可以制止血-脑屏障破坏,从而减轻或防止脑梗死的发生。Asari在1978年也进行了类似实验,结果相同。因此认为,早期行EIAB可能是有益的,早期手术期限应该不超过4h。如果早期未能进行手术,就要在梗死发生4周以后行EIAB。EIAB适应证:①TIA疗效最佳,凡证实病变不在颅外段颈内动脉而位于局部手术不能到达之处者，应属最佳适应证。②完全性卒中：若缺血性病灶位于大脑皮层而又很局限，进行此手术颇有必要。但神经功能障碍严重，病程已逾数月之病例，疗效较差，当视病损区缺血程度及其损害可逆与否而定。

目前动脉直接吻合的术式主要有：颞浅动脉-大脑中动脉吻合，耳后动脉-大脑中动脉吻合，枕动脉-大脑中动脉吻合，脑膜中动脉-大脑中动脉吻合，枕动脉-小脑后下动脉吻合，枕动脉-大脑前下动脉吻合，枕动脉小脑上动脉吻合，颞浅动脉-小脑上动脉吻合，颞浅动脉-小脑后动脉吻合等。

6.血管移植与颅外-颅内动脉吻合术

主要适用于不能做颅外-颅内动脉直接吻合和需要大流量血流供应的患者。自 Lougheed 等报告了第一例大隐静脉移植行颈总动脉（CCA）-颈内动脉（ICA）颅内段搭桥术以来，移植血管搭桥术的类型逐年增加，移植血管的选材也逐渐扩大，主要术式有：颞浅动脉主干-移植血管-大脑中动脉吻合，颞浅动脉-移植血管-大脑前动脉吻合，颈总动脉-移植血管-颈内动脉床突上段（或大脑中动脉）吻合，锁骨下动脉-移植血管-大脑中动脉吻合，锁骨下动脉-移植血管-颈外动脉吻合，椎动脉颅外段-移植血管-小脑后下动脉吻合等。Spetzle 等认为此类手术应在新近的缺血发作 4 ～ 6 周后施行，以降低术后出血等合并症。Sundt 等则在患者每日有 2 ～ 3 次 TIA 的情况下行搭桥术。静脉搭桥手术死亡率为 0%～ 80%，常见合并症是移植血管桥闭塞和蛛网膜下腔囊肿。

7.大网膜颅内移植术

对于脑缺血比较严重经开颅手术证实脑表面动脉不具备吻合条件或搭桥术后无效病例采用大网膜颅内移植术可以增加颅内供血。Goldsmith 等在 1973、1975 和 1978 年分别将带蒂大网膜移植于狗和猴的脑表面。Yasargil 等曾在 1974 和 1978 年分别将游离大网膜移植于狗脑表面，均观察到移植后大网膜与脑表而形成切合，能预防夹闭大脑中动脉后的脑梗死。1978 年 Gold-Smith 等将大网膜颅内移植术应用于临床，国内有些单位陆续开展了大网膜颅内“架桥移植术”和“双侧移植术”等，使大网膜颅内移植术的疗效更加理想。

8.头皮血管-硬脑膜-皮层粘连血管形成术

用以治疗脑缺血，增加脑皮层侧支，改善脑组织血液供应。

9.神经外科血管内治疗

介入神经放射血管内导管技术，采用超选择性血管内插管溶栓术是治疗脑梗死的一门崭新的技术。1988 年 Zoppo 等对 20 例脑血栓患者进行超选择性溶栓治疗，结果 15 例闭塞血管再通，1993 年刘等报道超选择性动脉内溶栓治疗急性血管闭塞 8 例，7 例有效。这项疗法为脑血管闭塞患者开辟了一个新的治疗途径。

（贾莉华）

第七章

Chapter 7

短暂性脑缺血发作

短暂性脑缺血发作（TIA）的主要病因为脑及颈动脉粥样硬化、血管壁微栓子脱落、脑血流动力学障碍、低血压、颈椎病、血液凝固障碍、血液成分异常、心脏病、烟雾病、锁骨下动脉盗血综合征等。另外，多发性动脉炎、中枢神经系统肉芽肿性血管炎、系统性红斑狼疮，以及服用避孕药、雌激素治疗、分娩后、手术后患者的血液凝固性改变，亦可引起短暂件脑缺血发作。

一、TIA 的传统概念与现代认识

早在 20 世纪 50 ～ 60 年代就有学者提出以时间为依据定义 TIA，但当时所定义的时间标准各不相同。1951 年美国神经病学家 Fisher 首先将"暂时出现的短暂的神经定位体征"命名为"短暂性脑缺血发作"。在他之前，Hippocrates，Willis 和 Gowers 等对临床上一过性发作的神经体征做过报道，但他们没有总结出 TIA，也没有给予命名。1958 年，Wright 等提出 TIA 系以发作性神经功能缺损为特征的临床综合征；同年，美国国立卫生研究院（NIH）脑血管病分类委员会根据Fisher最初的描述提出TIA可持续几小时，但经典症状多数持续几秒至 5 ～ 10min。1964 年，Acheson 和 Hutchinson 主张用症状最长持续时间 1h 来区分 TIA 和卒中，而 Marshall 建议用 24h 来界定二者。虽然在 1965 年普林斯顿会议上讨论了 TIA 持续时间短于 24h 的诊断标准，但直到 1975 年美国 NIH 的疾病分类才正式以 24h 界限的标准定义 TIA。随着临床病例的积累和检查技术的进步，特别是 CT、MRI 的广泛应用，人们逐渐认识到用时间来区分 TIA 或缺血性卒中经常是不可靠的。对近年来收集的 7 项研究（共 288 例患者）中的弥散加权成像（DWI）资料分析表明，近一半 TIA 患者的 DWI 有异常（总体阳性率为 49%，范围 35%～ 67%），且与症状持续的时间成正比。美国国立神经疾病与卒中研究所（NINDS）进行的 t-PA 治疗急性脑梗死临床试验显示，不管是在安慰剂组还是在治疗组中，那些有明显局灶性神经功能缺损表现且持续时间超过 1h 并能在 24h 内完全缓解的患者只占 2%。由于急性脑梗死溶栓治疗有严格的时间限制，若根据传统的 TIA 定义，临床医生难以在两者之间做出明确界定和治疗选择。为了适应临床需要，美国斯坦福大学医学院的 Albers 等建议用以下新定义：TIA 是短暂发作的神经功能障碍，由局灶性脑或视网膜缺血所致，临床症状持续时间一般不超过 1h，且没有急性缺血性卒中的明确证据。若临床症状持续存在，并有与急性缺血性卒中相符的特征性影像学表现，则应诊断为缺血性卒中。并提出应将脑或视网膜有无缺血性损害作为诊断 TIA 的依据，鉴别 TIA 与急性缺血性卒中就像区分心绞痛与急性心肌梗死一样明了。与目前使用的 TIA 定义相比，新定义以是否存在组织学改变为依据，有利于临床医师及时进行评价和干预，操作性较强。但这一定义对诊断设备的要求较高，乡村地区难以做到。为此，Ballotta 等建议，在日常的临床工作中将TIA改为“短暂性卒中(transientstroke)”，它可传达这样一个信息：急性脑缺血症候群的出现是医学急症，应迅速采取措施，找出病因，及时治疗。传统概念的TIA的主要特征仅有临床症状，一般无影像学阳性发现。由于CT和MRI等影像技术的发展和应用，人们发现具有典型TIA临床经过的患者可有三种影像学表现，即：①影像学上未见异常；②CT和MRI检查可见与症状一致的梗死灶；③显示无症状缺血性梗死灶。Waxman和Tools首先提出“有短暂体征的脑梗死(cerebralinfarctionwithtransientsign，CITS)”用以描述症状迅速消失的新鲜梗死。也有学者认为，TIA与可逆性缺血性神经功能缺损(reversibleischemicneurologicdeficit，RIND)在病理生理学上具有相同的性质，传统概念的TIA也包括部分CITS或RIND患者，只是人为规定的TIA发作时间造成了诊断的不同。随着CT和MRI的广泛应用，这一部分病例应从TIA中分离出来。Hoffmann认为，将TIA称为“警兆性脑梗死(threateninginfarctofthebrain，TIB)”更合适，TIB包含了“短暂性”和“演化性”两层含义，前者提示病灶的可逆性，后者则预示若不进行及时有效的干预，病灶有可能发展为缺血性卒中。新近，又有人提出“急性缺血性脑血管综合征(acute-ischemiccerebrovascularsyndrome，AICS)”这一概念，其共同的病理生理学特征为脑缺血，分为确诊(definite)、疑似(probable)、可疑(possible)和排除(not)四级，这一分级以先进的影像学和实验室检查为基础，同时综合了临床表现和缺血机制，有助于急性缺血性卒中的治疗和二级预防。由于AICS涵盖了TIA，因此有理由认为废弃TIA只是时间早晚的问题。

二、短暂性脑缺血发作的发病机理

归纳起来常见的有微栓塞、脑血管痉挛和脑血流动力学改变等数种。微栓塞说20世纪50年代末由Fisher提出，其在观察一过性单眼失明患者时，发现其眼皮视网膜动脉中有白色栓子，停留数分钟后移向远端，白栓子移去后恰好该分支供血区视野发亮，经病理检验证明此白色栓子主要由血小板组成，这为视网膜微栓塞而致的缺血发作提供了病理基础。在动脉粥样硬化时，颈内动脉系统和椎-基底动脉系统中的附壁血栓、硬化斑块、血小板聚集物、硬化斑内的分解物等，脱落于血液中成为微栓子，随血流进入小动脉，形成微栓塞，引起局限性缺血，产生局灶性神经症状和体征。随着微栓子的溶解、破裂或向远处移动，局部缺血改善，症状消失。而反复的栓子脱落，则临床表现为短暂性脑缺血发作。研究证明此种栓子由纤维索、血小板、白细胞、胆固醇脂和类脂质等组成。有作者提出局限性脑动脉痉挛，可导致短暂性脑缺血发作，后经外科手术及脑血管造影证实，脑动脉内硬化斑块致血管狭窄，使该处产生涡流，涡流加速时，对血管壁产生刺激，导致局部痉挛而出现短暂性脑缺血发作。

也有人认为脑血流动力学的改变可能为椎-基底动脉系统短暂性脑缺血发作的主要病因，这种情况多发生于老年。当患者因某些原因而脑动脉闭塞或狭窄时，其局部供血量明显减少，可能处于勉强维持状态。若侧支循环不良，或某些原因造成低血压、脑灌注代偿失调，则可发生短暂性脑缺血发作。

三、短暂性脑缺血发作对后继脑梗死的脑保护作用

临床上TIA一直作为脑梗死的重要危险因素，但TIA与研究中的局灶-局灶性脑缺血相似，可能代表一个缺血耐受的临床模型，因此推测TIA对后继脑梗死有保护作用。有研究发现TIA史的脑梗死患者的神经功能及意识状况均较单纯脑梗死患者要好，但TIA持续时间、发作次数与后继脑梗死间隔期时间等因素对脑保护作用尚无定论。

（一）TIA 持续时间与脑保护的关系

目前，不同持续时间的 TIA 对缺血耐受的影响报道不一。有人发现，缺血 2min 即能产生耐受，但需要 24h 间歇使耐受得以诱导。另有人通过 30min 单次脑缺血模型研究发现，梗死范围可减少 30%，认为这是耐受的最佳诱导期。Kitagawa 等用前脑-前脑缺血耐受模式分别给沙土鼠 1min、2min、5min 预处理，2d 后再给予 10min 的缺血，7d 后发现，1min 的缺血预处理对随后的 10min 缺血无保护作用，2min、5min 缺血预处理组额叶皮质、豆状核、丘脑等处坏死神经元数目较单纯 10min 缺血组少，有明显的保护性。Glazier 用局灶—局灶缺血耐受模式闭塞 Wistar 大鼠一侧大脑中动脉 20min 进行预处理，24h 后再闭塞双侧颈内动脉 10min，4d 后发现，原大脑中动脉闭塞区域皮质神经元坏死密度较该侧的其他区域和对侧明显减少。以上说明，脑缺血耐受对预处理时间有一定的要求，预处理时间太短，不足以对细胞产生保护性，预处理时间太长引起细胞的坏死而不能获得缺血耐受。Weih 等认为，TIA 持续时间＜10min 时，产生的缺血耐受作用较弱，其病理生理机制可能是缺血时间过短，不足以激活缺血耐受的相关机制。Moncayo 等对 2 490 例脑梗死患者按有无 TIA 史分组进行临床对比研究发现，当 TIA 持续在 10min 内或 21 ～ 60min 时，有 TIA 脑梗死的患者预后与无 TIA 者无差异，只有 TIA 持续 10 ～ 20min 时，才可产生缺血耐受，推测脑缺血 20min 对是否产生神经保护是个“关键时间”。张桂莲等临床研究显示，在 TIA 短于 20min 时，这种保护作用最强，预后较好。

（二）TIA 后继脑梗死不同间隔期时间与脑保护的关系

采用局灶-局灶缺血耐受模式线栓鼠大脑中动脉 10min 后再灌注，然后分别在 1、2、3、5、7、14d 再闭塞该动脉 100min，72h 后，发现 2、3、5d 组的脑组织产生缺血耐受，而 1、7、14d 的未出现缺血耐受。有资料表明，缺血耐受属一短暂现象，发生于第一次 TIA 后至少 24h，持续 5 ～ 7d。Kato 等用前脑-前脑缺血耐受模式闭塞沙土鼠两侧颈动脉 2min，然后间隔不同时间再闭塞颈总动脉，结果发现间隔在 6h 以内的可产生累积性损伤，1 ～ 7d 组的与对照组无明显差异，间隔 14d 的对随后的缺血无保护性。因此，预处理后与再缺血间隔时间太短或太长均不能产生缺血耐受作用。Moncayo 和张桂莲等通过临床研究发现，在 TIA 发作后 1 周内出现脑梗死者，其神经功能缺损较轻，一级预后发生率高，推测作为对后继脑梗死有保护作用的 TIA 与脑梗死的间隔期应该不超过 1 周。

（三）TIA 发作次数与脑保护的关系

Kitagawa 等实验发现，2d 后重复 2min 的脑缺血预处理，可使随后的 5min 脑缺血得到完全保护，而单独一次的 2min 脑缺血预处理可获得 80%的保护作用。Moncayo 和张桂莲等临床研究表明，仅发作 1 次或 3 次以上的与未发生 TIA 者预后相似，可能因为 1 次发作时间太短，不足以激活产生缺血耐受的机制；发作 3 次以上的可能由于积累的重复损伤的影响，而不能产生缺血耐受。

四、TIA 对认知功能的影响

由于 TIA 患者的症状和体征可完全消失，因此临床医生大多忽略了对其高级神经功能的检查。早在 20 世纪 70 年代即有学者提出 TIA 可导致不同程度的认知障碍，涉及智力、注意力、空间感知能力、语言、计算和记忆等方面，其中记忆尤其是短时记忆障碍可能是其最敏感的指标。进一步的研究表明，TIA 后可有明显的组织病理学改变，包括海马 CAl 区、颞叶皮质、新皮质和纹状体神经元脱失。颈内动脉系或椎-基底动脉系 TIA 均可出现智能、推理和抽象思维、注意力、空间感知能力、言语、计算和记忆等障碍，其中最为主要的是记忆障碍，尤以短时记忆为最为明显。

Bradvik 等发现，无血流动力学异常的 TIA 患者可出现空间认知障碍。Rao 等发现，TIA 患者有全面的智能下降，自杀的可能性也较大，并认为可能与额叶功能受损有关。TIA 后记忆和智能障碍的恢复相对缓慢。Nichelli 等对 217 例反复发作的 TIA 患者进行了为期 3 年的神经心理学随访，结果发现，3 年后患者的语言、记忆和视空间能力均无明显改善；对部分 TIA 患者进行 SPECT 研究发现，局部脑血流（rCBF）下降最长可持续到症状消失后 90d，甚至四五个月，这可能与持续的认知障碍有关。但也有学者发现，即使 rCBF 恢复正常，TIA 患者的认知功能仍无明显改善。由此可见，TIA 发作后的高级神经功能障碍是持久性的，并且认知障碍的严重程度与 TIA 发作次数有关，发作次数越多，认知障碍越明显，尤其对记忆的影响较大。最近的一项临床研究表明，48%的 TIA 患者有不同程度的认知障碍，在为期 1 年的随访期内，反复发作 TIA 的患者认知功能障碍未见改善，而非反复发作的 TIA 患者认知功能随着时间的延长而逐渐改善。Bakker 等研究认为，颈动脉闭塞性疾病引起的 TIA 患者，尽管其局灶性神经功能缺损可以恢复，但认知障碍却持续存在。Bakker 等在此基础上用 MRS 对一组同样因颈动脉闭塞性疾病引起的 TIA 患者进行了观察分析，结果显示，所有 TIA 患者均有不同程度的认知障碍，与对照组比较，其 N-乙酰天冬氨酸/肌酸比（NAA/creatineratio）显著降低。近年来，很多文献都指出 TIA 是血管性痴呆的重要危险因素，它可加速脑的退行性变和认知功能下降的进程。Wakers 等通过简易痴呆量表（MMSE）和影像学研究发现，首次出现孤立性TIA的患者，排除年龄因素，与对照组相比，在随后的岁月中出现脑萎缩的概率是对照组的 2 倍，在 T1A 发病后的 1 年中，其认知功能的减退和脑萎缩均比同龄人明显。脑萎缩的进展可能反映了亚临床状态下的脑组织进行性损害。

五、诊　　断

（一）临床表现

本病多发于 40 岁以上，且随年龄增长而有增加的趋势，男性多于女性。其临床特点为突然起病，发作性言语、运动和感觉障碍，不出现以意识障碍为主的全身症状，症状和体征出现后迅速达到高峰。多数病例每日发作 2 ～ 3 次，也有数十次者，每次发作持续时间多为 5 ～ 20min，24h 内完全恢复，不留任何神经功能的缺损。根据受累血管不同，临床上可分为颈内动脉系统 TIA 和椎-基底动脉系统 TIA。

1.颈内动脉系统 TIA

其典型表现为：①运动障碍：对侧肢体和面部无力、活动不灵和偏瘫。②感觉障碍：对侧面部及肢体感觉异常或消失。③言语障碍：主侧半球病变时可见运动性失语、感觉性失语及混合性失语，也可出现失读、失写等症。④视觉障碍：短暂的单眼失明是本病的特征，表现为突发单眼黑朦，5 ～ 10min 后消失。部分视野缺损常见，偏盲则较少见。

2.椎-基底动脉系统 TIA

其典型表现有：①共济失调：常见步态不稳，平衡失调。可见眩晕、恶心、呕吐、眼球震颤等。②运动障碍：多表现为一侧颅神经麻痹伴对侧肢体瘫痪。猝倒发作为椎-基底动脉系统 TIA 所特有，患者猛转头时，突然下肢无力倒地，无意识丧失，很快恢复，是由于椎动脉受压致脑干上行性网状结构短暂缺血，肌张力减低而形成。另外，还可出现构音困难，言语不清。③感觉障碍：麻木，感觉减退或消失，可见于单肢、双上肢或双下肢，亦可四肢感觉障碍伴口面部感觉障碍。④视觉障碍：可有复视、偏盲或双目失明。

(二)实验室检查

1.头颅CT

CT以往主要用于TIA的诊断和鉴别诊断,最近有人将其用于TIA预后的判断。GarciaPastor等报道,69%的TIA患者头颅CT正常,26%的TIA患者CT上可发现陈旧病灶,只有5%的TIA患者CT上可发现新的病灶,而且通常是症状持续时间较长的患者。Vanja等研究发现,TIA患者头颅CT上的新鲜梗死灶与近期发生卒中风险密切相关。头颅CT上有新鲜梗死灶的TIA患者未来3个月内发生卒中的危险性为38%,远高于CT上无相应新鲜梗死灶者的10%。

2.MRI检查

MRI在识别TIA患者是否有梗死病灶方面比CT敏感。文献报道,77%～84%的TIA患者MRI上可发现梗死灶,但其中的一些梗死灶与急性损害无关,而DWI可以鉴别新旧缺血病灶。随着TIA症状持续时间的延长,DWI异常率也相应增加。一般认为,DWI检测较小的皮质下缺血病灶非常敏感。Kidwell等发现,在有明显临床症状的TIA患者中,DWI异常率为48%,其中近一半为腔隙性梗死。Inatomi等进一步研究认为,44%的TIA患者DWI异常,与TIA持续时间＜30min或无大脑高级神经功能障碍者相比较,TIA持续时间≥30min或表现为大脑高级神经功能障碍者,其DWI异常的阳性率显著增加。

3.磁共振波谱分析(magneticresonanceSPECTrum,MRS)

可反映脑组织的代谢情况。Robertus等报道了一组54例TIA患者的1h MRS研究结果,在TIA患者中,责任病灶侧大脑半球非梗死区N-乙酰天冬氨酸/胆碱比值较对侧大脑半球显著降低,而乳酸盐/N-乙酰天冬氨酸比值则显著增高。与无TIA史的TIA患者两侧大脑半球分别比较,既往有TIA史的TIA患者病灶侧和非病灶侧大脑半球N-乙酰天冬氨酸/胆碱比值均显著降低。通常情况下,比值的不同主要是胆碱增加所致,而胆碱增加提示细胞膜损伤,因而可反映TIA患者有缺血性损害。乳酸盐增加则提示受损的大脑半球无氧糖酵解增加。

4.多普勒超声扫描

可发现颈动脉颅外段、颈总动脉、颈总动脉分叉处及颈内动脉的动脉硬化性改变,表现为内膜增厚、软性或硬性斑块。

5.超声心动图检查

主要对年轻的TIA患者看其是否有二尖瓣脱垂及先天性二叶主动脉瓣,因为这两种情况都可引起TIA。

6.测定血浆中花生四烯酸(AA)、二十碳五烯酸(EPA)浓度

TIA发病48h内测定AA、EPA浓度,显示发病期间AA升高、EPA不变和EP/AA比值下降,而且颈内动脉系统TIA的这种改变使椎-基底动脉系统TIA更为明显。

7.血液检查

应进行血脂、血糖、血液流变学检查,通常可发现患者有脂质代谢紊乱及血黏度增高。

六、鉴别诊断

(一)部分性癫痫

各类部分性癫痫,特别是感觉性发作可酷似TIA。脑电图检查可有局限性异常脑波或癫痫波,抗癫痫药物治疗有效为其鉴别要点。

(二)偏头痛

偏头痛发作时往往有视觉先兆,然后偏侧头痛,伴恶心、呕吐等自主神经功能紊乱症状,其发作时间可超过24h。

（三）梅尼埃综合征

以眩晕发作为主，但发作时间长，常超过24h，多伴有耳鸣，不伴有其他脑干定位体征。

（四）脑　　瘤

脑瘤或可引起TIA，但往往伴有其他颅内压增高症状、视乳头水肿等。

（五）阿-斯综合征

有发作性意识障碍和抽搐，但无局灶性神经体征，系心源性全脑缺血所致，心电图可见心律失常。

（六）眼科急症

视神经炎、青光眼、视网膜病变，有时可导致突然视物丧失，应与TIA加以鉴别，但上述眼科急症持续时间长，无其他局灶性神经体征出现。

（七）癔　　病

癔病性黑朦、癔病性瘫痪，有时需与TIA鉴别，但癔病发作常有精神刺激，持续较久，症状多变，有明显的精神色彩。

七、治　　疗

无论何种因素引起的TIA都应看作是发生完全性卒中的重要危险因素，尤其是在短时间内反复多次发作者，应作为神经科急诊处理。

（一）病因治疗

尽可能查找TIA的病因，针对其进行治疗，如调整血压、治疗心律失常或心肌病变、纠正血液成分异常等。

（二）药物治疗

1.脑血管扩张剂及扩容剂

可用0.04%培他啶500mL（或培他啶20mg加入5%葡萄糖500mL）或低分子右旋糖酐500mL静脉滴注，每日1次，低分子右旋糖酐中可加入其他脑血管扩张药物，如烟酸200～300mg、罂粟碱60～90mg。亦可口服培他啶、烟酸等药物。

2.抗血小板聚集剂

可能会减少微栓子的发生，对预防复发有一定疗效。如无溃疡病或出血性疾病常用阿司匹林治疗，据统计长期服用可使缺血性卒中的发病减少22%，其作用是抑制血小板内的环氧化酶活性，减少血小板中的血栓烷A_2的合成，降低血小板聚集，其最佳剂量尚未统一，每日50～300mg不等，多数认为国人以小剂量为宜，还可与潘生丁联合应用，潘生丁用量为25mg，每日3次。噻氯吡啶（tielopidine）是一种新型的血小板聚集抑制剂，疗效显著，作用持久，优于阿司匹林，服用阿司匹林或抗凝治疗不理想者用此药仍有效，不良反应有腹泻、食欲不振、皮疹，偶见白细胞减少和消化道出血。该药价格昂贵，推广困难。如患者不宜用阿司匹林时，可用本药，用量200～500mg，每日1～2次。

3.抗凝治疗

如TIA发作频数，程度严重，发作症状逐次加重，且无明显抗凝治疗禁忌者（无出血倾向、溃疡病及严重高血压、无肝肾疾病等）可及早进行抗凝治疗。短期内频繁发作者可立即静脉注射肝素50mg，然后将肝素50mg加入5%葡萄糖或生理盐水500mL中静脉滴注，每分钟20滴左右，维持24～48h；如发作次数较少者，开始静脉滴注即可，一般用肝素100mg加入5%葡萄糖或生理盐水1 000mL，以每分钟20滴的速度静脉滴注。肝素用量以凝血时间（试管法）判断，每3～4h查一次凝血时间，凝血时间延长到未用肝素前的250%左右为完全抗凝标准，一般静脉滴注 24 ～ 48h 后改用口服抗凝剂新双香豆素等药物。国服抗凝剂的剂量比国外小得多，为其 1/3 ～ 1/2 即可达到有效的凝血酶原活动度的指标。最初数日每日查凝血酶原时间和活动度以调整抗凝药物剂量，使凝血酶原活动度维持在 20%～ 30%为宜，以后每周监测 1 次。口服抗凝剂的一般日维持量为：新双香豆素 150 ～ 225mg，双香豆素 25 ～ 75mg，醋硝香豆素 1 ～ 3mg，华法令 2 ～ 4mg，视凝血酶原活动度随时调整剂量。治疗期间应注意出血并发症，因出血并发症较多，国内较少采用上述抗凝治疗。近年来国内外开始应用低分子肝素进行抗凝治疗，该药是从标准肝素中分离出来的分子量较小的片段，平均分子量为 400 ～ 6 500 道尔顿，具有以下特点：①抗凝血因子 Xa 作用强，半衰期长（约为肝素的 2 倍）；抗凝血酶（因子Ⅸ）活性弱。②有促进纤溶作用，可促血管内皮细胞释放纤维蛋白溶酶原激活剂和缩短优球蛋白溶解时间。③增强血管内皮细胞的抗血栓作用而不干扰内皮细胞的其他功能。④对血小板数量和机能几乎无影响，不良反应小。⑤皮下注射易吸收。因此，目前国内已有一些单位予以应用，取得较好效果。常用量为 5 000 ～ 10 000AXaIU，腹部脐旁 2cm 处皮下注射，两侧交替，每日 1 ～ 2 次，连用 10d。

4.钙通道阻滞剂

因其能选择性地作用于细胞膜的钙通道，阻滞钙离子从细胞外流入细胞内，有防止脑动脉痉挛、扩张血管、维持红细胞变形能力等作用，常用的有：尼莫地平（nimodipine）20 ～ 40mg，每日 3 次；尼卡地平（nicadipine）20 ～ 40mg，每日 3 次；西比灵 5mg（或盐酸氟桂嗪 12mg），每晚 1 次，此药更适用于椎-基底动脉供血不足。

5.中医药治疗

多用活血化瘀，通经活络治疗原则。常用川芎、丹参、红花等药物。

（三）外科治疗

经检查确定 TIA 是由颈部大动脉病变如动脉硬化斑块致动脉明显狭窄或闭塞所引起时，为了消除微栓塞，改善脑血流量，建立侧支循环，对高度颈动脉狭窄（狭窄在 70%～ 90%）可考虑颈动脉内膜剥离-修补术、颅外-颅内血管吻合术等。由于这些方法的手术指征及效果尚有争议，故须根据患者具体情况及手术条件，慎重考虑，不应轻易施行。

1.颈动脉内膜剥脱术（carotidendarterectomy，CEA）

引起 TIA 的常见原因为颈总动脉分叉处或颈内动脉粥样硬化性狭窄。近年来，人们越来越重视颈动脉狭窄在缺血性脑血管病发病中的作用。有报道，30%～ 60%的缺血性脑血管病的发生归因于颈动脉狭窄，颈动脉狭窄的治疗对降低缺血性脑血管病的发生非常重要。CEA 治疗颈内动脉狭窄始于 20 世纪 50 年代，但由于疗效及并发症的问题而受到质疑。近 10 余年来，一些大规模多中心的前瞻性随机对照研究表明，CEA 可减少颈动脉狭窄患者发生脑血管病的危险性，成为当今缺血性脑血管病的主要治疗手段之一。目前认为，CEA 的适应证有：①症状性颈动脉狭窄，狭窄程度＞ 70%；②症状性颈动脉狭窄＞ 50%，局部硬化斑块不稳定（表面有溃疡或血栓形成）；③无症状性颈动脉狭窄＞ 60%，硬化斑块不稳定或伴对侧颈动脉狭窄或闭塞，且手术危险性＜ 3%。CEA 的并发症主要是脑血管病、死亡和再狭窄，以及术后过度灌注综合征、脑神经损伤和创口血肿等。有学者认为，年龄＞ 75 岁、对侧颈动脉闭塞、颅内动脉狭窄、高血压（舒张压＞ 90mmHg）、有心绞痛史、糖尿病、CT 和 MRI 有相应的脑梗死灶、术前抗血小板药物用量不足等，都是围手术期发生脑血管病和死亡的相关危险因素。

2.血管成形及支架置入术

CEA 虽然是目前治疗颈动脉狭窄的金标准，但存在一定的局限性。颈动脉血管内成形和支架置入术（carotidangioplastyandstenting，CAS）治疗颈动脉狭窄被认为是一种替代 CEA 的疗法，适用于 CEA 高危患者，如高位颈内动脉狭窄、对侧颈动脉闭塞、高龄及有麻醉和手术禁忌证者，而且比 CEA 脑血管病发生率和病死率低。Roubin 等对 528 例行 CAS 治疗的颈动脉狭窄患者进行短期（30d）及长期（5 年）观察，认为 CAS 与 CEA 一样，可减少颈动脉狭窄发生脑血管病的危险性，并具有较低的死亡率和非致死性脑血管病的发生率。实施 CAS 前，常规使用阿司匹林联合噻氯匹定或氯吡格雷进行抗血小板聚集，术中持续肝素抗凝，术后长期抗血小板治疗。CAS 术中和术后并发症包括心律失常、血压下降、血管痉挛、血栓形成、斑块脱落、颅内出血、术后再狭窄等。但近年来随着远端保护装置的使用，支架和扩张球囊的改进，CAS 缺血性脑血管病等并发症发生率明显降低。Whitlow 等报道 75 例严重颈内动脉狭窄的患者，采用带有远端保护装置的支架置入治疗，结果无一例发生脑血管病或死亡。与 CEA 相比，颈动脉狭窄的介入治疗历史较短，目前尚缺乏大样本多中心的随机比较研究，而正在美国进行的CEA和CAS 对照实验（CREST）尚无结果。最近一项小样本（85 例）的临床结果显示，两者效果相当。

八、TIA 的自然预后

早在 20 世纪 50 年代，Fisher 等就阐述了 TIA 伴有较高的缺血性卒中发生率。此后，虽然有许多有关 TIA 患者卒中发生率的报道，但由于调查对象的不同，其结果差异较大。近几年的临床研究显示，TIA 造成的危害远大于我们以往的认识。Alexandrov 等研究发现，在发病 6h 后症状缓解的 TIA 患者中 16%的病例可在 24h 内加重，这通常与颅内大血管狭窄或出现闭塞有关。有研究报道，TIA 或轻微卒中后的患者 7d 内发生卒中的危险性为 8%～ 12%，1 个月内发生卒中的危险性为 11%～ 15%，高于以往统计。最近的研究资料显示，TIA 后 2d 内发生卒中的危险性为 5%，TIA 后 30d 内发生卒中的危险性为 9.2%。来自美国和英国的研究表明，首次出现 TIA 的患者在数天至数周发生卒中的危险性很高，2d 内发生卒中的危险性超过 5%。另有几项研究显示，首次 TIA 后 90d 内发生缺血性卒中的危险性高达 10%～ 20%。最近的证据表明，TIA 后发生卒中的危险性与时间密切相关，TIA 后 90d 内发生卒中的患者中有一半出现在 TIA 后最初 48h 内。一项为期 5 年的随访研究显示，TIA 后 1 个月的病死率是无 TIA 者的 10 倍，TIA 后第 1 年的病死率是无 TIA 者的 2.6 倍，首次完全性卒中的发生率为 24.5%，5 年内病死率为 33%，死亡原因大多为心肌梗死或缺血性卒中，因为动脉粥样硬化性血栓形成是其共同特征。

（贾莉华）

第八章
Chapter 8
脑血栓

脑血栓形成是指在颅内外供应脑部的动脉血管壁发生病理性改变的基础上，在血流缓慢、血液成分改变或血黏度增加等情况下形成血栓，致使血管闭塞而言。

一、病因和发病机理

最常见的病因为动脉粥样硬化。由于动脉粥样硬化斑破裂或形成溃疡，血小板、血液中其他有形成分及纤维黏附于受损的粗糙的内膜上，形成附壁血栓，在血压下降、血流缓慢、血流量减少，血液黏度增加和血管痉挛等情况影响下，血栓逐渐增大，最后导致动脉完全闭塞。糖尿病、高血脂症和高血压等可加速脑动脉粥样硬化的发展。脑血栓形成的好发部位为颈总动脉，颈内动脉、基底动脉下段，椎动脉上段，椎-基底动脉交界处，大脑中动脉主干，大脑后动脉和大脑前动脉等。其他病因有非特异动脉炎、钩端螺旋体病、动脉瘤、胶原性病、真性红细胞增多症和头颈部外伤等。

二、病　　理

大体所见：可见动脉粥样硬化血管呈乳白色或黄色，管壁变硬，血管弯曲、粗细不等。脑动脉闭塞 6h 以内脑组织改变尚不明显，在大体标本上与正常脑组织不易区别，此时的缺血改变尚属可逆性。8 ～ 48h 缺血，脑组织开始肿胀、变软，灰白质境界不清，而最重的梗死中心部位的脑组织逐渐开始坏死软化。一般 3 ～ 7d 脑组织水肿达高峰，严重的可导致脑组织移位，甚至脑疝形成。

脑动脉血栓形成者，由于血栓中各部位含血小板、红细胞、白细胞及纤维素的含量不同，其颜色亦不同，血栓的头部含血小板、纤维素和白细胞而多呈白色，故称白色血栓，尾部含红细胞而多呈红色称红色血栓。血栓可有四种转归：①在纤溶系统作用下血栓破裂成小栓子阻塞远端血管或再通；②动脉壁上的小血栓被内膜上皮覆盖形成内膜下动脉粥样硬化斑；③血栓不断增大完全堵塞管腔；④经过一段时间血栓机化，血管可再通。

镜下所见：急性期梗死区脑组织结构不清，神经细胞及胶质细胞坏变，毛细血管轻度扩张，称此期为坏死期。梗死 2 ～ 3d 后，特别是 7 ～ 14d 时，梗死中心的坏死软化脑组织开始液化，病灶周围脑水肿明显，病变区神经细胞消失，吞噬细胞大量出现，星形胶质细胞增生，称此期为软化期。3 ～ 4 周以后液化坏死的脑组织被吞噬和移走，胶质细胞、胶质纤维及毛细血管增生，病灶小者逐渐形成胶质瘢痕，病灶大者逐渐形成中风囊，中风囊内充满浆液，称此期为恢复期。

恢复期可持续1～2年。动脉硬化引起的脑梗死一般为血供不足引起的白色梗死，少数梗死近皮层或栓塞的患者，由于血运丰富，再灌流时发生出血性梗死，称此为红色梗死。经病理资料统计，各主要脑动脉血栓的发生率为：颈内动脉的起始部及虹吸部29%，大脑中动脉43%，大脑后动脉9%，大脑前动脉5%，基底动脉7%，椎动脉7%。

三、临床表现

（一）一般症状

本病多见于50～60岁以上有动脉硬化的老年人，有的有糖尿病史。常于安静时或睡眠中发病，1～3d内症状逐渐达到高峰。有些患者病情逐渐进展数天，症状才达到高峰，意识多清楚，颅内压增高不明显。

（二）脑的局限性神经症状

变异较大，与血管闭塞的程度、闭塞血管大小、部位和侧支循环的好坏有关。

1.颈内动脉系统

(1)颈内动脉系统：以偏瘫、偏身感觉障碍、偏盲三偏征和精神症状为多见，主侧半球病变尚有不同程度的失语、失用和失认，还出现病灶侧的原发性视神经萎缩，出现特征性的病侧眼失明伴对侧偏瘫称黑朦交叉性麻痹、Horner征、动眼神经麻痹和视网膜动脉压下降。如颅外段动脉闭塞时，颈动脉可有触痛，呈条索状，搏动减退或消失，颈部可听到异常血管杂音。如侧支循环良好，临床上可不出现症状。多普勒超声扫描除可发现颈动脉狭窄或闭塞外，还可见到颞浅动脉血流量呈逆向运动。

(2)大脑中动脉：最为常见。主干闭塞时有三偏征，主侧半球病变时尚有失语。中动脉表浅分支前中央动脉闭塞时可有对侧面、舌肌无力，主侧受累时可有运动性失语；中央动脉闭塞时可出现对侧上肢单瘫或不完全性偏瘫和轻度感觉障碍；顶后、角回或颞后感觉性失语和失用。豆纹动脉外侧支闭塞时可有对侧偏瘫。

(3)大脑前动脉：由于前交通动脉提供侧支循环，近端阻塞时可无症状；周围支受累时，常侵犯额叶内侧面，瘫痪以下肢为重，可伴有下肢的皮质性感觉障碍及排尿障碍；深穿支阻塞，影响内囊前支，常出现对介中枢性面舌瘫及上肢轻瘫。双侧大脑前动脉闭塞时，可出现精神症状伴有双侧瘫痪。

2.椎-基底动脉系统

(1)小脑后下动脉(wallenberg)综合征引起延髓背外侧部梗死，出现眩晕，眼球震颤，病灶侧舌咽、迷走神经麻痹，小脑性共济失调及Horoner征，病灶侧面部对侧躯体、肢体感觉减退或消失。

(2)旁正中央动脉甚罕见，病灶侧舌肌麻痹对侧偏瘫。

(3)小脑前下动脉表现为眩晕，眼球震颤，两眼球向病灶对侧凝视，病灶侧耳鸣、耳聋，Horner征及小脑性共济失调，病灶侧面部和对侧肢体感觉减退或消失。

(4)基底动脉表现为高热、昏迷、针尖样瞳孔、四肢软瘫及延髓麻痹。急性完全性闭塞时可迅速危及患者生命，个别患者表现为闭锁综合征。

(5)大脑后动脉表现为枕顶叶综合征，以偏盲和一过性视力障碍如黑朦等多见，此外还可有体象障碍、失认、失用等。如侵及深穿支可伴有丘脑综合征，有偏身感觉障碍及感觉异常以及锥体外系等症状。

(6)基底动脉供应桥脑分支可出现下列综合征：①桥脑旁正中综合征(Foville综合征)：病灶侧外展不能，两眼球向病灶对侧凝视，对侧偏瘫。②桥脑腹外综合征(Millard-Gubler综合征)：病灶侧周围性面瘫及外直肌麻痹，伴病灶对侧偏瘫，可有两眼向病灶侧凝视不能。③桥脑被盖综合征(Raymond-Cestan综合征):病灶侧有不自主运动及小脑体征,对侧肢体及轻瘫及感觉障碍,眼球向病灶侧凝视不能。

(三)实验室检查

血尿常规、血沉、血糖、血脂及心电图应列为常规检查项目。脑脊液无色透明,压力、细胞数和蛋白多正常。脑血管造影可发现血管狭窄或闭塞的部位和程度。头颅 CT 扫描,在 24 ~ 48h 等密度,其后病灶处可见到低密度区。磁共振(MRI)检查则可在早期发现梗死部位。正电子发射计算机断层扫描(PET),不仅能测定脑血流量,还能测定脑局部葡萄糖代谢及氧代谢,若减低或停止,提示存在梗死。

四、诊　　断

本病多因脑动脉硬化症引起,其诊断要点为:年龄在 50 岁以上具在动脉硬化、糖尿病、高血脂者;既往有短暂性脑缺血发作史;多在安静状态下发病,起病缓慢;意识多清楚,较少头痛、呕吐。

五、治　　疗

(一)急 性 期

以尽早改善脑缺血区的血液循环、促进神经功能恢复为原则。

1.缓解脑水肿

梗死区较大严重患者,可使用脱水剂或利尿剂,但量不宜过大,时间不宜过长,以防脱水过度导致血容量不足和电解质紊乱等。

2.改善微循环

可用低分子右旋糖苷,能降低血黏度和改善微循环:500mL 静脉滴注,每日 1 次,8 ~ 10d 为一疗程。也可以用 706 代血浆,用法相同。

3.稀释血液

①等容量血液稀释疗法:通过静脉放血,同时予置换等量液体;②高容量血液稀释疗法:静脉注射不含血液的液体以达到扩容目的。

4.溶　　栓

①链激酶:初次剂量为 50 ~ 100 万U加入生理盐水 100mL 内,静脉半小时滴完,维持量为 60 万U溶于葡萄糖液 250 ~ 500mL 内,静脉 6h 滴完,4 次/d,24h 内维持用药,直到病情不再发展为止,但一般不超过 7d。②尿激酶:第 1d 用 1 万~ 3 万,分 2 ~ 3 次加入葡萄糖液内静脉滴注,1 ~ 2 周为一疗程。用药期注意出血倾向,1 ~ 2 年内用此药者不宜再用。

有出血素质、低纤维蛋白原血症、败血症、空洞型肺结核、严重肝病、心内膜炎及近期内有出血者忌用。应用链激酶时应做过敏试验。

5.抗　　凝

用以防止血栓扩延和新的血栓发生。用药期间也须严密注意出血倾向,出血性疾病、活动性溃疡、严重肝肾疾病、感染性血栓及高龄者忌用。①肝素:12 500 ~ 25 000U,溶于 10%葡萄糖液 500 ~ 1 000mL 内,静脉滴注 1 ~ 2d,以后根据病情掌握使用。②双香豆素:同时口服,第 1d 200 ~ 300mg,以后维持量为 50 ~ 100mg/d,治疗天数依病情而定;③新抗凝:口服,第 1d 20mg,第 2d 16mg,以后用 4 ~ 8mg/d 维持量。

此外，临床上还有用蛇毒制剂、藻酸双酯钠等等。

6.扩张血管

一般认为血管扩张剂效果不肯定，对有颅内压增高的严重患者，有时可加重病情，故早期多不主张使用。常用的药物有：罂粟碱 30mg 口服或肌肉注射 2 ～ 3/d，或 60 ～ 90mg 加入 5% 葡萄糖 500mL 内，静脉滴注，1 次/d。还可应用环扁桃酯、己酮可可碱、培他啶等。也可使用钙离子拮抗剂，以防止继发性血管痉挛，如尼莫地平 40mg，3 次/d；西比灵 5 ～ 10mg，1 次/晚。

7.其　　他

除上述治疗原则外，本病还可使用高压氧疗法/体外反搏疗法和光量子血液疗法等。后者将自体血液 100 ～ 200mL 经过紫外线照射和充氧后回输给自身，每 5 ～ 7d 一次，5 ～ 7 次为一疗程。中药以补气、活血、通络为治疗原则，常用补阳还五汤和丹参等。同时使用脑腹康、7-氨酪酸和胞二磷胆碱等，有助于改善脑代谢。本病也有应用手术治疗者，如颈内动脉颅外段血栓切除术，或颅内-颅外动脉吻合术。但疗效不佳，近几年应用较少。也有应用颈动脉腔内血管形术。如系颈椎病骨质增生所致者可行骨刺清除术和颈椎侧前方减压术等。在治疗过程中，将血压维持适当水平，不宜偏低。对瘫痪肢体，应早期进行被支活动及按摩，以促进功能恢复，并防止肢体挛缩畸形。

（二）恢 复 期

继续加强瘫痪肢体功能锻炼和言语功能训练，除药物外，可配合使用理疗、体疗和针灸等。此外，可长期服用抗血小板聚集剂，如潘生丁或阿斯匹林等，有助于防止复发。

（陈伟）

第九章
Chapter 9

脑梗死

第一节　脑梗死临床诊治

Section 1

脑梗死是指由各种原因导致脑动脉血管狭窄或闭塞后，引起相应部位的脑组织缺血坏死，也常称作缺血性脑血管病或闭塞性脑血管病。根据病因病理的不同，可以区分为脑动脉血栓形成、脑栓塞和腔隙性脑梗死。脑梗死约占脑血管病的40%以上，国内部分统计资料显示不同地区的发病率在20.1%～62.7%不等。动脉粥样硬化是脑血栓形成的最常见的病因；心源性栓塞是脑栓塞的常见原因，特别是风心病二尖瓣狭窄伴房颤者；脑深部穿通动脉阻塞后，造成微小的脑组织缺血、坏死和软化，形成2～15mm的空腔者，称为腔隙性脑梗死。上述原因造成的梗死范围大小不一，部位常不确定。梗死病灶急性期可见中心组织坏死、周围水肿，后期则坏死组织液化被吸收而形成囊腔。

一、病　　因

（一）脑血栓形成

动脉粥样硬化是脑血栓形成的最常见原因，并常伴有高血压，二者互为因果。颅内动脉粥样硬化好发于大动脉分叉、成角和弯曲处。重叠于动脉粥样硬化斑上的粥样化血栓形成在颈内动脉起始处最为常见。其次为颈内动脉虹吸部、大脑中动脉或前动脉的起始部。椎-基底动脉系统的粥样硬化好发于椎动脉起始部和其刚发出小脑后下动脉的远段端及基底动脉的近端。再次为颅底大动脉的近端分支处。动脉内膜损伤后，胆固醇沉积于内膜下层，使血管壁脂肪透明性变，纤维增生，动脉变硬弯曲，管壁增厚，血小板及血液中其他有形成分、纤维素等附着，形成血栓。再加之血压降低，血流减少、缓慢。血液黏度增加和血管痉挛等原因，最终使血管完全闭塞。高脂血症、糖尿病等可加快动脉硬化的发展。除上述病因外，造成血栓形成的病因还有动脉炎、真性红细胞增多症、自发性或外伤性动脉分层、烟雾病等，但均不多见。

（二）脑 栓 塞

各种不能溶解于血液中的固体、液体或气体，如赘生物、血凝块、脂肪滴、空气、癌细胞团、寄生虫卵等均可成为栓子，其在进入脑循环后阻塞血管，形成脑栓塞。根据栓子的来源可分为心源性和心外源性两类。心源性栓子占60%～80%，各种心脏病都有产生栓子的可能，其中以风心病二尖瓣狭窄最常见，尤其在合并房颤时，更易发生栓子脱落。急性心肌梗死、急性或亚急性心内膜炎、病窦综合征、心律失常（房颤多见灶）等，同样是脑栓塞的高危因素。其他如二尖瓣脱垂、动脉瘤、肺部化脓性感染、瘤细胞、寄生虫卵、骨折后的脂肪颗粒、胸腔手术时的血凝块。由血管注入的空气或油剂等所导致的脑栓塞，则较为少见。

（三）腔隙性脑梗死

腔隙性脑梗死的基本病因是持续性高血压病、小动脉粥样硬化和糖尿病伴微小动脉病变；另外，来自心腔或大动脉的微栓子、血管炎、阻塞小动脉，主要是深穿小动脉阻塞，均可形成本病。

二、病　　理

（一）脑血栓形成

血管壁出现大量结缔组织，包括胶原纤维、糖蛋白、弹力纤维、动脉内外脂质堆积，并可有钙质沉着。动脉内血栓可见大量血小板、红细胞和血管壁向血栓内生长的纤维细胞。陈旧的血栓可以机化。梗死的范围大小不等，所有急性梗死病灶的中央为坏死脑组织，周围是水肿区。坏死区神经元、轴突、髓鞘及胶质细胞均受破坏。后期坏死组织液化，被吸收后形成囊腔。梗死灶可以是多发的。

（二）脑 栓 塞

脑栓塞多见于颈内动脉系统分布区，尤以大脑中动脉及其分支最常见。栓子由颈内动脉或椎动脉进入颅内造成的深部或近皮层的梗死灶，可单发或多发于一侧或双侧大脑半球、脑干或小脑。栓子进入不容其通过的血管后，阻塞血流，或诱发动脉痉挛，或继发血栓形成，使相应供血区缺血缺氧，组织坏死，伴发脑水肿，甚至出现脑疝。陈旧病灶中心神经细胞死亡，代以胶质细胞增生或形成囊腔。

（三）腔隙性脑梗死

主要见于深穿动脉的供血区，如壳核、内囊、丘脑、脑桥基底部和辐射冠等部位。脑深部穿通动脉直径多为 100 ～ 400μm，闭塞后产生微梗死，组织坏死、软化、吸收后，产生 2 ～ 15mm 的小囊胶而称腔隙。在病理检查时，肉眼下呈针尖、米粒大小或稍大。显微镜检查时见有不规则的小囊腔，周围有一层致密的纤维胶质。多发性腔隙称腔隙状态。

脑组织对缺血缺氧十分敏感，局部供血中断 10s，就会出现神经功能障碍，几分钟以上就会梗死。动脉闭塞 6h 以内，其组织改变尚不明显，属于可逆性。梗死后 8h，灰、白质间的界限变的模糊不清，脑组织水肿与软化。至第 2 周末，坏死组织可液化，1 ～ 3 个月后液化组织被吸收，遗留空腔，周围有毛细血管和星形细胞增生。

三、诊　　断

（一）临床表现

1.脑动脉血栓形成性脑梗死

本病 95%以上发生于 50 岁以后，男性多于女性。约 60%的患者起病前有某种诱因可查，如过度劳累、气候变化、服降压药过多等。部分患者有前驱症状，如头痛、眩晕、肢体麻木无力等，约 25%的患者有短暂性脑缺血发作病史。既往史中可有高血压及糖尿病。起病缓慢，常于夜间或醉醒后发现偏瘫、失语等。有时亦可急骤起病，局灶症状多在数小时或 2 ～ 3d 内达到高峰。以后不再发展，称为稳定型脑血管病。有些病例可表现为进展型，病情较危重。典型的临床表现多数为无意识障碍和头痛、呕吐等颅压增高症状，或有轻度意识障碍，但恢复较快。梗死可发生于脑动脉的任何分支，不同部位脑梗死可有不同的临床症状和定位体征，临床常见的脑动脉血栓形成有以下数种。

（1）颈内动脉血栓形成：颈内动脉血栓形成约占缺血性脑血管病的20%，以颈动脉窦及颈内外动脉分叉处最常见（占90%），其次为虹吸部（占8%）。颈内动脉供应天幕以上大部分区域，包括额叶、顶叶、部分颞叶、基底节、内囊、间脑前半部以及眼球。若突发闭塞，则可出现一侧视力丧失，同侧霍纳综合征和对侧肢体瘫痪，对侧感觉障碍及对侧同向偏盲。主侧半球受累尚可有运动性失语，少数患者可有昏迷。

（2）大脑中动脉血栓形成：大脑中动脉是颈内动脉的直接延续，供应大脑半球血流量的80%左右是血栓形成和栓塞的常见发病部位。它分为皮质支和中央支两大组，皮质支包括眶额动脉、前中央动脉、中央动脉、顶前动脉、顶后动脉、角回动脉及额前动脉等8支。中央支包括内侧豆纹动脉与外侧豆纹动脉2支。若大脑中动脉及其分支主干闭塞时，引起对侧偏瘫、偏身感觉障碍和偏盲（三偏征），主侧半球主干闭塞可有失语、失写、失读；大脑中动脉深支或豆纹动脉闭塞，可引起对侧偏瘫，上、下肢瘫痪程度一致，一般无偏身感觉障碍或同向偏盲；大脑中动脉各皮质支闭塞时，可分别引起运动性失语、感觉性失语、失读、大写、失用，对侧偏瘫则以面部和上肢为重；非主侧半球皮质支闭塞，引起感觉忽略。

（3）大脑前动脉血栓形成：大脑前动脉分为皮质支与中央支两大组。皮质支包括眶额动脉、额极动脉、胼缘动脉、胼周动脉、楔前动脉与后胼周动脉6支，中央支包括Heubner返动脉与近侧段中央支。大脑前动脉的梗死较少见。若皮质支梗死时，产生对侧下肢的感觉及运动障碍，可伴有小便潴留（因双侧旁中央小叶受累），深支闭塞可致对侧面下部、舌肌及上肢瘫痪，亦可发生情感淡漠、欣快等精神障碍及强握反射。主侧半球大脑前动脉闭塞可有运动性失语。

（4）大脑后动脉血栓形成：大脑后动脉与大脑前、中动脉间有广泛吻合，一般不易出现全部供血区梗死，其血栓形成仅占全部脑梗死的3%左右，但由于该动脉供血区范围内结构复杂，故临床表现各种各样，大脑后动脉中央支血栓形成可出现下列综合征。

1）Weber综合征（大脑脚底综合征）：表现为病侧动眼神经麻痹与对侧偏瘫（包括中枢性面瘫、舌瘫及上下肢瘫），此乃中脑支旁正中动脉阻塞，致大脑脚内侧梗死，损害了动眼神经传出纤维与锥体束。

2）Benedikt综合征：表现为动眼神经麻痹与对侧锥体外系统症候，如半身舞蹈、静止性震颤，伴肌张力增高与运动减少，此乃中脑支短周边动脉阻塞黑质的结果。

3）Parinaud综合征（中脑顶盖综合征）：表现为双眼上视不能，伴会聚麻痹，此乃四叠体动脉或中脑支长周边动脉阻塞，损害了顶盖区与上下丘的结果。

4）Claud综合征（中脑背侧综合征）：表现为病侧动眼神经麻痹及对侧肢体共济失调，若伴有对侧偏身感觉障碍，则称为“红核丘脑综合征”，此乃后内侧中央支阻塞，损害了动眼神经、红核或脊髓丘脑束的结果。

5）丘脑综合征：①表现为对侧肢体感觉障碍，以深感觉最重，实体觉次之，浅感觉最轻，常伴感觉过度现象，此乃丘脑腹后外侧核受累之故。②表现为剧烈自发性疼痛，可能为腹后外侧核从皮层抑制下释放的结果。③表现为对侧轻度共济失调，乃丘脑外侧核梗死损害了结合臂终末纤维之故。④表现为舞蹈祥或手足徐动症，乃苍白球-丘脑纤维受损之故。若梗死累及邻近的内囊，还可引起对侧轻偏瘫。总之，丘脑综合征是后外侧中央支即丘脑膝状体动脉阻塞之故。

6）双侧丘脑旁正中综合征：丘脑旁正中区由前丘脑、下丘脑旁正中动脉供血，一旦形成血栓，即可引起双侧丘脑旁正中区梗死，累及丘脑背侧核、板内核及乳头状丘脑束。典型的临床表现为急性发病、深度木僵或昏迷，持续数小时或数天后发展为淡漠、无欲状态伴嗜睡。部分患者出现短暂性复视，然后意识丧失。神志清醒后虽常见最显著的特征是出现遗忘性虚构综合征：患者有顺行及逆行性遗忘，伴语言性或非语言性记忆障碍与虚构。另一特征为淡漠无欲、洞察力丧失及注意力不集中。患者表现为皮层下痴呆、缺乏主动，思维及反应迟钝，面部呆滞，表情减少。眼球运动异常，主要为垂直凝视麻痹，尤其是下视麻痹伴会聚障碍。

(5)基底动脉血栓形成：基底动脉比椎动脉分支多，主要为桥脑支、内听动脉、小脑前下动脉、小脑上动脉及大脑后动脉。该动脉发生闭塞的临床症状复杂，亦较少见。其主干闭塞可引起广泛桥脑梗死。患者四肢瘫痪、眼肌瘫痪、瞳孔缩小、多数颅神经麻痹以及小脑症状等，严重者可迅速昏迷，高热达 41 ～ 42℃以致死亡。椎-基底动脉因部分阻塞引起桥脑腹侧广泛软化，临床可产生闭锁综合征(locked-insyndrome)，患者四肢瘫痪，不能讲话，但神志清楚，面无表情，缄默无声，仅能以自主性眼球活动示意。椎-基底动脉的一侧分支闭塞，可因脑干受累部位不同而出现相应的体征，以交叉性瘫痪为主要特征，结合脑干的血液供应及血管性病变，临床上产生的症状较为典型的脑干综合征有以下几种：①延髓外侧部综合征（Wallerberg 综合征）；②桥脑内侧部综合征（Forille 综合征）；③桥脑外侧部综合征（Millard-Gubier 综合征；④中脑腹侧部综合征（Weber 综合征）；⑤椎动脉与小脑后下动脉血栓形成。

2.脑 栓 塞

(1)脑栓塞的临床表现：脑栓塞发病急骤，并迅速达到症状的高峰为主要特征。脑栓塞的临床表现可分为两类：①以脑组织的局灶性表现为特征，由单个栓子阻断一支较大动脉引起，大脑中动脉病变占大多数(73%～ 85%)。出现为数小时数日至数周的脑局灶症状，常见有局限性抽搐、偏瘫、偏盲、失语等，大多无意识障碍，如有意识障碍也很轻，且很快恢复。②因弥漫多发的脑栓塞引起，表现为突发、发展的全脑症状，严重者可突然昏迷、全身抽搐，因脑水肿或颅内出血，发生脑疝而死亡。有少数病例表现为慢性进行性加重的痴呆。

(2)脑栓塞的主要临床特点：①起病急骤：在各类中风中，以脑栓塞发病最快、最突然，常无任何先兆，于分秒之间发病，多数症状迅速达到顶峰（稳定型中风），偶有呈阶梯式进展加重者（进展型中风）。②年龄、性别：视病因而异，风湿性心脏病而致者年龄较轻，女性较多。栓子来源于动脉粥样硬化、冠心病、心肌梗死时，则多见于中老年。③脑部症状：大脑中动脉闭塞者见有突然的偏瘫、偏盲、失语、局限性癫痫发作及偏身感觉障碍，多无意识障碍和颅压增高等全脑症状。大的脑动脉栓塞、多发性脑栓塞、出血性栓塞，可因广泛性肺水肿、颅内出血等，出现昏迷、高热、全身抽搐、颅压增高等症状，甚至可发生脑疝而死亡。④其他症状：多数患者在发病时可查出原发疾病的症状和体征，以心脏病和动脉粥样硬化为多见。如栓子为心外源性或合并脑外栓塞者，可有胸痛、咯血、肺部感染、呼吸困难、肢端发绀、皮肤瘀点和急腹症等症状。⑤后遗症：据统计，脑栓塞的立即病死率为 7%～ 10%，复发率为 20%，复发者较首次发病的死亡率高。除极轻的患者可无脑功能障碍，多数患者留有不同程度的运动、语言、智能障碍等后遗症。

3.腔隙性脑梗死

腔隙性脑梗死的临床表现可分为下列五型。

(1)单纯运动障碍最为常见，约占全部病例的 2/3。突起一侧的面、臂、腿肌无力，很少伴有或不伴有感觉障碍。病灶多在内囊或桥脑基底部。

(2)单纯感觉障碍约占 10%，突起一侧面、臀、腿部感觉异常或减退，多数不伴有运动障碍。病处在丘脑腹后核区。

(3)感觉运动型突发一侧面、臂、腿部肌肉无力，伴有同侧相同部位或偏身感觉异常及减退。病变在内囊。

(4)构音障碍-手笨拙综合征突发的构音不清，吞咽发呛，一侧（常为右侧）中枢性面、舌肌轻瘫，手动作笨拙但无明显的肢体瘫痪。病灶在桥脑。

(5)共济失调性轻偏瘫突发下肢为重的轻偏瘫，伴同侧肢体的共济失调。病灶在放射冠或桥脑。此外，基底节病灶可表现偏侧舞蹈症，帕金森综合征；双侧额叶脑室周围白质中的多发性腔隙梗死，可引起痴呆、假性延髓麻痹综合征。

（二）实验室检查

1.脑部 CT

于脑梗死起病 4 ～ 5h 内，部分病例见边界不清的稍低密度灶。但早期 CT 检查的目的是排除脑出血、硬脑膜下血肿、颅内肿瘤等类似疾病。大部分病例在 24h 后出现边界较清的低密度灶，1 周左右可出现梗死灶不均匀的强化。CT 的优点是方便、迅速，适用于危重和不合作患者，能发现梗死周围水肿区、脑占位效应和是否转为出血性梗死。但小于 5mm 的梗死和后颅凹梗死不易为 CT 发现，皮质表面的梗死也不易被 CT 察觉。

2.MRI

在起病 1h 之内就可能显示皮质表面和后颅凹内的梗死，起病 6h 后的梗死几乎都能显示，表现为 T_1 加权低信号和 T_2 加权高信号。MRI 的缺点是成像时间长，不适用于危重患者、不合作者和装有金属假牙、心电起博器的患者。

3.经颅多普勒扫描

对确定颈内动脉血栓形成有价值，可检测脑底大动脉流速，发现大脑动脉主干、椎动脉远端段和基底动脉的狭窄和阻断，可评估侧支循环情况。

4.脑血管造影

可以明确闭塞血管及侧支供血情况，并借以排除颅内动脉瘤、动静脉畸形等。现有经皮颈总动脉穿刺法、股动脉插管选择性血管造影法和数字减影血管造影等方法。

5.血液检查

应常规检查血常规、凝血酶原时间和肌肝。对部分患者根据情况可测定血流变、胆固醇、甘油三酯、蛋白 C、蛋白 S、纤维蛋白原、纤溶酶原激活因子抑制因子等。

6.脑脊液

在怀疑有感染性疾病或经影像等检查不能确诊时，方可考虑腰穿。

（三）其他检查

（1）心电图：心电图检查必不可少，可发现冠心病心肌缺血、心肌梗死、心律失常和传导阻滞等。

（2）胸透或胸片对确定栓子是否来源于肺部癌变和原发病灶有重要意义。

四、治　　疗

（一）一般治疗

（1）卧床休息。

（2）保持呼吸道通畅，昏迷患者尤应注意。

（3）注意水电解质平衡。

（4）稳定情绪，避免精神刺激。

（5）低脂、低钠饮食，不能自行饮食者，应鼻饲流质饮食。

（6）急性期的治疗原则是：①增进缺血区的血液供应；②增进氧的供应和利用；③降低脑代谢，特别是中风后增高的代谢，如发烧、高血糖等；④防治并发症。

（二）药物治疗

1.溶栓剂

脑动脉闭塞数小时后，梗死区的核心部位缺血坏死已难逆转，因而溶栓剂的应用主要是针对起病的极早期和缓慢进展型的中风，但链激酶和尿激酶的疗效尚未肯定，且能引发脑出血的并发症。国内常用尿激酶6万～30万U，溶于100mL生理盐水中，静脉滴注每日1次。有出血倾向者禁用，注意监测凝血酶原时间等。组织型纤维蛋白溶酶原激活剂（t-PA），是第二代溶栓剂，它能有选择地与血栓表面的纤维蛋白结合，使局部纤溶酶原转化为纤溶酶，产生血凝块特异性溶栓效应，且很少产生全身性纤溶状态和抗凝状态。主要不良反应是出血，尤其在大剂量快速静脉注射时。其缺点是价格昂贵。

2.抗栓剂

此法的运用存在争议，从临床效果看，利弊互见。一般认为对进展型脑梗死有一定疗效，应严格掌握适应证和禁忌症，以免诱发出血等并发症，故不宜普遍采用。正规的抗凝疗法可用：肝素12 500U加入10%葡萄糖注射液100mL中，以每分钟20滴速度缓慢静脉滴注，只用1～2d，后改为维持量，约为上述剂量的一半。并选用一种下列口服抗凝药：新双香豆素300mg；华法令4～6mg；新抗凝片8mg。抗凝治疗开始后，应每日检查凝血酶原时间和凝血酶原活性，要求凝血酶原时间为正常值的2～2.5倍，凝血酶原活性为20%～30%，待稳定后每周检查1次。现临床比较普遍的运用抗血小板凝集剂：①阿司匹林肠溶片，每次50mg，每日1次。②潘生丁，口服每次50～100mg，每日1次。③藻酸双酯钠，口服每次50～100mg，每日3次。

3.血液稀释和扩容剂

如无严重的脑水肿和心功能不全可用扩容疗法。常用低分子右旋糖酐500mL，静脉滴注，每日1～2次，10～14次为一疗程。可降低血黏度，调整血球容积以10%～42%为最佳（此时携氧量最佳）。

4.脱水剂

如出现意识障碍、呕吐、血压增高、脑脊液压力大于1.96kPa（200mmH_2O）等颅压增高征时，可给予20%甘露醉250mL，静脉快速滴注，根据病情每日1～2次，连续3～5d或更长，直至脑水肿消退，颅内压恢复正常。

5.降血压药

脑梗死急性期血压可能偏高，除非收缩压持续高于26.3kPa时，不宜急速降压；可逐步调整至21.3kPa左右。但不宜低于中风发病前的水平，以免血压过低而导致脑血流量锐减，使梗死发展恶化。

6.保持呼吸道通畅

保证氧的供应，及时吸痰，必要时行气管切开和人工呼吸供氧，均有助于对抗脑水肿，纠正脑缺氧。

7.调整脑代谢药物

代谢亢进的神经元更易受缺血缺氧的损害。发热、惊厥、血糖过高、酸碱失衡等都会扩大梗死区域。故急性期要保持体温正常，及时控制癫痫发作，避免过多补液。经常监测血气，将生化指标调整至正常范围，而不宜应用各种脑代谢促进剂。近年来发现，有些药物对脑梗死急性期有保护作用，其作用机制可能有自由基清除、减轻脑水肿、脑代谢抑制、钙离子通道阻滞等，常用药物有：维生素E、巴比妥盐类、咪唑衍生物、纳络酮、前列腺环素、盐酸氟桂嗪、尼莫地平等。

8.其他药物

①对心源性脑栓塞患者，要根据具体情况及时进行抗风湿、抗感染治疗，尽量纠正房颤和心衰。②针对不同性质的栓子，采取各种不同的治疗方法。②高压氧治疗，对部分患者有效。

（陈伟）

第二节　无症状脑梗死

Section 2

无症状脑梗死(SBI)是指临床上缺乏相应的神经系统症状和体征，经头颅CT、MRI或尸体解剖发现有脑梗死灶。临床上分为原发性和继发性，前者多由高血压、动脉粥样硬化引起，后者则多为皮质下、丘脑、桥脑区的动静脉畸形或血管瘤以及慢性心房纤颤等所致。

一、发病率

关于SBI的发病率，文献报道不一，普遍认为其发病率受年龄、基础疾病、影像学设备的精确度等多种因素的影响。研究认为，由于SBI缺乏神经系统症状和定位体征，诊断只能依赖影像学检查，临床诊断率较低，大概占缺血性脑血管病的10%～30%，其中CT检出率为10%～38%，MRI的检出率为47%，尸检阳性率为77%。李晓颖研究报道，SBI的CT检出率为41.9%，MRI的检出率为58.1%，发病率随年龄增长而呈上升的趋势。SBI发病率：≤69岁为15.8%，70～79岁为28.6%，≥80岁为49.4%。表明老年人SBI发生率较高。

二、发病机制及高危因素

无症状性脑梗死分为腔隙性和非腔隙性两类，其发病机制及高危因素有所不同。

(一)腔隙性脑梗死

在SBI中占首位(82.96%)，其梗死部位以基底核区多见(56.17%)，其次是放射冠区(5.43%)。病变部位较深，病灶较小，直径＜1.5cm，大多位于血管的深穿支供应区。高血压、高血糖、高血液黏稠度、高龄、高血脂被认为是导致此种病变的重要危险因素。高血压可引起小动脉硬化，小动脉管壁硬化早期其中层平滑肌细胞增生，而后中层及内膜出现胶原纤维增生及玻璃样变，并有玻璃样物沉积，使管壁逐渐变厚，管腔变窄，甚至闭塞。这种病变以直径＜10pm的穿通支动脉为主，故腔隙性脑梗死灶好发于基底核与白质，且常呈现多灶性。长期高血压使得血管内压力增高，加上血液的黏稠度增加，血液的高凝状况，以及吸烟所造成的凝血功能异常、血管痉挛等血液流变学的改变，导致动脉硬化，引发心脑血管病。Sugiyama等发现将血压控制在正常水平可以降低高血压患者SBI的发病率。糖尿病、高脂血症患者，因异常的糖代谢或脂代谢，促使脑内小动脉、微小动脉硬化，最终导致深部的微小动脉的脑梗死。此外，缺血性心肌病及吸烟也是SBI的危险因素。

(二)非腔隙性脑梗死

非腔隙性无症状性脑梗死多累及大脑皮层，病灶通常较大，病因多由于慢性心房纤颤或其他心律失常引发心源性栓子以及颈动脉表面聚集血小板或胆固醇结晶脱落形成的微栓子所致。牛琦等研究发现，女性的危险因素如高血压、糖尿病的发生率高于男性，可能是由于老年女性绝经后雌激素水平下降，对心脑血管的保护作用减弱，导致其患病率的上升。此外，除了常见的危险因素之外，有学者做了基因方面的研究，认为脂蛋白a基因多态性与年轻患者急性血栓性脑梗死的发病关系密切。MounierVehier等研究进一步证实了脂蛋白基因多态性与年轻患者的SBI有关，而先天性蛋白C的基因缺陷可促进高血压病患者SBI的形成，尤其在基底核区。

三、影像学诊断

SBI 的确诊需依赖影像学检查。故对有脑血管危险因素的患者，应早期进行头颅 CT 或 MRI 检查，以明确有无 SBI。一般认为对症状性脑梗死的检出率 CT 为 82%，MRI 为 98%；对 SBI 的检出率 CT 为 50%，MRI 为 70%，以 MRI 更为敏感。CT 检查发现 SBI 病灶多为陈旧性低密度梗死灶，部分较小的新鲜病灶可能不容易被发现。冉文亮等报道，CT 对 SBI 的检出率为 65.2%，其中 26 例 CT 阴性的患者，经 MRI 检查后均发现病灶，表明 MRI 对 SBI 的诊断较 CT 敏感，其原因是 CT 的分辨率低于 MRI。李晓颖报道 9 例头颅 CT 检查无阳性发现，后经 MRI 检查发现 6 例有腔隙性脑梗死，证实 MRI 较 CT 诊断 SBI 更敏感。SBI 的病灶在 MRI T_2 加权像为高信号，T_1 加权像为低信号，质子密度加权（长 TR 短 SE）为高信号。病变以大脑白质、基底核区的多发性腔隙性梗死为最多见。T_2 加权像除高信号外，还有血管周围腔扩大及血管扩张、脱髓鞘、血管畸形、胶质增生等。故在 MRI 诊断 SBI 时，须与周围腔隙扩大相区别，遇到下述情况不列为 SBI：①病灶极小，直径在 3mm 以下，尤其 1mm 以下者；②周围边界极清楚；③形状呈正圆形或线形；④位于豆状核底部或侧脑室后角周围或半球凸面呈集合排列的小点状 T_2 高信号灶。本病还应注意与混合性卒中、多发性脑梗死、无症状脑出血、无症状性脑白质疏松及无症状性脑血管病变等疾病进行鉴别。

四、预防及治疗

尽管无症状脑梗死不引起明确的神经系统症状，但是可引起或加剧认知和智力障碍。目前认为，SBI 可以演变为症状性脑梗死或发展成为血管性痴呆（VD），故早期发现、积极治疗 SBI 具有重要意义。SBI 的治疗主要是针对危险因素，控制血压，降低血糖、血脂和血液黏稠度，解除血液的高凝状态，从而进一步防止多灶性脑梗死所致的 VD、假性延髓性麻痹状态及其他并发症。对反复多次出现上述并发症者，应根据不同情况采取相对应的治疗措施。总而言之，SBI 是一种常见的脑血管病，其病因与发病机理及病理表现相似，虽然发病率高，但是由于病灶较小或位于大脑的静区，表现为无症状而容易被漏诊或误诊。

（陈伟）

第十章 Chapter 10

脑血管病的影像学诊断进展

脑血管病是一组常见的致残率、致死率极高的疾病群，与癌症和心血管病构成人类的三大死亡原因，在有些地方已成为人类的头号杀手。其不但死亡率高，而且致残率高，给家庭和社会带来很重的经济负担和人力的负担。因此，积极预防和治疗急性脑血管病可以有效地提高人类的生活质量，减少社会资源的无效浪费等。急性脑血管病可分为缺血性和出血性两类。表现为突发的神经功能障碍，如无力、感觉障碍或/和言语困难。缺血性卒中包括血栓形成、栓塞和低灌注；出血性卒中包括脑实质出血、脑室出血和蛛网膜下腔出血。卒中的治疗只是近些年才取得了显著的进展，使医生能够显著改善这种破坏性疾病的转归。脑血管病中，缺血性卒中占85%以上，也是近年来研究的重点，取得了明显的进步，尤其是美国国立神经病和卒中研究所(NINDS)的组织型纤溶酶原激活物(t-PA)卒中研究小组首次公布了他们的资料，证实经过选择的急性缺血性卒中患者用t-PA溶栓可以显著改善临床症状；血管内介入治疗的发展和材料的进步，使得很多动脉瘤患者从中受益，避免了很多蛛网膜下腔出血的再发，并使很多血管畸形的患者得到治疗；脑出血的患者经过微创手术治疗挽救了很多患者的生命，并使生活质量得到改善。上述的成绩取得均应归功于近几十年的科学技术进步，诸如CT、MRI、DSA的普及和质量的提高，使我们的医生可准确地在短时间内判断卒中的性质、部位和大小以及和周围组织的关系等，并帮助医生在直视下对卒中实施治疗；也得益于近些年来基础研究的贡献，如兴奋性氨基酸毒性、钙超载、自由基的作用、缺血半暗带的发现和时间窗的确定等，也为卒中的有效治疗提供了先决条件。

一、病理生理学的新理论

(一)缺血性级联反应

缺血性级联反应是指参与细胞水平损伤的过程。神经元缺血缺氧数秒至几分钟，神经细胞的电生理功能即停止，细胞从有氧代谢变为无氧代谢，ATP的耗竭导致离子泵的衰竭，细胞内钙超载，导致钙离子介导的细胞毒性反应和兴奋性氨基酸的释放，从而导致蛋白酶、核酸内切酶、磷脂酶和一氧化氮合酶的激活及自由基的形成，导致随后的神经原和神经胶质细胞发生损伤和水肿。这个过程是一个连续的过程，故叫缺血性级联反应；因为类似一个瀑布样，故也有人将这个过程叫作瀑布效应。如何中断这个过程是我们研究的重点，目前已有些用于缺血-脑血管病的治疗，如钙离子拮抗剂、自由基清除剂等，临床上取得了一定的疗效。

(二)缺血半暗带

急性脑血管关闭根据血管分布区的不同出现不同的缺血区。缺血中心区的神经细胞可在数分钟内死亡，而其周边区可能由于有侧支血流等因素处于灌注减少或处于临界灌注状态，细胞的电生理活动已经停止，但没有死亡，它们可能存活数小时，我们将这一区域叫作缺血半暗带。目前研究的神经保护剂等作用的目标均在于该区域，溶栓治疗的时间窗提出也是基于半暗带的发现。如何保护半暗带内的神经细胞免于死亡，并将其激活是神经科工作者面临的重大课题。

二、影像学在急性脑血管病诊断中的作用

（一）计算机体层摄影

计算机体层摄影（CT）开创了采用数字成像方式提供优质断层解剖图像的先河，被称为医学影像学发展史上的一次革命。它发展非常之快，硬件方面已从平扫到往返式螺旋扫描，滑环技术的应用又使CT单向连续旋转扫描成为现实，螺旋扫描随即产生。电子束CT更是扫描速度在短短20余年时间内，由以分钟计算到以毫秒为单位。计算机的飞速发展与探测器的改进使图像的空间分辨率和密度分辨率有了明显的提高，为微小病灶的检出提供了有利的基础条件，三维采集数据的螺旋扫描时的多方位重建、三维显示、最大密度投影等新的显示方式成为现实，在此基础上CT血管成像、CT灌注成像、CT内窥镜已用于临床诊断并显示出独特优势。灌注成像CT利用滑环、螺旋技术，结合软件功能开发，可以较准确地了解急性缺血性脑血管病早期CBF、脑血容量CBV的减少和造影强化的峰值时间的延迟，弥补了常规CT在早期缺血性不具体、不清晰的缺点。CTP的方法有单层CTP，三相（早期动脉相、灌注相、延迟相）CTP，有的CTA加较早期CTP。电子束CT与常规CT很大不同，前者不使用普通的旋转阳极球管，而是采用先进的电子束技术，扫描速度产生一个飞跃，最快可以达到50ms，可用于急症患者和小儿的颅脑扫描，并可对脑动脉主干血管的钙化进行定量的测量以推断其狭窄程度，其不足是图像的空间分辨率不如常规CT。如果电子束CT的图像质量再能进一步提高到常规CT图像水平甚至超过常规图像，这种扫描方式将会代替目前常规的机械运动扫描方式。

（二）磁共振磁共振（MRI）成像的临床应用

是医学影像学中的另一场革命，与CT相比，MRI具有高组织分辨率、空间分辨率和无硬性伪迹、无放射损伤等优点，在不用对比剂的条件下，可测量血管情况。传统磁共振技术是以静态形态学为主，与其形成对照，弥散成像、灌注成像磁共振波谱为磁共振的功能成像（fMRI），是目前临床影像、神经学和心理学等学科的研究热点。弥散MRI以组织中分子弥散运动对MR信号对比度的影响作为主要参数进行成像。脑缺血时，弥散系数的下降与脑组织的灌注缺损有关，并能反映出细胞的肿胀。早期脑梗死时，弥散成像的变化早于形态学的变化，尤其是6h之内的诊断符合率明显高于常规的磁共振成像，在局部脑缺血的动物实验中可观察到数分钟内的表面弥散系数降低，且弥散成像可区分血管性水肿及细胞性水肿，进而区分高血压缺血性脑病和脑梗死，这对于急性期及时正确用药意义重大。弥散磁共振成像亦可显示和区分可逆性及不可逆性的脑组织缺血，亦有助于治疗方案的制订。弥散成像成为急性脑血管病诊断和制订急症治疗方案的一种快速、可靠、客观的方法。灌注成像技术能动态评价脑血流量（CBF）和脑血容量（CBV），在临床医学及基础医学研究中运用广泛。急性脑缺血开始时的血流下降并不影响形态学图像，但可在脑灌注图像中显示出来，急性脑梗死的灌注成像的诊断符合率高于常规磁共振成像。急性脑血管病诊断中，用非创伤性信号标记和变换射频的回波平面成像技术可得到与增强后T_2加权磁共振灌注技术相近似的结果。在上矢状窦栓塞的动物实验中，灌注成像展示矢状窦旁的灌注缺损。灌注成像脑血流定位图也可用于组织活检的定位和放射治疗的随访。灌注成像技术在脑功能成像方面应用广泛，主要是通过血氧水平依赖法，选用对

去氧血红蛋白浓度变化所引起的脑局部磁敏性变化敏感的 Th 回波平面成像或梯度回波成像序列，在给予适当地刺激前后做两组扫描，可得到感兴趣区的时间信号曲线，并将所得平均后的两组数据相减，即得到局部血流变化区域的信号差别，显示出相应区域的脑组织活动。磁共振谱(MRS)能提供体内重要的生化物质的代谢信息。用于频谱分析的原子核主要是 1H.13P13C 和 23Na。活体 MRS 的两种主要技术为：单体积技术和化学位移技术，均以许多的波峰(点)反映区域内各种细胞代谢产物的浓度。前者方法简便易行，结果可靠，但信息量小，不能反映代谢产物的分布和范围，后者克服了前者的不足，但对设备的要求高且易产生伪影，因而对结果的稳定性产生影响。MRS 能动态的测量缺血时脑代谢的改变。用 MRI 和 MRS 结合研究各种神经保护剂对脑组织的反应。弥散成像、灌注成像及 MRS 均能发现脑缺血，三者在时间和空间有直接联系，且与组织病理学检查结果相符。在时间上，它们发现异常病变均早于常规 MRI 检查，在脑缺血损害的可逆阶段即可显示，有利于及时进行脑血管再通术或使用神经保护剂治疗。但对脑缺血所致异常的范围及大小的表示，弥散成像与灌注成像不完全相符，有研究表明两者的差值即为临床所谓“半暗带”。磁共振血管造影(MRA)是利用血液运动质子作为内在的流动标记物，使血管与周围组织具有对比并经计算机后处理显示血管形态与血流特征的一种磁共振成像技术。MRA 突出流动质子的特征，亦称为“流动加权”成像。

与 DSA 相比 MRA 的优点在于：①无创伤，不需注射对比剂，无有害辐射；②在采集完成后可任意选择投照方向、角度显示血管，亦可对感兴趣区进行靶重建，而且可以动态静态结合观察；③结合 MRI 评价血管壁和血管周围组织，显示动脉瘤内血栓。常规血管造影只能显示血管内腔；④MRA 可显示成像容积内所有血管，亦可选择性地显示特定的血管。

MRA 的不足：①空间分辨率低，小血管显示欠佳；②显示范围(野)较小，不便于大范围检查；③受血流速度及方式的影响较大，易产生伪影，影响正常与异常或异常程度的判断；④有特殊的禁忌证，如心脏起搏器、颅内动脉瘤铁磁性夹闭等；⑤成像时间长，一般至少 5min 以上。随 MR 设备硬件和软件的发展，可望在不久的将来，基本取代传统的血管造影而成为最主要的脑血管成像方法。

(三)经导管脑血管造影

经导管脑血管造影(DSA)对脑血管的正常解剖显示最全面和最精细，仍是目前诊断颅内动脉瘤等脑血管病的金标准。自从葡萄牙的 Moniz 首创颈动脉穿刺造影以来，血管造影的基本原理没有改变。现今几乎所有的脑血管造影都经股动脉穿刺，经导管向所选择的动脉内快速注射造影剂，影像由带数字系统的电子设备系统获得，得到只有血管而没有骨骼和软组织的影像，即数字减影血管造影(DSA)。动脉 DSA 显示动脉已达到或超过了常规选择性血管造影的水平，可显示直径 200pm 以下的小血管及小病变。目前，三维 DSA 已能实时成像，最新的较成功的技术是一次成像(不用采集蒙片)三维 DSA，既减少了检查时间，又降低了检查剂量。CT/血管造影一体化及降低 DSA 检查中 X 线剂量的新技术，如低剂量脉冲透视技术、智能曝光技术和采集图像数字放大技术等，为脑血管病的诊断和介入治疗提供了更好的条件。但由于脑血管造影术为创伤性检查，可引起不适，严重者导致脑血管病，故随无创性的血管检查技术如多普勒超声、CTA 及 MRA 的发展，脑血管造影的适应证已发生了变化，主要用于颈段动脉、颅内动脉的狭窄或闭塞、脑血管畸形、颅内动脉瘤的诊断。现在对大部分脑血管病的诊断非创伤性血管检查方法与常规 CT 和(或)MRI 结合已取代了脑血管造影。

(四)发射型计算机体层摄影

随着核医学显像设备的更新和发展，脑功能显像使用某些能够透过正常血-脑屏障的放射性药物和正电子放射性核素及其标记化合物，可以反映脑的代谢、血流、生理及生化等变化，能够在活体状态下观察脑的功能活动与脑的局部血流分布和局部代谢改变的关系，即所谓的生理性断层显像。这是神经系统核医学影像诊断最突出的特点，迄今CT和MRI在这方面还不能达到这种水平，尽管近几年CT和MRI技术在神经系统疾病研究中显示出相当大的潜力，但它们仍不能取代脑功能显像而只是互为补充，彼此印证，为人们更深入地研究中枢神经系统的生理和病理过程提供信息。发射型计算机体层摄影(ECT)是当今影像核医学的重要诊断技术，根据发射光子的来源不同，可分为单光子发射计算机体层摄影（SPECT）和正电子发射计算机体层摄影(PET)。

最近，SPECT的定量化有了很大进展，主要表现在：①用于SPECT定量的放射性核素的信息，如半值幅、部分容积效果、能量频谱、对比度等的研究更加深入。②定量资料的收集方法，如两核素同时收集、多角度收集、动态SPECT收集方法及其质量控制的研究十分活跃。③关于吸收、弥散的各种矫正方法的进步使定量更加精确。④随着定量方法论的扩展。最近，不仅限于感兴趣区(ROI)，而且可以得到对于每个画素的定量图像，从ROI脑血流定量发展到功能图像，即向神经受体显像、葡萄糖代谢测定、神经传递功能等局部功能显像的定量化方向发展。这些领域从前只属于PET的独特属地，但是近年来在某些方面已呈现出应用SPECT比PET更加广泛、更易普及的趋势，这将是今后SPECT定量化发展的重要趋势。脑功能PET显像可以将脑血流量、血管反应性、氧摄取率、氧消耗量、葡萄糖消耗量、氨基酸代谢、脂肪酸代谢、醋酸代谢、核酸代谢、神经递质的动态、神经受体的分布、细胞内传递系的变化等功能信息影像化、定量化，对分析机体的正常生理、生化状态及其对各种疾患的动态变化做出了划时代贡献，为研究脑组织的功能状态和正常高级神经活动过程，以及各种脑疾患的发生发展规律、评价疾病治疗效果等，提供了一种重要的手段。PET装置设备复杂、昂贵，难以普及推广。今后，日常脑血流量检查将主要依赖 SPECT。各种负荷多次反复的脑血流量的测定及微量物质代谢将依赖PET。展望未来，PET将向探求复杂多样的生物系统，如受体标记、细胞表面识别分子的探求，多糖类、蛋白、核酸等高分子化学的成像为轴心深入发展。

（五）经颅多普勒超声

RuneAalid运用其独特的设计方法，巧妙地把脉冲多普勒技术与低频(2mHz)发射频率相结合，首创经颅多普勒超声(TCD)。经颅彩色双功能超声(TCCD)既能显示脑血管的二维解剖结构，又能进行脉冲多普勒检查，以便测量和计算各项血流参数，并且有彩色多普勒显示血流色彩。TCCD检查可观察、跟踪血管走行，保证取样血管的准确性、标准超声束角度，从而获得更准确的血流速度；并且可改善检查结果的重复性。与TCD相比，TCCD可以发现更为微小的颅内动脉病变；对颅内静脉病变的检查更直观、更准确。激光多普勒(LDF)是采用固态红外线激光二极管发射波长为780nm的激光，通过光导纤维传于组织表面，从运动着的红细胞上散射回来的光会产生多普勒频移(移动光)，而从周围静止结构反射的光保持不变。

移动光和参考光信号经光导纤维传到光敏探测器，光子在光敏探测器表面发生混频，产生电信号，此电信号包括两种信息：①频率，与血流速度有关；②能量，与血流量有关。通过微处理器对这些电信号分析处理，可以反映血流量的变化。LDF是一种无创性的快速的组织血流测定方法，可以连续、实时检测脑皮质微循环血流量。目前LDF主要应用于神经外科手术和ICU患者的监护。

第一节　经颅多普勒超声在缺血性脑血管病的应用

Section 1

颅内血流动力学改变是判断缺血性脑血管病(ICVD)的性质、程度、疗效的重要内容，详尽的颅内血流动力学资料为临床医生确定治疗方案、抢救患者生命、提高预后水平提供了极大的帮助。除临床的症状、体征外，有很多辅助检查手段可以帮助我们了解颅内缺血情况，但是，长期以来，可靠的血流动力学资料仍需从有创伤的数字减影血管造影术（DSA）获得。经颅多普勒超声的问世开创了非介入性脑循环研究的新纪元，它的特点是安全无创、患者放松、反映客观、快速可重复，可即刻或持续监测患者颅内血管血流动力学变化。这项技术已得到飞速的发展和临床广泛应用。

一、经颅多普勒超声技术的分类

经颅多普勒超声技术目前分两类：经颅频谱多普勒超声（TcD）和经颅实时彩色双功能超声显像（TCCD）或称经颅实时彩色多普勒显像（TCCS）。TCD 于 1982 年由 Aaslid 创立。TCD 利用脉冲多普勒技术和 2mHz 传感器，通过特定的颅窗，获取脑底主要动脉的血流频谱信号，经计算机处理，A/D 转换和视屏显示，得到一系列反映颅内血管血流动力学状况的参数，如血流方向、血流速度、频谱形态、动脉视窗、回声强度等。目前，TCD 已广泛采用彩色多普勒显像技术，并可利用 4mHz 和 8mHz 传感器检测颅外血管。1988 年有学者首先报道了 TCCD 的临床应用，它是在 TCD 的基础上发展而成。TCCD 的成像采用了两种不同的彩色编码技术，它具有频谱显像（CFDI）和功能显像（PDI）的双重功能。CFDI 是常规的彩色多普勒血流显像，PDI 的显像却是基于血管内颜色信号产生的反射波幅的能量变化，所以，TCCD 不仅可以通过 CFDI 了解血液流动的情况，还可以通过 FDI 了解血管壁的病变。

二、经颅多普勒超声在 ICVD 的临床应用

（一）TCD

TCD 可在缺血、出血、创伤、颅内压增高等病理情况下，观察颅内血管的灌注情况，了解脑底动脉及颈动脉、椎动脉颅外段的狭窄程度，评价脑死亡，监测溶栓治疗前后的脑血流量，了解蛛网膜下腔出血后颅内血管痉挛状态。黄一宁等对 77 例闭塞性脑血管病患者的 771 条颅内血管进行 TCD 和 DSA 检查的对比性研究，结果显示，TCD 诊断血管狭窄的敏感性为 86%，特异性达 98%，假阳性是 8%，假阴性是 3%，病变血管条数的漏、误诊率在颅内和颅外均为 2%，TCD 和 DSA 之间无显著性差异（$P > 0.05$）。此结果与国外报道相符。唐桂华等报道 186 例 TIA 患者的TCD研究，患者发作期和缓解期TCD异常的检出率分别为 100%和 81%，说明颈内动脉系统 TIA 患者存在血流动力学改变，这种改变在 TIA 发病中起重要作用。一组颈动脉分支阻塞病变患者的 TCD 和 MRA 对比研究显示，以 DSA 为确诊标准，TCD 和 MRA 在敏感性、特异性、诊断精确度方面并无显著差异，但基于费用的原因，TCD 应优先考虑。椎-基底动脉缺血性病变是眩晕症的常见原因，TCD 所显示的椎-基底动脉血流速度和频谱改变，配合转颈试验，可对病变进行定位，并可鉴别功能性血管病变。在观察 ICVD 的治疗效果方面，TCD 提供了一个客观的评价手段。Karnik 等在 ICU 进行床边 TCD 检查，发现在急性缺血性脑血管病病程 6h 之内予溶栓治疗后，脑血流量较溶栓前明显增加。脑动脉内微栓子栓塞是缺血性脑血管病的主要发病机制之一，早期发现脑动脉内的微栓子，及时采取针对性措施，对减少脑血管病的发生率有重要意义。

近 10 年来，TCD 在技术方面的进步使脑循环中的微栓子检测成为可能。1995 年第九届国际血液循环会议制定了 TCD 微栓子信号的基本标志：①TCD 栓子信号为一过性的，持续时间≤300ms；②信号强度应至少高于背景血流强度 3dB；③栓子信号在血流频谱上一般为单项的；④在出现视觉信号的同时，可听到“嚓、嚓”的声响，听觉信号与所用仪器和栓子速度有关。

栓子的检测有人工和自动两种，人工检测费时、费力，但结果可靠，自动检测目前还需与人工检测结合。近年来，双深度探头的应用提高了栓子信号检出的阳性率，应用它可同步监测同一血管的两个节段，栓子信号在两个节段间出现时间延迟，借此可以与伪迹相鉴别，也有助于栓子来源的定位。典型的栓子信号也称作短暂高强度栓子信号（HITS），脑梗死急性期容易检测到HITS，抗凝治疗后检出率明显下降。颈动脉粥样硬化狭窄程度与HITS的阳性率呈正相关，但它们与临床症状并非线性关系，因为还有其他因素参与脑栓塞的形成。一组急性椎-基底动脉卒中患者的微栓子监测和相关因素研究显示，椎-基底动脉的HITS检出与心源性脑栓塞相关，与血管本身的闭塞病变无关，椎-基底动脉心源性缺血性卒中较临床估计的更为常见。体循环静脉内的栓子通过缺损的心膈，直接进入体循环的动脉可导致反常性脑栓塞，它是缺血性卒中的潜在危险，临床多见于卵圆孔未闭患者。TCD结合超声声学造影，对检测脑循环中反常性栓子具有较高的灵敏度和特异性，为原因不明的脑栓塞患者特别是青年患者提供了一条病因诊断的途径，同时也提高了卵圆孔未闭的检出率。微栓子检测阳性是ICVD的高危因素，阳性而无症状者提示有活动性栓子来源，对阳性有症状者则提示ICVD复发的可能性极大。此外，微栓子检测还可作为评价抗凝溶栓、抗血小板治疗和ICVD的某些外科治疗的疗效评价手段。对微栓子的大小和性质，虽然体外实验提示与信号强度、通过时间有关，但目前还缺少临床资料的支持。

TCCD的双功能显像中，PDI是CDFI的补充，两者结合不仅提高了对血管内血流状态的分辨能力，还可以对血管病变的起源做出定位。Ries等对49例临床症状、体征提示后循环缺血的患者进行TCCD研究，与DSA和MRA对比，结果发现，PDI结合CDFI评价椎-基底动脉病变的灵敏度是90.63%，特异性是97.22%，TCCD的检查结果与DSA、MRA的结果有相关性。Griewing等对一组大脑中动脉阻塞患者进行TCCD检查，其中10例做了超声造影，与DSA比较，23例中仅2例漏诊。PDI对颅内血管血流情况有高度敏感性，PDI与CDFI结合应用可获得较高的敏感性及特异性，在某些情况下可减少DSA的应用。

（二）TCCD

TCCD为近年超声技术的新发展，能在颅内各血管显像的同时，测取其血流多普勒信号并做出频谱显示，可根据血流与超声束的角度校正血流速度。这样得出的结果更加准确，不易与其他血管混淆，因而在颅脑疾病，尤其是在脑血管病中显示出了良好的应用前景。TCCD使用装有2.0～2.5mHz 90°扇形图像转换器的计算机超声仪，每一扫描区中血流速度和方向以彩色实时显示，朝向探头血流以红/黄表示，而背离探头血流则以蓝/青绿色表示，彩色信号同时叠加于B超黑白解剖图像上，从而在背景脑结构中显示脑血管图像，并实时记录多普勒频谱信号，测定血流速度。主要的检查方法包括，经颞窗及经枕骨大孔窗测定。检查时须注意避开弯曲及超声角度大的血管，保证可靠的角度校正。常用观察参数包括：①采样深度；②声束角度；③收缩期最大流速；④舒张末期最大流速；⑤平均流速；⑥平均最大流速；⑦阻力指数；⑧脉动指数；⑨改良频谱增宽指数。

TCCD在脑血管病的应用包括以下几个方面。

1.颅内血管检查

TCCD可以同时显示颅内血管及其血流方向，有助于发现颅内血管的病理及侧支循环情况。Martin等用TCCD为115例志愿者检查，在1 265个基本的动脉节段中，成功探测到83%，其中椎动脉（VA）、基底动脉（BA）、大脑中动脉（MCA）、大脑后动脉（PCA）成功率达到84%以上；大脑后动脉远侧段（P2CA）、大脑前动脉（ACA）亦达70%以上。MCA平均及舒张末期血流速度随年龄增长而下降，血流速度在女性中较高。但在＞60岁组的人中，此种差别不明显。血流速度在MCA双侧相差最小，而P2CA最大，血管阻力指数亦随年龄增高而上升。脑血管病在老年人群中发病率较高，而这部分人颞窗较难穿透。Hoksbergen 等检查了 112 例动脉硬化的患者，其中不包括短暂脑缺血发作（TIA）及卒中患者，他认为，60 岁以上的白种人中男性成功率达 90%以上，而女性则较低，只能在 70%以上，而所有血管均可测得的女性只占 33%。探测的过程中还须注意到无脑血管病的人颅内血流速度正常范围较宽，且女性高于男性，而男性探测深度较大，当探测超声难以穿透颞窗时，超声增强剂可提高成功率。

2.脑缺血性疾病

TCCD 在卒中的诊断和处理中是一项有用的技术，无创且快速，但其主要的缺陷在于颞窗对超声能量的吸收达 60%～ 80%，因而接近 16%～ 20%患者无法成功地进行探测，特别是老年及女性患者。近年来，多用超声增强剂来解决这个问题。超声增强剂在健康人可以改善颅内血管结构的显示，还可解决大部分患者颅骨骨质增生引起的探测困难。有研究证实，TCCD 配合超声增强剂的运用可以较好诊断颅内血管阻塞性疾病，并提供颅外脑供血动脉阻塞引起交通动脉反流的情况。Postert 等研究了骨窗声学情况不良的 90 例急性卒中患者，运用超声增强剂利声显（Levovist）后，82%获得了满意的结果：30 例患者中有 27 例欧洲卒中量表（ESS）为 1 ～ 40 分，其患侧 MCA 闭塞或血流速度（FV）下降，ESS ＞ 70 分的只有 3 例无 FV 下降，1 例 MCA 闭塞。而 ESS 41 ～ 70 分的 22 例中 17 例有对称的 FV，这表明，临床神经功能缺损与 FV 阻塞或下降显著相关，发病后 12h 内 MCA 闭塞或 FV 下降与较大的闭塞面积相关。值得注意的是，有 5 例 MCA 闭塞的患者其后出现了再通，而 FV 降低的 27 例中有 15 例 1 周后复查 FV 恢复正常，同时也与临床神经功能的改善情况一致。这更说明了追踪复查对预后估计的重要性。有研究表明，脑缺血后 24h 内再通率达 14%～ 24%。TCCD 动态观察有无血管再通有其优越性。Baumgartner 等亦研究了 21 例缺血性卒中及 12 例 TIA 的患者，66%结果是确定的。3 例显示 ACA 反流，2 例显示 PCA 反流。还发现在注射超声增强剂前，如 TCCD 探测到血管，预计增强后的准确性＞ 90%。因此，普通 TCCD 也是必要的，可减少不恰当的增强检查。Goertler 等研究了 47 例患者 59 次检查结果发现，普通 TCCD 检查 MCA、ACA、PCA Pl 和 P2 段，以及颈内动脉虹吸段部成功率分别为 5.1%、28.8%、35.6%、55.9%及 47.5%，而增强后分别达到 84.7%、91.5%、93.2%、94.5%及 93.2%。以磁共振血管造影（MRA）、数字减影血管造影（DsA）为标准，增强后的 TCCD 结果阳性预测值为 0.86，阴性预测值为 1，敏感性为 1，特异性为 0.83。因此，使用超声增强剂可以改善因颞窗吸收导致超声结果不满意的情况。对临床上症状明显提示大动脉闭塞须尽快溶栓或抗凝治疗的，入院后需早期分类的，特别是不适合行 MRA 及 DSA 的患者，应用 TCCD 检查十分必要。

3.脑血管痉挛

蛛网膜下腔出血（SAH）后，症状性脑血管痉挛（CVS）的发生率各家报道不一，为 12%～57%不等。CVS 监测在指导治疗上有很重要的意义。通过 TCD 测定 MCA 流速诊断 CVS 已得到证实，但监测 ICA 和 ACA 仍不够灵敏。TCD 检测 ACA 困难有很多因素：①长度较短；②管径较小；③部分出现窦性结构；④部分发育不全。Proust 等对 30 例颅内动脉瘤破裂外科手术后的患者分别行 DSA 和 TCCD，根据 DSA 所测的动脉直径诊断动脉痉挛，发现 TCCD 与其显著相关。检测 MCA 动脉痉挛敏感性为 100%，特异性为 93%；ICA 分别为 100%、96.6%，ACA 分别为 71.4%、84.8%，均高于 TCD，并算出 MCA 的诊断值为平均流速 120cm/s。对于 ACA，虽可测出其血流速度加快，但仅在前循环所有节段痉挛时出现。

4.静脉血栓形成

常规血管多普勒检查仅能检测大的颅底动脉，TCCD 为颅内静脉血流检查开辟了新的途径。Stolz 等检查了 130 位健康志愿者的颅内静脉系统，并记录了相应的检查方法以及由此得出的血流速度阻力指数，收/舒比和检出率。所有年龄组患者大脑中静脉、基底静脉及大脑大静脉的检出率为 70%～90%不等，直窦、横窦、上矢状窦起始部的检出率则随年龄降低而降低，所需深度增加。静脉系统的超声检查有重要意义，主要用于静脉血栓形成的诊断、幕上区卒中及外伤后静脉血液动力学改变的动态观察。特别是静脉血栓形成，其临床表现非常多变，从无症状到严重的静脉阻塞，因此，有创检查不宜使用。传统的 TCD 检查曾用于诊断和动态观察颅内静脉血栓形成的患者。Valdueza 等曾利用 TCD 检查了 60 位健康人，深部大脑中静脉检出率仅为 22%，基底静脉为 93%。TCD 的缺点在于需有动脉标记来定位静脉系统，直窦可经枕窗探及，但直窦以外的硬膜窦不可测及。TCCD 可以基于脑实质定位而较传统的 TCD 更具优越性。

三、经颅多普勒超声误诊、漏诊的主要原因

不合适的声窗是一个很重要的原因，改变投射的角度是一个补救的办法。定位不准，如分辨不清颈内动脉的末端和大脑中动脉的起始部；主要动脉闭塞后，侧支循环使颅内血流动力学发生改变，某些血管出现代偿性的高速血流；血管狭窄程度较轻或多部位狭窄时容易漏诊，尤其是颈部的大血管病变易漏诊。虽然经颅多普勒技术操作简便，但正确的诊断需要熟练的操作、丰富的经验，同时结合临床综合分析才能得出。

虽然 DSA 仍是诊断血管狭窄的金标准，但也有一定的缺陷，如狭窄血管与成像投影角度的关系可造成假阴性；插管、打药过程可导致血管痉挛，甚至血管损伤；动脉严重狭窄、闭塞后，血管远端的情况不能显示。TCD 可以弥补这些缺陷。对脑内动静脉畸形、动脉瘤等，TCCD 结合超声造影，可取得与 CT 血管成像（CTA）和磁共振血管成像（MRA）相似的诊断效果。在某些病例中，TCCD 结合 CTA 或 MRA 可以取代 DSA 检查。手术中和床边的血流动力学监测以及脑动脉微栓子监测将是 TCD 应用极具价值的领域。随着计算机技术的进步和传感器的改进，对脑组织三维空间的超声成像是可以期待的技术，届时，应用经颅多普勒超声不仅可以获取更加详尽、直观的血流动力学信息，还有望在观察病灶的解剖结构和病理改变方面取得突破。

四、TCCD 与 MRA 和 DSA 的比较

脑血管病，尤其是急性卒中的治疗，时间窗很重要。溶栓疗法须在发病后短时间内运用，这就需要尽可能地早期诊断。由于 DSA 花费大、有创、需要专门技术人员操作而较难开展，TCCD、MRA 均为无创手段。MRA 在诊断颅内血管异常中有较高的敏感性与特异性，与 DSA 相比，诊断血管阻塞的敏感性为 100%，特异性为 95%。Kenton 等则比较了 TCCD 与 MRA 在急性卒中患者的诊断，认为两者结果较为相符。MRA 异常的患者，患侧血流速度亦有显著性差异。MRA 在诊断远端分支的阻塞较 TCCD 满意，但也可能受该处血流速度的影响。另外，某些 MRA 禁忌的患者，如烦躁、置入起搏器，生命支持仪器及置入金属的患者，更适宜行 TCCD。TCCD 适于用急性期，血管探及可在数分钟内完成，准确性高，诊断出近端阻塞即可马上溶栓治疗，还可追踪卒中患者血管再通情况，具有独特的优越性。

（尹秀玲）

第二节　TCD 定量检查技术的应用

Section 2

提高对脑血管病的早期诊断技术水平是改善预后，减少死亡率的关键。目前临床常用的现代影像诊断技术，包括 CT、MRI、MRA、DSA、SPECT 及 PET 等，不失其为理想的诊断手段，能

对多种脑血管病提供确切的诊断依据。但影响诊断技术是形态显示，对早期功能性诊断，只能做间接分析，且价格昂贵，非一般医院所能承担。而经颅超声多普勒（TCD）定量检测技术，不仅操作简易，携带方便，价格低廉且可多次重复检测，是脑血管病早期诊断手段。

一、TCD 超声检测技术的发展及基本原理

目前彩色多普勒超声技术在脑血流动力学的应用，主要是通过特定颅窗及相应传感器，进行同步动态定量检测。1986 年三维 TCD 问世，运用颅内血管的三维立体定位定量技术，可显示三维血管轨迹分布图，其优点：①可在血管轨迹上某一点取样进行多种指标分析；②能同步显示脑前、后血循环的功能状态、位置及相互关系；③提供 X、Y、Z 三维空间立体定位，以了解受检动脉的走行、分布和结构变化，大小缩短检测时间；④具有大容量贮存功能和自动分析、显示打印技术等综合能力；同时具备 2、4、8mHz 传感器，对颅内、外及周围主干动脉可以进行多通道同步检测。20 世纪 90 年代以来长时（24 ～ 48h）TCD 监测技术及脑动脉手术中脑血流动力时变化的动态监测已用于手术前、中、后全过程，为了解当时脑血流动力学的状态及掌握麻醉深度提供了动态及时信息。90 年代初多通道微栓子动态监测，已开始应用于国内、外大医院，该技术能对各类心脏病及其手术形成的栓子，对其来源、流动径路、数量及栓塞程序进行判断分析。近年来脑双功能多普勒超声技术已在国内少数大医院应用于临床，对血管腔内狭窄程度、管壁坠栓状态及血流动力等变化进行同步检测及显示，明显提高了受检动脉诊断的全面性及客观性。能量多普勒超声显像、彩色能量图、彩色多普勒造影技术是以平均多普勒频移技术为基础发展起来的，优点是可以提高信噪比及敏感度，在不论信号有无重叠的情况下，其能量频谱积分仍属不变，显示其功能的优越性。近年来脑静脉多普勒超声检测技术也已应用于临床，对全面了解颅脑各种影响血流运行状态，提供了全面、客观的观察和分析。

二、TCD 的各项定量分析指标

超声仪属连续实时彩色显像及定量谱仪分析仪，可采用 2、4、8mHz 三种传感器对颅脑、颈部、腹腔及周围大、中动脉的血流动力等进行检测，测定深度可达 8cm。利用流动血液中的红血球受超声束的返回信号作可散射源信号，形成多普勒效应。经计算机 A/D 转换及视屏显示，形成彩色显像，分为红、黄、蓝三色，红色代表正常血流速度的最大频移速度（PK），标准度为 100 ～ 3 600Hz；黄色代表受检部位血管内血流因狭窄呈各类散流状态（湍涡、逆流）或该处可能有 40%～ 60%中度狭窄，但尚有一定代偿性；蓝色示峰标准值在 5 000Hz 以上，可能有 75%以上的管径狭窄，代偿性差。由于本技术为动态血流动力的检测技术，属筛选性功能检查，须用 DSA，MRA 等影像技术加以明确并做进一步处理。常用的定量指标有：收缩期蜂速（Vs）为收缩期的最高流速，单位为 cm/s。舒张期末峰流速（Va）为舒张期末最高流速。平均流速（Vm）为完整心动周期的平均最高流速，其生理意义最大，Vm 较少受心率、收缩力、外周阻力影响，代表供血强度。双侧流速差（BVD）BVD － Vm1 － Vm2，但不能反映双侧流速差和血流速绝对值间的关系。双侧流速差百分率（PBVD）PBVDo ＝（Vm1 － Vm2）/Vm2 × 100，反映双侧脑动脉流速差与高侧流速间的关系。脉动指数（PI）PI ＝（Vs － Vd）/Vm 为脉动指数，属血管弹性程度。正常值 0.71 ± 0.1（20 ～ 45 岁）及 0.94 ± 0.14（46 ～ 65 岁）。阻力指数（RI）为血管阻力变化的指标。脉连逆指数（PTI）PTI-PI/Plref，在健康人，常以右 MCA 的 PI 值为 PIref，较 DI 稳定，MCA 的正常值为 100 ± 4%。上述各指标如＞ 2.5SD 者应考虑为异常，但须结合临床分析。

三、TCD的临床应用脑血管狭窄和闭塞

依据国内、外大量资料统计，敏感性为73%，准确性88%，特异性95%。颈部颅外动脉检测和血管造影对比符合率达96%。由于引起脑梗死的动脉病变程度和部位不同，故TCD有下列特征：①受检动脉95%闭塞，则梗死脑区供血动脉血流信号消失；②75%狭窄动脉血流速度增快，脉动指数下降；③一侧大脑中动脉急性闭塞病灶侧或对侧相应主干动脉亦可有流速增快、逆流，提示脑内侧支代偿的建立；④主干动脉闭塞或不全闭塞外，其近端分支亦可有流速增快，提示代偿现象而非分支狭窄。

（尹秀玲）

第三节　经颅多普勒超声判断脑循环储备功能

Section 3

有研究表明脑循环储备力（cerebralcirculationreserve，CCR）的显著降低对卒中尤其是缺血性卒中的发生有预示价值，因此近年来关于CCR的评价日益受到关注。以往对CCR的研究多采用SPECT和PET检测，由于这两种检测设备要求高且费用昂贵，临床上广泛应用受到一定限制。经颅多普勒超声（TCD）具有操作简单、无创伤，能持续反复动态检查，目前在检测CCR方面的研究日益增多，且取得了一定进展。

一、TCD对CCR检测原理

在正常脑灌注压（CPP）条件下，血管自动调节功能是维持正常脑血流量（CBF）固有的生理性调节机制，通过脑血管阻力的改变能在相当大的范围内保持CBF的稳定，使局部脑血流量和代谢水平处于动态平衡。脑血管自动调节装置分为神经源性、肌源性、代谢源性和组织压性，神经源性调节即植物神经调节；肌源性因素即压力、容量因素，当血压变化时灌注压虽有变化，但总的血流量维持不变，这就是脑血管自动调节的血压因素即Bayliss效应；代谢源性主要是指体液调节，影响因素包括氧分压、二氧化碳分压（$PaCO_2$）、pH值，其中CO_2是迄今为止所知的使脑血管扩张、血管阻力减少、脑血流量增加影响最强的因素；组织压性指血容量、动静脉压和颅内压调节。对于脑灌注压的变化，脑血管通过自动调节的功能维持局部脑血流量（rCBF）正常稳定的机制称为CCR（即脑血管灌注储备力）。CCR、脑代谢储备力及侧支循环是脑循环代偿保护机制的三个要素。CCR测量有两种方法。即降低灌注压，减少rCBF直接测定法和使用血管扩张剂间接测定法，后者通常以CO_2或乙酰唑胺（Diamox，ACZ）负荷前后局部脑血管反应性（rCVR）的变化为指标评价CCR。经颅多普勒超声（TCD）技术自问世以来，已广泛应用于脑循环及脑血管病研究。尽管TCD不能直接测量脑血流量，但大量研究表明，脑血流速度与脑血流量高度互相关，通过对颅底主要动脉血流速度的监测可有效地反映脑血流量的变化。由于大脑中动脉（MCA）可同时接受前后交通动脉及其他途径的侧支循环供血，且大脑半球80%的血液由其提供，TCD时颅窗的超声波几乎与MCA主干呈现0°。因此临床上利用动脉PCO_2对脑血流量的影响，通过TCD检测不同碳酸血浓度时大脑中动脉血流速度（Vmea）的改变，不仅可直接反映脑血管的舒缩功能状况，而且间接反映了脑血流量改变。大量研究亦表明以TCD检测下通过生理和药物负荷试验前后局部脑血管反应性（rCVR）的变化为指标评价CCR可以作为一种敏感而实用的方法。

二、TCD 检测 CCR 方法及评价

用于评价 CCR 的 TCD 脑血流负荷检查方法主要有生理性负荷和药物介入试验两类。生理负荷主要有屏气试验及过度换气试验，药物介入试验有乙酰唑胺（ACZ）试验和 CO_2 吸入试验。屏气试验、CO_2 吸入法及 ACZ 试验目前临床应用最广泛，且三种方法各有其优缺点。屏气试验操作简单易行，但需排除呼吸系统疾病及神志不清无法合作者，屏气时间过短会影响检查结果；CO_2 吸入不良反应大，可引起血压升高，有呼吸道不适反应，亦需依赖患者合作；ACZ 试验安全不良反应小，不依赖患者合作，不改变血压，但持续时间短且需 ACZ 药量较大。对于上述检查方法结果的相关性及可重复性目前已做了大量研究。Müller 等采用双通道 TCD 对颈动脉狭窄患者对比分析屏气试验及 ACZ 试验测定脑血管舒缩功能，评价 CCR 方面差异，结果证实两者结果一致，认为屏气试验可作为评价脑血管舒缩反应的首选方法。研究提示，脑血管反应性明显下降时，TCD 屏气法作为筛选试验能取得 5% CO_2 吸入法相似的结果。Treib 等用 TCD 对 30 例健康对照者分别测定正常吸气后屏气、深吸气后屏气、通气过度下深吸气后屏气和快速静脉注射乙酰唑胺四种方法后 MCA 流速、心排血量、脉搏及血压改变，结果表明：四种方法下平均血流速度均增加，前两种方法与乙酰唑胺法有显著性差异，而不同屏气法间无差异，仅通气过度法对心排血量及脉搏有一定增加，血压无变化。认为屏气试验比 CO_2 试验及乙酰唑胺试验更易为患者接受且无不良反应。而 Totaro 等用 CO_2 吸入法、屏气法、再呼吸和过度换气法对 45 名健康志愿者进行TCD脑血管反应性测定，并于测定后 1h（短期）和 24h（长期）后重复测试，结果显示：CO_2 吸入法短期及长期反应指数值的可重复性可靠，屏气法短期可重复性好，而长期可重复性差，再呼吸法短期可重复性一般，长期可重复性差，过度换气法在整个测量范围内，短期可重复性好而长期可重复性一般，并认为 5% CO_2 吸入法和过度换气法在随访过程中对脑血管反应性评价可作为首选。

三、在缺血性脑血管病方面临床应用

（一）评价 TIA 患者 CCR 改变

一过性短暂性缺血发作（TIA）作为脑梗死的先兆、前驱或危险因素，倍受人们重视，在被认定的脑梗死的诸多因素中 TIA 与脑梗死的关系最直接并有着同一病理学基础。TIA 患者尤其是老年人，其主要病因为动脉粥样硬化，广泛脑动脉硬化症易影响脑血管舒缩反应能力而使 CCR 下降。Widder 等报道在最近 3 个月内至少有一次 TIA 或卒中发作的 29 例患者中有 19 例（占 66%），在 PCO_2 从 40mmHg 增至 46.5mmHg 时的 VmcA 变化小于 5%，而有 100 例对 CO_2 反应明显的患者中仅有 21 例（占 29%）出现症状。Baumgartner 等对 4 例伴有单侧肢体震颤及 1 例有双侧肢体震颤的 TIA 患者研究亦显示，全部患者 5% CO_2 吸入后，TCD 检测显示 5 例在异常活动肢体对侧 VmcA 有轻微下降，其中 1 例双侧震颤者另一侧保持不变，MRA 检测示有 3 例异常活动肢体对侧颈动脉显示有 90%～95%狭窄，脑血管造影 3 例示颈动脉闭塞。由此认为颅内动脉血液动力学障碍是伴有肢体异常运动患者 TIA 发作的原因。

（二）对脑梗死患者 CCR 评价

已知的脑血管病患者常出现对乙酰唑胺与高 CO_2 反应减低。Maeda 等对 33 例有症状脑血管病患者（分为单侧颈动脉闭塞、皮层梗死及腔隙性梗死三组）及 13 例无症状脑梗死患者研究显示：颈动脉闭塞组闭塞同侧大脑半球 CO_2 血管反应性较其他各组均明显减低，皮层梗死组 CO_2 反应性有症状侧半球较健侧及无症状患者患侧半球均减低，较正常对照组减低更明显；腔

隙性梗死组有症状侧与无症状侧半球之间无差异，但较正常对照组减低；无症状脑梗死患者较正常对照组减低。有作者对高血压及高血压合并脑梗死患者研究显示，脑血管CO_2反应性高血压患者低于正常健康组，高血压合并脑梗死患者患侧低于健侧且均低于单纯高血压者，脑梗死患者健侧与高血压者无显著差异。夏惠治等对糖尿病脑梗死患者研究亦显示：脑血管反应性脑梗死患者低于正常对照组，且病灶侧较健侧明显减低，而皮层梗死组与基底节梗死组之间差异无显著性。提示无论高血压或糖尿病，其合并脑梗死患者脑循环功能均有不同程度下降，血管自动调节功能受损，血管舒缩储备能力下降。脑梗死患者上述TCD改变如能在卒中发作前检测并发现，对临床上卒中的预防治疗有一定临床意义。

（三）评价颈动脉狭窄或闭塞性疾病

CCR改变及预测卒中发作：Müller等对74例有单侧或双侧CA闭塞性疾病患者进行TCD屏气试验及乙酰唑胺负荷试验对比研究，两种方法均显示CCR减少，随CA闭塞程度加重，CCR降低更明显，并且CCR改变与Xe-CT所测定的局部脑血流量改变高度相关。Chimowite等对20例CA闭塞而无脑血管病证据的患者研究表明，ACZ注射后TCD检测VmcA均升高，其侧与侧差别随CA狭窄程度加重而增高，注射前后VmcA的侧与侧差别在CA闭塞组最高，CA狭窄组居中，CA正常组最低或无。Silrestrini等对有症状及无症状CA狭窄患者对比研究亦表明，有症状患者CA狭窄同侧屏气指数明显低于对照组、无症状患者狭窄同侧、有症状和无症状患者的非狭窄侧，对照组有症状CA狭窄患者的非狭窄侧以及无症状CA狭窄患者的狭窄侧之间无差异。

颅内血液动力学异常是导致卒中的重要危险因素之一，在颈内动脉闭塞性疾病尤其如此，同侧颈动脉（CA）狭窄或闭塞可增加卒中或TIA的危险度。理论上认为CCR显著降低时，系统血压下降可干扰侧支循环血液供给而诱发脑血管病，同时有不少研究提示CCR的显著下降可预示缺血性卒中的发生，但对此仍有较大争论。Gur等对44例有严重CA狭窄无症状患者TCD乙酰唑胺试验研究表明，ACZ反应正常者23人，反应减低者21人，反应减低者在随访（24 ± 8）个月中有2例发生缺血性卒中（1例致死性）、5例TIA，并且均发生于CA狭窄和反应减弱侧，而正常组无TIA及卒中发生。提示高碳酸血症所致的脑血管反应性降低可作为脑缺血发生率升高的一项指标。Blaser等最新研究亦认为颈动脉狭窄患者同侧MCA的TCDCO反应性下降可作为预测卒中发作的独立预测指标。但Power报告用PET证实的一组脑血流动力学显著异常的颈动脉闭塞性疾病患者随访研究并无卒中高危性。而部分SPECT结合ACZ负荷试验检测CCR，并随访观察CCR减退与缺血性卒中复发关系的研究表明，ACZ异常组和正常组卒中复发率无显著差异。因此是否因不同检测方法学上差异而致预后的不同，有待进一步对比研究及大样本前瞻性研究。

（四）对颈动脉疾病患者手术前后CCR评价

TCD及脑血管负荷试验已被广泛应用于CA闭塞性病变患者CA手术治疗适应证选择及疗效评估。Barzo等对40例CA狭窄＞70%患者术前及术后TCD乙酰唑胺试验评价CCR研究表明，静息脑血流速度术前患侧较健侧减低，术后患侧明显升高，而脑血管反应性手术侧与非手术侧术后均明显升高。Müller等及Miller等的研究均表明CA血管成形术对CA病变患者有症状及无症状侧大脑半球CCR均改善，但由于手术方式的不同CCR改善时间不一致，Mulle的研究认为颈动脉内膜切除术后3个月CCR改善最明显，而Miller的研究表明颅内外旁路手术后6～13个月CCR改善明显。另一组对13例有症状及11例无症状患者行颈内动脉内膜剥脱术研究表明，有症状者患侧、无症状患者CA狭窄与非狭窄侧屏气指数术后均明显升高。提示CA狭窄患者无论有无临床症状，CCR低下可以期待术后得到改善，手术将有助于防止其缺血性损害的发生。

（尹秀玲）

第四节 CT 在脑血管病中的应用

Section 4

一、CT 检查方法

(一)平　扫

脑 CT 主要用横断面，有时加用冠状面。横断面 CT 多以眦耳线（眼外眦与外耳道中心联线）为基线，依次向上扫描 8 ～ 10 个层面。层面厚主多用 0.5 或 1.0cm。层面与基线平行（图 10-1）；检查后颅凹，则层面与眦耳线成 20° 角。扫描头部需固定，不合作患者或儿童需给麻醉。

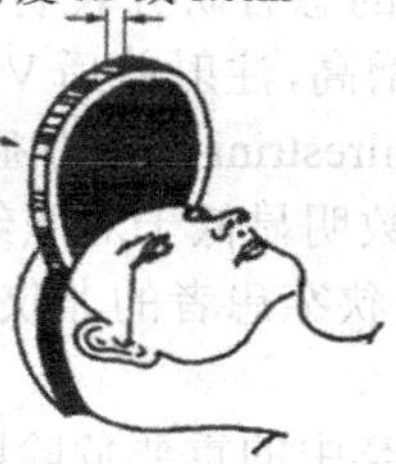

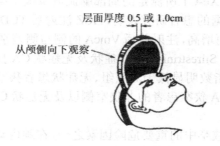

图 10-1　头部 CT 横断层面

(二)造影增强

CT 以静脉注入含碘水容性造影剂再行扫描。剂量以 60%的泛影葡胺为例，每千克体重用 1.5 ～ 2.0mL。给药方法可用静脉滴注法或静脉注射法。增强是指病灶密度的增高。病灶增强与病变组织血循环丰富，病变周围组织充血与过度灌注，病变血-脑屏障形成不良或被破坏有关。病灶增强后显示更加清楚。依有无增强、增强的程度和增强的形式，帮助确定病变的性质。不能使用含碘水溶性造影剂患者，不能进行本项检查。

(三)脑池造影 CT(cisterongraphy CT)

是经枕大池或腰脊穿刺注入非离子型水溶有机碘造影剂或气体，使拟检查的脑池充盈，再行扫描的方法，可使脑池清楚显影。易查出脑池内的肿块。多用于桥小脑角池和鞍上池，以查出池内小的肿瘤。应强调水溶性造影剂只能用非离子型者。

二、正常图像分析

脑 CT 横断面层面，一般要有 8 个标准层面图像。了解这些正常标准层面图像的特征，有利于观察和分析脑部疾病。10mm 底颅层面：此层面通过眦耳线上方 10mm，由前向后可见眼眶上部、蝶窦和中颅凹底、枕骨及枕大孔等颅底结核。20mm 蝶鞍层面：可见垂体、四脑室、桥池和桥小脑角池、岩锥与内耳道、前、中和后颅凹脑组织结构。本层面重点观察垂体和后颅凹结构。30mm 鞍上池层面：可见鞍上池呈六角星或五角星形低密度脑脊液间隙，增强 CT 扫描尚可见脑底动脉环在池内的分布情形。鞍上池后方、环池和四叠体池包绕部分即为中脑。40mm 三脑室前部层面：重点观察内囊、基底节和丘脑区。50mm 三脑室后部层面：除显示内囊、基底节和丘脑区外，同时是观察三脑室后部松果体区重点扫描层面。60mm 侧脑室体层面：可观察侧脑室体部、三角区和后角；增强 CT 尚可见直窦、上矢状窦和大脑镰强化显影。70mm 侧脑室顶层面：可见侧脑室顶部、大脑纵裂、脑皮质和脑髓质。80 ～ 100mm 脑室上层面：脑皮、髓质、脑沟和大脑纵裂清楚显示。

三、脑血管病的 CT 影像

脑血管病又称为中风或脑血管意外，可分为出血性和缺血性两种，是由多种病因引起的急性脑循环障碍疾病。以高血压和脑动脉硬化症最为常见，好发于中老年人。由于脑出血和脑塞梗死二者治疗的方法不同，治疗前明确诊断十分重要，目前 CT 扫描是诊断脑血管病的首选方法。

（一）高血压性脑内血肿

CT 表现同血肿的病期有关。新鲜血肿为边缘清楚、密度均匀的高密度区。2 ～ 3d 后血肿周围出现水肿带，约 1 周后，血肿从周边开始吸收，高密度灶向心缩小，边缘不清，周围低密度带增宽。约于 4 周后则变成低密度灶。2 个月后则成为近于脑脊液密度的边缘整齐的低密度囊腔。CT 可反映血肿形成、吸收和囊变的演变过程。在吸收过程中，如行增强检查可见周边的环状增强，至囊变期则无增强。

血肿好发于基底节或（和）丘脑。血肿周围水肿以第 2 周明显，可持续 1 个月。血肿及水肿可引起占位表现。基底节与丘脑血肿易破入脑室，表现为脑室积血部分密度增高。破入脑室的大血肿死亡率高，预后差。CT 还可发现出血引起脑脊液循环梗阻所致的脑积水和脑扩大。

（二）脑 梗 死

CT 表现与梗死类及病期有关，分述如下。

1. 缺血性脑梗死

脑血管闭塞后 24h 内，CT 可无阳性发现。以后则出现低的或混杂密度区，累及髓质和皮质，多为楔形和不整形，边缘不清。常并发脑水肿和占位表现，1 ～ 2 周后边缘变清楚，2 ～ 3 周后病灶变成等密度，与脑水肿消失和巨噬细胞反应有关。4 ～ 6 周则变为边缘清楚，近于脑脊液密度的囊腔，病侧脑室扩大。脑梗死 3d ～ 6 周时于低密度区中可出现脑回状、斑状或环状增强，多在皮质，也见于髓质。增强同脑梗死后修复反应性新生血管长入有关，而血-脑屏障破坏、造影剂血管外渗则是次要的。

2. 出血性脑梗死

缺血性脑梗死经抗凝治疗，血栓碎裂变小，向远侧移动，血液进入再通，但已有坏死的血管，易破裂出血而形成出血性脑梗死。好发于皮质和基底节，为大片低度区中出现不规则的高密度出血斑。

3. 腔隙性脑梗死

系因小的终末动脉闭塞所致，位于基底节与脑干，直径小于 1.0cm。为边缘清楚的低密度灶。脑梗死的发现 MRI 比 CT 扫描要早，一般起病后 6h MRI 即可出现异常。脑干和小脑腔隙性梗死灶的探测，MRI 明显优于 CT。脑梗死灶在 T_1WI 上呈低信号，在 T_2WI 上呈高信号。

四、脑血管病的 CT 影像

（一）脑动脉瘤

直径小于 1.0cm、无血栓、无钙化的动脉瘤，虽行增强 CT 检查也不易显影。较大动脉瘤增强检查后可呈圆形致密影。动脉瘤破裂出血，CT可查出血液在蛛网膜下腔、脑内或脑室内分布情况。还可发现出血引起脑血管痉挛所致的脑梗死、脑水以及阻塞脑脊液循环引起的脑室扩大。

（二）脑血管发育异常

小的病变CT不易发现，较大或显示为不均等密度、不规则形病灶。出血和钙化则表现为高密度病灶。如无血肿则无占位变化。增强检查可显示迂曲、粗大的供血及引流血管，而病灶则有不规则增强。如发现位置表浅、外形不整的脑内血肿，应行脑血管造影以确定是否因脑血管发育异常出血所致。

脑动脉与脑血管发育异常的诊断靠脑血管造影，但CT诊断其并发症则很难准确。CT发展非常之快，硬件方面已从平扫到往返式螺旋扫描，滑环技术的应用又使CT单向连续旋转扫描成为现实，螺旋扫描随即产生。电子束CT更是扫描速度在短短20余年时间内，由以分钟计算到以毫秒为单位。计算机的飞速发展与探测器的改进使图像的空间分辨率和密度分辨率有了明显的提高，为微小病灶的检出提供了有利的基础条件，三维采集数据的螺旋扫描时的多方位重建、三维显示、最大密度投影等新的显示方式成为现实，在此基础上CT血管成像、CT灌注成像、CT内窥镜已用于临床诊断并显示出独特优势。灌注成像CT利用滑环、螺旋技术，结合软件功能开发，可以较准确地了解急性缺血性脑血管病早期CBF脑血容量CBV的减少和造影强化的峰值时间的延迟，弥补了常规CT在早期缺血性不具体、不清晰的缺点。CTP的方法有单层CTP，三相（早期动脉相、灌注相、延迟相）CTP，有的在CTA加较早期CTP。电子束CT与常规CT很大不同，前者不使用普通的旋转阳极球管，而是采用先进的电子束技术，扫描速度产生一个飞跃，最快可以达到50ms，可用于急症患者和zl，Jb的颅脑扫描，并可对脑动脉主干血管的钙化进行定量的测量以推断其狭窄程度，其不足是图像的空间分辨率不如常规CT。如果电子束CT的图像质量能进一步提高到常规CT图像水平甚至超过常规图像，这种扫描方式将会代替目前常规的机械运动扫描方式。

（尹秀玲）

第五节　数字减法血管造影

Section 5

一般的脑血管造影需经动脉穿刺或插管进行，数字减法血管造影（DSA）可经静脉注射造影剂摄取动脉图像，方法简单，合并症减少。神经外科应用时，于肘静脉快速注射40mL造影剂，4～6s后做颈部摄影，6～8s后做头部摄影，只要血内浓度达到2%，即可获得清晰图像，对脑动脉硬化狭窄、闭塞、脑动脉血栓形成，特别是颈部大血管病变显示最为有利，可替代一部分传统的脑血管造影。但对颅内较小血管，特别是被颅骨掩盖的血管，显影不满意。对颅内较小的动脉瘤及脑动静脉畸形亦较难显示清楚。DSA最大优点是当颈动脉已结扎，如再要做颅内血管检查时，本技术当为唯一可行的办法。对颅内颅外动脉搭桥术后的患者，DSA为观察动脉吻合口通畅与否的理想方法。对颅内大静脉窦闭塞性疾病，DSA比传统的脑血管造影容易取得较好的图像。近年经动脉注射的DSA已开始应用，图像有较大改观，可以诊断脑动脉瘤、脑血管畸形及其他颅内占位性病变。

（尹秀玲）

第十一章

Chapter 11

脑血管病治疗研究进展

第一节 缺血性脑血管病的治疗概述

Section 1

脑血管病(CVD)在全世界范围内都是主要致死致残的原因之一。WHO 统计欧洲 15 个国家 CVD 年度死亡率，大多数在(90 ～ 200)/10 万，最高达 135.3/10 万，1994 年我国城市居民的 CVD 病死亡率为 129/10 万，占总死因的 24.3%。众所周知，CVD 中出血性脑血管病占 20%左右，而缺血性脑血管病(ICVD)约占 80%，所以治疗 ICVD，特别是早期治疗是很重要的问题。

一、血液稀释(3H)疗法

早在 1931 年，Fahreus 就开展了对微血管中血黏度的研究，这是 3H 的基础。20 世纪 60 年代相继出现了 3H 疗法，大量动物实验和临床研究证实 3H 疗法能有效地增加急性脑梗死动物和患者的脑血流量，使脑梗死患者神经功能缺损改善。最初采用的是高血容量 3H 疗法，其优点在于不发生低血容量，较为方便，但使心脏前负荷增加，易导致心力衰竭。在第一次斯堪的纳维亚研究会以后，改用等血容量 3H 疗法，其优点是避免了血液动力学急骤变化造成的不利影响。但此法因常用稀释液半减期较短，容易发生低血容量。近年来又推荐高血容量的方法，推荐使用的输注液已从除有 3H疗法作用及减少血小板聚集的右旋糖酐变为羟乙基淀粉溶液，此溶液与右旋糖酐相比，有不增加血浆黏性，反而降低血液黏性的优点。众所周知，急性 ICVD 治疗目的在于通过侧支循环使梗死周围半暗带区血供改善，使暂时失去功能的神经元功能恢复。如果在发病 48h 后才开始治疗，缺血性损害已达高峰，神经元已发生不可逆损害，因此进行 3H 疗法时应掌握治疗时机，应当是尽早、大量的，而不是反复多次、少量的。目前应用广泛为低分子右旋糖酐、羟乙基淀粉溶液、代血浆等。

二、抗凝溶栓治疗与蛇毒抗凝剂的应用

自 Sussman 首先应用溶栓治疗脑梗死后，早期研究的结果表明，溶栓疗法治疗急性脑梗死似乎并发太多脑出血，因而溶栓治疗脑梗死一度停止使用。近年来又重新开展溶栓治疗的研究，主要有三个原因：①近 10 年来，急性心肌梗死溶栓治疗取得了巨大成功，溶栓治疗脑梗死又受到了鼓舞。②复习以往的文献发现，过去脑梗死溶栓时间太晚，常常超过了 6h。③近些年来，世界各地重新开展了一些小样本的临床试验，在溶栓治疗的时间上注意选择发病在 6h 内

的病例进行，不少患者溶栓治疗后，很快恢复正常，取得了戏剧性的成功。Pennica 等通过 DNA 重组技术生产出组织型纤维蛋白溶酶原激活剂（t-PA），它能选择性地与血栓表面的纤维蛋白结合，这种"血凝块特异"溶栓治疗，很少产生全身纤溶状态，也不会产生全身抗凝状态。这一特点是它与链激酶、尿激酶的根本区别，但其价格昂贵，限制了临床广泛应用。溶栓治疗的根本是早期使闭塞的脑血管再通，在缺血-脑组织出现不可逆损害之前，给缺血-脑组织及时供血。动物实验进一步证实，缺血 6 ～ 12h 以内，脑梗死的体积出现持续扩大。因此，在脑梗死发病 6 ～ 12h，若能给予有效的溶栓治疗，脑梗死的体积是可以缩小的。从理论上讲治疗时间越早越好，Brott 及 Holey 认为，t-PA 与脑出血有明显的剂量关系，t-PA 剂量大于 0.85mg/kg 时，脑出血的危险就大大增加，此外与溶栓开始的时间有关。蛇毒制剂是 1963 年 Held 从马来西亚产红口蝮蛇毒中提取的具有生物活性的酶制剂，现已证明其具有抗凝、降低纤维蛋白原、溶栓、降低血脂和血液黏稠度、抑制血小板的黏附聚积、扩张血管、改善微循环等作用，自 1984 年临床推广之后，受到广泛重视。赵润龙等用蝮蛇抗栓酶治疗 ICVD 4 972 例，对急性期、恢复期、后遗症期总有效率分别为 97.26%、88%、77.5%，无一例出现不良反应。具有低毒、高效的特点，无论是早期或晚期均可使用，是治疗脑血管病的理想药物，值得推广。

三、抗血小板聚积和抑制 TXA_2 合成剂

ICVD 中，血栓形成是一个比较复杂的过程，其中血小板功能亢进已被大家所公认，现已证明脑梗死的发生同血小板活性、血栓烷 A_2（TXA_2）、前列腺环素（PGI_2）密切相关。乙酰水扬酸（ASA）虽然不能阻断由血小板因子引起的血小板聚集，却能阻断由儿茶酚胺和花生四烯酸对血小板的激活。后者是脑缺血时血小板激活的主要途径。小剂量的 ASA 还能够抑制另一种促血小板聚集物 TXA_2 的合成，并通过减少 TXA_2 合成使自由基数量减少，同时保存 PGI_2。如 ASA 用量不当就会起相反的作用，国内研究表明 50mg ASA 为最佳剂量，目前已被广泛应用于 ICVD 的防治，并在降低 ICVD 的复发率及死亡率方面取得了成效。以往有资料显示，ASA 对老年患者和女性患者的抗血小板凝集、防止血栓形成的疗效不显著或无效，但近来研究结果表明，在不同来源的各组患者中，不管患者的性别、年龄、高血压或非高血压、糖尿病或非糖尿病，其预防 ICVD 中的发生和减少死亡率的疗效相同。至于潘生丁、苯磺唑酮等在预防 ICVD 方面与 ASA 比较尚未显示出任何优点。

四、钙离子拮抗剂及谷氨酸受体拮抗剂

在脑缺血缺氧过程中，脑内大量释放谷氨酸，谷氨酸大量释放后，激活谷氨酸受体，引起 Ca^{2+} 从细胞外流入细胞内导致细胞内 Ca^{2+} 超载，最终导致神经细胞急性肿胀，代谢衰竭而死亡。因此研究者寻求用抑制谷氨酸释放或防止 Ca^{2+} 从细胞外进细胞内的药物来治疗 ICVD 患者。如尼莫地平，此药为脂溶性易透进血-脑屏障选择性作用于脑血管，使血液量增加，Hcffccz 等在脑缺血沙鼠和大白鼠应用尼莫地平治疗，试验结果提示此药可缩小脑梗死灶及改善神经损害。王纪佐等报道用双盲对照试验研究，服用国产尼莫地平 40mg，每日 4 次，连服用 4 周治疗 ICVD 患者，结果与对照组相比，以神经功能缺损程度进行评价，尼莫地平对 ICVD 有明显疗效。盐酸氟桂嗪（FNZ）属二苯基胺类化合物，为一种新型选择性 Ca^{2+} 通道阻滞剂。本品可通过血-脑屏障，而且还是一种抗缺氧、抗血管收缩药物，即使在缺血后治疗，也能改善缺血损害。此外尚有抑制血小板吸附和聚集作用，对 ICVD 起到保护和治疗作用。冯幼启等分别用两种不同剂量

FNZ 治疗 ICVD 67 例，结果显效率分别为 80%、83%，因此认为 FNZ 可能是一种较其他药物更为有希望的治疗 ICVD 的 Ca^{2+}通道拮抗剂。MK-801 是应用最为广泛的一种非竞争性谷氨酸受体拮抗剂，Mcdonal 的实验提示表明 MK-801 能防止动物脑缺血和缺氧造神经细胞损害。此药目前处在动物实验阶段，未进行临床应用，但该药治疗 ICVD 很有前途。

五、自由基清除剂与抗氧化剂

越来越多的研究表明，脑缺血再灌流损伤后，机体内清除自由基系统包括以超氧化物歧化酶及过氧化氢酶为主的一系列酶类以及一些抗氧化氢剂等功能均降低，从而形成的大量自由基不能及时有效地被清除而攻击生物膜上的不饱和脂肪酸，产生脂质过氧化，使细胞崩裂。这一过程的逆转是有关药物治疗的理论基础。甘露醇是临床常用的抗水肿药物，新近研究证实其能清除毒性最强的OH，阻断自由基连锁反应，减轻脑缺血后迟发性神经损伤，且清除作用较快。有人证实甘油、葡萄糖、果糖和乳糖也具有类似作用，但其具体作用机理尚不清楚。众所周知，皮质类固醇是有效的抗水肿药，近来的研究表明其具有清除自由基和抑制细胞膜的脂质过氧化反应作用，减轻脑缺血损伤。新近合成的 21-氨基甾类 U74006F 和 U78517F 具有很强的抗脂质过氧化作用，且无升高血糖及导致水钠潴留等不良反应，所以优于经典类固醇激素，现已开始试用于临床。别嘌呤醇是黄瞟呤氧化酶抑制剂，可阻止自由基生成。Itoch 应用别嘌呤醇成功地预防了缺血动物脑水肿的发生，提高了生存率，但该药对脑血管屏障的透过率较低，且酶抑制作用不完全。Dimethylthiourea 是新型的黄嘌呤氧化酶抑制剂，Pahlmark 实验证实它具有较强的抗自由基作用，能选择性保护细胞损害。巴比妥类药物也能清除自由基，Majewska 证实巴比妥除能抑制代谢外尚可明显抑制过氧化作用。目前许多人支持这类药物是通过抑制脂肪酸，脂质过氧化，减少自由基从而减轻脑水肿的观点。巴比妥盐低剂量无效，因其最佳有效量和中毒量接近，故临床使用受到明显的限制。维生素 E 为世界所公认的自由基清除剂，缺血时脑内含量减少，食入和注射维生素 E 均可减少缺血-脑组织 MDA 含量，可通过膜稳定作用和较强的抗脂质过氧化作用保护脑组织，维生素 E 的临床应用也取得了满意的疗效。

六、脑血管扩张剂与脑代谢改善剂

脑血管扩张剂可使血管扩张，脑血流增加，以前在治疗 ICVD 时，几乎常规使用，对部分患者有较好的疗效。但近年有人认为用血管扩张剂不适当时，可加重脑水肿或出现“盗血现象”，加剧临床症状，故目前很少单独使用。常用制剂有盐酸罂粟碱、菸酸、40% $NaHCO3$、654-2 等。前列环素是一种强效抗血小板聚集剂和血管扩张剂，国外曾报道前列环素治疗 10 例 ICVD 患者获得较好疗效，是治疗 ICVD 患者病理生理的合理新药，但对其机理和疗效评定需进一步探讨。脑代谢改善剂有 ATP 胞二磷胆碱、细胞色素 C、γ-氨基丁酸、氯脂醒、脑复新等。其主要的药理作用是增加脑的氧耗量，促进脑的葡萄糖代谢以及激活脑干网状结构。对 ICVD 有较好疗效，这方面曾有许多报道，在此不详细讨论。

七、神经保护剂

神经保护剂是随着对缺血性脑血管病病理过程逐步认识而开发出来的，针对缺血性脑损伤的不同病理环节，其主要目的为挽救缺血的脑组织，限制梗死体积，延长再灌注治疗时间窗，减轻再灌注损伤。目前研究较多的神经保护剂主要有Ca^{2+}通道阻滞剂及调节剂、突触前谷氨酸抑制剂、白细胞黏附抑制剂、神经节苷脂、GABA受体激动剂、胞二磷胆碱、碱性成纤维细胞生长因子(bFGF)、转化生长因子-B1(TGF-B1)等。上述神经保护剂虽然在基础实验中取得了一定的效果,但在100余个临床试验中的结果非常令人失望,没有一项试验取得成功。究其原因,可能与下列因素有关:实验动物同人类存在一定的差异,动物模型不能正确反映人脑缺血时的病理改变;基础实验与临床试验在治疗时间窗上存在较大差异;神经保护剂的最佳应用时间未确定;神经保护剂主要针对半暗带,临床试验中没有足够的证据显示患者脑组织中存在半暗带;缺少针对白质的神经保护剂;基础实验与临床试验的疗效判定标准不同,前者为早期的梗死体积,后者为晚期的神经功能及行为;临床试验样本量较小。虽然在临床试验中经历了挫折,但神经保护剂在缺血性脑血管病的治疗中还是有应用前景的,首先要减少基础实验与临床试验的差异,正确评价神经保护剂。其次要尝试联合用药,即可以多个神经保护剂联合使用,也可以与溶栓药等联合应用,采用多时间窗的鸡尾酒疗法。此外,不能只停留在神经保护上,要开拓思路,在抗神经元凋亡、促进脑组织修复等方面进行探索。

八、神经介入治疗

(一)动脉内溶栓

动脉内溶栓是在脑血管造影确定梗死血管的基础上,将微导管导入至血栓所在的部位,以期祛除梗阻、恢复脑血流。该方法可将溶栓药物送至栓塞的近端、远端及核心部位,从而在局部形成较高的药物浓度,减少溶栓药物的系统作用。前期非对照临床试验证实了动脉内溶栓疗法的安全性和有效性,提示该疗法的治疗时间窗可能超过3h。但是,另一随机安慰剂对照试验未能进一步证实其疗效。在随后进行的PROACT研究中,180例发病6h内的急性缺血性脑血管病患者(经血管造影证实为大脑中动脉栓塞)随机分为两组,一组为动脉内给r-proUK加静脉内肝素,另一组只静脉内给肝素。其结果显示:虽然r-proUK加肝素组的早期脑出血的发生率高于肝素组(20%:10%),但90d时前者的疗效明显优于后者(40%:25%)。尽管动脉内溶栓尚未成为标准治疗,但它为超过治疗时间窗的MCA梗死患者提供了一种治疗选择。

(二)球囊扩张与支架

经皮腔内血管成形术及血管内支架在脑血管病的防治中具有一定的应用前景,该技术可能是唯一可直接接近狭窄血管的方法,尤其适用于常规治疗(抗血小板聚集、抗凝、血压控制)效果不理想的亚急性及慢性脑缺血的患者。该疗法目前可用于颅内血管(颈内动脉颅内段、大脑中动脉主干、椎-基底动脉)及颅外血管(颈动脉)。大量试验证明,该疗法应用于症状性和无症状颈动脉狭窄的患者是安全可行的。颈动脉椎动脉腔内血管成形术研究(CA-VATAS)将颈动脉支架与颈动脉内膜切除术进行了比较,结果显示两种疗法均可在3年内预防脑血管病的复发,在试验过程中颈动脉血管成形及支架技术得到了提高,因而需要更大规模、随机、多中心临床试验以检验该疗法。对于颅内动脉粥样硬化狭窄的患者,该疗法亦取得了一定的疗效。但目前存在的问题是缺少设计严谨的随机对照试验对其进行评价。

九、神经外科手术

(一)减压术

大脑中动脉或其他局灶性脑梗死引起的占位性症状占脑梗死死亡原因的80%,而减压术可降低颅内压,该疗法的患者选择标准为:年龄小于75岁,Glasgow昏迷指数为7或更佳,有脑梗死所致脑水肿、颅内压升高、中线结构移位的症状及CT指征，并呈进行性加重。试验证实半球颅骨切除术可挽救患者的生命，但其远期疗效仍存在争议。目前有多个独立的前瞻性随机试验正在对其安全性进行评价。

（二）颈动脉内膜切除术

北美及欧洲大规模随机试验（1 400例）证实，颈动脉内膜切除术对于颈动脉高度狭窄患者复发有一定的预防作用。但是对于同侧脑梗死急性期患者，考虑到再灌注损伤及出血，是否适合施行该术仍存在争议。目前的观点认为，脑梗死发病4周内者出现TIA或小动脉栓塞的颈动脉高度狭窄患者可行颈动脉内膜切除术。

（三）血运重建术

主要包括颅内-颅外动脉直接吻合术、血管移植术、大网膜移植术、颞肌敷贴术等，由于疗效不确定而未得到广泛开展。

十、康复疗法

（一）高压氧疗法（HBO）及紫外线照射充氧自血回输法（UBI）

自1964年Ingver首先报道应用HBO治疗4例ICVD患者，其中3例好转后，临床上开始用HBO治疗脑梗死。其作用是提高动脉血氧含量及氧分压，从而促进氧由血管向组织中弥散，使脑缺氧得以改善。以往的观点认为HBO对脑梗死有一定疗效，但目前有双盲研究报道，通过筛选将39例脑梗死患者随机地分为HBO组和高压氧气对照组，对神经缺损进行等级评分，对照组患者治疗后神经缺损小于治疗组，指出HBO治疗ICVD可能是有害的，目前对其机理尚缺少较深入的研究。UBI近年来已被临床用于治疗ICVD，李盛棣等应用UBI治疗ICVD 1 843例，总有效率为93.92%。该疗法作用机理可能有：①经充氧的血液，血氧饱和度提高可达94%～98%，从而提高组织对氧的利用，有利于处于"边缘状态"的神经细胞功能恢复。②紫外线照射后，能提高蛋白质及脂质溶解活性，活化纤维蛋溶解酶，降低纤维蛋白原水平，从而降低血浆黏度并降低血脂含量。

（二）针灸治疗

针灸作为传统疗法，在治疗脑血管病方面，具有简、便、廉、验的特点。现代医家多选取十宣、十二井、督脉及手足三阳经穴位进行治疗，取得了一定的疗效。石学敏院士基于对中风病"窍闭神匿、神不导气"总病机的理解，于1972年确立了"醒脑开窍针刺法"，其治则原则为"醒脑开窍、滋补肝。肾为主，疏通经络为辅"。取穴以任脉及阴经穴为主，同时对针刺的手法和刺激量均做出了明确的规定，经对临床9 005例脑血管病患者的治疗，急性期总有效率为95.44%，后遗症期总有效率为98.84%，经回顾性研究，其疗效明显优于中药、西药及其他针刺法。但有学者对针刺改善脑血管病患者运动功能的荟萃分析（meta-analysis）显示，在康复治疗的基础上，针刺对运动功能的恢复没有明显的促进作用，对降低残疾率有一定的效果，究其原因，与临床研究的整体质量较差有关。因此，提高针刺治疗脑血管病临床试验的水平，已成为迫在眉睫的问题，可喜的是，相关大型多中心、随机试验正在进行，以期对针刺治疗脑血管病的疗效做出客观评价。随着多种疗法的应用，脑梗死的治疗取得了有益的进展。但是，正像所有疾病一样，针对性治疗固然重要，一般性治疗也不容忽视，如水电解质平衡、血液黏稠度、各种合并症的防治也是重要的环节，同样需要引起我们的重视并进行深入的研究。

十一、中医药治疗

（一）中医对本病的认识

脑血管病中医称“中风”，有风痱、风癔、大厥、煎厥、薄厥之称，《内经》、《伤寒论》、《金匮要略》中均有对本病的记载。对于中风的病机，历代医家各有阐发，大致可分为两个阶段：金元之前，多以外风立论，认为中风为“内虚邪中”。金元之后，许多医家对中风提出了新的认识，认为内因是造成中风的主要因素，如金元时期力倡火、痰、虚；明清时期则主要责之于“元气亏损”、“肝阳化风”；现代医家认为中风与风、火、痰、淤、虚等病理因素有关，根据全国中风病急症协作组对115例急性缺血性中风患者的观察结果，急性期以痰热、瘀血、腑实为主，恢复期则多由实转虚，以气虚血淤、阴虚风动多见。石学敏院士基于对中医理论中“神”的深刻领悟，认为脑血管病的关键病理基础为“窍闭神匿，神不导气”，从而进一步发展了中风病的中医理论基础。

（二）中药治疗

随着广大中医工作者的不断探索，中药治疗中风病的临床疗效正在不断提高。多位学者针对本病的病机，采用活血、清热、化痰、通腑、益气等方法进行治疗，其有效率可达80%以上。在单味中药及中药单体的研究中，川芎及其有效成分川芎嗪、赤芍801、大蒜素等引起了大家的重视，在治疗中取得了较好疗效。在中药的剂型方面，正在向多元化的方向发展，汤剂、胶囊、口服液、片剂、注射液已成为主要剂型。目前，关于中药治疗脑血管病的大型临床多中心、随机对照试验正在进行，我们期待试验结果对中药治疗该病做出客观的评价。

（贾莉华）

第二节　急性缺血性脑血管病早期治疗

Section 2

急性脑血管病又称卒中或中风，缺血性中风发病率占脑血管病的一半以上。现对近几年国内外文献报道的急性缺血性脑血管病治疗进展做一介绍。

一、缺血性脑血管病脑损伤机制及治疗认识

缺血性脑血管病的原因是神经元代谢需求与局部血液循环所提供的氧及其他营养物质（主要为葡萄糖）之间的骤然供不应求。供氧血流被剥夺造成的直接损害为缺血中央区的神经元坏死。通常缺血区中心脑组织在脑动脉闭塞后10min即坏死，而周边区通过侧支循环尚存在一层可恢复的神经元和水肿带（半暗区），防止“缺血半暗区”组织进一步梗死的措施能挽救残存的神经元功能。在缺血性神经元损伤的机制中，能量衰竭发挥着重要作用，其病理生理机制包括能量衰竭、酸中毒、细胞离子失衡及细胞内Ca^{2+}增加，兴奋性毒性作用和自由基损伤。基于上述认识，对于缺血性脑血管病的治疗要侧重于两个环节：①尽快改善和恢复缺血损伤脑组织的血液供应。②保护缺血-脑组织免受代谢毒物的进一步损害。其中根本的治疗措施是早期再通闭塞的脑血管，在出现不可逆损害之前，给缺氧脑组织及时供血，但可能会阻断杀死神经元的脑化学因子的连锁反应，增加脑组织的耐受性，从而挽救半暗区脑组织功能。两个环节措施协同应用，将使治疗更具针对性和科学性，有望提高缺血性脑血管病的疗效。

二、时间窗

根据动物实验，缺血性脑血管病的治疗时间窗以 1 ～ 3h 为最佳，原则上不应超过 6h，治疗时间一般又可以分为“预防窗”（是发病前给药以减轻发病后缺血性脑损伤的最佳时段）、“再灌注窗”（是指溶栓治疗的有效时段）和“细胞保护窗”（是针对缺血后一系列病理代谢进行治疗的有效时间）。“细胞保护窗”远不如“再灌注窗”确切，这是因为缺血后神经元损伤的不同机制其发生时间及相互关系还远未阐明，是值得今后大力研究的课题。

三、改善和恢复缺血-脑组织的血液供应

（一）溶栓治疗

20 世纪 80 年代以来，溶栓治疗已成为缺血性脑血管病的首选疗法。有资料认为，急性缺血性脑血管病发病后立即使用溶栓治疗可降低死亡和残疾的危险性，但与安慰剂组相比，溶栓治疗显著增加了致命性颅内出血的发生率和其他原因死亡的危险性。因此溶栓治疗风险大，对某些缺血时间较长的区域缺血中心区和易损区较易产生再灌注损伤、梗死后出血和严重脑水肿，因此要严格掌握适应证和用药时间窗。溶栓治疗的时间是发病后越早越好，国内外绝大多数学者都主张在发病 6h 以内。根据侧支循环建立的个体差异性，可将超早期溶栓的时间适当延长，有的学者还主张最好在 3h 内进行。国内外溶栓治疗的方法有两种：①选择性动脉内溶栓治疗；②静脉溶栓治疗。前者又可分为选择性溶栓、接触性溶栓和超选择性远侧溶栓，以第 3 种方法为优。接触性溶栓要比选择性溶栓好。国内段淑荣等在发病后 6h 应用尿激酶（50 ～ 250）X104IU 静脉溶栓，结果治疗组在第 1d 和第 14d 与对照组比较疗效均有显著性差异，提示早期大剂量尿激酶静脉溶栓是治疗急性脑梗死较为有效的方法。目前多采用静脉溶栓方法，局部动脉内溶栓的报道甚少，且均为小系列研究。

（二）抗凝治疗

抗凝治疗可阻止凝血酶原转变为凝血酶，对抗凝血酶的促进纤维蛋白原变成纤维蛋白的作用，阻止血小板聚集和破坏，但对已形成的血栓并无直接治疗作用，故十分强调早期应用。常用抗凝剂有肝素、低分子肝素、双香豆素、华法令及藻酸双酯钠等。目前多采用低分子肝素，其主要通过较强的抗凝血因子 Xa 活性而发挥抗凝作用，其抗凝血酶的活性较弱，与普通肝素相比其抗血栓作用强，对血小板功能影响小，出血的危险性相对较低。但也存在相反的看法，何俐提出发病后立即进行抗凝治疗，包括使用肝素、低分子肝素、肝素因子或特殊的凝血酶抑制剂，未显示出长期或短期的改善作用；虽然可降低深静脉血栓形成和肺动脉栓塞的危险，但这一作用也被其发生颅内外出血的危险性而抵消。

（三）抗血小板凝集

阿司匹林具有抗血小板凝聚作用，现已被广泛应用于缺血性脑血管病的治疗。其用量近年来一直未统一。实验室研究证实 30 ～ 50mg/d 阿司匹林即可达到治疗目的，因此临床上以小剂量作为治疗及预防缺血性脑血管病的方法。新型抗血小板药物——噻氯匹啶近年多用于治疗缺血性脑血管病，其临床疗效已得到公认，且优于阿司匹林。

（四）血液稀释疗法

血液稀释疗法是通过降低血细胞比容而使血黏度下降，进而增加局部脑血流量起到治疗作用。文献报道早期采用等容血液稀释，应用半衰期较长的胶渗液，如白蛋白或具有携氧能力的合成蛋白 Pentastarch 等有望取得较好疗效。选择性血液成分稀释是在国内外已应用的血液

稀释疗法和血液光量子疗法的基础上，针对缺血性脑血管病患者的血液流变性不同类型改变或弃血浆、或弃血细胞的一种新疗法。王丽萍经临床应用后认为此方法优于全血稀释疗法。

（五）扩血管药物的治疗

常用药物如脑益嗪、罂粟碱、碳酸氢钠以及钙拮抗剂尼莫地平等。但有人对应用血管扩张药提出异议，认为在缺血性脑血管病急性期（发病后 1 ～ 3 周）不能应用血管扩张药。北京医院神经科总结的经验认为：

(1)梗死急性期，脑水肿出现之前可适当应用血管扩张药，发病后 24h 以内应用较妥；小而无脑水肿时可适当延长应用时间。

(2)脑梗死发病后 3 周以上脑水肿完全消退后，如临床症状好转不明显时也可应用血管扩张药。

四、缺血-脑组织神经保护剂治疗

急性缺血性脑血管病的神经保护剂治疗已成为当今脑血管病治疗的研究热题，许多神经保护剂目前正在临床开发试用中。其作用机制在于通过阻断由缺血所致各种有害病理过程的发生，从而防止或局限缺血所引起的脑损害，减少脑细胞死亡和促进功能恢复。目前认为，神经保护剂治疗急性缺血性脑血管病的作用主要途径有：阻止 Ca^{2+}的内流，清除自由基，使用兴奋性氨基酸受体拮抗剂、神经营养因子和γ-氨基丁酸受体激动剂等。

（一）钙通道阻滞剂

研究最早、最广泛的是二氢吡啶类药物，以尼莫地平为代表，该药为电压敏感钙通道拮抗剂，具有脂溶性，容易通过血-脑脊液屏障。在 3 719 例患者的随机对照研究中，口服 120mg 未见有显著意义；但在发病 12h 内接受治疗的患者，其不良结果的危险性下降了 38%。目前对于发病 6h 内尼莫地平治疗临床期研究还在荷兰进行。镁的小样本研究表明，患者对该药有良好耐受性，治疗组大多数患者神经功能改善，病后 6 个月再入院机会减少。一组包含 60 例患者的研究显示，硫酸镁治疗安全有效，治疗组病死率和伤残率为 30%，安慰剂组为 40%，该药仍在进一步研究。

（二）自由基清除剂

急性脑梗死时，脑内自由基大量产生，使膜结构遭到破坏，导致神经元损害。自由基还可使缺血半暗区的血管痉挛及血管内凝血，使梗死范围扩大而加重脑组织损伤，故清除自由基治疗十分重要。维生素 E、维生素 C、超氧化物歧化酶（SOD）、激素、甘露醇等是常用的自由基清除剂，对缺血的脑细胞可提供保护作用。

（三）谷氨酸释放抑制剂

作用机制是抑制突触前谷氨酸的合成及释放，动物实验显示其有明确的脑保护作用。在临床应用还有待验证。

（四）胰 岛 素

近年有较多实验观察到胰岛素能明显改善脑缺血的神经功能障碍及病理损害，对缺血-脑组织具有不依赖于其降糖作用的直接保护作用。胰岛素脑保护的可能机制有增加细胞外γ-氨基丁酸的水平、促进细胞内 Ca^{2+}外流、清除自由基、激活 Na^{+}-K^{+}-ATP 酶及抑制去极化等。

（五）中 药 类

川芎嗪等活血化瘀中药不仅有抗血小板聚集、扩张小血管、改善微循环的作用，还有清除自由基、拮抗 Ca^{2+}等作用。近年来研究显示，川芎嗪还能抑制细胞间黏附分子-1（ICAM-1）表达及白细胞浸润，对缺血-脑组织有保护作用。丹参也有类似作用。醒脑静脉注射射液可用于湿热病、热人心包、神昏惊厥、中风闭证等，具有保护大脑细胞、促进大脑功能恢复、降低颅内压的作用。黄芪、当归、人参、绞股蓝、银杏叶等也被证实有一定脑保护作用。

（贾莉华）

第三节　缺血性脑血管病的抗凝治疗

Section 3

目前，血栓性疾病在我国的发病呈现上升趋势，预防和治疗此类疾病的抗血小板、抗凝、降纤、溶栓治疗等陆续被应用于临床，取得了一定的疗效。肝素类药物抗凝治疗作为一种新疗法越来越受到高度重视。

一、目前缺血性脑血管病的抗凝治疗

20 世纪 60 年代，肝素已成功用于预防和治疗深静脉血栓形成及肺栓塞，也曾用于治疗急性缺血性卒中。但肝素诱导的血小板减小症和出血等不良反应限制了其在卒中领域中的广泛应用。近 20 年来，低分子肝素（LMWH）的良好抗栓作用、高生物利用度、较长的半衰期、较低的出血倾向及较少的血小板减小症等特点，使抗凝治疗在缺血性脑血管病的治疗受到高度的重视。目前常用的抗凝药物：普通肝素、低分子肝素、华法令及其他。肝素家族包括普通肝素钠和钙、多种低分子肝素和肝素类物质。这些药物可用来阻止血栓的进展，防止早期卒中的复发，预防深静脉血栓形成和肺栓塞。肝素用于中风治疗之前，已被用于治疗冠状动脉疾病，深静脉血栓形成，肺栓塞以及在冠状动脉血管成形术后和用于维持移植物的通畅。用于中风治疗的研究始于 20 世纪 80 年代初。近期研究证实，炎症在脑缺血的病理生理机制中发挥了重要作用。因此，在缺血症状发生后尽早抑制炎症反应具有重要的临床意义。过去认为，肝素主要通过抗血栓而发挥脑保护作用，包括调节血管形成、调节脂蛋白脂酶、维持内皮细胞壁的完整性，抑制血管内皮损伤后血管平滑肌过度增殖等可能也参与脑保护过程，现在，肝素作为一种抗炎剂日益受到重视。两类药物均可抑制白细胞沿血管壁的滚动，而且越来越多的实验表明，这种作用是由于其能阻滞白细胞和血小板上的选择素。尽管 UH 不影响黏附分子的表达，但能与白细胞整合素 Mac-1（CDIIb/CDl8）结合，从而干扰白细胞黏附于血管内皮细胞。最近，体外实验肝素可抑制细胞因子活化所触发的诱导型一氧化氮合酶表达，减少一氧化氮的释放，说明肝素可影响细胞因子/细胞膜接触环节或炎性内皮细胞信号转导的早期阶段。肝素的抗炎效应取决于肝素类型、剂量及给予时机。到目前为止，所报道的急性缺血性卒中的肝素试验均得出负面结论，这些试验在设计上存在严重的缺陷，对抗凝效果缺少充分的生物学监测，纳入试验的卒中类型缺少标准化处理，更为重要的是治疗启动时间晚等因素都可能成为治疗失败的原因。然而，这些试验为进一步的研究提供了有用的资料，如最大的 IST 试验显示，UH 比阿司匹林更能防止血栓的发生，预防早期卒中复发不再是早期肝素化的唯一目的，肝素还具有强大的调理缺血后炎症瀑布反应的作用。由于存在各种各样的肝素产品，药理作用各有差别，其临床效果需要分别验证。目前，由于大量资料证实 UH 具有抗炎效能，因此，UH 应该作为将来大型临床试验的首选药品。与以前试验不同的是，将来治疗应该在非常严格的时间窗内进行。

二、普通肝素特性

普通肝素的分子量谱很宽，从 4 000 ～ 30 000 道尔顿，平均分子量为 15 000 道尔顿普通肝

素间接抑制凝血酶，它有作为辅因子结合在AT-Ⅲ上中和凝血酶的能力。

治疗方案如下：

(1)全量肝素治疗：用于急性血栓栓塞症侯群，包括深静脉血栓形成，肺栓塞、急性心梗和急性动脉血栓形成等的治疗，采用静脉泵入的形式，每4h测定APTT，据此进行调量，要求于24h内达到APTT较正常对照组延长1.5～2.5倍，从而达到足量抗凝。

(2)低剂量肝素治疗：在术后、妊娠、缺血性脑血管病或急性心梗以及房颤患者等易发生或再发血栓的高危人群中预防血栓形成，治疗剂量小，用药期间无需调整剂量。

(3)调整剂量肝素治疗：用于DIC、体外循环、血液透析、妊娠及安装人工瓣膜等高危人群，根据患者的凝血功能调整剂量，亦即所谓"个体化用药"。

三、低分子量肝素

(一)LMWH的来源

LMWH是由非普通肝素解聚获得，解聚方法包括化学法，肝素酶分解法及微量照射法，解聚后的相对分子质量为(1～10)×103(1～10KD)，平均为4.5×103(4.5KD)，主要成分是D-葡糖胺残基和糖醛酸(或葡糖醛酸、碘醛酸)组成的葡糖胺。解聚后的LMWH仍是不同组分的混合物，其中原肝素组分约占有1/3。

(二)LMWH的药理作用

1.抗因子Xa(FXa)活性和抗凝血酶(FⅡa)活性

LMWH大部分分子链少于18个糖单位，与AT-Ⅲ结合后能抑制FXa，这是其主要的药理作用。

2.促进组织因子途径抑制物(TFPI)释放

TFPI是自然产生的KUNITZ型丝氨酸蛋白酶抑制剂，其分子结构上有多个功能结合位点，可抑制因子ⅦA、FXa、白细胞促凝酶、单核细胞促凝因子和血栓部位释放的组织因子。

3.促纤溶作用

皮下注射LMWH促使纤溶酶原释放和优球蛋白溶解时间缩短，促进血管内皮细胞释放组织型纤溶酶原激活剂(TPA)和前列环素样物质，抑制纤溶酶原激活抑制因子，表现出较强的抗血栓作用。

4.对血小板聚集的影响

LMWH引起血小板聚集和增强诱导剂的作用低于UFH。LMWH引起血小板聚集存在一定的量效关系。即随着分子质量的降低，LMWH对血小板聚集的影响越小。当相对分子质量小于3 000KD时，几乎不具引起血小板聚集的活性，因此，LMWH引起的血小板减少症明显降低，出血并发症减少。

5.延迟性抗血栓作用

LMWH可使纤维蛋白原浓度和血液黏滞度降低，与血管内皮细胞和血液相互作用，产生延迟性抗血栓作用，时间常超过24h。

6.神经保护作用

LMWH通过对三磷酸肌醇受体的阻断效应来预防谷氨酸诱导的细胞内储存钙的释放，从而干预缺血瀑布事件的发生，即使只是浸润使用亦可达到相似的效果。

7.抗炎作用

最近的研究认为，脑缺血后，受损局部白细胞浸润和炎性细胞因子参与了缺血导致的组织损伤过程。Baram等发现，在体外，LMWH能抑制肥大细胞产生肿瘤坏死因子-α(TNF-α)和白细胞介素-4（IL-4）；在体内，LMWH 能抑制与 LGE 介导的迟发性免疫应答相关的白细胞浸润作用。

四、普通肝素与低分子肝素的区别

长链普通肝素切割成短链后，提取其中有效成分而获得，平均分子量仅 4 000 ～ 6 000 道尔顿。主要抑制血栓和内皮表面的 Xa 因子，对循环中游离的Ⅱa 因子作用弱。抗 Xa 比抗Ⅱa 的作用大 3 ～ 5 倍，半衰期是普通肝素的 2 倍，生物利用度更大，达 99%，可促进内源性物质释放，参与抗血栓的作用。低分子肝素对血小板几乎没有作用，亦不增加毛细血管的通透性，因而出血的机会小于普通肝素，但如用普通肝素和低分子肝素也有剂量依赖的出血危险，既往临床试验证明，低分子肝素可有效用于缺血性卒中、深静脉血栓形成、肺栓塞的治疗，而且比普通肝素更加安全。而普通肝素抗Ⅱa 作用弱，可增加出血倾向，通过直接作用或免疫作用使血小板减少长期应用可导致骨质疏松。并且不单纯作用于凝血系统，还通过多种途径抑制血小板功能，促使内皮细胞释放活性物质，增强纤溶酶原活性，可用于抗栓治疗，然而，应用普通肝素治疗时，毛细血管通透性增加，抗Ⅱa 作用强，从而出血机会增加，可达 3%～ 4%，因而其临床应用受到了限制。

分子量的关系：试验证明，肝素的分子量越大，链越长则抗Ⅱa 活性就越强，也越易引起出血，而成品的低分子肝素并非完全为短链肝素，只是短链肝素占有绝对优势，因此对一个低分子肝素产品进行评价时宜参考以下标准：平均分子量在 6 000 道尔顿以下才被认可为低分子肝素。抗凝血因子 Xa 的比例高则不良反应小，抗栓作用相对较强，抗凝血因子Ⅱa 的比例高，则抗凝作用强，出血等不良反应亦增加。（分子量越大，则其抗Ⅱa 活性越强；分子量越小，但不低于 2 000 道尔顿，则其抗 Xa 活性越强）。

药物的血浆半衰期：分子量范围可反映其药代动力学特性。不同的低分子肝素平均分子量和分子量范围不同，因此血浆半衰期和抗-Xa/Ⅱa 活性比例也存在差别，低分子肝素的分子量越大，则大于 18 个糖单位的分子比例越高，抗Ⅱa 活性相对增强，抗 Xa 活性相对减弱。

五、LMWH 在缺血性脑血管病中的临床应用

（一）急性缺血性卒中

据文献急报道，Kay 等将 308 例急性缺血性卒中患者随机分为三组，各给予大剂量 LMWH（4100 抗 FXaIU，1 次/d）及安慰剂皮下注射治疗，10d 后的结果显示，卒中 48h 内接受 LMWH 治疗的患者死亡率和 6 个月后的致残率比对照组明显减少（$P = 0.005$），而各组之间的出血概率无显著性差异，由此认为，LMWH 可有效治疗急性缺血性卒中，尤其在发病 48h 内使用能够改变患者的预后。Kay 等研究发现：对 48h 内的缺血性脑血管病患者，低分子肝素在 6 个月时对改善神经功能缺损有效。认为低分子肝素治疗不仅能降低进展性缺血性脑血管病的发生，而且有利于脑血管病患者的神经功能恢复。其可能的机制为：①低分子肝素抑制凝血因子 Xa 及纤溶酶原的活性；②改善血液黏度，降低纤维蛋白原的浓度及红细胞的压积；③通过与血管内膜结合，促进内源性氨基多糖的释放，后者有较强的抗血栓作用。从而抑制血栓的扩展，促进血栓溶解、血管再通及改善侧支循环，增加脑的血液量，防止缺血半暗区不可逆的细胞损伤。

（二）心源性脑栓塞

Harenberg 等给予 35 例心房颤动患者共 6 个月 LMWH 治疗来预防心脏外栓塞的发生，并设计了 40 例患者为对照组，心房颤动患者使用 LMWH 可减少至少 1/3 动脉栓塞。然而，肝素

治疗急性脑栓塞研究（HAEST）认为LMWH在治疗心房颤动相关性脑栓塞方面并不优于阿司匹林。

（三）脑静脉窦血栓形成（CSVT）

Btuijn用LMWH治疗59例CSVT患者的双盲、对照研究结果显示，两组未见出血或出血扩大，说明LMWH治疗CSVT是安全有效的。

（四）预防和治疗深静脉血栓形成（DVT）

DVT是急性缺血性卒中患者常见的并发症之一。Mismetti等收集7组共15 095例（包括缺血性卒中）内科病例，汇总分析表明，UFH的LMWH可有效地预防内科患者（包括缺血性卒中）DVT的发生，LMWH则更为安全。对已预防用药却仍发生的DVT，皮下注射LMWH仍有效。Cochrane评价评估者对急性缺血性卒中发病14d内开始的低分子肝素或肝素类似物与普通肝素治疗进行比较的随机试验。评估者的结论：与普通肝素相比，低分子肝素或肝素类似物能更有效地减少深静脉血栓形成的发生，但因为资料太少，无法提供有关对其他重要转归，包括死亡和颅内出血的可靠信息。另外，新近发现LMWH可通过抑制平滑肌细胞（SMC）DNA合成过程来抑制SMC的增殖和移行。虽然目前尚未见到相关临床实验报道。但预计它将在预防颈内动脉血管成形术后动脉再闭塞方面得到应用。

六、存在问题

LMWH预防和治疗卒中患者DVT的作用是肯定的，用于治疗缺血性卒中的观点分歧颇多，虽然从药理学角度来看，LMWH引起出血和血小板减少的危险性要明显低于UFH，但有人认为，如果长期使用LMWH，人体仍然会产生特定的抗体，就像UFH诱导产生的IgG抗体促使肝素-血小板复合体形成所导致血小板减少那样。另外，近期研究发现，用不同的制备方法得到的LMWH制剂各有其不同而独特的药理和生化特性，它们在单位抗FXa活性、促TFPI释放，出血危险性等方面各不相同，所以不能由一种LMWH产品来推断另一种产品，不同制剂之间不能相互取代，也不能简单地用分子量大小、抗FXa活性或TFPI浓度作为比较不同产品的标准。这可能是不同的临床试验得出了不同的试验结果，甚至是相反结论的原因之一。虽然在诸多方面存在着分歧，但是大多数神经内科医生将LMWH作为治疗卒中复发的可选药物已成事实。目前，在国内尚缺少LMWH大样本、多中心、随机、双盲和对照研究，尤其在某些卒中亚型方面的资料更少，例如心源性脑栓塞的预防和治疗、复发性卒中的预防以及进展型卒中的治疗等方面。有理由相信，在这些方面，LMWH将会扮演更为重要的角色。

华法令不能用于急性期治疗，待疾病趋于稳定后加用作为巩固治疗；在房颤患者预防血栓及脑梗死患者预防再发的疗效已得到证实。发展中的抗凝药物如水蛭素，直接抗Xa药物，重组抗凝蛋白等，此类药物正处于进一步的研究中。

（贾莉华）

第四节　缺血性脑血管病溶栓治疗

Section 4

一、缺血性脑血管病溶栓治疗的目的

由于缺血性脑血管病是血栓或栓子阻塞脑动脉所致，因此把阻塞脑动脉的血栓或栓子溶解掉，使闭塞的动脉再通，脑组织及时恢复供血，挽救趋于坏死的脑细胞是最理想的方法。早在1958年就有人做过这种尝试，但因合并脑出血太多，死亡率增加而被中止。直到20世纪80年代初期，在急性心肌梗死的溶栓治疗取得巨大成功的事实鼓舞下，急性脑梗死的溶栓治疗又重新提上了日程。脑组织是一个高耗氧、高灌注和相对保持稳定的器官，每分钟100g脑组织要消耗全身氧量的1/4，每分钟流经脑组织的血流占全身心排出量的1/5。脑组织在血流为58～65mL时才能维持脑细胞的正常功能，如果血流降至15～18mL，脑电图就成为一条直线，如果血流降至10mL或以下，脑细胞就坏死。缺血多久脑细胞就坏死而不可逆呢?根据动物实验，大鼠为4.5h，兔为4h，猴为3h，推测人类也应该在3h之内。这些被称为"时间窗"的数据是溶栓治疗首先要考虑的问题。在缺血性脑血管病时，缺血中心区的脑细胞很快因血流中止而坏死，但其周围有水肿区，称为半暗带，其中血流已降低，但尚未达到10mL以下的程度，如果能在6h的时间窗内使血管再通，重建血供，则半暗带内的脑细胞就能从坏死边缘挽救过来，恢复功能，这就是溶栓治疗的目的。自20世纪80年代以来，溶栓治疗已成为缺血性脑血管病的首选疗法。

二、溶栓治疗的方法

目前在国内外常用的方法主要有两种，一种是选择性动脉内溶栓治疗，另一种是静脉溶栓治疗。选择性动脉内溶栓治疗是从股动脉插入导管向上抵达颈内动脉或椎动脉，做选择性动脉造影（DSA），找到阻塞的动脉，在其近端注入溶栓药物。导管可以保留12～24h，以便复查DSA，也可以追加溶栓药物。静脉溶栓治疗是在头颅CT除外脑出血后，静脉滴注溶栓药物。药物也可以追加。有些报告在静脉溶栓治疗前后也做DSA对照观察，有些报告则单凭临床神经功能缺损计分来评估疗效。

三、溶栓治疗有关药物的评估

国内外常用的溶栓药物主要有三种：链激酶（SK）、尿激酶（UK）和组织型纤维蛋白溶酶原激活剂（t-PA）。

（一）链 激 酶

早在20世纪50年代就已使用，因颅内出血的合并症太多而中止，80年代重新使用。国内有用DNA重组技术生产的重组链激酶，心内科用以治疗急性心肌梗死疗效好且未发现颅内出血副反应。静脉注射后半衰期为18min。作者曾用重组链激酶治疗缺血性脑血管患者9例，均采用选择性动脉内溶栓治疗，平均发病时间为4.2h，头颅CT除外脑出血。剂量6～45万单位，平均30万单位。结果：症状明显改善5例，遗留严重偏瘫2例，死亡2例（1例为大面积梗死，1例为肺部感染）。副反应：过敏反应1例，躁动不安2例，颅内出血2例。看来重组链激酶仍有过敏反应和颅内出血的合并症。

（二）尿 激 酶

由健康人尿中提取，无抗原性，静脉注射后半衰期为14min。日本和我国用得较多且广泛。根据"九五"攻关计划330例用尿激酶静脉溶栓14d后的资料分析，在发病第7d，约66.7%临床主要神经功能缺损改善；在发病第14d，临床主要神经功能缺损改善为69.1%，其中临床基本恢复占27.6%，临床改变不明显或病情加重占31.o%。副反应：全身轻度出血41例（12.4%），症状性脑出血31例（9.4%），再瘫痪率为20%，大多数因血管再闭塞和再灌注损伤所致。

（三）t-PA

是一种选择性溶栓药物，仅和血栓中的纤维蛋白结合，起到局部溶栓作用，对全身纤溶系统影响小。静脉注射后半衰期为 3 ～ 5min。剂量 0.9 ～ 1.1mg/kg。国内尚无用 t-PA 溶栓治疗的报道。根据国外经验，用 t-PA 动脉溶栓，血管再通率为 56%，再通时间约 120min；静脉溶栓血管再通率为 25.6%。副反应主要为颅内出血，约为 6.42%。

四、溶栓治疗的疗效和安全性

（一）疗　效

根据欧洲、意大利和澳大利亚等报告，链激酶因剂量过大（150 万单位）和病例选择欠妥，颅内出血的合并症多于对照组，且因颅内出血而死亡的病例也增加，因此未完成原定方案而中止。尿激酶的临床试验主要在日本进行，由于研究时间较早（20 世纪 80 年代早期），缺乏对溶栓治疗理论和临床实践的了解，溶栓时间距发病时间较晚，超过了时间窗，因此疗效也不理想。90 年代，用重组尿激酶原 6mg 动脉内溶栓，时间窗为 6h，结果动脉再通率为 58%，症状性颅内出血率为 15%。我国“九五”攻关计划对 330 例起病在 6h 之内的急性脑梗死应用尿激酶静脉溶栓，据初步统计，330 例中 108 例溶栓治疗距发病 6 ～ 12h 内，其中 50 例（46.3%）溶栓治疗后 2h 出现临床主要神经功能缺损改善，2 周时改善率达 65.7%，且这 108 例患者中仅 3 例（2.8%）并发症状性脑出血。而发病 3h 内溶栓治疗的效果更优于 3 ～ 6h 组。说明在时间窗内 UK 静脉溶栓效果满意。t-PA 的疗效主要来自国外报告，时间窗美国为 3h，欧洲为 6h。根据美国 1995 年 624 例 t-PA 溶栓治疗报告，发病 3 个月或 6 个月时死亡率及严重残废率的危险性，较对照组下降了 45%；且溶栓治疗后 3 个月临床基本恢复的比例高达 50%。发病 6h 内溶栓治疗的患者，3 个月或 6 个月时死亡及严重残废的危险性仍可下降 43%，但症状性脑出血的相对危险性增加，达 12.4%。

（二）安 全 性

不论哪种溶栓药物，溶栓治疗主要的危险性为症状性脑出血。溶栓治疗距发病时间过长、头颅 CT 示大面积梗死、溶栓前血压过高、临床病情过重和药物剂量太大等都是症状性脑出血的危险因素。

五、溶栓治疗中存在的问题

（1）溶栓治疗的关键是时间窗，必须做到家喻户晓，人人皆知，一有缺血性脑血管病的早期症状就立即送往医院，才能争取进行溶栓治疗。欧洲建议成立卒中抢救班子，包括神经内、外科，放射科，ICU 等医护人员，在急救车上就开始工作，在医院急诊室内，临床检查和实验室检查费时 15min，头颅CT检查 30min，60 ～ 90min溶栓治疗开始，全部过程应在 3 ～ 4.5h 内完成。我国有条件的医院应当尽量做到。

（2）溶栓治疗应严格掌握适应证。年龄超过 80 岁，心、肺、肝、肾等脏器有严重损害者，血压超过 180/110mmHg（24/15kPa）最好不入选。心源性栓塞在病理上往往是出血性梗死，进行溶栓治疗万一有症状性脑出血很难和原来的出血性梗死相鉴别。国外心源性栓塞虽是适应证，可是症状性脑出血的频度高达 20%以上，为了患者的治疗安全性，作者建议暂时不要列为适应证。

（3）选择性动脉内溶栓治疗的操作方法应当规范化，以股动脉插管为主，不宜从颈动脉做盲目穿刺。溶栓治疗的操作时间不要过长，以免引起脑血管痉挛，加重脑水肿。

（4）椎-基底动脉梗死的后果很严重，常常导致闭锁综合征、植物状态，甚至脑死亡。所以临床诊断考虑为椎-基底动脉梗死时时间窗可适当放宽，一般可达12h，血管再通率为40%～100%。作者曾观察2例椎-基底动脉梗死患者，1例用重组链激酶动脉溶栓，1例用尿激酶动脉溶栓，效果很显著，四肢肌力均从1～2级立刻恢复到4～5级，且基底动脉部分再通。不过这2例时间窗都在6h之内。

(5)神经影像学检查有时会使人感到迷惑，头颅CT检查可以除外脑出血，但不一定能显示脑梗死。一般认为短暂性脑缺血发作(TIA)持续不到1h，如果是梗死，则每小时自行恢复的机会不足2%，所以瘫痪持续存在2h以上就应考虑为梗死，可以立刻做DSA。此外DSA有时不能发现阻塞的血管而只能看到狭窄的血管，此时溶栓药物只能注射在血管的近端。如果DSA看不到阻塞的血管，则溶栓的效果只能依靠临床神经功能缺损评分来判断。

（贾莉华）

第五节　缺血性脑血管病的外科治疗

Section 5

缺血性脑血管病过去主要采用药物治疗，随着显微外科技术和介入神经放射学的发展，应用外科手术和血管内介入治疗缺血性脑血管病愈加受到重视，现将这两方面情况做一介绍。

一、恢复脑血管通畅的手术

（一）颈动脉内膜切除术

1951年Fisher等对1 100多例尸体的颈动脉检查发现，血管内的血栓样或粥样硬化斑块可引起短暂性脑缺血发作(TIA)及脑血管病。1953年Strully率先开展了颈动脉内膜切除术，欧美国家在20世纪80年代已做10多万例。40多年的临床验证证明该手术可有效改善脑供血及大大减少引起缺血卒中的微栓子来源。北美症状性CEA协作组综合50家临床中心的659例重度颈动脉狭窄(70%～90%)，2年内同侧卒中发生率内科组为26%，手术组为9%。1995年加拿大神经外科协会推荐、美国心脏协会确认的CEA适应证是：①颈内动脉狭窄≥70%，即重度狭窄，并有TIA或致残性卒中史，患侧颈动脉远端无病变，以往该中心行CEA术后严重并发症(严重卒中或死亡)＜6%。②颈内动脉狭窄在60%～70%，但病灶处出现溃疡或有加重趋势，伴有其他脑动脉狭窄、闭塞或神经影象学有脑梗死，术后严重并发症＜3%也可手术。③颈内动脉狭窄＜60%的无症状者不做手术。手术在颈丛麻醉或全身麻醉下进行。术中应用TCD、EEG、rCBF监测。标准术式在阻断血流、切除内膜斑块后缝合外膜。如术中转流则手术时间充足。术后并发症早期为栓子脱落引起卒中为3%～5%，晚期再狭窄为2.4%～4.1%。KarP对10 569例分析，手术治疗效果与患者筛选、手术技巧、护理质量有关。

（二）椎动脉减压术

椎动脉的动脉硬化以及颈椎横突孔的狭窄可导致椎动脉的受压，如有后交通动脉发育不良则易产生椎-基动脉供血不足。可采用颈椎前入路，在显微镜下磨出骨刺，切除增厚的结缔组织。常见受压部位为$c_{4\sim5}$，$C_{5\sim6}$，$C_{6\sim7}$。

二、血管旁路手术

1967年Yasargil率先开展颞浅动脉与大脑中动脉吻合术(STA—MCA)，国内于20世纪70年代开展，随访效果并不优于内科治疗。随着吻合技术的更新，如激光吻合技术、纤维蛋白酶溶液黏合可缩短手术时间，防止吻合处的血栓形成。

（一）颅内-颅外动脉直接吻合术

应根据供血动脉的大小及缺血部位来选择吻合血管。常用的手术方式有颞浅动脉—大脑中动脉皮层支吻合、脑膜中动脉—大脑中动脉皮层支吻合，采用端侧吻合方法。

（二）血管移植术

改善供血效果好，但操作复杂，常在头部无很好的供血动脉时选用。常用移植的血管：自身血管有大隐静脉、桡动脉；人造血管：有塑成胶原纤维、涤纶、多聚四氯乙烯。

（三）大网膜颅内移植术

大网膜有丰富的血管及很强的组织修复能力，在腹腔外也有很强的血管再生能力，能很快建立广泛的侧支循环。1978 年 Goldsmith 等首先移植大网膜至颅内治疗缺血性脑血管病。国内 1980 年开展此手术，已做 200 多例，近期有效率达 90%。移植方式分带蒂大网膜移植术和游离大网膜移植术。

（四）颞肌敷贴术

将带血管的肌瓣贴敷在侧裂上、下脑表面或再将血管放入外侧裂内，使其与大脑皮层的血管建立吻合，增加脑血流量；或将颞浅动脉连同颞肌缝合于硬膜上，也能增加皮层供血。

三、静脉窦逆行灌注

脑的静脉系统有丰富的侧支循环且缺乏瓣膜。Frazee 通过狒狒脑静脉系统向脑组织输送血液和保护液来营养神经细胞，证实对急性脑缺血有效。方法为经两侧颈静脉插入三腔球囊导管至乙状窦，球囊充气后闭塞乙状窦，将股动脉血引出经血泵注入双侧乙状窦，速度为 80 ～ 130mL/min。

四、神经介入放射治疗

近 20 年由于放射设备及介入技术的发展，缺血性脑血管病的血管内治疗已成为重要手段之一。具有创伤小、恢复快、可重复进行的优点。

（一）颈动脉球囊扩张血管成形术（PTA）

1991 年 Murari 报道 44 例。1996 年 Peralt 报道 85 例，成功率 91.8%，并发症：3 例 TIA 和 4 例卒中。综合文献报道 523 例，轻度、严重并发症和死亡率分别为 6.3%、2.1%和 0%，但在 PTA 患者中探得的微栓子（MES）明显多于 CEA。PTA 指征：症状性颈动脉狭窄≥70%，病灶表面光滑，无溃疡及血栓块。方法：经股动脉置入诊断导管达颈总动脉，造影显示狭窄部位，更换细导丝确定导管插入并越过狭窄部位，抽出诊断导管，将球囊导管在导丝引导下达狭窄段，球囊压力为 3 ～ 12atm（1atm = 101.325kPa），扩张 3 ～ 5 次拔管至颈总动脉下端行造影，如狭窄＜ 50% 为成功。

（二）颈动脉支架血管成形术

可减少单纯球囊扩张术后再狭窄、动脉痉挛、动脉瘤形成的并发症。Diethrich 选择了 110 例患者的 117 条大血管，放置了 129 个支架，仅 1 例因穿刺技术失败。110 例患者临床成功为 89.1%。手术指征同 PTA。据病变大小及长度选择支架。将支架置于球囊上，行球囊扩张后退出球囊，注射造影剂确定支架放置无误和管腔扩张的情况。

（三）经皮血管内膜斑块切除术

将旋转刀片置于导管尖端，经股动脉穿刺，将导管引入病变血管部位，逐步切除硬化的斑块并将其吸出以恢复血流通畅。

（四）激光血管成形术

美国斯坦福大学医疗中心 Razavi 医师，采用低能量红色激光及一种光敏药物做静脉注射后，经下肢血管将光纤导管送往班块阻塞区，再用低能量红色激光照射 15min，使药物活化，动脉硬化逐渐溶解而被人体吸收。18 例患者 2 ～ 3 周后均见效，血管造影见动脉内径扩大 10%～ 74%。

（五）超选择血管内溶栓治疗

脑血栓形成是因血小板黏附并释放二磷酸腺苷，使血小板相互作用和聚集，形成血小板栓子，并逐渐转化成纤维蛋白栓子。早期病变仅局限在血管，而脑缺血、水肿损害不明显，脑部损害是可逆的，故提倡早期治疗（6h 内）。Grond 对 100 例患者在发病后 3h 内做溶栓治疗，53 例在 24h 内症状改善，其中 17 例 24h 后恢复正常，53 例 3 月后生活完全自理。溶栓药物有尿激酶（UK）、链激酶（SK）、降纤酶、纤维蛋白溶解酶原激活剂（t-PA）。方法：常规造影后将多侧孔的微导管选择性地送入血栓处，或插入栓子内注药。上海长征医院对 7 例患者超选择溶栓后再行球囊扩张血管成形术，取得好的效果。Levy 报道 2 例颈动脉闭塞行溶栓后同时安放支架，术后患者症状明显缓解。

（王颖）

第六节　缺血性脑血管病的基因治疗

Section 6

目前人类核基因组测序已经完成。但是，能够用于临床医学的基因诊断和基因治疗还有很长一段路要走。目前，基因转移到外周血管的研究已经完成，而基因转移到大鼠脑血管的工作正方兴未艾，虽然基因转移到人脑血管中尚未实现，但这已为临床治疗脑血管病提供了一个新思路。长期以来，人们并不把脑血管病与遗传学相联系，但最近有关孪生子女、家族及不同种族和地域的流行病学研究表明：遗传基因在卒中发病中起重要作用。Brass 等对 7 对单合子发育的孪生子研究结果显示：单合子发生卒中的一致性为 17.7%。而 Graffagnino 等用单变量分析法发现：有卒中或心脏病阳性家族史患者较同龄、同性别的阴性家族史患者更易患卒中。Schievin K. 更研究了 73 个家族巾的 563 个成员（均有颅内动脉瘤家族史而无其他遗传病史），在男性卒中发病 27%，女性发病率 37%，最可能的遗传模式是：常染色体显性遗传伴一个少见的疾病敏感性等位基因或常染色体隐性遗传伴一个多见的疾病敏感性等位基因，Schievin K. 认为：颅内动脉瘤发病为常染色体遗传，然具体模式不清，这可能与基因异型性有关。基因转移对研究血管生物学是一种新的方法，然而，为什么不简单使用基因产物取代基因转移呢?原因是：①基因转移使研究酶的同功结构成为可能。例如：虽然人们能给予硝普盐来研究 NO 的作用，但不能区别不同的NOS 同功结构（神经元型、诱导型、内皮型）的作用，而这三种类型的NOS 均可以产主 NO。如内皮型 NOS 在脑缺血期起保护作用，而神经型 NOS 和诱导型 NOS 则是有害的。NOS 不同的同功结构的作用可通过转染这三种 NOS 的基因区分开来。②定向转染可区分某种物质作用的定位。如定位基因转染可区分 SOD 的细胞内作用和细胞外作用，它也可区分来自内皮细胞或外膜作用不同的物质。③使在定向封闭鼠之后替换基因成为可能。

一、脑血管病基因治疗策略

脑血管病的基因治疗是将目的基因导入血管或血管周围组织并使其表达，调节血管的再生或功能。多种因素所致的脑缺血和脑血管痉挛是常见的脑血管病，在临床治疗上相当棘手，针对性地采用基因治疗方法有助于改善脑血流，提高脑灌注，促进神经功能的恢复。脑血管病基因治疗的策略包括：增加病变区功能酶产物，调节血管功能；导入血管生长因子基因促进血管再生；采用反义寡核苷酸抑制缩血管因子及其受体功能；促进抑凋亡基因表达，逆转迟发性神经元损害；导入神经生长因子促进神经元再生，改善缺血区脑功能；抑制多种细胞因子的作用，减少缺血后的细胞毒性反应。

二、缺血性脑血管病的分子机制

目前，与缺血性脑血管病相关的基因研究较多的是：载脂蛋白E家族（ApoE）；血管紧张素转换酶（angiotensin conver ting enzyme，ACE）；MTHF基因；凋亡基因[包括Bcl-2基因家庭、P53基因、半胱氨酸蛋白酶、C—myc基因及神经元凋亡抑制蛋白（NATP）；应激基因（常见有热休克蛋白基因和葡萄糖运输体基因）。上述基因有些对缺血后脑损起保护作用，有些则与缺血性脑血管病的发病有密切的相关性，更有些在缺血后促进脑神经细胞的凋亡。

（一）载脂蛋白E（ApoE）

ApoE基因位于第19号染色体上，基因全长3.7db，编码区由4个外湿子和3个内含子组成，第4个外显子单核：苷酸改变成为各种常见的加ApoE亚型，包括E2、E3、E4。日本资料显示正常人群中E2、E3、E4频率分别为2.4%、86.5%、11.1%。因E3频率最高，故认为是“野生型”，E2、E4是由它变异而来。Pedrobatet观察100例缺血性脑血管病的男性患者，发现患者脂蛋白、中等密度脂蛋白（IDL）和低密度脂蛋白（LDL）均明显高于对照组，而HDL则低于对照组，且ApoE基因频率也高于对照组，提示具ApoE4等位基因的患者可能有ICVD的遗传易感性。Margaglinoe等对100例脑梗患者进行研究，发现患者组E4频率增高。但是，Aalto发现ApoE，ApoB基因单独与ICVD无关，其相互作用才是ICVD的危险因素。一般认为，由于ApoE多态性对脂质代谢有影响，从而与动脉硬化的发生发展密切相关。

（二）血管紧张素转换酶（ACE）

ACE有三种基因亚型：纯合子型（II型）、缺失纯合子型（DD型）、杂合型（ID型）。Markus经过研究提出ACEDD型在腔隙脑梗频率明显增高，认为ACE基因DD型是腔隙性脑梗的一个新的独立危险因素，张进等对169例脑血栓患者研究结果提示ACE基因DD型与脑血栓有一定的相关性。但是，有的研究结果却与此相反，认为不但ACE基因与ICVD无关，而且ACEID型多态性介导ACE活性，引起ICVD患者ACE活性下降，低水平的血浆ACE活性可能是ICVD的危险标记，也是ICVD早期致死的危险因素。我国毕胜等对ACI研究发现：带有ACEDD患者发病风险增高与携带有ATIR基因（血管紧张素I受体）的C等位基因有关，且随C多位基因频率增加其危险性也增加。故ACF与ATR基因对ACI的产生和发展有协同作用。

（三）MTHF基因

近年研究发现高同型半脱氨酸血症与脑血管病发生可能有一定的关系，蛋氨酸代谢中酶或辅助因子缺乏均可引起高同型半胱氨酸症，N5、N10-亚甲四氢叶酸还原酶（MTHFR）为蛋氨酸代谢中的一个关键酶。MTHFR错义突变是引起此酶活性降低或缺乏的主要机制，周宪梁等研究80例脑血管病患者及110例正常人的MTHFR基因多态性发现：MTHFR基因突变及高同型半胱氨酸血症与脑血管病发生有一定的关系，而MTHFR基因可能是脑血管病易感因素之一，高同型半胱氨酸血症是脑血管病发病的一个独立危险因素。

（四）应激基因

脑内多数蛋白的翻译在缺血时降低，但一些特殊基因，如应激基因的转录及翻译均增加。

热休克蛋白(HSP)及葡萄糖运输体(GluT)基因是两个重要的应激基因。

1.热休克蛋白(HSP)基因

HSP属细胞保守蛋白，在保护外界损伤及促进修复中起着重要作用。其中HSP70与脑缺血关系密切。目前认为细胞在受到病理刺激后(如脑缺血)诱导HSP产生，能减轻其再次损伤的程度。沙土鼠短暂缺血未表达HSP70的CA1,神经元将以迟发形式死亡，而脑室注射HSP70抗体或HSP合成抑制剂可阻止缺血耐受的发生(缺血耐受指不引起梗死的短暂缺血可保护脑对再次缺血的损伤)，这些研究支持了HSP70的保护作用。缺血耐受需要一定的间隔时间，一定的间隔时间是为了使基因表达出保护性蛋白。在大鼠局灶性缺血模型中，间隔时间是2～5d,这时预先缺血后的HSP70正好于此阶段表达，耐受时间后HSP70不再表达，这进一步肯定了HSP70与缺血耐受的关系。

2.GluT基因

GluT基因是在脑缺血损伤中有重要作用的另一应激基因，其中以GluT1和GluT3与脑缺血关系密切，在构成血-脑屏障的内皮细胞上主要存在GluT1，神经元上则为GluT3，它们分别在不同的细胞膜水平促进糖的运输。Lawrence等把以单纯疱疹病毒为载体的GluT1,注入大鼠纹状体，发现可明显减少局部缺血后纹状体细胞的死亡数。该实验说明GluT1对缺血-脑损具保护作用。Vannucci等报道，幼鼠单侧缺O_2缺血后4h两侧半球均有GluT3 mRNA增加，24h在损伤侧明显降低，这恰与此处梗死后的神经损伤相符合。目前认为，GluT3早期表达增加是适应缺血后糖代谢需要，缺血后期减少则与神经元损伤有关。总而言之，应激基因若能用人工手段在细胞损伤早期增加表达可能成为缓解缺血性中风的一条途径。

(五)凋亡基因

以前认为脑缺血大部分神经细胞死亡形式是坏死，但随着近几年细胞凋亡研究的不断深入，发现脑缺血后可造成选择性、迟发性海马CA2区神经元死亡，蛋白合成抑制剂可减少死亡。细胞形态学分析，TUNEL标记和DNA梯型凝胶电泳已证明，动物体内在缺血主要时期可观察到神经细胞的凋亡。细胞凋亡与许多基因表达有关，目前研究较多的是：P53基因、Bcl-2基因家族，另外，C-myc基因、神经元凋亡之抑制蛋白(NAIP)也有关。

1.P53基因

P53基因由16～20kb组成，定位于人17号染色体的短臂17P13.1，由11个外显子和10个内含子组成。其产物位于细胞核内，是一个由393个氨基酸组成的含磷蛋白，相对分子质量约53×10^3(53kD)，简称P53。P53属促凋亡基因，它在DNA修复及凋亡中发挥重要作用，GADD45，P21与PCNA结合后可介导DNA修复，而P53诱导的MDM2表达对P53的反馈抑制最重要的是：P53上调Bax，而Bax激发凋亡。如大鼠前脑缺血8min再灌注48h后，不同脑区的蛋白表达的差异性得到证实：几乎所有残废死亡的齿状回颗粒细胞显示凋亡形式，并伴有P53、B(促凋亡)及P21、GADD45(DNA修复作用)蛋白的表达，而在锥体区(CA1/2)几乎所有死亡细胞都显示坏死特征，P53、Bax及P21、GADD45均呈蛋白弱表达。因此，前脑缺血再灌注后上述两类细胞分别经历凋亡和坏死两种不同死亡路线，也说明P53及相关基因在诱导细胞凋亡中的重要作用。P53基因在细胞凋亡中的作用可从两方面说明，一方面，缺失P53及其功能后使细胞凋亡受影响；另一方面，以基因转移和表达技术重建P53的表达和生物学特征也同样对凋亡产生影响。有研究表明：P53基因的过量表达使培养的皮层、海马神经元和颈上神经节发生凋亡；相反，从P53基因缺陷鼠分离的神经元可抵抗兴奋性氨基酸毒性损伤。以上证明P53可能是缺血后凋亡的重要因子，故使用P53抑制剂可能是治疗及预防脑缺血的新方法。

2.Bcl-2基因家族

Bcl-2基因家庭中保护蛋白Bcl-2，Bcl-2抑制凋亡，凋亡蛋白Bax促进凋亡。Lawrence等构建 Bci-2 基因单纯疱疹病毒载体复合物，局灶性脑缺血（大鼠）后注入脑组织内，结果显示明显减轻脑损伤，说明过量表达 Bcl-2 对脑缺血有保护作用。目前认为：Bcl-2 与 Bax 的比率改变与短暂性脑缺血后再灌注期迟发性神经元死亡有关。所以使用 Bax 抑制剂或从事 Bcl-2 过量表达都可使缺血后脑损减轻，目前在人脑中未能实现，但这是治疗脑缺血的一个发展方向。

三、脑缺血的基因治疗

目前的基因治疗都是在动物身上进行的试验性研究，在人脑中临床上尚未见有缺血性脑血管病基因治疗的报道。目前，除上述提到的应激基因（如热休克蛋白 HSP、GLUTl）及凋亡基因中的Bcl-2、P53 基因的抑制剂或合成剂已在动物身上做了试验性治疗外，对于缺血性卒中发生后的基因治疗还针对以下环节。

（一）神经营养因子（NGF）

NGF在兴奋性毒性反应中有神经保护作用，Pechan在动物试验中，利用逆转录病毒载体将 NGF 基因导入成纤维细胞，然后将此种成纤维细胞于脑缺血前 7d 移植入一侧海马区，结果显示缺血损伤明显减轻，正常神经元明显增多，目前 NGF 基因的保护机制有待进一步明确，但全脑缺血可使 CAl 神经元 NGF 水平显著降低，P75NGFR（trkA）受体的表达增强。由此推测，基因转移后，NGF 与此被诱导的受体结合，后者产生保护性的分子机制。

（二）N-甲基-D-天冬氨酸受体（NMDA 受体）

脑缺血继发的兴奋性毒损伤，包括兴奋性氨基酸，细胞内钙超载，NO、氧自由基及凋亡等。而谷氨酸与 NMDA 受体结合会介导钙离子内流，若能有效抑制 NMDA 受体活性将会降低缺血-脑损伤。Wahlestedt 用反义技术在动物实验中获得成功，他将一种 18bp 的 NMDA 受体亚单位的反义寡聚核苷酸在大鼠永久性大脑中动脉阻塞前注入侧脑室，结果显示，与对照组相比，梗死体积减少 40%，且减少的梗死区主要位于半暗区。

（三）神经元型一氧化氮合成酶（nNOS）

脑缺血后NO生成增多，其有利方面是可舒张血管，抑制血小板聚集；不利方面如抑制线粒体的电子传递，介导兴奋性毒性作用等。NOS 是 NO 生成的关键酶，而 NOS 三种同功结构（内皮型、神经元型、诱导型）中，神经元型 NOS（nNOS）在缺血-脑病中有损害作用，故目前以降低 nNOS 活性为治疗目标。Moskowitz 等培养出一种 nNOS 删除小鼠，进行 MCAO（大脑中动脉阻塞）试验时，梗死体积与正常组相比减少 19%～38%，且变化主要在梗死周围区。

（四）血管生成激活物

将 HSVhergf 载体或对照载体 HSVlac 导入 B2k-C14 成纤维细胞，然后悬浮于基膜抽提物中，皮下注射到同龄 C57 BL/6 小鼠。1 周后有 HSVhvegf（无 HSVlac）的成纤维细胞产生强烈生血管反应。

（五）超氧化物歧化酶（SOD）

氧自由基参与脑缺血再灌注损伤。cuZn-SOD 是一种抗氧化酶，能清除自由基，对再灌注脑损有保护作用。CuZn-SOD 转基因小鼠局部或全脑缺血后，梗死面积、坏死或凋亡的神经元数均较对照组减少。

（六）白细胞介素-1 受体（IL-1）

缺血后脑细胞损伤中炎症反应发挥重要作用，IL-1 是一种炎症介质。将 IL-1 拮抗剂的 cDNAA 以重组腺病毒为载体注入小鼠右侧脑室，MCAO 24h 后脑水肿明显减轻，梗死体积减少 64%。

（七）组织纤溶酶原激活物（t-PA）

t-PA 能增加血管内血栓形成后的纤溶活性，将带有重组人类 t-PA 基因的鼠白血病逆转录病毒（MLV）载体导入牛脑内皮细胞，4d 后细胞内 t-PA 活性比对照组增高 28 倍。因此，可能有利于对抗缺血性卒中后凝血酶原的变化及阻止脑血管形成术后的血栓形成。

四、载体转基因系统的治疗

其治疗效果有赖于载体的效率。对脑血管而言，载体必须易于应用，能快速将基因传递到脑区，蛋白合成及持续时间须受控制；基因表达无不良反应；载体反应必须最轻。目前美国重组 DNA 委员会（Recombinant DNA Commitee，RAC）批准的用于基因治疗的载体有：逆转录病毒、腺病毒、单纯疱疹病毒、腺相关病毒、脂质体及 DNA 颗粒等。

（一）阳离子脂质体

阳离子脂质体（cationic liposome，CL）为单质或多层磷脂双分子层组成的封闭环形囊状结构。其主要功能成分是阳离子脂质，直接与 DNA 结合后包于中心水相空间，起运载 DNA 的作用。此载体的特点是：安全但缺乏效率；能结合大 eDNA 片断，不须细胞分离且易于制备。目前，针对脂质体转移效率低的缺点，主要从两方面着手对此改进，一方面从结构入手：阳离子脂质分子的核心结构是 2，3-二烷基烃丙基四价铵，四价铵上边连接不同长度的羟烷基，侧链烷基。经研究发现，若侧链烷基不变，羟烷基越大，其转移效率越高。由此看来，首先从脂质体结构着手，合成高效的脂质体，较新合成的有 N-二甲基-2，3-二（十二烷氧）-1-溴丙铵（CAP-DL-RIE）。另一方面可从脂质体的外围成分入手：CL 的另一组成中性磷脂，它并不与 DNA 结合，但可包围在阳离子脂质-DNA 复合物外形成微团或脂质体，是 CL 最佳转移效率所不可能缺少的。改变中性磷脂的亲水头部和疏水尾部可合成不同种类的中性磷脂化合物，其中辅助脂质体效果最好的是二油酰磷脂酰乙醇胺（DOPE）。

（二）病毒载体

其效率比阳离子微脂质体高，但安全性差，易引起炎症及突变，且插入的 CDNA 片断大小受限，基因表达有时是短暂的。

1.逆转录病毒

到目前为止，已经进入临床应用的基因治疗病毒载体，大部分都是基于鼠白血病病毒（MLV）发展而来的逆转录病毒载体。其优点是能够转染分裂细胞并整合到宿主染色体上而不表达任何有免疫原性的病毒蛋白。缺点：①宿主范围窄，只能感染分裂细胞，不能感染非分裂细胞，且感染效率较低。②载体容量小，不超过 10kb。然而，最近基于 lentivirus 逆转录病毒发展的 HIV（human immunodeficiency virus）等病毒能感染某些非分裂细胞，从而扩大了基因治疗的应用范围，如美国人 Naldini 等研制成功的一种基于 HIV 的重组逆转录病毒载体。但是逆转录病毒为载体的基因插入基因组 DNA 的位点是随意的，所以可能产生破坏生长的必须基因、破坏抑癌基因、激活原癌基因等不良后果，这在免疫功能缺陷的动物体内得到证实。

2.腺 病 毒

腺病毒一般只引起炎症，不引起肿瘤。它是一种线性双链DNA病毒，基因组长 30 ～ 50kb，可导致人上呼吸道和眼部感染。腺病毒载体是继逆转录病毒载体之后在基因治疗中广为应用的一种基因转移载体。到目前为止，腺病毒载体已发展到第三代。第一代腺病毒的优点是宿主范围广，感染效率高，易制备；缺点是载体基因容量有限，低水平表达的病毒蛋白对宿主细胞毒性大，免疫原性强，且目的基因表达时间短。考虑到腺病毒载体的弊病主要由于遗留在载体基本结构中的病毒结构基因，经过近年的发展，第三代腺病毒载体已将病毒结构基因全部去除，只保留了腺病毒必要的顺式作用元件即基因组两端的反向末端重复序列和包装信号顺序。第三代腺病毒载体的优点是：容量大，最高可达36kb，细胞毒性和免疫原性大幅减弱，而目的基因的表达时间大大延长，不足之处是辅助病毒产量很高，与重组腺病毒产量是1∶1的比例。

3.单纯疱疹病毒

单纯疱疹病毒的基因组是大型线性DNA，约150kb长。它的优点是：载体容量大，为各种病毒载体之首，可容纳50kb的DNA；具有天然的神经靶向性，对神经元细胞有亲和力，这种载体在基因治疗神经系统疾病方面得到广泛应用。缺点：控制的目的基因表达时间很短，只有1周左右。

4.腺相关病毒

腺相关病毒基因组主要包括rep和cap两个基因，其优点是宿主范围广，能够使目的基因得到长期稳定的表达。缺点：容量小（5kb），包装效率低，操作复杂。除上述载体外，近年来还发展了嵌合病毒载体（包括单纯疱疹病毒/腺相关病毒嵌合载体、单纯疱疹病毒/EBV嵌合载体）等。阳粒子脂质体与灵活的病毒颗粒相结合的载体等，这些载体保持了原先各自的优点，又避免了原有的缺点，是很有前途的载体。

五、基因转移途径

一般来说，要在血管内皮细胞上获得高效的基因表达，必须暂时阻断血流，使载体与血管内皮细胞有充分的时间接触，这显然不利于颅内血管疾病的基因治疗。有人认为在有些脑梗死的患者中，局部脑血流减慢或停止，采用球囊导管技术行血管内治疗时很容易定向导入含目的基因载体。但通常情况下直接经血管内途径转染效率很低[＜(1%～2%)]，血-脑屏障也是影响基因转移的重要因素之一。Doran 等采用渗透性暂时开放血-脑屏障的方法进行基因转移，仅能传染毛细血管周围少量的星形胶质细胞。脑内定向注射载体可使原位的神经元和胶质细胞表达外源基因，但转染效率很低，这可能有利于扩散性或分泌型基因表达产物发挥治疗作用。近年来，有人将含外源基因的载体注入动物枕大池及侧脑室内，结果在颅内小血管SMC、大血管外膜层及其周围软脑膜上均有基因表达，转染效率明显高于经血管内途径。颅内血管外膜层菲薄，扩散性基因表达产物容易通过而到达血管SMC，因此经血管周围途径导入含目的基因的载体，可望能成为基因转移的一条有效途径。

六、基因治疗的应用研究

脑血管病发生的病理生理机制十分复杂，改善病变区脑血流供给，抑制凋亡基因表达，促进神经功能恢复一直是许多学者关注的焦点。研究表明基因治疗对某些脑血管病的治疗具有广阔的应用前景。

脑缺血后常存在细胞功能不足，离子平衡失调、钙超载，再灌注后兴奋性氨基酸和自由基的大量产生，最终导致神经元的死亡。缺血半暗区主要表现为迟发性神经元丧失即凋亡，采用基因治疗措施干预此病理过程，抑制凋亡基因表达及炎症或细胞毒性反应，导入治疗基因促进血管再生和神经元修复，扩张局部血管或抑制血管收缩，有助于脑缺血后神经功能的恢复。现已证明某些血管生长因子（VEGF，bFGF）等可刺激缺血区血管再生。脑缺血时许多基因表达上调，但究竟哪一种起主导作用，至今尚未定论。细胞程序性死亡也参与了脑缺血后的病理变化，这是在多基因调控下一种特殊的神经元死亡形式。有人将含有 Bcl-2 基因的载体导入脑缺血动物模型脑内，结果神经元死亡明显减少。最近研究表明 hsp72 基因也同样具有神经保护作用。因此促进脑缺血后抑制凋亡基因表达，具有重要的临床意义。脑缺血后细胞因子介导的细胞毒性反应也不容忽视，业已证明IL-1基因早期表达与缺血性脑损伤关系密切。Yang等将编码IL-1受体拮抗蛋白（IL-1ra）的AV载体（AD.RSVIL-1ra）注入鼠侧脑室内，结果局灶性缺血再灌注后的脑梗死体积明显减小，抑制了细胞间黏附因子-1（ICAM-1）介导的白细胞黏附和血-脑屏障损害。

脑血管痉挛蛛网膜下腔出血（SAH）、外伤或动脉瘤术后继发性脑血管痉挛是导致伤残或死亡的主要原因，传统应用血管扩张药物或钙通道阻滞剂治疗容易引起系统低血压，加重脑缺血，基因治疗可在病变局部发挥作用，有助于改善临床症状，减少并发症的发生率。脑血管痉挛一般发生于SAH后4～12d，转染含报告基因的AV载体的基因表达时间也很短（7～14d），因此通过选择合适的治疗时间可望得到最佳疗效。Muhonen等在SAH导致的脑血管痉挛动物模型中将携带报告基因的AV载体（AV/CMVp-gal）注入枕大池内，结果脑血管外膜层及血管周围组织均有基因表达，说明脑血管痉挛时不影响外源基因的转移和表达。SAH后脑血管痉挛与L-精氨酸-No-cAMP通路受损有关。Chen等将含重组内皮型NO合成酶（r-eNOs）基因的复制缺陷型AV载体转染离体的狗椎动脉，结果在血管外膜及内皮细胞上均有r-eNOS表达，cAMP水平升高，NO产量增加，降低了受体介导的缩血管反应并加强了内皮依赖性血管扩张。NO是具有高度弥散性的生物活性物质，转染r-eNoS基因对脑血管痉挛的预防和治疗可能会有积极作用。

任何形式的血管损伤均可能导致血管狭窄，临床上多见于血管成形、动脉内膜剥脱和血管搭桥等手术治疗脑缺血性疾病。SMC反应性增殖、迁移及细胞外基质增加是造成血管再狭窄的主要原因，采用基因治疗方法抑制细胞增殖过程，导入自杀基因或促进扩血管物质表达有助于抑制血管内膜增生，有效地预防血管再狭窄。Laccarino等采用AV载体编码作用于Gβα信号传导系统的肽类抑制剂pARKct基因，直接体内转染颈内动脉损伤再狭窄动物模型，结果发现pARKct能明显抑制血管内膜SMC的增生（$>70\%$），提示G蛋白异三聚体在促进血管SMC有丝分裂过程中发挥着重要作用。动脉粥样硬化和高血压是导致脑血管病的重要因素。最近，有人将携带人类心房利钠肽的Ad载体（Ad.RSV-cANP）经静脉注入到高盐饮食的Dahl盐敏感鼠体内，发现具有明显的降血压效应，3周后卒中死亡率显著降低。激肽释放酶-激肽系统异常是动脉粥样硬化的促发因素，Murakami等用Ad介导的人类激肽释放酶基因转染原代培养的血管SMC，产生了时间依赖性的重组人类激肽释放酶并能抑制细胞增生。直接体内转染球囊损伤的鼠颈内动脉，结果内膜/中膜比率减少了39%。

（王颖）

第七节 脑血管痉挛治疗

Section 7

一、钙通道阻滞剂

蛛网膜下腔出血（SAH）后血管内皮细胞和平滑肌细胞Ca^{2+}大量内流，通过引起平滑肌兴奋收缩导致SAH后CVS的发生。而钙通道阻滞剂正是通过抑制这一过程达到解除血管痉挛的目的。目前公认效果较好的是尼莫地平。德国21个神经外科中心对123例患者用尼莫地平治疗效果显示：用60～90mg/d，3周后停药，因脑血管痉挛死亡，植物状态，重残由55%降至25%。Raiceric等研究了50例SAH，其中30例接受尼莫地平治疗，20例由于发病早期未确诊而未用尼莫低平的患者作为对照组。结果发现治疗组在症状改善、神经功能缺损的恢复方面均优于对照组，因而认为，尼莫地平无论在何种治疗方案中都是必不可少的药物。目前大多数观点也认为，尼莫地平是防止SAH后CVS最重要的有效药物，能改善所有级别SAH伴发CVS患者的预后。应用时机在SAH后急性期72h内即开始，静脉应用效果优于口服。其作用机制除了扩张血管外，还有神经保护等多方面的作用。由部分观点认为，早期应用尼莫地平有扩张血管而加重再出血的可能性，但尚无令人信服的临床资料证实。

二、3H疗法

是公认的治疗方法，它可以稀释血液，降低血液黏度，改善血循环，增加脑血流量，保持有效脑灌注。先用血浆或706代血浆扩容，使中心静脉压达10mmHg或肺毛细血管楔压达14～20mmHg，HCT达40%左右，若仍无效可用多巴胺使平均动脉压较治疗前升高20～40mmHg，若效果好可维持治疗48～72h，根据症状改善逐渐减量。该疗法在临床上较难掌握，它可以并发出血性梗死、肺水肿、充血性心力衰竭，加重脑水肿，使颅内压升高等，故应慎用。

三、罂粟碱

罂粟碱有直接扩张血管作用，较早用于临床脑血管痉挛的治疗。通过Ca^{2+}非特异性外移而抑制磷酸二酯酶活性，增加cAMP含量可解除平滑肌痉挛。最近的一些报道认为，应用罂粟碱需注意：①本药作用程度和持续时间很难预测，个体差异大。Luer等提出连续监测痉挛血管供血区的血氧饱和度，能更好地达到正确调整用药剂量、持续扩张血管的效果。②在动物实验中证明，并非所有的蛛网膜下腔出血后痉挛血管均对罂粟碱敏感，随着发病时间的延迟和病性的严重性增加，血管的顺应性和对罂粟碱敏感性均降低，所以本药应用越早越好，超过7d应用，意义不大。

四、氧自由基清除剂及过氧化抑制剂

氧合血红蛋白通过脂质过氧化反应产生氧自由基，诱导内皮素产生，与一氧化氮（NO）结合阻止NO的血管舒张作用，且其分解产物胆红素也有致痉作用。而氧自由基清除剂及过氧化抑制剂可阻断氧自由基和脂质过氧化的过程，所以在治疗过程中效果较好。Tirilazad是一个非糖皮质激素的21-氨基类固醇，可以抑制氧自由基引起的脂质过氧化，舒张痉挛的脑血管，并改善后期的神经症状，降低死亡率。近来，一个多地区的大范围临床试验证明，用6mg/(kg・d)的剂量可以使血管痉挛程度从18%降至10%，尤其在男性患者作用更明显，且没有低血压、类固醇中毒等不良反应。

五、内皮素受体拮抗剂及其合成抑制剂

ET-1可能在CVS发病机制中起重要作用，实验证明，选择性或非选择性ET-1受体拮抗剂以及ET-1合成抑制剂泵在一定程度上改善CVS。口服内皮素受体拮抗剂可明显减轻实验动物CVS的发生。内皮素转化酶抑制剂可抑制相对无活性的BigET-1转化为有活性的ET-1。CGS26303，3mg/kg静脉注射，每日2次即可防止兔SAH后CVS的发生，30mg/kg静脉注射，每

日2次可逆转CVS。

六、K^+通道活化剂

动物实验中证明，K^+通道活化剂克罗卡林能抑制CVS，在临床实验中也证明其有一定的作用。

七、基因治疗

基因治疗是向体细胞内导入一种新的基因物质，现在也可以应用反义核苷酸抑制某些基因的表达。如上所述，应用NO供体或增加eNOS活性同时选择性抑制nNOS和iNOS是一种较好的治疗措施。目前，iNOS抑制剂氨基胍已应用于临床治疗脑缺血。但在狗SAH第8d脑池内给与脂多糖可激发iNOS基因表达，对轻度脑血管痉挛治疗有效。基因治疗为SAH后CVS的治疗开辟了一条新的途径，但目前应用于临床尚有不小的困难。

八、外科治疗

可以说“没有SAH，就没有CVS”。蛛网膜下腔的积血是导致CVS发生的根本原因。因此，尽快清除蛛网膜下腔积血是防止CVS的重要措施。早期手术（发病72h以内）能有效防止SAH后再出血、血管痉挛和脑积水等并发症，在很大程度上改善患者的预后。但早期因患者的病情比较危重，生命体征不稳定，手术治疗的风险较大，且有时难以找到破裂的动脉瘤造成手术失败，晚期手术尽管相对较安全，但由于SAH后再出血的高发期往往在出血早期，部分患者因早期再出血死亡而失去了晚期手术的机会。目前大多数观点认为，早手术优于晚手术，正确的决策手术的时机在很大程度上影响SAH并发症的发生和转归。

九、血管内介入治疗

血管内介入治疗是目前较新的一种治疗方法。包括局部脑动脉内灌注罂粟碱，经皮血管内成型术等。尽管这一方法的经验还不成熟，尚在摸索之中，而且并非所有的SAH患者都能接受这种治疗。但由于其具有创伤小等优点很可能成为今后大有前途的治疗方法。

（王颖）

第八节　神经保护剂治疗缺血性脑血管病

Section 8

脑血管病与心血管病、恶性肿瘤并列为威胁人类健康的“三大杀手”，且在此三类疾病中其致残率高居第一位。脑血管病又以缺血性脑血管病（ICD）为多见，迄今未找到特效疗法。脑梗死的病理生理研究表明，缺血超早期，神经元膜离子转运停止，神经元去极化，钙离子内流导致兴奋性氨基酸一谷氨酸大量释放，后者又加剧钙离子内流和神经元去极化，进一步加重细胞损害。同时，钙离子内流激活酶，致细胞自身稳定功能失调，细胞骨架、线粒体和细胞膜的破坏；自由基的形成和NO合酶加剧神经元损害。细胞因子、细胞黏附分子刺激引起局部炎症，并加剧微循环障碍。最后由于激活细胞凋亡基因导致细胞凋亡，使缺血性半暗区最终与坏死区融合。动物实验已发现针对上述诸多环节的神经保护剂具有较好的脑保护作用，目前已在临床应用及有临床应用价值的药物主要有以下几种。

一、钙通道阻滞剂

在脑缺血损伤早期，神经元线粒体钙离子含量增加，再灌流 12 ～ 20h后钙离子持续大量增加。Siejo等认为缺血后神经元坏死与细胞内Ca^{2+}平衡紊乱有密切关系。尼莫地平（Ni-modipine）为脂溶性二氢吡啶类L型阻断剂。它不能阻断中枢神经递质释放所需的钙通道，但能阻止过多的钙流入胞浆和线粒体。美国尼莫地平研究组发现尼莫地平治疗蛛网膜下腔出血后伴发的脑缺血有明显效果，但在脑梗死治疗中未见有明显的效果。因钙离子内流发生在缺血早期，钙通道阻滞剂的应用应有严格的时间窗。现认为发病 12 ～ 18h内开始尼莫地平治疗，60 ～ 120mg/d有显著疗效。Darodipine亦为二氢吡啶类药物，小剂量能增加脑缺血后脑血流量，但大剂量会致梗死周边区域血流量进一步减少。其他二者吡啶类药物如Flunarizine和Isradipine因不良反应大且疗效不确切，已中止研究。

二、兴奋性氨基酸受体拮抗剂

兴奋性氨基酸（EAA）主要指谷氨酸/门冬氨酸及其他酸性氨基酸，谷氨酸是中枢神经系统的主要兴奋性递质，对神经元有强烈的兴奋毒性作用。根据选择性配基将谷氨酸受体分为三类：N-甲基-D-天门冬氨酸（NMDA）谷氨酸受体、KA受体、QA受体。Kochhar等于脑内注射谷氨酸或其同系物引起局部神经元溃变，这种损害作用可由特异性受体拮抗剂尤其是NMDA受体拮抗剂所阻断。由此可见，谷氨酸对神经元有毒性作用，其作用可能是通过受体介导的。NMDA受体是受配基调节的离子通道，对钙通透，可被Mg^{2+}电压依赖阻断，同时还有Zn^{2+}、甘氨酸、多胺结合域。Cerestat为非竞争性NMDA受体拮抗剂。Gros-set等正在进行脑梗死急性发病6h内使用Cerestat的临床验证，不良反应相对较轻。Selfotel（CGS-19755）直接作用于谷氨酸-NMDA结合位点，因临床试验治疗组死亡率在统计学上未见显著意义而终止研究。Eliprodil是一种多胺位点拮抗剂，能减小卒中模型的梗死面积。Mg^{2+}可阻断NMDA受体电压依赖性离子通道，较高浓度时具有非竞争性NMDA拮抗剂作用。动物实验已证实：镁盐可减少缺血性脑梗死的范围，并且这种保护作用具有剂量依赖性。Muir等对60例大脑中动脉缺血患者进行随机、双盲、安慰剂对照研究。结果发现硫酸镁治疗组的病死率和致残率均较安慰剂组低，而且未出现毒性不良反应。因此，镁剂对缺血性脑梗死的治疗与预防有着良好的应用前景。冯东福等认为镁剂在神经保护方面综合评价前景最好。Gangliosides（GM-1）为非NMDA兴奋性氨基酸拮抗剂，可能通过促进Na^+-K^+-ATP酶和腺苷酸环化酶的功能而起作用，临床证明能改善脑梗死患者神经功能障碍。

三、谷氨酸释放抑制剂

动物实验已证实，阻止谷氨酸释放或阻断其受体作用具有神经保护作用。619C89为一种钠通道阻滞剂。Eiji等通过大鼠急性硬膜下血肿模型研究发现619C89可减少脑缺血损伤及谷氨酸释放。并认为由于619C89可通过抑制谷氨酸释放而阻断NMDA和非-NMDA受体活性，与有突触后效应的其他NMDA拮抗剂相比，前者在临床上对于神经外伤患者更有益。Lubeluzole为苯噻唑衍生物。最近 Dienet 等通过临床验证，认为 Lubeluzole 是一种新的安全有效的谷氨酸释放抑制剂，它能阻止梗死周边区细胞外谷氨酸浓度升高，抑制谷氨酸诱导的NO神经毒性，但时间窗在 6h 以内较宜。

四、GABA 受体激动剂

GABA是脑内主要的抑制性神经递质，与主要的兴奋性递质谷氨酸相抗衡，脑缺血时突触前末端释放 GABA，可能通过反馈机制使 GABA 合成减少。这提示缺血时 GABA 能抑制机制受损，而刺激 GABAA 受体激动剂 Muscimol 或与 MK-801 合用均能有效对抗脑缺血损伤。Chlomethizole 能与 GABAA 受体门控性氯通道作用而增强 GABA 作用，可减轻全脑和局灶性卒中模型的缺血性损伤。

五、自由基清除剂

近 20 年来提出脑缺血缺氧自由基损伤理论，缺血缺氧后脂质可产生许多高度反应性的氧自由基。这些氧自由基的释放又会启动更多自由基的生成。超氧化物、过氧化氢和羟自由基的形成将导致脂质膜的过氧化损伤、蛋白质氧化和 DNA 损伤。缺血再灌注抗氧化防御机制不全时自由基可损伤脑细胞。因此，自由基清除剂理论上可保护脑缺血损伤。已有动物实验证实有效的自由基清除剂有：谷胱甘肽过氧化酶、CuZn-SOD、Mn-SOD、过氧化氢酶、维生素 E、甘露醇、Euk-134 等。另外，我国传统中药制剂 RSM（Radix Salviae Miltionhizae）可减少神经缺损并减轻细胞损害，其保护作用可能与其对缺血动物脑水肿、单胺类递质、神经肽、神经转换氨基酸、血栓烷 A_2、C-fos 基因的过氧化及衰减调节等保护有关。

六、抗白细胞黏附分子抗体

脑缺血时白细胞表面的 CD18 受体受刺激与微血管壁上的细胞内皮黏附分子（ICAM）结合，这一过程可使白细胞黏附到内皮细胞上，造成血管的闭塞。激活的白细胞通过内皮迁移到脑组织中。白细胞再释放出分解代谢的酶，导致组织破坏动物模型已证实，抗 ICAM-1 抗体能减轻缺血程度，尤其是再灌注条件下。Enlimomab（鼠源性抗人 ICAM-1 抗体）实验效果不满意，可能与鼠源性抗体有关。

七、神经营养因子

脑缺血损伤后大量神经保护因子的基因表达增加。如神经营养因子（NTF）、NGF 转化生长因子（TGFS）等，它们在缺血的自我保护中起保护作用。Holtzman 等于脑室内注射 bFGF、NGF 能减轻缺血后的神经元损伤，并可促进损伤神经元的修复与再生。

八、一氧化氮合酶(NOS)

抑制剂NO是中枢神经系统内新发现的一种重要信使物质，它介导谷氨酸对体外培养的皮质神经元的兴奋毒性作用，抑制多种与线粒体电子传递系统及柠檬酸循环有关的酶，与 O_2 作用形成过氧化亚硝基阴离子，加强脂质过氧化作用。当阻断 NO 生成时谷氨酸的兴奋毒性作用也同时被阻断。7-硝基吲哚可特异性阻止神经元 NO 合成，且不影响血管舒张，因此是一种有治疗价值的一氧化氮合酶抑制剂。

九、小檗碱(Berberine)

小檗碱(Berberine)，又称黄连素，是从小檗科小檗属植物黄连根基中提取的一种季胺类化合物，属四氢异喹啉类生物碱。我国传统医学已知黄连素具有清热解毒、杀菌消毒的功效。现代药理学对小檗碱的研究表明，小檗碱是一种肾上腺受体拮抗剂，可以降低血压，抑制血小板凝集，并可影响心肌的电生理特性。20 世纪 80 年代以来，基础研究和临床应用均证明小檗碱可以治疗各种室性快速心律失常。进一步研究表明小檗碱对心肌动作电位的影响是通过其阻断钙离子内流完成的，对心肌缺血和心肌梗死有明显保护作用大量动物实验表明，小檗碱对大鼠全脑及局灶性缺血有保护作用，且作用为多方面。魏佑震等采用 Pulsini-cllia-Brierley 四血管阻塞(4V)致大鼠全脑缺血模型，观察了小檗碱对脑缺血长期灌流对照及用药组进行的 Morris 水迷宫学习、记忆能力检测。结果表明小檗碱不但对短期再灌流有保护作用，对长期再灌流的进一步损害也有明显对抗作用。吴俊芳等发现小檗碱 40mg/kg 腹膜内给药能提高大鼠急性脑缺血 30min 时的血浆、海马及皮层脑组织的超氧化物歧化酶活力，降低丙二醛，并推测小檗碱保护缺血-脑组织机理与其抗氧自由基损伤有关。刘天培等采用斑点杂交及 Fura-2 技术研究小檗碱对谷氨酸引起的新生大鼠脑细胞 C-fos 表达及游离钙(细胞内钙变化的影响。结果谷氨酸能诱导分离的脑细胞 C-fos 的一过性高表达及细胞内钙的显著升高。小檗碱 10μmol/L 显著抑制谷氨酸诱导的脑细胞 C-los 的高表达。小檗碱 1 ~ 100μmol/L 能剂量依赖性地抑制谷氨酸引起的细胞内钙升高。并认为小檗碱的这种降低脑细胞 C-los 基因表达及细胞内钙水平的作用可能是其治疗脑缺血性疾病的机制之一。谢勉等发现一过性全脑缺血后，海马内 NOS 表达水平明显上升，而小檗碱可以抑制缺血引起的海马内 NOS 表达。因而认为小檗碱对缺血后 CAl 区锥体细胞的保护作用可能通过抑制 NOS 表达，减少 NO 生成而实现。小檗碱对 NOS 的抑制作用可能与其能阻断 Ca^{2+} 通道有关。吴俊芳等以大鼠可逆性大脑中动脉梗死(MCAO)致局灶性脑缺血模型，观察小檗碱对大鼠 MCAO 24h 后血小板黏附、聚集、血栓形成及血浆 TXB_2 和 PGl_2 生成的影响。结果小檗碱[20mg/(kg · d)]腹膜内给药 1、3 或 5d，明显降低 MCAO 24h 后血小板黏附性及 ADP、胶原和花生四烯酸诱导的血小板聚集率，抑制血浆 TXB_2 水平，同剂量腹膜内给药 3 或 5d，则抑制血栓形成。认为小檗碱可能通过其抗血小板黏附和聚集及影响花生四烯酸代谢而发挥抗脑缺血作用。冯栓林等于临床中将盐酸小檗碱与小剂量阿司匹林防治缺血性中风进行对比研究认为：盐酸小檗碱抗聚作用强，又能抑制血小板活化因子的作用，治疗 TIA 短期疗效颇佳，几乎无毒性不良反应，是比阿司匹林更优越、更有发展前景的抗血小板聚集剂。缺血性脑损伤的发生与发展是一个多因素参与的复杂病理生理过程，仅针对这一过程某一方面的治疗只能收到有限的效果，尽管神经保护剂疗效的研究尚处于试验阶段，但其在 ACI 超早期的应用前景广阔，尤其是在我国的实际医疗条件下，早期联合使用多种神经保护剂更具现实性。另外，在急性缺血性脑血管病(AICD)的药物治疗中还应在仔细评价每个卒中患者的病理生理机制后注重个体化原则。

鉴于 VEGF 是一种高特异的促血管内皮细胞生长因子，国外在将其用于治疗外周血管疾病和缺血性心血管病方面已做了较多的研究。目前，对于治疗缺血性脑血管病的研究才刚刚起步。Hayashi 等研究发现 VEGF 能减轻短暂性脑缺血大鼠的缺血程度。在短暂性 MCA 闭塞

90min 后，在再灌注的大鼠脑表面局部应用 VEGF（1.0μg/μl，9μl），发现梗死体积较赋形剂对照组明显减小（$P < 0.001$）。在 VEGF 处理的动物中，脑水肿程度减轻（$P = 0.01$），Evansblue 外渗减轻（$P < 0.01$）。用 TUNEL 染色和 HSP 免疫组化染色显示 VEGF 组再灌注 24h 和 48h 着色明显轻于赋形剂组，表明神经元损伤减轻。国内包维丽等亦从反面证明了 VEGF 对缺血-脑组织的保护作用。在短暂性 MCAO 模型中，侧脑室内注射 VEGF 抗体后，局灶性脑缺血的梗死体积较对照组明显增加，加重了缺血再灌注后的脑损伤。提示缺血后神经元 VEGF 表达可能对缺血-脑组织有保护作用。由于 VEGF 在循环中的半衰期较短（约 6min），给治疗带来不便，基因治疗是发展方向。应用 VEGF 或构建 VEGF 病毒载体，有可能为脑血管病的治疗开辟一条新途径。但也存在许多问题需要解决，比如基因治疗的潜在不良反应：VEGF 促进实体瘤的血管形成，加速肿瘤的生长；VEGF 亦可能加速由于糖尿病引起的视力恶化。因此 VEGF 基因治疗应严格把握禁忌证。

（王颖）

第九节　缺血预处理防治脑缺血

Section 9

严重的缺血或低氧常引起细胞、组织的损伤。预先短暂的缺血或轻度低氧可激发或动员机体内在的防护能力，对随后严重的缺血、缺氧产生强大的防御和保护作用，是当前抗缺血/缺氧的研究热点。缺血预处理（ischemicpre conditioning，IPC）和缺血耐受现象（ische-mictolerance，IT）最早是由 Murry 等于 1986 年在犬心肌缺血模型中发现的，继后大量研究进一步肯定了心肌缺血预处理的心肌保护作用，且已有临床应用报道。1990 年 Kitagawa 等证实该现象同样存在于大脑，随后更多的实验证实了缺血耐受现象的器官普遍性。缺血耐受现象即事先给予一亚致死性的脑缺血（缺血预处理），可减轻其后发生的致死性脑缺血带来的损害。IT 通常在 IPC 后数小时或 1d 开始诱发，可持续 1 周或更长时间。近年来脑缺血预处理的研究日益受到重视，脑缺血预处理的概念逐渐拓展，预处理的方法不再仅限于脑缺血，而且涵盖了许多“亚毒性”的侵害性物质或措施。理解有关脑缺血耐受的产生机制，可以为脑保护提供新的研究思路和治疗措施，为开发神经元保护药物提供新的方向和思路，为开展缺血性脑血管病的基因防治奠定基础。

一、脑缺血预处理的发展简史

缺血性脑血管病一直是脑血管领域的研究热点。在缺血预处理提出之前，人们的目光始终关注溶栓技术的发展。进入 20 世纪 90 年代以来，其研究重点转向神经元的保护，即增强脑细胞对缺血缺氧等损伤的抵抗力，防止神经元损伤向不可逆方向发展，提高神经元生存率。

（一）在体预处理实验研究

早在 1990 年 Kitagawa 等首次在沙土鼠脑缺血的实验研究中观察到短暂性脑缺血预处理具有神经保护作用，提出了沙鼠在体缺血耐受的理论。对沙鼠预先给予 2min 的亚致死性脑缺血，能使最易受损的海马 CAl 区大部分神经元在 1d 后的再次较严重 5min 脑缺血中存活；对沙土鼠预先给予 2min × 2 次的脑缺血（间隔 1d）则能几乎完全防止再次较严重缺血（5min）所致的海马 CAl 区神经元损伤。1993 年 Nishi 等发现缺血耐受现象不仅存在于沙鼠，也存在于大鼠。至 1997 年 Cai 等甚至发现在孕鼠子宫中的新生鼠亦可通过预处理诱导缺血耐受现象的发生。2001 年 Wu 等在小鼠中也观察到了这一现象。在这一系列的研究中，人们还发现在亚致死性缺血预处理后，诱发缺血耐受的区域不仅限于海马，大脑皮层、基底神经节、背侧丘脑等其他脑区中均有发现。由于人类的脑缺血梗死性疾病多是由脑内动脉堵塞所致局灶缺血，人们的研究也由全脑缺血预处理向局灶缺血预处理发展，至今这种局灶预缺血诱导脑缺血耐受的动物模型已经成熟。IT 现象近年来在临床研究中也得到了证实：Moncayo 等对 2 492 例首次发生脑梗死的患者进行研究，发现 TIA 病史与脑梗死的良好预后有相关性，病前无 TIA 者其发生脑梗死时的病情更严重，神经功能缺损和意识障碍更明显，而有 TIA 者预后相对较好。

（二）离体预处理实验研究

缺血耐受现象在体外神经元培养及脑片中均有报道。Sakaki 等发现在皮层神经元培养中对亚致死性缺氧损伤的耐受保护作用与增加的成纤维细胞生长因子有关。另有报道，在离体细胞实验中，亚致死性氧-葡萄糖缺失或 Na^+-K^+-ATP 酶抑制对培养的皮层神经元都会产生缺氧耐受保护作用。对培养的小鼠皮层神经元进行亚致死性氧葡萄糖缺失预处理，同样诱发了对长时间氧-葡萄糖缺失的耐受保护作用，但这种耐受会被 NMDA（Nmethy Daspartate）拮抗剂所阻断。历经 10 余年的研究，人们对脑缺血预处理现象的认识越来越深入。在研究方法上，从早期的缺血预处理到现在多种预处理方法的应用，动物模型亦日益接近人类脑缺血的发生模式，检测手段也越来越先进；在保护机制研究方面，从内源性保护介质的作用发展到细胞分子水平；在上述研究的基础上，IPC 正从动物实验向临床应用推进。

二、预处理的方式

尽管脑的缺血预处理机制尚未完全明确，但 IPC 对脑缺血的保护效应已届公认。预处理方法多种多样，许多刺激都可以行预处理，诱发机体发生一系列变化，对继之而来的脑缺血产生保护作用。

（一）化学预处理

化学预处理包括了许多在脑缺血/再灌注损伤过程中起作用的化学物质，如造成兴奋性神经毒性作用的兴奋性氨基酸，造成炎性损害的许多炎性介质 IL-1β、TNF-α等等，还有一些能引起脑缺血损害的物质，如脂多糖、3-硝基丙酸、凝血酶、内毒素等。这些物质的毒性使其临床应用受到了很大的限制，因此有人提出了药物预处理的概念。

（二）药物预处理

随着对脑组织自身抗损伤耐受能力的研究迅速增多，脑药物性预处理的研究也逐渐深入，它是通过药物激发或模拟机体自身内源性保护物质而呈现的脑保护作用。目前研究表明腺苷 A_1 受体激动剂预处理可以起到较好的脑保护效果。另外 ATP 敏感性 K^+通道开放剂（KCO）也可诱导出脑缺血耐受效应。其他药物预处理剂还有神经营养因子类制剂、抗氧化剂、细胞间黏附分子、单克隆抗体、重组肿瘤坏死因子等。近年来的研究还发现，微量元素锌对脑缺血再灌注有显著的脑保护作用，而且它还可以诱导热休克蛋白的表达。锌是机体内一种重要的金属元素，在脑内的含量仅次于 Na、K 和 Mg，它不仅是多种酶和辅酶的主要构成成分，同时多种生理和病理的过程都与机体锌的状态有关，对机体尤其是对脑发育和功能有着重要的影响。锌可以通过多条途径影响脑功能和行为，如过氧化损伤、细胞凋亡、抑制 NMDA 型谷氨酸受体、多巴胺受体、通过锌指蛋白等。已有研究证明，锌可对抗心肌细胞缺氧再给氧损伤，对神经节细胞钙内流有抑制作用。Kadoya 等发现原紫质锌可以通过抑制 IL-1 和抑制正色素性氧化酶来治疗鼠的暂时性局部脑缺血，降低梗死面积及脑水肿。Marsushita 等在大鼠脑缺血前 24h 和 48h 分别皮下注射 ZnCl 220mg/kg 2 次，发现缺血后海马神经元凋亡数目明显减少。另外，锌还是热休克蛋白（heat shock protein，HSP）显著的诱导剂。Swanson 等将生长的胶质细胞置于含氯化锌的环境中，应用免疫组织化学的方法检测到了 HSP 的表达；Hatayama T 等将 Hela 细胞置于含硫酸锌的介质中孵育，结果诱发了 HSP70 的表达；热应激时 HSP70 基因的转录水平提高，锌通过活化热休克蛋白 70 基因的转录而诱发HSP70 的合成，从而使机体对热暴露产生更强的耐受力。随着锌对 HSP70 表达的影响的深入研究，人们还发现：锌诱导 HSP70 的表达，在内毒素血症、小肠缺血、败血症等疾病中均起到了很好的保护治疗作用。在培养的胃粘膜细胞中，Odashima M 等将锌用作 HSP70 的诱导剂，实验得到成功。Cheng Y 还发现在肝脏中锌也是 HSP70 的显著诱导剂。但是，在脑缺血预处理中联合应用锌是否也可以得到这样的结果呢，至今未见报道。如果锌在脑组织中同样可以诱导 HSP70 的大量表达，那么无疑会对临床治疗脑缺血及进行药物预处理都将产生不可估量的影响，为我们开展脑缺血的防治提供新的研究方向和希望。总之，药物预处理是脑缺血预处理的发展趋势，由于 IPC 诱导应激过程终究是一种损伤，其临床应用受到许多因素的限制，因此既不损伤组织又能产生预处理效应的药物性预处理具有潜在的临床应用价值，值得我们更深入的研究和探讨。

（三）其他预处理方式

已证实脑皮层扩散性抑制是有效的预处理措施，随后的研究表明缺氧预处理、高压氧预处理、非致死性热处理、低温、适度脑水肿等均可诱导脑缺血耐受而减少神经元迟发性死亡，但均尚待进一步确证。

三、脑缺血预处理效应的机制

IPC 的效果极其肯定，但其具体机制却众说纷坛，莫衷一是。IPC 机制的研究经历了由大体水平到细胞水平再到分子水平的发展过程，一般认为预处理诱导脑缺血耐受分早期效应与延迟性效应。早期效应发生于处理后数小时，其机制与腺苷受体、ATP 依赖 K^+通道开放等有关；延迟性效应发生于预处理后 1 ～ 7d，与诸多基因表达的增强或受抑有关，包括HSP、细胞因子、抗氧化酶等，当前预处理机制研究的重点在于其分子机制。据现有的文献报道，可以将其机制归为两大类：①预处理增强了神经元自身潜在的对抗缺血的细胞防御机能；②细胞的应激应答和应激蛋白的合成。

（一）细胞防御

1.神经元膜电位的稳定和细胞兴奋性的抑制

腺苷是最早提出和研究最多的介质，它是机体在缺血缺氧时高能磷酸盐分解产生的一种内源性核苷。在不同的脑缺血模型中均发现细胞外液腺苷含量显著增高，而且腺苷的吸收抑制会产生缺血耐受的脑保护作用，给予腺苷受体的拮抗剂则会阻滞缺血耐受现象的出现。缺血诱导腺苷释放，激活特异性 A_1 受体，导致 ATP 敏感的钾离子通道开放，稳定神经元膜电位，使其超极化，避免了去极化带来的危害。海马 CAl 区神经元电生理特性的改变也与脑缺血耐受现象相关。Kawai 等在已获得脑缺血耐受的沙鼠模型中观察到缺氧长时呈增强效应被抑制。这一现象提示缺血耐受与缺血后 CAl 区神经元的过度激活被抑制相关，但其确切机制仍不清楚。近年来对脑缺血损害的病理生理研究表明脑缺血时，存在严重的 Ca^{2+}内流紊乱，大量 Ca^{2+}蓄积在神经组织内产生严重的毒性作用，诱发一系列病理反应，是神经细胞死亡的“最后共同通路”。Tanaka 等发现预处理可以减少 Ca^{2+}的内流，起到保护神经元的作用。

2.各种细胞因子、新基因产物等的神经元保护作用及抑制凋亡的作用

（1）新基因产物：研究证实脑缺血后蛋白质合成明显受阻，但同时发现一些基因/基因产物，如葡萄糖调节蛋白、钙结合蛋白D28 及一些即早基因（immediate early genes，IEGs）C-fos、C-Jun、jun-B 和 Jun-D 等表达均上调。短暂脑缺血预处理后发现存活的脑组织 C-los 表达和 fos 蛋白

的合成是增加的，而在已梗死的脑组织中则不出现，预处理还可以诱导动物海马内 C-Jun 相关免疫反应活性，都提示 IEGs 参与了缺血预处理。然而，目前它们的靶基因尚不清楚，在耐受效应中的具体作用仍未得到肯定。同时在具有耐受力的脑组织中一些抗氧化酶如 MnSOD 过度表达，能明显增强脑抵抗氧化性损害的能力。在缺血耐受中同样存在致凋亡基因的表达，如：P53 基因。研究发现在缺血激活 P53 基因表达的同时，也激活了其下游基因的表达；而缺血预处理则可以显著降低其激活。同时，在诱导缺血耐受的过程中也会增加 Bcl-2 蛋白的表达。Bcl-2 是抑制细胞凋亡的关键，采用反义寡核苷酸技术封闭 Bcl-2 的表达会阻滞缺血耐受的诱导，更加充分地佐证了预处理的脑保护作用。

(2)各种细胞因子：已有大量证据表明，有多种炎性细胞因子，尤以 TNF-α、IL-1β为主参与了缺血耐受机制的形成。IL-1 受体的拮抗剂可阻滞缺血耐受现象的产生；在脂多糖诱导的局灶缺血耐受模型中，TNF-α结合蛋白可阻滞缺血耐受的出现，且发现神经酰胺在缺血耐受的诱导中起了重要的作用。NF-KB(核因子 KB)是多种基因的促动因子，NF-KB 的 p65 亚单位磷酸化而具备活性被认为是耐受形成的重要条件。但 NF-KB 是否为预处理效应的必经之路，尚在探讨之中。细胞因子、神经营养因子、神经递质、缺氧应激及胞内 Ca^{2+}离子浓度的增加，均可诱导 NF-KB 的产生。它一旦产生，还可激活 MnSOD、Bcl-2 等基因产物，所有这些产物均与缺血耐受有关。一氧化氮(NO)作为一种自由基其生成与一氧化氮合酶(NOS)有密切关系，在脑缺血性损伤机制中有不同的作用：①毒性作用：通过形成 NO 铁复合物，巯基蛋白的氧化，形成超氧阴离子等方式产生神经毒性；②保护作用：NO 可扩张血管，改善缺血-脑组织血供，抑制血小板和白细胞聚集而对内膜起保护作用，抑制肾上腺素等物质产生血管收缩作用，从而减轻脑缺血损伤。有资料表明含 NOS 的神经元能选择性保护阿尔采海默患者的海马结构，且增加的 NO 可激活 Raf/Mek/Erk 级联反应，从而诱导新的蛋白质的合成。因此推测脑缺血后 NOS 的升高代表一种生物学机制，抵抗脑缺血时由于活性氧引起的细胞毒性作用。

(3)胶质细胞：胶质细胞在预处理诱导的适应或耐受形成中的作用引人注目，它对神经细胞具有保护作用几乎已属定论。在沙土鼠 IPC 模型中预处理组海马 CA1、CA3 及齿状回均可见星形胶质细胞及小胶质细胞的激活，而对照组小胶质细胞激活明显，星形胶质细胞改变不明显；经预处理的动物再次脑缺血后星形胶质细胞明显激活而小胶质细胞活性低于未预处理组，说明星形胶质细胞可以对抗小胶质细胞，保护受吞噬作用攻击的神经元，参与预处理的脑保护作用。

（二）应激应答

脑缺血耐受保护作用的获得与脑组织的应激息息相关。热休克现象是 Ritossa 在观察果蝇唾液腺细胞染色时发现的，并发现同时伴有 HSP 的合成。合成的 HSP 可增强机体对再次高温的耐受，即热休克现象。热应激诱导热休克蛋白表达的机理可能是：热休克时，活化的热休克蛋白因子(heat shock factor，HSF)与热休克蛋白基因上游的热休克元件(heat shock element，HSE)相互作用，活化自身转录，产生大量的 HSPmRNA，使热休克蛋白的表达大幅度的上升，产生对细胞的保护作用。

1.HSP70 的脑保护机制

随着对HSP研究工作的深入，HSP70 逐渐被人们熟悉，它是HSP中最保守、最主要的一类，它对缺血-脑组织的保护作用已经得到了人们的首肯。其主要功能是促进新生多肽链的正确折叠，通过与变性蛋白结合，使变性损伤的蛋白质迅速的处理和恢复，起着分子伴侣的作用。对分子重排、蛋白质解聚和新生多肽的跨膜运输也具有重要的辅助作用，并认为HSP70 具有神经保护作用。在全脑缺血模型上，HSP70 蛋白的表达按细胞对缺血的敏感性依次出现，先是 CA1 锥体细胞，接着是 CA3、大脑皮层和纹状体，最后是相对有抵抗力的齿状回颗粒细胞。近年来，人们对 HSP70 的脑保护机制在以往研究的基础上有了新的进展。它不仅作为“分子伴侣”发挥作用，还参与了蛋白间相互作用及免疫应答，起到了抑制凋亡的作用。HSP70 过量产生能改善由于放线菌素、喜树碱、神经酰胺和辐射等多种刺激引起的细胞凋亡。Ravagnan 等首次报道了 HSP70 对凋亡诱导因子的直接拮抗作用。HSP70 能抑制由于热和神经酰胺产生的 Capase-3 的活性，并且还影响 C-Jun 氨基末端激酶和 P38MAPK 激酶活性。除此之外，HSP70 可以与 Bax 和 Bcl-2 连接蛋白结合并对细胞凋亡发挥调节功能。另外，在以往在体实验研究发现胶质细胞可以提供 HSP70 给神经元从而提高神经元对缺血耐受的基础上，Guzhova 等在体外细胞培养的实验中又验证了这一结论。他通过胶质细胞系释放 HSP70 人培养基，提供给神经细胞系从而增强缺血耐受效应；但胶质细胞及神经元释放、吸收 HSP70 的具体机制仍不清楚。

2.其他应激蛋白及蛋白合成功能的恢复

大量实验证实除 HSP70 外，还有 GRP75/78、HSP27、HSPll0/105 等应激蛋白均参与了缺血耐受的形成。缺血破坏了蛋白质的合成机制，但缺血耐受则可以加速蛋白合成的恢复。聚集的核糖体超微结构的恢复和超氧化物歧化酶合成的恢复均证实了这一结论。缺血性脑血管病是严重危害人类健康的常见病，预处理调动机体内源性抗损伤能力，保护缺血缺氧的组织细胞，是近年来脑血管领域的研究热点。缺血预处理概念的提出，为防治缺血/再灌注损伤开拓了新的研究领域；预处理脑保护作用的发现，对内源性神经保护机制和神经保护治疗方法提供了新的启示和研究方向。深入开展预缺血-脑保护的实验研究，不仅有助于揭示其机制和解释一些临床现象，而且将为新药开发，心、脑缺血患者的介入治疗等方面提供重要的理论依据和探索途径。缺血预处理还有很多亟待解决的问题，如：IPC 的分子机制；IPC 前后予以不同干预后脑保护的效果；临床的研究应用等。IPC 研究的重点是发现更多、更好、更适用于临床的预处理方法。随着预处理效应机制研究的不断深入，也为科研人员提供了许多有关预处理方法的新思路，如：长时间吸 100%氧、电针刺激等均可诱导脑缺血耐受。另一方面，缺血预处理现象已被发现在其他许多器官都存在，如肝、小肠、骨骼肌、肾脏和肺等等，而且存在交叉缺血耐受现象，如肾、骨骼肌的短暂性缺血可减轻冠状血管阻塞所致的心肌梗死灶的容积。因此，我们相信预处理的研究还存在广阔的天地，会带给我们更多的惊喜。

（王颖）

第十节　脑血管病治疗的一般措施

Section 10

一、脑血管病的一般治疗

（一）关于高血压的管理

脑血管病急性期的血压管理目前为止还没有规范，到底血压多少为合适，什么情况下需要降压，降低到多少为适当也没有定论。现在国外和国内有几种指南和建议可供参考。在急性脑血管病时，由于颅内压的升高、应激反应、疼痛、膀胱充盈等因素造成动脉血压的升高，此时脑血管的自动调节机能一般是丧失的，半暗带的血流明显依赖于平均动脉压。血压的降低会导致脑血流量的减少，引起半暗带区的脑缺血，可能会加重脑的损伤。一般认为在脑血管病的急性期，尤其是缺血性脑血管病，大多数患者不需要降压，如果使用降压药一定要小心，不要使血压降得太快。欧洲卒中促进会（EUSI）《急性缺血性脑血管病治疗建议（2000 年）》中指出：对于既往有高血压的患者，建议将收缩压维持在 180mmHg（1mmHg ＝ 0.133kPa），舒张压维持在 100 ～ 105mmHg；对于既往没有高血压的患者，最好维持血压在（160 ～ 180）/(90 ～ 100) mmHg。关于急性缺血性脑血管病（发病后 24 ～ 48h）的降压治疗建议：①收缩压 180 ～ 230mmHg

和/舒张压 105 ～ 140mmHg 不降压；②重复测量时收缩压＞ 220mmHg，舒张压＞ 120mmHg 时可以降压。美国国家卒中协会（NSA）《卒中急性期治疗指南（2000 年）》指出：缺血性脑血管病急性期的患者伴有高血压时一般不给予降压治疗，但下列情况应给予降压：①收缩压＞ 220mmHg 或舒张压＞ 110mmHg，间隔 30 ～ 60min 重复测量，血压仍高者；②伴有心肌缺血、心力衰竭及主动脉夹层动脉瘤的患者；③使用溶栓剂治疗的患者。降压治疗时应避免使用钙拮抗剂如心痛定，以防止脑灌注压的下降。一般不主张使用静脉降压药，必要时可用拉贝洛尔 5 ～ 20mg 静脉注射；舒张压过高时可用硝酸甘油 5mg 静脉注射，以后 1 ～ 4m/h；也可用硝普钠 0.5tug/（kg · min）。对于脑出血，有学者提出在急性期当收缩压＞ 200mmHg 时可适当降压，应将血压维持在 160/100mmHg 为宜。

（二）关于降颅压

颅压增高是脑血管病急性期的主要并发症。出血性脑血管病的血肿直接占位和随后出现的脑水肿是高颅压的直接原因，如果血肿破入脑室系统还可导致脑脊液的循环障碍，形成梗阻性脑积水导致高颅压；缺血性脑血管病中的大面积脑梗死可导致明显的脑水肿，形成高颅压等。过高的颅压可引起脑组织的移位而产生脑疝等严重的后果。因此降低颅压是治疗脑血管病的主要方面。降低颅压可以通过过度通气、药物治疗和外科治疗来达到。甘露醇是临床最常用的脱水剂。甘露醇能增加血清渗透压，使颅内压和眼压降低，并通过增高肾小球的渗透压抑制肾小管对电解质的重吸收，从而达到脱水降颅压的作用。成人剂量：0.5 ～ 2g/kg，30 ～ 60min 静脉注射完毕，4 ～ 8h 重复使用。禁忌证：过敏，严重肾病致无尿者，充血性心力衰竭或脱水者。甘露醇不可长期使用，不但可以损伤血管内皮，而且效果也会逐渐降低，一般不超过 10d。甘油也是一种高渗性脱水剂，作用较甘露醇弱，但反跳较轻，同时不增加肾脏负担，甘油可以进入三羧酸循环代谢而提供能量，而且不升高血糖，与甘露醇合用效果较好。但要注意，进入体内过快可引起溶血，产生血红蛋白尿。人血白蛋白也有脱水作用，其可以提高血浆胶体渗透压，但自身的脱水作用较弱，应该与甘露醇合用。美国科学家 Ginsberg 研究发现，中到大量白蛋白对急性缺血性脑血管病有显著的保护作用，尤其对大脑皮质神经细胞的保护作用是肯定的，但对皮层下的作用不肯定。

（三）神经保护剂

20 世纪 60 ～ 70 年代，急性缺血性脑血管病的神经保护治疗主要是低温、亚冬眠、巴比妥类药物和能量合剂等。80 ～ 90 年代更多注意的是清除自由基、钙离子拮抗剂和对抗兴奋性氨基酸等。缺血引起的细胞毒性反应也越来越受到神经科医生的关注。研究发现很多药物有自由基清除作用，如甘露醇、维素素 E、维生素 C 等。目前钙离子拮抗剂的研究较深入，在神经系统应用的主要是尼莫地平和氟桂嗪。前者的代表是尼莫通，在蛛网膜下腔出血中使用对于防止血管痉挛有明确的作用。大家比较公认的神经营养药是胞二磷胆碱，有抗氧化和磷脂酰胆碱合成的作用，已在临床广泛应用。其他很多药物如各种脑蛋白水解物、兴奋性氨基酸的拮抗剂等虽然也在临床应用多年，但其疗效没有得到肯定，大多数的神经保护剂的临床实验因无效或不良反应而终止。

二、缺血性脑血管病的治疗

（一）溶栓治疗

目前治疗脑血管病的唯一有效方法是溶栓治疗，其余用药都是预防再发和全身性保护治疗。1995 年报道的 NINDSr-TPA（美国国立神经疾病与卒中研究院重组组织型纤溶酶原激活物）实验证实，急性缺血性卒中发病后 3h 内开始静脉内应用 r-TPA 可明显改善患者的预后。后来的实验证实，在发病后6h内应用溶栓药物也可取得满意的效果。但超过6h溶栓的出血率明显上升，所以提出了一个时间窗的问题，溶栓治疗的关键是时机的掌握，多数学者认为溶栓应在发病后6h内及早进行，不仅可以缩小梗死灶，神经功能恢复好，而且出血率低，比较安全。故目前大多数学者同意将溶栓治疗的时间窗定为6h。溶栓药物常用的有r-TPA和尿激酶(UK)。r-TPA特异作用于纤溶酶原，优点是局部溶栓，很少产生全身抗凝和纤溶状态，无抗原性。缺点是价格昂贵，半衰期短，临床上需要大剂量连续静脉滴注。UK是一种血浆纤维蛋白原激活物，有局部溶栓的作用，没有抗原性，对新鲜血栓溶解迅速，但对陈旧血栓效果差，属于非选择性溶栓药，易引起出血。治疗的途径分为静脉溶栓和动脉溶栓，静脉溶栓临床常用，简便易行；动脉溶栓是在介入放射学基础上发展起来的，好处是可在直视下局部用药，对全身影响较少，但要求条件较高，需要多个熟练的技术人员配合，费时较长，费用较高。溶栓治疗的主要并发症是出血，其次是再栓塞。关于溶栓的适应证和禁忌证请参考有关文献。

(二)抗血小板制剂

除溶栓药以外，阿司匹林是唯一被证明可改善急性卒中转归的治疗药物，并可减低卒中再发的危险。阿司匹林可抑制环氧合酶从而减少血栓素A_2的产生，而血栓素A_2是一种潜在的血小板激活剂，由此产生抗血小板的作用。阿司匹林可以在卒中患者或TIA患者中减少再发的危险性23%。目前的用量国内外差别较大，国内推荐的预防用量为50～325mg/d。不良反应主要是出血倾向。来自欧洲的研究发现，阿司匹林和潘生丁合用可减少卒中危险性2倍以上。噻氯吡啶和氯吡格雷是近些年推出的新药，研究显示对预防严重的心脑血管病有良好的作用，并比阿司匹林较少伴有胃肠道出血的不良反应，但价格较高。推荐剂量：噻氯吡啶250mg/d，氯吡格雷75mg/d。

(三)降纤治疗

血浆中纤维蛋白原浓度的增高是卒中的危险因素之一，因为它是不对称结构，所以对血浆黏度影响较大，同时纤维蛋白原又是形成血栓的物质之一，因此降低纤维蛋白原可以使血浆黏度下降，增加脑血流，防止血栓的进一步形成。目前临床常用的有东菱克栓酶和降纤酶，近年国内对降纤酶做了大量的基础和临床研究，结果表明它在急性期的作用同现在认为有效的抗血栓药物效果相似，但远期的复发率明显低于其他药物，不良反应较轻，临床观察的1 800多例患者中无一例出血，而对照组中有一例梗死后出血，故推荐使用。

三、脑出血的治疗

近年来对脑出血的治疗研究主要集中在微创外科方面。以往对于脑出血的外科治疗指征是挽救患者生命，对改善预后没有任何帮助，很多情况下起到了雪上加霜的作用。一些患者由于在手术中切断了大量的脑回间的U型联系纤维，使得患者的肌张力无法恢复，以至于在患者的康复期无法恢复运动功能。故现在神经科界仍然不主张轻易开展脑血肿清除术，除非不得已而为之。目前对于大脑半球的血肿，专家建议，30mL以下不手术，由神经内科保守治疗；50mL以上可以外科手术治疗；30～50mL的血肿，根据实验情况，如年龄、血肿部位、脑萎缩情况、全身状态等决定内科保守治疗还是外科手术治疗。小脑出血10mL以下可由内科保守治疗，15mL以上则主张外科手术治疗，因为幕下血肿容易引起脑疝。目前外科手术治疗的方法也得到改进，微创方法广泛应用于临床。应用骨锥钻孔，或应用电钻颅骨钻孔，插入引流管行常压引流，必要时可血肿腔内注入尿激酶2万～5万U，关闭引流管，1h后放开，可以放置引流管7～10d。期间要注意局部消毒，以防感染。

四、ICVD的预防

ICVD的预防措施分两级：一级预防主要针对未发生过卒中者，查明及合理治疗引起卒中的危险因素，以降低卒中发生的可能性。一级预防措施因人而异，对健康者可劝其停止吸烟及过量饮酒，而不需服抗血栓药；但对有危险因素者，则需予以针对性治疗。如对高血压患者降血压治疗可以降低卒中危险性，对高血压患者的干扰试验资料表明，将平均舒张压降低仅0.67～0.80kPa(5～6mmHg)并持续5年，其间卒中危险性下降42%。二级预防是指预防已有过短暂性脑缺血发作(TIA)、小卒中、完全性卒中以及视网膜缺血患者的再卒中。对ICVD的二级预防，10多年来发表了许多关于阿司匹林的研究，但结果不一致，尤其是最适剂量的选择意见不同。抗血小板试验协作组对阿司匹林和其他抗血小板药研究的综合分析结果表明，这些药物可降低卒中危险性最高达20%～25%，其用量目前仍多倾向为小于100mg/d，阿司匹林、双嘧达莫(潘生丁)和磺吡酮(硫氧唑酮，苯磺唑酮)的疗效差别无统计学意义。阿司匹林伍用潘生丁与单用差别亦不明显。新型抗血小板药物噻氯皮啶(ticlopidine)优于阿司匹林，并且对女性预防TIA及ICVD也有效。用法：250mg口服，1次/d。但因价格昂贵故使用范围受到限制。在二级预防中，降血压治疗及戒烟、戒酒与一级预防同等重要。颈动脉内膜切除术对ICVD、TIA以及视网膜梗死患者二级预防的作用与药物治疗相比，对严重颈动脉狭窄(70%～99%)者远期疗效较好，抵消了危险性的影响，对轻度狭窄(0%～29%)作用不大，而对中度狭窄(30%～60%)者的作用尚不肯定。

（王颖）

第十二章
Chapter 12
脑血管病的介入和外科治疗

第一节　概　　述

Section 1

脑血管病的治疗是神经外科中的一个主要分支。近几年，其诊断和治疗有明显提高。颅内动脉瘤的血管内栓塞材料主要由Guglielmi等发明的电解脱铂金弹簧圈(GDC)为先导，使动脉瘤的栓塞可以控制释放弹簧圈，大大增加了安全性和载瘤动脉的保留。尤其对于后循环或巨大动脉瘤等手术难以接近或无法夹闭的，栓塞是手术治疗的重要补充。采用多种方法联合治疗脑AVM得到共识。Spetzler对脑AVM的分级方法已越来越多地被接纳和采用。Nussbanm对脑AVM的自然发展史进行分析，认为不管以往有否出血，AVM每年的出血率为3%～4%，第1年内再出血约6%。每次出血的致残率为30%，死亡率为12.5%，而积极治疗的总致残率加死亡率则在10%以下。Frizzel复习32个中心1 246例AVM栓塞结果，总致残率8%，死亡率1%～2%。血管内栓塞对于单支或少数供血动脉的AVM，特别是新近出血的病例，可达到微侵袭、痛苦小、疗效迅速的目的。近来改变栓塞方式，将导管直接放置在畸形血管团内，注射NBCA胶，可使畸形团的解剖治愈率提高至27%。针对大型、功能区的AVM，栓塞可缩小其体积，改善血液动力学分布，以利于显微外科手术切除或放射外科治疗。对于直径＜3cm、有出血史、表浅而非功能区的AVM，手术切除可缩短治疗周期，提高生存质量。随着机器人导向手术显微镜系统的应用，深部AVM也可获得良好的切除效果。立体定向放疗对选择性AVM是一种有希望的治疗方法，体积＜4 200mm^3，深部、功能区、未出过血的AVM，是γ-刀或X-刀治疗的主要适应证。另外，大型AVM经若干次栓塞后体积缩小也可放射治疗。但栓塞物质应是NBCA。其他颗粒或丝线栓塞，均有复发之虞。

对于闭塞性脑血管病神经外科的手术治疗有颈内动脉内膜切除术、各种搭桥手术，1995年美国国立神经疾病与卒中临床咨询机构报告，经脑血管造影证实的无症状性颈内动脉狭窄＞60%的患者，在能将颈动脉内膜切除术围手术期致残率和死亡率保持在3%以下的中心内手术，对患者有益。Higashda报告325例脑血管狭窄患者经皮血管内扩张治疗，44%累及前循环，56%为后循环；扩张的残废率为5.2%，死亡率1.2%，随访6个月～7年，7.4%发生再狭窄。这些结果可与手术相媲美。对急性脑梗死的溶栓治疗，Theron报告142例，并根据影像学将脑血管的闭塞程度分为皮层、豆纹、颈内动脉＋豆纹三组。指出，对皮层组的溶栓时间可以延长至发病后12h，而豆纹组则必须在6h以内完成溶栓，否则脑实质出血率及血管源性脑水肿均会显著增高。海绵状血管瘤MRI有特殊的影像学表现。脑血管造影可显示其经常伴有的发育性静脉异常。以出血形式为主，手术切除是必要的。立体定向放疗虽是治疗方法之一，但其确实的效果难以肯定。复杂而广泛的硬脑膜动静脉瘘仍是治疗的难题。通过对引流静脉血液动力学分析，针对静脉窦的“竞争性血流”，可以采取静脉窦闭塞的方法，从根本上解决多发性瘘口。总之，随着微侵袭神经外科及现代医疗设备的崛起，脑血管病的治疗一定会有许多突破性进展。

（王增武）

第二节　经皮血管腔内成形术治疗颅外脑血管病

Section 2

一、治疗时机的选择

Coyne 等认为临床应用升压、扩容等方法治疗 SCVS 6 ～ 12h 仍无效时，应采用 PTA 进行治疗。然而，对已发生 SCVS 的患者，由于破裂的动脉瘤尚未夹闭，给临床治疗造成困难。Roux 等治疗 5 例此类患者，紧急行动脉瘤夹闭术后，立即应用 PTA 治疗，取得满意疗效。Megyesi 等实验证实 PTA 后血管壁平滑肌功能损害至少持续 7d，认为早期应用 PTA 能够预防 SCVS 的发生。但有学者认为，SAH 早期（1 ～ 4d）应用 PTA 并不能预防 SCVS 的发生。得出以上不同结论的原因可能与球囊大小、作用时间长短、球囊内压力大小的选择不同有关。

二、治疗后的复发率

Mori 等应用 PTA 治疗 36 例 SCVS 患者，其中 27 例（77.1%）血管扩张成功。3 个月后血管造影证实 29.6%的患者出现血管狭窄。此类患者治疗前均为弥漫性血管痉挛或痉挛血管明显成角或完全闭塞。作者认为治疗后 3 个月是血管造影判定血管狭窄是否复发的最佳时间，血管狭窄发生率的高低与治疗前血管痉挛的特点及范围的大小关系密切。

三、病理改变

PTA 后早期病理改变与球囊大小、作用时间长短有关。Zubcov 推测球囊扩张痉挛血管的机制是血管壁中膜平滑肌细胞的器质性改变。但 Fujii 等实验证实此机制是血管壁的轻微功能性改变：内皮细胞脱落、内弹力层变薄，但中膜平滑肌层未见断裂。1 周后动脉壁的病理改变开始修复，6 周后完全正常。PTA 后动脉壁的收缩反应性也降低。Honma 等认为 PTA 治疗 SCVS 的机制是变性的肌细胞和增生的胶原纤维的牵拉、断裂。其病理表现主要在血管壁的中膜。Ohkawa 等发现 PTA 后血小板覆盖在脱落的内皮细胞表面，内弹力层牵拉，局部断裂，平滑肌细胞排列不规则，黏附在血管内壁的血小板不断增多是治疗后血管狭窄再次复发的主要原因。

四、对脑血流的影响

Firlik 等应用 PTA 治疗 14 例 SAH 后 SCVS 患者，并观察治疗前后 PTA 对 CBF 的影响。其中 13 例患者造影证实血管痉挛解除，12 例神经功能缺损症状得到改善，7 例完全恢复正常。12 例（每例患者分别取 55 ～ 65 个测量区 ROIs）在治疗前后应用氙增强计算机体层摄影（Xe-CT）定量监测 CBF 的变化，并判定 ROIs 小于 20mL/（100g · min）则可判定为缺血区，可能导致脑梗死发生。结果表明，平均每个患者治疗前后危险 ROIs 的数量分别是 11.4 ± 4.3 个和 0.9 ± 1.6 个；治疗前后平均每个 ROIs 的 CBF 分别是 13 ± 2.1mL/（100g · min）和 44 ± 13.1mL/（100g ·

min)。作者认为 Xe-CT 是判定脑缺血是否是 SAH 后神经功能缺损原因的简单方法。应用升压等方法治疗 SCVS 时，如果 Xe-CT 有高压依赖性灌注影像表现，则说明升压方法不能取得满意疗效，应尽早应用 IAP 治疗，以增加脑血流量，避免不可逆的脑缺血性改变。Lewis 等应用单光子发射计算机体层摄影（SPECT）监测 PTA 治疗前后 rCBF 变化，发现 90%的患者治疗后 rCBF 增加，神经功能缺损症状得到改善。

（王增武）

第三节　支架植入术治疗颅外脑血管病

Section 3

"斯坦特（Stent）"一词据 Kutryk 及 Seeruys 等报道源于英国牙医斯坦特所发明的一种用于维持皮移植片的一种装置，称作斯坦特固定模。早在 1996 年 Charles 等开始将一种螺旋线圈斯坦特植入狗的动脉中，就开始了斯坦特的动物实验阶段。20 世纪 80 年代中后期 Palmaz 等进行了大量的实验研究工作，发明了 Palmazstent，为斯坦特应用于临床奠定了基础。

一、常用斯坦特的种类及特点

尽管血管内斯坦特的种类繁多，但其作用是一致的，即对抗血管弹性回缩，使撕脱的血管内膜和血管壁夹层得以贴附。

（一）球囊扩张式斯坦特

Palmazstent 为一不锈钢丝编织的管型网眼状斯坦特，置入时不需要特殊导管，只需将斯坦特缠绕在球囊导管的球囊位置送至病变处，扩张球囊，斯坦特即展开。其优点是径向支撑力强，内皮化快，不透过 X 线；缺点为刚性强，不易通过扭曲的血管。另一种为 Streckstent，是由钽丝编织而成的网状管形结构。优点为柔韧性好，易于展开，定位准确，不透过 X 线；缺点是抗扭曲阻力差，径向支撑力小，易回缩。

（二）自动扩张式斯坦特

有 Wallstent 及 Gianturcostent 两种，前者是由不锈钢丝编织的富有弹性的网眼管形结构，外套一束缚膜（两层），先注入造影剂于套膜之间，后撤该膜，斯坦特即自动扩张。优点为纵向柔顺性好，弯曲性强，内皮化快；其缺点是不透 X 线性差，放置后易缩短。后者是由不锈钢丝弯成"Z—Z"状，其投放技术简便，可通过改变钢丝直径和弯曲度来调节斯坦特的扩张力，同时可将几个斯坦特首尾相连成一较长斯坦特，从而满足不同长度病变的治疗要求。

（三）记忆金属斯坦特

有 Memothermstent 及 Graggstent，均是由镍、钛合金构成。Memotherrnstent 使用了程序化激光切割，其释放系统为一板机束轮装置，扩张直径为 4 ～ 10mm，长度为 4 ～ 11mm，具有相对柔顺性和较佳的径向伸缩性。Graggstent 呈"Z—Z"型，不透 X 线，且两端带有标记，投放简便。

（四）带膜血管斯坦特

即在斯坦特的表面被覆一层超薄（0.1mm）聚脂膜，可阻止增生的平滑肌细胞和血管内膜侵入血管腔。近来又推出一种分叉带膜斯坦特，这种膜斯坦特目前主要用来治疗动脉瘤。

二、斯坦特在治疗脑血管病中的应用

（一）在颅外颈内动脉系统中的应用

血管内斯坦特在颈内动脉的应用是建立在斯坦特成功地运用在外周血管及冠状动脉基础

之上的。尽管颈内动脉血管内膜切除术已经成为一种有效的治疗颈内动脉狭窄的方法，但由于术后高发的脑血管意外及内膜增生而导致的再狭窄、栓塞等并发症，使这种外科手术的治愈率较低。血管内斯坦特植入术治疗颈内动脉狭窄，则并发症大大减少，治愈率明显提高。从文献报道中可清楚地证明这一点。1996 年 Theron 等对 259 例颈动脉狭窄者施行血管内膜切除术及血管内斯坦特植入术，并对治疗结果对照分析发现：行血管内膜切除术治疗组 13%的患者留有神经系统并发症，颈内动脉再狭窄的发生率为 16%；斯坦特治疗组无神经系统并发症，动脉再狭窄发生率低于 4%。1997 年 Vozzi 等用血管内膜切除术治疗 24 例颈动脉狭窄者，对 19 例患者施行血管内斯坦特植入治疗。结果：投放技术成功率 96%，颈内动脉再狭窄发生率前者为 85.6 ± 8.5%，斯坦特治疗组为 5.7 ± 3.2%；1 例并发重度中风，神经系统并发症发生率为 4.2%。Semedema 与 Saaiman 等报道植入 48 个斯坦特治疗 43 例颈动脉狭窄患者。结果：技术投放成功率为 100%，血管再狭窄发生率 10%，临床治愈率为 97.7%，伴 1 例中风，无 TIA 发作，无死亡，平均随访 9 个月治愈组无血管再狭窄发生。另有 Yadev、Mathur、Naylor、Shawl's 及 Mercle 等的大量研究报道，他们讨论的焦点多在术后并发症的发生率及死亡率上。同时也指出了影响治愈率的因素包括斯坦特本身的并发症及血管内膜增生所致的动脉再狭窄。

（二）在颅内动脉系统中的应用

斯坦特应用于脑血管系统曾一度受到限制，其原因是由于斯坦特不易通过扭曲的颅内动脉系统，近来随着介入技术及斯坦特新材料的不断完善和发展，在经皮冠状动脉斯坦特植入术的经验积累下，经皮经腔血管成型术（PTA）应运而生。文献报道 PTA 术后颅内并发症的发生率低于外科动脉内膜切除术，但长期的开放效果不满意。1999 年 Phatouros 第一次将血管内斯坦特植入 1 例患者的椎-基底动脉治疗椎-基底动脉狭窄，术后并发椎-基底动脉血栓形成，尽管患者死于心肌梗死，但整个的技术投入过程是成功的，动脉通畅效果满意。Michael 等应用冠状血管内斯坦特治疗 3 例椎-基底动脉狭窄，无神经系统并发症，血管开放好，但缺乏长期的随访结果。

（三）在治疗夹层动脉瘤与假性动脉瘤中的应用

颈内动脉夹层动脉瘤与假性动脉瘤大多是由于外伤而导致的血管损伤的严重并发症，一旦确诊，应及早治疗，由于不宜直接手术，传统的治疗方法是采用间接手术，但疗效均不可靠。90 年代中期，斯坦特植入术治疗夹层动脉瘤与假性动脉瘤引起了神经外科界的广泛关注。Geremia 等的实验研究指出将斯坦特植入侧壁动脉瘤的开口处，保持载瘤动脉的通畅，可以避免载瘤动脉及侧支栓塞而造成的风险，而后以微弹簧圈或聚合物填塞瘤腔。研究还发现，使用带膜斯坦特植入后可不用弹簧圈栓塞瘤腔同样达到治愈目的。研究还表明这种方法创伤性小，并发症少，遗憾的是，缺乏大宗的病例跟踪报道。

（四）在治疗静脉窦狭窄中的应用

血管内斯坦特不仅可以在治疗动脉狭窄，还可以作为治疗静脉狭窄的一种补救措施。Malek 与 Marks 将斯坦特用于治疗狭窄静脉窦，使其功能得以成功重建，再开放效果满意。并在文献中指出当溶栓治疗与血管成型术单独治疗静脉窦狭窄无效时，斯坦特植入术是一种有效的治疗措施。

（五）在治疗颅动脉瘤中的应用

单纯采用微弹簧圈栓塞介入治疗颅内动脉瘤的局限性是不能有效地处理宽颈及梭形动脉瘤，而斯坦特则可以完全覆盖动脉瘤的颈，并结合弹簧圈栓塞瘤腔，而不担心载瘤动脉闭塞或狭窄。与直接外科手术夹闭动脉瘤相比具有安全、可靠、创伤小等优点，研究潜力巨大。尽管目前斯坦特植入术治疗颅内动脉瘤的临床资料国外报道较少，尚处于尝试阶段，但初期临床效果令人鼓舞。1997 年 Higashida 成功地用 Palmazstent 治疗 1 例基底动脉梭形动脉瘤，1998 年

Lanzino 用冠状 stentAVE（arterial vascular engineering）成功治愈动脉瘤 1 例，随后 Buffalo 用同样方法治疗 7 例颅内动脉瘤疗效满意，Sekhon 等超常规采用直接手术切开的方式，直视下将斯坦特植入 1 例椎动脉宽颈动脉瘤中获得成功。

三、斯坦特植入术的并发症及对策

斯坦特植入术常见并发症有：斯坦特展开失败，斯坦特移位，急性、亚急性血栓形成，新生内膜增生等。斯坦特展开失败与斯坦特移位，均为技术释放系统及斯坦特材料所致，可随介入技术的发展和新型斯坦特的出现而得以克服。急性或亚急性血栓形成的主要原因由于血小板沉积及 PTA 术对血管内膜损伤所致。研究发现，植入 1h 后即可发生血小板的沉积，1 周后斯坦特表面即有一扁层血栓、纤维蛋白及新生内皮细胞组成的附着物，4 ～ 8 周后全部由纤维细胞、平滑肌细胞覆盖。急性血栓形成多发生在第一个 24h 内，亚急性血栓形成发生在 5 ～ 6d 后。为了减少这种斯坦特血栓的发生率，抗血小板聚集药物的应用，可以提高斯坦特植入术的治疗效果。常用的药物有噻氯匹啶、阿司匹林、尿激酶及肝素等。新生内膜增生是造成血管再狭窄的主要因素，是由血管壁中层平滑肌细胞增生、迁移、分泌和合成基质所致。Waksman Pon 等认为核素放射，α和β射线可以防治这种内膜增生，释放 7 射线 20 ～ 100kev 能量及释放 B 射线＞2.3Mev 为理想的治疗量，并指出有希望防治新内膜增生的核素有 ^{192}Ir、^{125}I、^{103}Pd、^{32}P、^{90}Sr/Y、^{188}W/Re 及 ^{48}V。

随着新材料的问世，斯坦特和释放系统的不断发展，斯坦特在脑血管病中的应用前景会更加广阔，有学者预言，斯坦特植入术将取代血管内膜切除术。今后的几年中带膜斯坦特将成为颈动脉-海绵窦瘘、夹层动脉瘤、假性动脉瘤与宽颈动脉瘤的主要治疗手段。介入治疗和核技术的发展与新型斯坦特三者的联合应用将是今后的研究方向。

（丁涛）

第四节　脑血管造影术

Section 4

近年来随着 CT、MRI、血管多普勒、CTA 及 MRA 等技术的不断进步，很多情况下，CTA 及 MRA 已基本能够获得完整的颈动脉和脑血管的图像。经皮插管脑血管造影由于有一定的创伤性，其检查的应用范围已经明显缩小。但当我们需要精确了解脑血管病变的部位和程度，以更好地指导对脑血管病患者的临床诊治时，经皮插管脑血管造影术仍然是其他检查手段所无法替代的重要方法。

一、适应证

（1）寻找脑血管病的病因，如出血性或闭塞性脑血管病变。

（2）怀疑血管本身病变，如动脉瘤、动脉夹层形成、动静脉瘘、Moyamoya 病、Takayasu 病、外伤性脑血管损伤等。

（3）怀疑有静脉性脑血管病者。

（4）脑内或蛛网膜下腔出血病因检查。

（5）头面部富血管性肿瘤术前了解血供状况。

（6）观察颅内占位病变的血供与邻近血管的关系及某些肿瘤的定型。

(7)实施血管介入或手术治疗前明确血管病变和周围解剖关系。

(8)头面部及颅内血管性疾病治疗后复查。

二、禁忌证

(1)碘过敏或造影剂过敏。

(2)金属和造影器材过敏。

(3)有严重出血倾向或出血性疾病。

(4)有严重心、肝、肾功能不全。

(5)全身感染未控制或穿刺部位局部感染。

(6)未能控制的高血压。

(7)并发脑疝或其他危及生命的情况。

三、术前准备

了解病情、完善相关的实验室检查、签署手术同意书、术前术中药物准备、造影剂准备、建立静脉通路。

术前了解患者临床情况和既往史，尤其有无药物及造影剂过敏史。虽然目前使用的非离型造影剂比较安全，并不强调一定要做过敏试验，但临床上仍有一定比例的患者发生过敏反应。了解患者的肾功能、血小板计数、凝血指标。一般认为血肌酐≤250μmol/L 的患者脑血管造影是安全的；血小板计数≤80 × 10^{12}/L 的患者，即使凝血指标正常，一般不建议行脑血管造影检查；长期服用华法令抗凝治疗的患者，脑血管造影术前数天应停用华法令，改用肝素抗凝。因肝素抗凝的患者出血可及时使用鱼精蛋白中和，而华法令治疗的患者出血时需用新鲜血浆来中和。

四、术中注意事项

术中监测以及其他改善操作效率的措施。虽然操作者会在术中关注患者的生命体征变化，但操做过程中术者会将其注意力更多的放在导管的操作及 X 线显示屏上，有时会忽略对监护仪的观察及与患者的交流。

脑血管造影时，了解主动脉弓上各大血管及其主要分支的大体情况（包括头臂干、双侧锁骨下动脉、双侧颈总动脉、双侧颈内动脉、双侧椎动脉、基底动脉以及它们的分支），缓慢有序地进行，能显著减少并发症的发生；在条件许可的情况下应尽可能地进行选择性造影，明确诊断为后续治疗提供更加翔实的资料；选择性造影时应以血管显影清晰为前提，不可盲目增加造影剂用量，否则只会增加并发症。

五、脑血管造影时常见并发症和处理

1.脑血管痉挛

多见于导管或导丝的刺激，有时造影剂也可以导致脑血管痉挛，可发生于有病变的血管，也可以发生于正常血管，前者更多见。造影图象多呈现规律而对称类似于“波浪形”的局部血管壁的不规则状，严重者可出现血管完全闭塞。脑血管痉挛如能及时发现一般不会造成严重后果，但血管痉挛时间较长可能造成脑缺血或卒中发生。一旦出现血管痉挛应立即停止各种刺激性操作并同时经导管给予抗痉挛药如罂素碱、尼莫通或硝酸甘油等。推荐：尼莫通 5mL + 生理盐水 5mL，按 1mL/min 经导管内注入或用生理盐水将罂素碱稀释成 1mg/mL，按 1mg/min 给药。

2.缺血性脑血管病

多由于术中血管壁斑块脱落或导管壁上血栓形成而出现脑栓塞，少部分由于气栓造成。预防措施：①穿刺成功后全身肝素化，可有效预防导管壁上血栓的形成。②依次进行主动脉弓、弓上大血管、二级或三级分支的超选择性造影，一旦发现血管壁有斑块形成的可能，导管导丝禁止超越这些部位，可有效防止斑块脱落。③严防管道中空气的存在，可有效预防气栓的发生。血栓形成溶栓有效，斑块脱落则无有效处理方法，气栓形成可行高压氧治疗且效果极佳。

3.腹股沟血肿、假性动脉瘤

原因多见于：①反复股动脉穿刺，穿刺时穿透股动脉后壁或同时累及股动脉分支，股动脉穿刺后的压迫不当。②少数患者术前查凝血指标正常，但术后压迫血管时出现凝血困难。③术后压迫时间过短或穿刺侧下肢过早负重。

4.后腹膜血肿发生原因

①穿刺点过高或导管、导丝损伤髂动脉所致，穿刺点过高可造成穿刺时因股动脉后壁穿透而血液进入腹腔，同时因血管后壁缺少坚韧组织支持而无法进行有效的压迫。②导管或导丝损伤髂动脉，特别是髂动脉本身已有严重病变如严重的动脉粥样硬化或有动脉瘤存在。出现后腹膜血肿病情极其凶险，同时少有处理方法。

5.股动脉或髂动脉血管夹层形成

多由于穿刺或介入经验不足造成，穿刺针或导管、导丝进入内膜下而未及时发现，这种情况因内膜破口位于血管夹层的远心段，而血管夹层位于近心段，如没有导管的持续刺激，血管夹层不易继续扩大，一般数小时或数天后可自行愈合。但如血管夹层延伸太深可能会累及对侧大血管供血。

6.迷走反射

多见于拔除血管鞘时及把鞘后加压包扎时，主要表现为血压下降、心率下降，患者可有出冷、苍白、四肢湿冷等休克表现。特别在高龄、心脏功能不健全者严重时刻危及生命。静脉推注阿托品为首选处理方法，同时可适当补充血容量。有学者建议在拔鞘前动脉穿刺点周围利多卡因局部浸润处理以减少血管的牵张反射不失是一个有效的方法。

7.皮质盲

有多个报道在脑血管造影结束后出现皮质盲，数小时或数天后完全恢复，机制目前不完全清楚，推测可能和造影剂的浓度及剂量以及导管刺激后血管痉挛有关。推荐造影剂浓度为 200mg/mL。

（丁涛）

第五节　介入溶栓术

Section 5

缺血半暗带理论是急性缺血性脑血管病救治的理论依据。研究表明，脑组织仅能耐受 5 ～ 10min 完全缺血。由于侧支循环的存在，局灶性脑梗死周围存在着部分受损的神经细胞。当缺血区组织及时恢复供血后，这部分神经细胞可恢复正常。因此，尽快恢复缺血组织的血供，抢救半暗带内濒死神经细胞是缺血性脑血管病救治的关键。

溶栓治疗可迅速恢复缺血-脑组织的血供，缩小梗死体积，拯救缺血半暗带内濒死神经细胞。动脉内接触溶栓是将多侧孔微导管直接插入血栓内注射溶栓药物，可显著提高局部溶栓药物浓度，增加药物与栓子接触面积，减少药物使用总量。同时，使用微导丝可以机械性破碎栓子，从而加速血栓溶解的速度。与单纯药物溶栓相比可显著提高溶栓效果，减少全身不良反应，缩短溶栓时间，增加闭塞血管再通率，而不增加出血危险性。

一、溶栓时机

一般认为急性颅内动脉血栓形成后 2 ～ 8h 最为合适。在人类缺血 2 ～ 3h 后一般没有或仅有局灶性梗死。对于颈内动脉系统严重缺血 6h 之内是治疗的关键时机，而椎-基底动脉系统可以延长到 12h。

二、脑动脉急性闭塞血管造影分型(Theron)

动脉内溶栓的疗效除了与溶栓时机有关外，与闭塞动脉的分布有很大关系。Theron 根据临床溶栓效果及并发症的风险，按照闭塞动脉的部位将颈内动脉系统血栓形成分为三型。

(1) Ⅰ型：颅内或颅外动脉闭塞，但 Willis 环和豆纹动脉通畅，主要是血流动力学的改变。

(2) Ⅱ型：皮层血管闭塞但未累及豆纹动脉。

(3)Ⅲ型：累及豆纹动脉的血管均闭塞。①Ⅲa 型：外侧豆纹动脉部分闭塞，这组血管再通后仅少量出血，或很少引起临床症状。②Ⅲb 型：豆纹动脉完全被栓子闭塞。③Ⅲc 型：颈内动脉从起始部至颅内豆纹动脉处完全闭塞。

根据分型，对于Ⅰ、Ⅱ型的患者溶栓效果较好且并发症的发生率低，而Ⅲ型溶栓后出血的风险就会增加。

三、适应证和禁忌证

(一)适 应 证

(1)年龄在 80 岁以下，无严重的心脏、肝脏疾患，肾脏功能正常。

(2)有明显的神经功能障碍，且逐渐加重。临床高度怀疑脑梗死，CT 无低密度灶且排除脑出血或其他明显的颅内疾患。

(3)经初步凝血相的检查无出血倾向。

(4)颈内动脉系统发病时间在 6h 内，椎-基底动脉系统在 12h 内。

(5)部分因为房颤或其他原因而造成的脑栓塞。

(6)有家属同意。

(二)绝对禁忌证

(1)单纯感觉障碍或共济失调。

(2)临床表现很快出现明显改善。

(3)活动性颅内出血。

(4)出血素质或出血性疾病。

(5)颅内动脉瘤、动静脉畸形、颅内肿瘤或可疑的 SAH。

(6)有出血史。

(7)2个月有颅内或脊柱手术外伤史。

(8)治疗前收缩压＞200mmHg，或舒张压＞90mmHg。

(9)血管造影示近段大血管完全闭塞者。

(三)相对禁忌证

(1)年龄＞70岁。

(2)近6个月脑梗死，胃肠或秘尿生殖系统出血。

(3)近3个月患急性心肌梗死、亚急性细菌性心内膜炎、急性心包炎及严重心衰。

(4)近6周有外科手术、分娩、器官活检及躯体严重外伤。

(5)血栓性脉管炎、糖尿病性出血性视网膜炎以及严重肝肾功能不全。

(6)孕妇。

(7)应用抗凝剂。

(8)治疗前收缩压＞180mmHg，或舒张压＞110mmHg。

四、操作方法及程序

(1)患者高度怀疑脑梗死后应立即行CT扫描，确定有无禁忌症。

(2)进行全面的体检，并了解详细的病史，常规术前血液化验检查。

(3)立即进行血管造影以明确诊断，一般在局部麻醉、全身肝素化状态下进行，给予心电以及生命体征检测、吸氧，并准备必要的抢救措施。如果患者躁动，酌情予以镇静。

(4)确定栓塞的部位及程度(完全闭塞还是部分闭塞)后，立即换导引导管及微导管行选择性溶栓。微导管的头端应该尽量靠近血栓。如果能够穿过栓子，可以行超选择造影，以明确闭塞远端血管和血流状况以及血栓的长度。

(5)如果尿激酶用量超过限度，可以使用机械方法辅助再通，如球囊扩张或使用血栓取出装置。

(6)导丝、导管操作要轻柔，最好在路图下插管，以防动脉粥样硬化斑快脱落，造成新的梗死。

(7)溶栓后有残余狭窄，可以使用球囊扩张或支架成形技术重建血管。

(8)如果动脉迂曲，微导管不能在短时间内到位，应该抓紧时间在上游血管给予溶栓药物。

(9)溶栓过程中，要不断地了解患者的状态，决定继续治疗或终止治疗。

(10)在溶栓的过程中如果患者的临床症状加重，应该判断是否有出血，必要时行检查，一旦有出血，立即停止治疗并中和肝素，酌情予以处理。

五、术后处理

(1)术后给予抗凝、抗血小板治疗，防止在短时间内再次血栓形成。

(2)给予钙离子通道拮抗剂防止由于导管或血栓的刺激而引起的血管痉挛。

(3)给予扩容，提高缺血组织周围的灌注，改善局部脑组织循环。

(4)溶栓后24h复查造影、CT。

(5)术中同时行支架血管成型术者，术后给予强抗血小板药物治疗(抵可力得250mg＋阿司匹林300mg)。

六、介入溶栓的并发症

1.溶栓后出血

所有溶栓药物均有出血的可能，包括脑内出血和脑外出血。大多数学者认为：①急性脑梗死发生后，闭塞血管因缺血缺氧而受损，血管的强度降低，当血栓溶解后，受损的血管暴露于升高的灌注压下，导致出血。②脑梗死时，血小板聚集形成血小板栓子，以后由于凝血酶及纤维蛋白的作用形成稳固的血栓，限制梗死区出血，溶栓药物干预血栓形成，因而溶栓药物本身是引起或加剧颅内出血的重要因素。介入溶栓的出血转化率不同的文献报道的差异比较大，目前认为症状性脑出血的发生可能与伴随使用的抗凝药物如肝素的剂量、溶栓治疗的时间、溶栓药物及剂量、梗死的范围及侧支循环水平、血糖以及血压等因素相关，但均缺乏定论，这给溶栓后是否适合支架植入的判断带来一定的难度。

2.血栓形成

溶栓过程中可由于导管导丝的移动，使血管壁斑块脱落造成新的栓子及栓子破裂而导致终末动脉的梗死。

3.血管穿孔

导管、导丝穿过闭塞部位可能会导致血管穿孔、误入动脉夹层。在操做过程中应该手法轻柔，在遇到阻力时应该及时停止操作，查看原因。在导丝不能通过血栓时，不应该强行穿过。

（丁涛）

第六节　颈动脉颅外段狭窄支架血管内成型术

Section 6

颈动脉颅外段狭窄是导致脑梗死的主要原因之一，造成动脉狭窄的主要原因是动脉粥样硬化。少见的有动脉夹层形成、动脉炎、肌纤维发育不良、放射损伤等。累及的部位大多位于颈内动脉起始段、岩段、海绵窦段，以起始段狭窄最多。近年来随着血管内技术的发展，血管内支架成型术已经成为治疗颈动脉狭窄的主要方法之一。

一、适应证

(1)颈动脉狭窄大于70%。

(2)与狭窄有关的脑实质缺血（SPECT或脑实质造影）。

(3)动脉粥样硬化斑块表现为非严重溃疡性斑块。

(4)与狭窄有关的神经系统症状。

(5)无严重的全身器质性疾病，如心、肝、肾功能障碍等。

(6)CT或MRI显示无严重的梗死灶。

(7)3周之内无严重的中风发作。

(8)无严重的神经功能障碍。

二、禁忌证

(1)严重溃疡性和高度钙化的斑块。

(2)有严重的神经功能障碍,如偏瘫、失语以及昏迷等。

(3)有严重出血倾向。

(4)严重的全身器质性疾病,如心、肝、肾功能障碍。

(5)狭窄程度小于50%,TCD显示远端供血良好,皮层动脉没有低波动性。

三、操作方法及程序

(1)术前3d给予抗血小板药物,以预防术中血栓栓塞性并发症的发生。

(2)一般局部麻醉,有利于观察患者体征的变化,如果患者紧张或不配合,可以全身麻醉。

(3)经股动脉穿刺,一般放置7～9F血管鞘,完全肝素化。

(4)导引导管使用9F血管鞘,头端一般放置在颈总动脉。

(5)导丝选择0.018微导丝,快速交换的颈动脉支架选择0.014微导丝。

(6)当导引导管到位后,在示踪图下将微导丝小心穿过狭窄段。

(7)准确测量狭窄段后选择适当大小的支架经过微导丝植入狭窄段,支架直径的选择以颈总动脉为主。比如颈总动脉直径8mm,支架直径就应该选择8mm。支架长度要略大于狭窄段长度(粥样硬化斑块的长度),支架必须完全覆盖斑块,并且在斑块两端延伸5mm左右,因为实际动脉病变的长度要比造影上显示的长。比如,狭窄长度2cm,支架长度应该选择3～4cm。

(8)支架到位后用一只手握住支撑干,稳定支架的位置,另外一只手缓慢释放支架,当前面1/3打开后,稍停一下,观察支架的位置并让已经释放的支架充分贴壁、固定,然后再缓慢释放全部支架。一般情况下,支架到位后未打开的位置稍高于预定释放的位置。另外如果在前面1/3打开后位置仍然偏高,可以稍稍下拉支架,达到最佳位置后完全释放支架。

(9)支架术后常规造影决定是否进一步支架内扩张。

(10)支架术后肝素自然中和,术后给予抗血小板治疗。

四、保护装置的使用

(1)首先在路图下小心将保护装置的导丝通过狭窄段进入岩段,撤除保护装置外鞘,打开保护伞。

(2)选择合适的扩张球囊通过保护伞导丝到达狭窄段,扩张球囊,满意后撤除球囊,保护伞仍然留在原处不动。

(3)沿保护伞导丝置入所选择的支架,释放支架。然后撤除支架支撑杆,保护伞留在原处不动。

(4)造影观察如果狭窄段已经扩张大于正常80%,就可以沿导丝放回收取保护伞外鞘,将保护伞收入鞘内,拉出保护伞。如果扩张不满意,可以行支架内扩张后,最后再撤出保护伞。

(5)保护伞位置不能过高,否则会引起血管痉挛,影响颅内灌注。

(6)要保持保护伞在血管内的相对稳定,不能上下移动。否则可能会造成已经捕获的斑块游走或血管痉挛。

五、术中、术后并发症

1.心律失常

由于支架或球囊对迷走神经的刺激,术中可出现心律下降,一般在扩张前或支架释放前静脉给阿托品 0.5 ～ 1.0mg。

2.血压降低

有些患者在术中、术后可能会出现血压降低，术后可首先给予胶体液 500mL 观察 2h，如果比术前下降超过 40mmHg，可以静脉给阿托品 0.5mg。持续血压不升者可以静脉持续泵入多巴胺维持 24 ～ 72h。

3.急性脑缺血

对于一侧颈内动脉闭塞，另外一侧颈内动脉高度狭窄的患者，术中由于球囊扩张，暂时阻断颅内供血，导致颅内急性缺血，患者可以出现一过性黑朦、呼吸困难、胸闷等症状。要求球囊扩张时间要短，如果出现不适，可以嘱患者咳嗽或拍打患者心前区。有时也可采取全身麻醉方法，但是全身麻醉中不能观察患者的体征变化。

4.血管痉挛

术中安导丝的操作可以导致血管痉挛，尤其是目前大多数病变都要求在操作中使用保护装置，更加容易造成狭窄远段血管的痉挛，一般不需要特殊处理，但如果患者出现明显的由于血管痉挛引起的症状，可以在术中给罂粟碱 30mg ＋ 50mL 生理盐水缓慢推注。

5.血栓形成和斑块脱落

支架术中由于导管导丝的操作，更主要的是支架膨胀或球囊扩张时诱发血栓或引起斑块脱落，造成远端梗死，术中全身肝素化，在支架植入前或球囊扩张前给于 10 万～ 20 万单位尿激酶会减少血栓并发症的发生，最近保护装置的应用是颈动脉之价值，如更加安全、有效。栓子脱落的风险从 5%下降到 2%左右。

6.再灌注损伤

对于高度狭窄病变，远端侧支循环不好，扩张后皮层动脉血流量突然增加，如果血压控制不好，使长期处于低灌注的毛细血管破裂造成致命的脑出血。因此，对于该类病变，在术中、术后都要很好地控制血压。

（秦元勇）

第七节　症状性颅内动脉狭窄血管内成型术

Section 7

由于颅内动脉的解剖学特点与颅外动脉和冠状动脉明显不同，因此颅内动脉狭窄不能完全照搬颅外或冠状动脉的介入治疗方法。

对于症状性颅内动脉狭窄的治疗的目标是重建狭窄血管，在狭窄血管没有完全闭塞之前恢复血流，内科药物治疗不能使狭窄的血管恢复正常管径，外科手术可以对一些前循环的动脉狭窄性颅内-颅外动脉吻合术，间接提高其灌注，但这种技术对于后循环动脉狭窄血管吻合手术难度较大，不能被广泛应用。随着血管内治疗技术的进步以及颅外段血管狭窄支架成型技术的不断成熟，人们很自然地开始尝试颅内动脉狭窄的支架血管内成型技术，达到重建血流的目的。

一、适应证和禁忌证

颅内动脉狭窄血管内介入治疗的研究目前还处于初步阶段，因此其安全性、有效性和长期预后等还无从判断，无法形成规范而系统的操作指南。参考适应症和禁忌症。

（一）适 应 证

（1）无症状或有轻微症状的患者，支架血管成型术的适应症是：①TCD/超声/MRA 发现血管管径狭窄＞70%；②TCD 示远段低波动性（PI 指数＜0.4）；③供血区域可有小腔隙性梗死灶；④由SPECT/PWMRL/PET其中之一证实局部相关脑组织缺血；⑤病变血管结构适合血管成型。

(2)对于有明显症状的患者，支架血管内成型术的适应症是：①无严重神经功能障碍；②血管管径狭窄＞50%；③TCD 示远段低波动性（PI 指数＜0.4）；④无大面积梗死灶；⑤由 SPECT/PWMRI/PET 其中之一证实局部相关脑组织缺血；⑥侧支循环不好；⑦狭窄血管结构适合血管成型（＜10cm，成角不明显）；⑧某些动脉夹层或不明原因的动脉狭窄。

(二)禁 忌 证

(1)血管管径狭窄＜50%，无症状或轻微症状，药物控制有效。

(2)严重神经功能障碍。

(3)急性期。

(4)远段狭窄(A_2，M_2，P_2 以远)。

(5)某些非动脉粥样硬化性狭窄(动脉炎早期、Moyamoya 病)。

(6)狭窄血管长度后循环＞20mm，前循环＞15mm。

(7)狭窄段血管成角明显。

(8)血管已经完全闭塞。

(9)有严重全身性疾病(心、肝、肾等功能衰竭)。

二、操作方法及程序

(1)术前 1 周给予抗血小板药物(抵可力得 250mg＋阿司匹林 300mg)，使患者在术前保持抗血小板高药物浓度，以防扩张或支架置入过程中以及支架术后血栓形成。

(2)支架置入过程中采用全身麻醉，术中肝素化并检测 ACT 使其维持在 250～300s 以上。术中持续给予钙离子通道拮抗剂尼莫地平 4～6mL/h，收缩压控制在 170mmHg 以下，术后肝素自然中和。

(3) 介入操作经右股动脉途径，经皮穿刺后置 6F 鞘，使用 6F 导引导管，0.014 交换导丝(180cm)，准确测量狭窄程度和长度，在示踪图下小心将微导丝穿过狭窄段并使其头段进入远端皮层动脉，沿导丝将所选支架置入狭窄段，造影观察位置准确后释放支架。

(4)扩张球囊压力遵照小量、多次、缓慢的原则，一般压力从 3～5 个大气压增加到 7～8 个大气压，反复 2～3 次。

(5)术后造影复查即可结果，前循环支架术后肝素自然中和，后循环肝素持续抗凝 48h，维持 APTT 在 60～90s。所有患者术后继续服用抗血小板药物，剂量同术前。6 周、3 个月、1 年复查 TCD 或血管造影，根据复查结果调整抗血小板药物剂量。

三、并发症及其防治

1.血管破裂

血管破裂是颅内血管成型和支架植入术最严重的术中并发症之一。术中血管破裂的原因有：①支架选择过大：在支架植入之前要准确测量狭窄程度以及狭窄两端血管管径的大小，支架过小会发生移位，支架选择过大会导致血管破裂，一般原则是所选支架直径略小于狭窄段正常动脉的管径。②颅内血管全部位于蛛网膜下腔，周围没有任何支撑组织，加之长期动脉粥样硬化致血管本身结构不良，脆性增加，因此在狭窄段置入金属支架并扩张释放后就有潜在致血管破裂的风险。③由于之前没有专用于颅内血管的支架，所选支架全部为冠脉球囊扩张式支架，如果球囊压力过小，支架不会被撑开释放，压力过大、压力增加速度过快，就有可能导致血管破裂，因为颅内血管与冠脉血管结构不同，冠脉血管压力可以达到15mm以上，而颅内扩张压力一般为1～8个大气压。时间持续5～20s。扩张时必须非常小心，保持缓慢、渐进的原则，只有缓慢的扩张，才能使血管逐渐适应压力的牵张，而突然的压力增加会导致血管破裂。新近专用颅内支架Winspan的应用使上述情况有了明显的改观，具体有待大样本的资料观察。

2.血栓再形成

在支架植入后急性或亚急性的血栓形成是急性神经功能缺失、再狭窄的重要因素。发生原因主要与植入术中操作时间过长、操作过程中内膜受到损、支架贴壁不良、抗凝不充分、凝血系统被激活等因素有关。各种情况导致血小板在支架上和被损伤的内膜上的沉积，形成血栓。

3.穿支动脉闭塞

颅内动脉尤其是大脑中动脉和基底动脉有无数穿支动脉向底节区和脑干供血，而且这些动脉多为终末动脉，一旦闭塞可能引起严重的脑梗死。由于目前采用的球囊扩张支架的网孔都较大，编织支架的网丝较细，所以对于较重要的分支动脉影响不大。引起穿支动脉闭塞的因素还有“除雪机”效应，即动脉粥样硬化斑块在支架、球囊切割、挤压、扩张作用下出现移位，进入并阻塞了穿支动脉。其他机制包括：支架闭塞、支架内内膜的超常增生、分支动脉的痉挛等。

4.皮层动脉损伤

颅内血管支架植入过程中微导丝头端必须要通过狭窄血管进入狭窄远端皮层动脉分支，才能使支架有一个好的支撑力而到位，如果在支架释放过程中导丝过度移动，导丝头端就有穿破皮层动脉风险。

5.再狭窄

再狭窄发生率各研究报道有所不同，大致与冠状动脉支架植入术后的再狭窄发生率相近。国内报道再狭窄发生率在14%～20%。但是大多数再狭窄患者无症状，这可能与支架植入后血管扩张改善了脑供血有关。此外再狭窄速度缓慢，有足够的时间建立起较好的侧支循环；同时尽管有内膜超长增生，但重新形成的血管内膜较原有的粥样硬化斑块光滑，所以对血流动力学影响不大，症状不明显。

6.过度灌注

过度灌注是一种发生率不高，但死亡率和致残率较高的并发症。发病机制与长期低血流灌注导致的脑血管自动调节功能紊乱有关。对于高度狭窄血管的支架置入，可能会导致灌注区的急性过度灌注，所以在术中和术后短期内要保持相对较低的血压，并给予适当的扩容治疗。

7.支架移位

支架移位主要与支架选择、扩张压力有关。选择的支架过小，或扩张压力不足，使支架展开不充分，未完全贴壁，这时支架容易移位。另外在治疗串联病灶放置多个支架时，若先放置近端支架，那么在放置远端支架时可能会引起近端支架移位。

（秦元勇）

第八节　静脉性脑血管病的介入治疗

Section 8

脑静脉系统血栓形成包括静脉窦血栓形成和脑静脉血栓形成，是指由于多种原因导致脑静脉系统发生血栓，造成静脉回流障碍，产生脑组织水肿、瘀血及颅内压增高，从而出现一系列症状和体征。如果治疗不及时，静脉性脑血管病可产生严重后果。及时开展介入治疗对静脉性脑血管病往往能起到很好的治疗效果。

现已使用的介入治疗主要包括经静脉途径直接溶栓、机械辅助静脉窦溶栓、静脉窦内支架成型术、经颈动脉途径溶栓及多途径联合血管内治疗。

一、经颈静脉途径直接溶栓

(一)适 应 证

(1)有进行性颅内压增高伴有神经功能障碍。

(2)CT/MRI 支持静脉窦血栓形成,DSA 证实有静脉窦闭塞。

(3)静脉梗死性出血 2 周之后。

(4)无严重其他脏器功能衰竭。

(5)近期无外科手术史。

(6)无出血倾向。

(二)禁 忌 证

(1)双侧颈内静脉完全闭塞,导管难以到位,或溶栓可能会造成大块血栓的脱落造成肺梗死。

(2)血栓形成超过 1 个月。

(3)内科保守治疗后症状好转者。

(4)儿童患者有明显侧支循环建立者。

(三)操作方法及程序

①最好选择全身麻醉,因为静脉窦溶栓时间较长,另外,导丝在静脉窦内操作可引起患者剧烈的头痛,影响操作。②完全肝素化。③一般双侧穿刺,一侧置 6F 静脉鞘,另一侧置 5F 动脉鞘。④首先经动脉途径造影评价颅内循环状况,明确静脉窦闭塞的部位。⑤选择静脉途径将 Tracker-38 导引导管经股静脉放人静内静脉(一般选择较易进入的一侧),尽量将导引导管头端靠近血栓部位,如果能够使用 0.035 泥鳅导丝穿过血栓,则首先轻巧旋转导丝,反复“抽拉”导丝,将血栓“捣碎”,然后经窦内给予尿激酶溶栓;如果导引管距离血栓较远,可以使用导丝导引的微导管穿过血栓,再进行溶栓,在给予尿激酶之前,要尽量使用导丝将血栓“机械性捣碎”。⑥术后肝素自然中和,术后 6h 给予低分子肝素钠继续抗凝 3d,然后口服华发令维持抗凝半年,维持活动度在 30%～ 60%。

如果静脉系统到位困难,可以经动脉给予尿激酶 50 万～ 100 万单位;静脉给药尿激酶超过 100 万单位后,血栓仍然存在可以将导管保留在窦内,持续给药(2 万～ 3 万单位/h);每 24h 复查造影,尿激酶总量可以达到 400 万单位;在给药期间,要注意观察穿刺部位有无出血,每 2h 查纤维蛋白原,如果纤维蛋白原低于 1g,要及时终止溶栓治疗;在使用导丝“机械性捣碎”栓子时,一定要小心,千万不要将导丝逆行进入皮层静脉,以免引起皮层静脉损伤出血;如果静脉侧支循环已经建立非常充分,动静脉循环时间正常,可以单纯口服抗凝治疗。

二、静脉窦内支架成型术

静脉窦内支架成型术的适应症:慢性静脉窦狭窄,经静脉窦内溶栓无效;静脉窦局限狭窄或其他方法治疗无效。

操作方法和程序:经股静脉途径置入 4F 或 5F 导管对静脉窦狭窄近端和远端进行测压,证实狭窄两端压力差＞ 150mmH_2O(1.47kPa),依据对静脉窦狭窄测量的结果,选择合适的 Wallstent

自膨式支架释放在静脉窦狭窄处，行静脉窦内支架成型术。支架直径为狭窄段静脉窦管腔直径的110%，支架长度以两端超出狭窄段静脉窦各2mm为宜。造影后如果支撑效果不理想，再将扩张球囊进行后扩张，以达到满意效果为止。

（秦元勇）

第九节　动脉瘤的介入治疗

Section 9

脑动脉瘤是严重危害人们健康的一种疾患，一旦破裂出血其致残率和死亡率极高。近年来，随着纤维神经外科和神经介入技术的发展，开颅手术夹闭动脉瘤颈与血管内弹簧圈栓塞治疗均已成为治疗颅内动脉瘤的主要方法。正确地认识和选择这两种治疗方法，将有助于改善颅内动脉瘤患者的预后。本节主要讲述经血管内治疗动脉瘤。

（一）动脉瘤的位置

手术夹闭动脉瘤颈必须在充分暴露载瘤动脉和动脉瘤颈的情况下完成，某些部位的动脉瘤，如颈内动脉海绵窦段、岩骨段、椎-基底动脉系统动脉瘤，由于解剖部位深、术中暴露动脉瘤困难和对脑组织过多的牵拉等原因，常会导致医源性脑损伤和夹闭失败。加之，此类动脉瘤的发病率较低，神经外科医生手术经验少，也是手术治疗效果不理想的原因之一，而这些动脉瘤如采用血管内弹簧圈栓塞治疗其危险性会大大降低，因此后循环动脉瘤血管内栓塞治疗应作为首选。

（二）动脉瘤的大小、形状和瘤颈/瘤体比

治疗的预后与动脉瘤大小具有高度相关性。对直径小于10mm的动脉瘤，手术和血管内介入治疗预后均较好。随着动脉瘤体积的扩大，手术治疗风险性会增加，死亡率和致残率也随之上升。栓塞治疗也会发生瘤体越大闭塞率越低的现象。从治疗的安全性考虑，对直径大于10mm的动脉瘤宜选择血管内栓塞治疗；巨大动脉瘤（直径大于25mm）因需解除其占位效应，故多采用手术方法切除动脉瘤；梭形动脉瘤因无明显瘤颈，手术夹闭困难，而行弹簧圈瘤内栓塞又容易复发，因此常用血管内闭塞载瘤动脉的方法处理。与选择治疗方法关系最密切的是动脉瘤的瘤径/瘤体比，窄径动脉瘤最适合血管内栓塞治疗；宽径动脉瘤（瘤径直径＞4mm或瘤径/瘤体比≥0.7）两种方法治疗均困难，特别是栓塞治疗有弹簧圈脱出进入载瘤动脉的危险。近年随着栓塞技术不断提高，出现了球囊辅助栓塞技术和支架结合弹簧圈技术等新的栓塞方法，宽颈动脉瘤已不再是血管内治疗的禁区。当然也可采用手术与栓塞联合治疗，先手术夹闭部分动脉瘤颈，使其变成窄颈动脉瘤，然后再行弹簧圈栓塞治疗。

（三）患者的年龄和全身状况

总体来说年龄越大手术治疗效果愈差，而血管内栓塞治疗不受年龄限制。另外，对全身状况不佳、不能耐受手术以及拒绝手术的患者，也可行血管内栓塞治疗。

（四）动脉瘤破裂与否

随着医学影像技术的发展，越来越多的未破裂动脉瘤被发现，目前对未破裂动脉瘤是否治疗和选择何种方法治疗仍存在争议。多数学者主张对瘤体≥10mm、曾发生蛛网膜下腔出血或有症状动脉瘤应予以治疗。

（五）其他因素

颅内动脉瘤无论行手术夹闭还是血管内栓塞，都要求操作者具有娴熟的技术水平。因此，操作者的个人技能和经验也是选择治疗方法的因素之一。此外，医院条件、患者经济状况、家属的意见等都应加以考虑。

（六）操作方法及程序

1.微弹簧圈栓塞脑动脉瘤操作步骤

（1）导引导管到位后，根据造影结果选择最佳的工作角度，使瘤颈和瘤体均显示清楚。

（2）根据动脉瘤的位置及形态进行微导管塑形。

（3）微导管插入及位置调整：微导管在微导丝的导引下小心进入动脉瘤内。当微导管在动脉瘤内时，应确保导管内的张力消除。须在透视下撤出导丝。微导管的最佳位置取决于动脉瘤的直径。一般使导管尖端放在瘤囊的中央。当动脉瘤较小时，应将微导管放在动脉瘤颈处放置弹簧圈，这样阻力较小、利于弹簧圈缠绕。在填塞弹簧圈的整个过程中，微导管的张力在不断地变化，当微导管顶端位置出现变化时，应重新确认微导管与动脉瘤的关系，以免微导管移出动脉瘤。

（4）弹簧圈的选择和放置技术：第一个弹簧圈的放置是为下面弹簧圈的充填创造一个支撑结构（编织一个网篮）以及在瘤颈架桥阻止后续弹簧圈的脱出。第一个弹簧圈的螺旋大小、长度必须根据动脉瘤的结构来选，它的大小须与动脉瘤囊的直径相适应，并且不应该小于瘤颈的宽度。然后通过逐渐减小直径与长度的弹簧圈逐步填塞整个动脉瘤腔。为了达到严密的弹簧圈填塞，有时联合使用标准型与柔软型是有利的。最后一个弹簧圈须予以特殊的注意，由于其与动脉瘤口距离很近，这个弹簧圈的螺旋直径的选择必须基于以前的弹簧圈的排放情况，如果可能的话，其直径应超出瘤颈。弹簧圈不恰当的选择会引起潜在的近期或术后的移位。

（5）在解脱每一个弹簧圈的前后，应该进行血管造影，观察动脉瘤腔的填塞情况及载瘤动脉和远端的血管情况。弹簧圈的填塞要尽可能致密。

2.瘤颈球囊辅助（Remodeling）技术

球囊再塑形栓塞术：球囊保护技术或再塑形技术是在1994年法国Nancy举行的第20届欧洲神经放射学会议由J.Moret教授第一次提出的。开发此技术是用来克服在宽颈动脉瘤（RSN不理想）血管内治疗途径的困难与限制。宽颈动脉瘤（RSN不理想）要形成稳定的弹簧圈网，保持弹簧圈在瘤囊内，或得到严密的弹簧圈填塞而不牺牲载瘤动脉是有困难的。球囊保护技术的有利之处在于它提供了瘤囊获得稳定的弹簧圈成形及严密的弹簧圈填塞的可能，并同时保留载瘤动脉。

操作步骤：可采用双侧股动脉穿刺插管，其中一侧用于放置微导管系统，另一侧用于放置球囊系统。也可采用一侧股动脉插管，一根导引导管内（一般用6～7F导引管）同时放置微导管和保护球囊。首先将微导管放入动脉瘤腔，保护球囊放置在动脉瘤颈并充盈。球囊成形为载瘤动脉的轮廓，覆盖了瘤颈，也可以看作动脉瘤的假壁，当填塞弹簧圈进动脉瘤囊时，施加反作用力。球囊充盈后开始填塞微弹簧圈。球囊闭塞不应超过5min。当弹簧圈置入后，一边慢慢地泄球囊，一边观察弹簧圈是否移动。球囊完全泄漏后进行动脉造影，确认微弹簧圈的位置，然后解脱之。充盈球囊后继续填塞，重复上述步骤，直至填塞满意为止。

3.瘤颈支架辅助（Stent）技术

血管内支架以其微创治疗、相对更广的适应证、良好的疗效，为颅内动脉瘤的治疗又提供了一种可供选择的方法，尤其对于手术夹闭治疗困难和不适于弹簧圈直接栓塞的动脉瘤，提供了治疗的可行性。将微导管经支架网眼超选择插入宽颈或梭形动脉瘤内行弹簧圈填塞，支架作为腔内隔绝物，防止弹簧圈疝入载瘤血管。对于宽颈、梭形或夹层动脉瘤，支架与微弹簧圈合用可以提高弹簧圈填塞密度，促进瘤内血栓形成。由于瘤内血流动力学的改变，可以有效地预防或减少弹簧圈紧缩。近来，该技术已在颈内动脉、大脑中动脉和前动脉的动脉瘤及颅内椎动脉、基底动脉瘤的治疗中得以应用。

操做过程：导引导管置于病灶的近端，进行多角度血管造影，测定载瘤血管的直径以选择合适的支架，导丝通过病灶，支架顺导丝到达瘤颈处，在准确定位后高压扩张支架 10 ～ 15s；对于自膨胀型支架，直接回撤导管就可将支架释放。要求支架覆盖在动脉瘤两端足够长度，达到支撑的目的。微导管在微导丝导引下通过支架网眼超选进入动脉瘤内，然后填塞弹簧圈达到致密程度。应注意避免弹簧圈和支架缠绕或经支架网眼突人载瘤动脉内，还应避免支架的移位和塌陷。术前术后应充分给予抗血小板聚集的药物。

4.液态栓塞剂 Onyx 技术

Onyx 是美国 MTI 公司研发生产的一种全新的液态栓塞剂。它是次乙烯醇异分子聚合物溶解于二甲基亚砜（DMSO）形成的简单混合体，其中加入了微粒化钽粉，使之在 X 线下可视。它不是胶水，没有粘连特性。当它和血液或任何水溶剂接触时，溶剂 DMSO 迅速挥发，EVOH 聚合物就结晶析出，像熔岩一样自内及外逐渐固化突变，最终成为一团包含有钽粉的海绵状固体物。在彻底固化完成之前，其液态中心仍可继续流动。高黏度配方具有很高的黏滞度，适用于动脉瘤的栓塞。

5.载瘤动脉闭塞术

载瘤动脉闭塞是颅内动脉瘤的重要治疗方法之一。选择适当病例，载瘤动脉闭塞可获得非常满意的效果。随着血管内治疗技术和术前闭塞试验的完善，用血管内治疗技术闭塞载瘤动脉是治疗颈内动脉、椎动脉巨大梭形动脉瘤的重要方法之一。

颈内动脉球囊闭塞试验：双侧股动脉穿刺放置导管鞘，经导管鞘给予 5 000 ～ 10 000 单位的肝素。在闭塞试验前，先行标准的全脑血管造影，仔细观察所要闭塞的颈内动脉的侧支循环情况。在导丝的导引下，将不可脱球囊导管输送入所要闭塞的颈内动脉。球囊的位置不要放在颈动脉球处，以免引起循环系统的反应。当球囊导管放置到合适的位置后，注射造影剂确定球囊的具体位置。球囊的充盈要缓慢，注意球囊的形态，防止球囊过度充盈造成血管内膜的损伤。闭塞过程中，要经常观察球囊的形态变化，防止球囊泄漏充盈不足，影响闭塞试验的结果。闭塞试验结束后，泄去球囊，再行所试验血管的造影观察有无远端血管的闭塞。然后，将球囊管撤至颈总动脉观察原球囊处颈内动脉有无损伤。

椎动脉闭塞试验：试闭塞部位的选择与动脉瘤的部位有关。①在小脑后下动脉（PICA）起始点的远端。适用于 PICA 起始点远端的椎动脉动脉瘤，动脉瘤距 PICA 的起始点大于 5mm，或者是基底动脉动脉瘤。试闭塞部位也是以后椎动脉永久性闭塞的部位。②椎动脉的 C_1 水平。椎动脉闭塞的目的是减少向动脉瘤的供血。在此段闭塞后，颈外动脉系统如枕动脉可通过吻合支向基底动脉供血。大多数情况下，闭塞一侧椎动脉可足以使动脉瘤血栓形成。如果动脉瘤仍未闭塞，可于 3 ～ 4 周后，再行对侧椎动脉的闭塞试验，闭塞对侧的椎动脉，基底动脉由后交通动脉供应。

（七）常见并发症

1.TEC

发生 TEC 的原因包括血液高凝状态、术中抗凝不充分、载瘤动脉内的血栓或斑块脱落、术中动脉夹层形成、操作时间长等。TEC 多表现为无症状性脑梗死、短暂性脑缺血发作（TIA）和症状性脑梗死。大多数缺血灶非常小，故无症状者常见。从置入导引导管到术后 9 周均可能发生 TEC。血管造影可提供最直接的证据，但如果小血管栓塞，即使术中造影也很难发现。TEC 的治疗包括动脉内局部溶栓、抗血小板、抗凝、改善局部微循环等治疗。

2.动脉瘤破裂

为严重并发症，主要是导管、导丝和微弹簧圈操作不当及过度填塞所致。处理原则为：中和肝素，继续填塞动脉瘤至填实；减少造影剂剂量，以免其漏入蛛网膜下腔致严重的血管痉挛；降低体循环血压，减少破口出血；头颅 CT 检查，决定是否需手术。

3.脑血管痉挛

主要为蛛网膜下腔出血及微导管或球囊在血管内反复操作所致。处理原则为：应用钙离子拮抗剂；治疗高血容量、高血压、高稀释度(3H)；动脉内应用罂素碱；应用脑血管扩张成型术；必要时早期行手术清除血肿。

4.血栓形成

GDC引起的最严重并发症为血栓形成、脑梗死（占4.6%），其原因可能为操做过程中导引导管与微导管之间血栓形成，动脉内血块移出。如发生血栓，导管应越过动脉瘤，行溶栓治疗。

5.脑 缺 血

主要原因为大动脉瘤GDC栓塞后机械性压迫使血管充盈减缓。此时只能采取升高血压、抗凝、增加血容量治疗，无效时应紧急行急性架桥手术。另外，闭塞载瘤动脉前应行闭塞试验，了解代偿情况，以防发生缺血。

6.微弹簧圈断裂、移位

一旦发生，应用Lasso导管将血管内移位的弹簧圈取出；即使失败，亦应保证重要血管通畅，应用载瘤动脉闭塞、埋管及手术等方法，防止微弹簧圈填塞主要血管。

7.动脉瘤再生长

20%的患者需多次行栓塞治疗，原因是弹簧圈再通或动脉瘤再生长，血流冲击动脉瘤颈所产生的压力可使弹簧圈压缩或在弹簧圈团的旁边再长出动脉瘤。当动脉瘤内有较多附壁血栓时，容易出现弹簧圈被压缩和动脉瘤再生长。故术后应长期随访，并强调致密填塞的重要性。

（秦元勇）

第十节　颅内动静脉畸形的介入治疗

Section 10

脑血管病的治疗是神经外科中的一个主要分支。近几年，随着血管内神经外科、微侵袭手段的发展，使得脑血管病的诊断和治疗的创伤更小，患者恢复更快，治疗效果也有明显提高。

Spetzler对AVM的分级方法已越来越多地被人们接纳和采用。脑AVM最危险的症状之一是出血。AVM每年的出血率为3%～4%，第1年内再出血约6%；每次出血的致残率为30%，病死率为12.5%，而积极治疗的总致残率加病死率在10%以下。血管内栓塞对于单支或少数供血动脉的AVM，特别是新近出血的病例，可达到微侵袭、痛苦小、疗效迅速的目的。近来改变栓塞方式，将导管直接放置在畸形血管团内，注射NBCA胶，可使畸形团的解剖治愈率提高至27%。再加上更细、超滑的微导管问世，栓塞的并发症更为降低。针对大型、功能区的AVM，栓塞可缩小其体积，改善血液动力学分布，以利于显微外科手术切除或放射外科治疗，是后二者的重要辅助手段。立体定向放疗(γ-刀、X-刀)对AVM是一种有希望的选择性治疗方法。据文献报道，AVM治疗后1年消失率为30%～50%，2年消失率为70%～90%，其消失速度与所用的照射量成正比，与AVM的大小成反比。从治疗到AVM完全闭合之前每年的出血率3%～4%，与自然出血史相同。所以对有出血史的患者，应优先采用栓塞或手术方法。大型AVM经若干次栓塞后体积缩小即可放射治疗。但栓塞物质应是NBCA。其他颗粒或丝线栓塞，均有复发之虞。栓塞加立体定向放疗可使60%～80%的患者免于开颅手术而获治愈。目前脑AVM的基础研究也在增多，国内外曾报道利用猪的咽升动脉末端颅底血管网制成AVM动物模型，便于人们研究AVM的栓塞材料及栓塞前后的血液动力学变化，为练习和获取栓塞技术及研究栓塞后的病例变化提供了广阔的前景。

（秦元勇）

第十一节　硬脑膜动静脉瘘(AVF)

Section 11

硬脑膜AVF是一种极复杂的颅内血管病，其分型方法可根据静脉引流的方式分为：硬膜窦型、皮层静脉型、硬脑膜窦至皮层静脉型、硬膜下静脉湖型、脊髓静脉型；也可根据瘘口发生的部位分为：海绵窦区、横窦乙状窦区、窦汇区、上矢状窦区、颅底区。栓塞治疗方法须根据分型而定，原则上是以永久性栓塞剂闭塞瘘口。单纯行瘘口孤立术，既创伤大，又难以彻底解决问题，一支支供血动脉的栓塞，则此起彼伏，诸多侧支循环，十分棘手。通过对引流静脉血液动力学分析，针对静脉窦的"竞争性血流"，可以采取静脉窦闭塞的方法，从根本上解决多发性瘘。在这方面一系列的血液动力学、影像解剖学以及胚胎学的研究对治疗难治性脑膜动静脉瘘均有重要意义。

（秦元勇）

第十三章

Chapter 13

非缺血性脑血管病

第一节　高血压脑出血

Section 1

一、概　　述

高血压脑出血是常见的急性脑血管疾病，多发于40～70岁，男性稍多于女性。在所有脑血管病患者中，高血压脑出血占10%～20%，但其病死率约占50%，高血压脑出血的发病是在原有高血压病基础、脑血管解剖特点和血管壁的病理变化以及血压骤升等因素综合所致。其发病机制可以归纳为：①脑小动脉管壁在结构上较为薄弱，且豆纹动脉、丘脑穿动脉等脑底穿支血管多以90°从主干发出，使其管腔承受的压力较其他血管大得多，因而成为高血压性脑出血的高发部位；②高血压使脑小动脉壁发生玻璃样变和纤维样变，管壁薄弱，形成微小动脉瘤，当血压急骤升高时，微动脉瘤可发生破裂出血；③高血压引起脑小动脉痉挛造成脑组织缺氧、坏死，发生点状出血，严重时可发生大片出血。大脑半球出血部位常见于壳核、丘脑和皮质下白质；小脑出血部位主要在齿状核；脑桥出血较少但很危重；基底核区出血向内常可破入侧脑室，向外可破入额叶、颞叶皮质下形成血肿。

二、临床表现

患者的临床症状和体征是做出诊断，判断病情，选择治疗方法及估计预后的重要依据。

（一）病　　史

绝大多数患者有多年的高血压病史，通常在情绪激动、过度兴奋、排便、屏气用力或精神紧张时发病。秋冬交替期为本病的发病高峰。本病发病急剧，发病时有剧烈头痛，随即出现剧烈呕吐，严重者可逐渐出现不同程度的意识障碍，大小便失禁。根据出血部位的不同，尚可有偏瘫、失语等定位症状和体征。

（二）不同出血部位的症状和体征

1.壳核出血

出血后血肿向内可压迫内囊，表现为中枢性面瘫及“三偏”症状（即对侧肢体偏瘫、偏身感觉障碍和对侧同向偏盲）。外囊出血的临床症状可较轻。

2.丘脑出血

除有三偏症状外，眼部症状和体征较明显，眼球向病侧凝视，患侧瞳孔缩小，眼球分离。并发有下丘脑损害时还会有高热、昏迷、高血糖症。

3.大脑皮质下出血

不同部位大脑半球皮质下出血可表现出不同的体征，如额叶出血可有精神症状和定向力障碍。优势半球出血有运动性失语。顶叶出血可出现对侧肢体偏瘫，枕叶或顶枕叶出血可出现偏盲。

4.小脑出血

头痛剧烈、呕吐频繁、眼球震颤明显、昏迷发展快，出血还可扩散到第Ⅳ脑室使脑干受压及移位，这时患者呼吸可突然停止而死亡。

5.脑桥出血

发病后患者常迅速深昏迷，双侧瞳孔极度缩小为针尖样瞳孔，眼球固定，有的患者呈去大脑强直状态。

（三）临床病情分级

根据1981年全国标准，高血压脑出血临床病情可分为四级：I级：神志清楚至浅昏迷呈不完全偏瘫；II级：浅昏迷至中度昏迷呈完全性偏瘫；III级：中度昏迷，完全性偏瘫，病侧瞳孔散大；Ⅳ级：深昏迷，完全性偏瘫或去大脑强直，双侧瞳孔散大。

三、辅助检查

（一）CT扫描

CT扫描应是首选检查方法，可在较短时间内明确出血部位和出血量，血肿扩展范围及周围脑水肿程度。CT平扫血肿为均匀高密度，边界清楚，周围脑组织水肿明显，有明显占位征象。血肿破入侧脑室后，可见脑室积血，单侧或双侧脑室内充满血块。1981年多田提出血肿量计算公式：血肿量＝π/6×长×宽×层面数。该计算法简单，临床医生在CT片上可快速对血肿量做出大致估计。

（二）MRI成像扫描

高血压脑出血患者做CT平扫即可确诊，常无须做MRI检查。但对病情稳定，且需要进一步了解血肿与周围结构关系，以及怀疑脑出血的病因为高血压以外的因素时，也可做MRI检查。MRI图像随血肿演变过程而影响。T_1加权像表现在血肿早期为低信号，随时间推移信号逐渐增高，整个血肿为高信号，T_2加权像在早期血肿时为高信号，逐渐变为低信号。

（三）脑血管造影

对临床诊断不明确需排除其他脑血管疾病，可做脑血管造影检查。

四、诊　　断

有慢性高血压病史的中、老年患者突然头痛，有恶心呕吐，逐渐意识障碍。体格检查有偏瘫、偏身感觉障碍、失语、双侧瞳孔不等大等体征。急诊行头颅CT扫描可见基底核区、脑干、小脑等部位的脑内血肿，可基本明确诊断。根据脑出血部位及出血量决定治疗方案。还应与其他原因脑出血做鉴别，必要时需行头颅MRI及脑血管造影检查。

五、治　　疗

（一）非手术治疗

这种患者大多在神经内科诊断和做非手术支持治疗。

1.一般处理

使患者保持安静，必要时给予镇静剂。对清醒不需手术者患者应尽早进食，增加肠内营养，预防消化道出血。对意识不清的患者应早期气管切开，以保持呼吸道通畅和改善缺氧，充分给氧并做好气管切开后的护理。

2.有效控制血压

脑出血后的急性期血压往往会升高，除患者原有的高血压外，由于颅内压的升高也可以引起机体代偿性血压升高。对高血压降压须慎重，用药时应使血压能缓慢下降，避免血压下降过快而影响了脑的灌注。

3.降低颅内压

脑内出血必然会引起颅内压的增高，为缓解颅内高压，临床常用脱水剂来达到此目的，通常用甘露醇、呋塞米、甘油果糖等。由于脑内血肿的吸收需要3周左右，如果长期使用甘露醇会对肾功能有一定影响，且脱水效果减弱，目前主张联合使用脱水剂可改善疗效，如甘露醇和呋塞米合用，人血清蛋白和呋塞米合用等方法。

4.处理并发症

高血压脑出血患者常为多年患病，年老体弱，全身状况较差，各种器官都有不同程度的损害，发病后常会出现消化道出血、肺部感染、泌尿道感染等并发症，长期大量使用脱水剂亦可能导致肾功能障碍，水、电解质平衡紊乱等合并症，需积极预防及处理各种并发症。

（二）手术治疗

外科治疗是高血压脑出血的一种行之有效的治疗措施。要根据患者年龄、意识情况、出血部位和出血量以及病情进展情况等因素决定是否手术。手术治疗目的在于尽量清除脑内血肿、降低颅内高压、避免发生脑疝、改善脑的血液循环、促进脑组织的恢复，从而挽救一批处于危险边缘的患者。由于高血压脑出血患者往往年龄偏大、全身情况差、各器官的血管都有不同程度的硬化和损害，术后常会带来许多并发症而影响患者预后。因此，应严格掌握手术适应证及禁忌证。

1.手术适应证

适应证为：①Ⅰ、Ⅱ级患者，两侧瞳孔等大，脑内血肿量＞30mL，病情加重应手术；②Ⅱ级患者，两侧瞳孔出现不等大，应及时手术；③脑叶的皮质下出血，壳核出血量＞30mL，应考虑手术治疗；④小脑出血量＞10mL，应及时手术；⑤出血破入脑室，可能引起梗阻性脑积水的，应及时行单侧或双侧侧脑室外引流，以减少脑室内积血加重病情。

2.手术禁忌证

禁忌证为：①Ⅲ、Ⅳ级患者；②年龄超过70岁，有严重心、肺、肾功能障碍；③脑干出血，病情发展迅速；④病情发展凶险的巨大血肿，破入脑室，双瞳孔散大、呼吸衰竭者以及GCS评分小于6分的患者。

3.手术方法

(1)骨瓣开颅血肿清除术：对于出血部位不深、出血量大、中线移位明显、术前病情分级在Ⅱ级以上的患者，尤其是已经形成脑疝的患者，多采用骨瓣开颅血肿清除术。此外，小脑出血也多主张采用此法。该法可以在直视下清除血肿，达到立即减压的目的，且止血满意，对术前已发生脑疝的患者，术中发现血肿较大，可进行去骨瓣减压，以顺利度过术后水肿期。

(2)小骨窗开颅血肿清除术：对壳核、脑叶皮质下和小脑出血可用小骨窗开颅直视下清除血肿，做皮质小切口(2～3cm)，吸除大部分血肿后放置引流管，残留血块术后可用尿激酶或链激酶溶解，术后24h血肿腔内注入含有重组链激酶5mg(50万U)的生理盐水3mL加入自体血浆1mL，夹闭引流管4h后再松夹引流，1次/d，连续3d。术中不需要将血肿清除非常彻底，以避免吸除血肿时损伤血肿周围脑组织和小血管而引起再出血。

(3)锥孔血肿清除术：在紧急情况下可在急诊室或病房内行单纯锥孔穿刺，穿刺血肿腔抽出腔内液体成分以缓解症状。该方法操作简便、创伤小，只需局部麻醉。缺点是单纯锥孔血肿引流难以抽出较大的固体血块，因此减压常不理想。

(4)立体定向和内镜血肿清除术：目前立体定向和内镜技术已广泛用于神经外科各领域，高血压脑出血的治疗也是其中的一个方法，它借助冷光源微型血肿切割器可分离较大的固体血块，以彻底清除血肿，其对脑组织损伤小，患者术后恢复快。

(5)脑室持续引流术：适合用于出血破入脑室内者。根据脑室出血情况施行单侧或双侧脑室外引流术，术中应尽量引流出脑室内的积血，术后还应复查CT扫描以了解引流的效果，根据脑室残留血块可进行脑室内注入尿激酶6 000～10 000U，将其溶于2～5mL生理盐水中，经引流管注入血肿区然后夹闭引流管2～4h后再松开引流，引流管保留的时间为2～8d。

（王增武）

第二节　脑蛛网膜下腔出血

Section 2

脑蛛网膜下腔出血(cerebral subarrachinoidal hemorrhage，SAH)是指因脑底或脑表面的血管自发破裂，血液直接进入蛛网膜下腔的一种临床综合征，可分为继发性和原发性两类。前者是由脑实质、脑室、硬脑膜外或硬脑膜下的血管破裂出血；后者是由于脑表面或脑蛛网膜下腔的血管破裂出血，血液直接流入蛛网膜下腔所致。据我国六城市调查，其患病率为31/10万，年发病率为4/10万，约占急性脑血管病的10%，占出血性脑血管病的20%左右，仅低于脑梗死和脑出血，且病情易反复发作，死亡率高达25%。

一、病　　因

以先天性动脉瘤为最常见(约占50%)，其次为动静脉畸形(占15%)和脑动脉硬化性梭形(粟状)动脉瘤(约占13%)，还可由脑瘤和脊髓病变、颅底异常血管网、血液病、脑动脉炎、结缔组织病、脑膜脑炎、抗凝和溶栓治疗、妊娠、颅内静脉血栓、脑梗死等引起(占10%～12%)，原因不明者占10%。

二、发病机制

(一)动 脉 瘤

在先天性及病理性血管管壁的变薄、内弹力层和肌层纤维的中断、血管发育不全或变性的基础上，尤其在血管分叉处在血流的不断冲击下可逐渐扩张和形成囊状或带蒂囊状的动脉瘤。在血管壁的极薄处可发生血液渗漏，在血压突然增高时可破裂出血。

(二)动静脉畸形

由于血管壁发育不全，厚薄不一，动脉压力大，而静脉压力低，当大量血流冲击时易破裂出血。

(三)非动脉瘤性

中脑周围出血约占SAH的15%，出血发生在中脑周围。脑血管造影多为阴性，可能为静脉性出血。预后较好。

（四）脑底异常血管网

其管壁菲薄而脆弱，故易破裂出血。

（五）脑底动脉粥样硬化

因脑动脉中的纤维组织代替了肌层，内弹力层变性断裂和胆固醇沉积于内膜。经血液冲击后逐渐扩张形成梭形动脉瘤，在血压突然增高时亦可破裂出血。

出血后，血流进入蛛网膜下腔刺激脑膜引起脑膜刺激征。颅腔内容物增加压迫脑组织导致脑水肿和颅内高压。反复再出血更可加重这一病理过程。继发性脑血管痉挛可引起脑缺血，严重者可导致脑梗死。血液可堵塞脑脊液循环通道，促使脑脊液的吸收和回流受阻。导致急性交通性或非交通性脑积水和颅内压的急性升高，进一步减少脑血流量和加重脑水肿，甚至导致脑疝形成。这种情况多在发病后 24 ～ 48h 内发生。

三、病　　理

脑脊液呈血性，整个脑表面呈紫红色。脑沟、脑池内有大量红细胞沉积，故染色更深。如出血量大，脑表面常覆盖有薄层血凝块，颅底部的脑池、脑桥小脑角及小脑延髓池等处可见更明显血块贮积，甚至可将颅底的血管神经埋没。随着时间的推移，大量红细胞开始溶解和释放出含铁血黄素，使脑皮质、脑膜呈现不同程度的铁锈色，并可见有程度不等的局部粘连形成。脑底大量积血和（或）脑室内积血可影响脑脊液循环，30%～ 70%的患者早期即出现急性梗阻性脑积水，随着病情恢复多可好转，脑室逐渐恢复正常。约有 5%的患者，由于部分红细胞随脑脊液流入蛛网膜粒并使其堵塞，引起脑脊液吸收减慢，而产生交通性脑积水。镜检：出血 4h 后，镜下可见软脑膜血管周围有多核白细胞渗出；24h 后，可见大量的白细胞浸润和吞噬细胞，并逐渐自行坏死；72h 后，各种炎性细胞反应达高峰，尤以淋巴细胞和吞噬细胞更明显，并出现大量的红细胞和含铁血黄素吞噬细胞；1 周后，多核白细胞基本消失，淋巴细胞浸润仍明显，吞噬细胞仍最活跃，大多数红细胞裂解；10d 后，脑脊髓表面出现纤维化形成一瘢痕薄膜。上述镜下演变过程的快慢取决于出血量，少量出血者在 72h 就可出现机化现象。

四、临床表现

（一）猝然起病

20%～ 30%患者发病前有一定诱因，如举重物，兴奋和愤怒等情绪波动，用力咳嗽、排便，弯腰、剧烈活动及饮酒等。病侧眼眶痛伴动眼神经麻痹是动脉瘤即将破裂的危险信号。

（二）头　　痛

常为首发症状。头痛呈炸裂样难以忍受，开始可为局限性，逐渐蔓延全头。头痛局限于某侧具有定位意义，如前头部痛提示小脑幕上和大脑半球病变，后头痛表明为后颅窝病变；老年人因反应迟钝及痛阈增高等原因疼痛较轻或无头痛。头痛系因高颅压和血红蛋白刺激血管、神经根和脑膜等疼痛组织而引发。

（三）呕　　吐

常并发于头痛后，呈喷射状和反复出现，系由颅内压剧升和血液直接刺激呕吐中枢所致。若呕吐为咖啡色液体则提示有消化道出血。预后凶险。

（四）意识障碍

半数以上的患者可有不同程度的意识障碍，轻者只有短暂的神志模糊，重者可有昏迷，且逐渐加深；少数患者意识始终清醒，但较淡漠、嗜睡；偶有反复发作意识障碍者。老年人的意识障碍可高达 90%，其程度与出血量、部位、损害程度及持续时间有关。发病机制多因颅内压增高、脑血管痉挛、再出血导致大脑功能的抑制所致。

（五）精神障碍

常表现为兴奋、躁动不安、定向障碍，甚至谵妄、错乱；少数可出现迟钝、淡漠、抗拒和木僵等。部分患者的精神症状可能为其主要的或首发的临床表现，大多在病后 1 ～ 5d 内相继出现，但多在数星期内自行恢复。

（六）癫痫发作

可发生在出血时或出血后的急性期内。可为局限性抽搐或全身强直一阵挛性发作，出血部位多在天幕上，发生率为 20%左右，多由于血液刺激大脑皮质所致。

（七）脑膜刺激征

是本病的基本特征，包括头痛、颈项强直、Kernig 征阳性，系因血液刺激脑膜所致。通常于起病后数小时至 6d 内出现，持续 3 ～ 4 周。颈强直发生率最高可达 66%～ 100%，70 岁以上的老人则有明显减少。Kernig 征的出现一般早于颈项强直。

（八）脑神经障碍

发生率占 60%左右，以动眼神经损害最多见，因该神经在颅底行程较长又靠近大血管，故易受到动脉瘤的压迫。其次为视神经损害（约占 40%），主要是指视网膜出血和视神经乳头水肿，多在发病几天内出现，有的在发病 1h 内即可出现，可为单侧或双侧，持续 2 ～ 3 周。再次为听神经、三叉神经和外展神经受损，亦多因动脉瘤和血肿压迫所致。

（九）神经根刺激征

如腰背痛，可较长期存在。有些患者可出现膝腱、跟腱反射减低或消失。

（十）单瘫、偏瘫、失语

少见，早期出现者多因出血破入脑实质和脑水肿所致，晚期多由迟发性血管痉挛引起。

（十一）脑血管痉挛

脑蛛网膜下腔出血易发生脑血管痉挛，其发生率为 1/3 ～ 2/3。早期痉挛常发生于起病后不久，可引发一过性意识障碍和轻度神经功能缺失，历时数十分钟或数小时即缓解。迟发性痉挛多在病后 1 ～ 3 周出现，主要表现为意识障碍、局灶性神经损害和精神障碍等，应与再出血鉴别。

五、并发症

由于病情的轻重不同，出血后在急性期、亚急性和慢性期可出现各种并发症，常见如下。

（一）急性脑积水

病发后数小时至 1 周内，由于血液流入第Ⅲ、Ⅳ脑室并凝固或第Ⅳ脑室的侧孔和正中孔受阻，引起急性梗阻性脑积水，导致急剧颅压增高，甚至出现脑疝而死亡。患者表现为突然病情恶化，头痛、呕吐和意识障碍加重，生命体征波动，瞳孔散大。急查脑 CT 可发现脑室明显扩大及脑室系统有梗阻现象。

（二）继发性脑血管痉挛

可导致脑缺血和脑梗死。在发病早期出现者为急性脑血管痉挛。在发病后 7 ～ 21d 出现者为迟发性脑血管痉挛，且以迟发性单根动脉痉挛所导致的局灶性脑缺血或脑梗死为多见。患者突然出现言语障碍、肢体瘫痪、感觉障碍和意识障碍加重等。腰穿脑脊液无再出血征象，脑 CT 正常或有梗死灶，但无再出血改变。

（三）再出血

表现为突然头痛加剧，并迅速陷入深昏迷，瞳孔散大和对光反射消失或呼吸急促甚至停止。脑 CT 可证实。再出血多发生在脑蛛网膜下腔出血后 1 ～ 3 周内，因此时的纤维蛋白酶活性达高峰，易使破裂口的血块溶解，破裂处的动脉壁尚未修复完好，在激动、疲劳、过早活动、血压突然升高、咳嗽、打喷嚏等外因作用下，易使破裂口再次破裂出血，多在脑膜刺激征减轻或消失后发生，表现为原有症状和体征的再出现或加重甚至突然死亡。复查腰穿可再出现新鲜的血性脑脊液。

（四）正常颅压性脑积水

病发多年后，患者可逐渐出现以脑室扩大为主要表现的交通性脑积水。患者表现为进行性智能障碍、下肢活动障碍和二便障碍三大症候；腰穿检查显示颅内压、脑脊液常规、生化正常，脑 CT 显示脑室扩大，侧脑室周围白质密度减低，但脑沟不增宽。

（五）自主神经及内脏功能障碍

系因丘脑下部遭受出血、脑血管痉挛和颅压增高的损伤所致，临床上可出现心肌缺血或心肌梗死（约占 20%）、应激性胃溃疡出血甚至出血性休克和急性肺水肿。

六、辅助检查

（一）脑脊液检查

含血-脑脊液是脑蛛网膜下腔出血的特点，压力常有升高（2 周后逐渐下降并恢复正常）。镜检可见大量红细胞、非炎性白细胞（2 ～ 3d 达高峰，1 周后减少或消失）和红细胞、含铁血黄素以及胆红素吞噬细胞。蛋白含量增高，糖和氯化物含量正常。

（二）颅脑影像学检查

在发病 1 周内的急性病例的脑蛛网膜下腔，CT 检查可十分清晰地显示出血性高密度影；MRI 却不能显示（可能是由于血液被脑脊液稀释或因氧分压较高而难以形成 DHb，和脑脊液搏动引起的流动影响了其成像），故后者一般不用于急性期诊断。但 MRI 特别是磁共振血管造影（MRA）检查可直接观察到异常血管的形态、部位、程度以及与周围组织血管的关系，而多用于恢复期不能进行脑血管造影的脑动脉瘤和脑血管畸形的筛选性检查，但对脑血管异常的阳性率远不如数字减影血管造影术（DSA）。

（三）脑血管造影检查

主要在于确定病因。如动脉瘤的 DSA 阳性率为 80%，脑血管畸形和烟雾病可达 100%。目前对造影的适宜时间虽有争论，但一般主张在病情允许的情况下应尽早进行，如病情严重亦可在病情稍稳定后（出血后 1 周内）进行。

七、诊　　断

根据以下特点诊断一般不难：①发病急骤；②剧烈头痛、呕吐；③一般意识清楚或有短暂性意识障碍；④脑膜刺激征明显，少数伴有脑神经损伤及轻偏瘫等局灶体征；⑤腰椎穿刺为血性脑脊液；⑥颅脑影像学检查可协助病因诊断。

八、鉴别诊断

(一)颅内感染

发病较缓慢，伴发热及全身感染征象，周围血白细胞增高，脑脊液细胞学检查呈明显的炎性改变而非血性，有时可找到相应的病原体(如TB、隐球菌等)，脑CT扫描正常可资鉴别。

(二)血管性头痛

既往有反复类似发作史，无脑膜刺激征，腰椎穿刺和脑CT扫描正常可予区别。

九、治　　疗

本病的治疗原则是制止继续出血，防止继发性血管痉挛，去除出血原因和防止复发，掌握时机尽早行DSA检查，如发现动脉瘤及动静脉畸形，则应积极进行血管放射介入术或手术治疗。

(一)一般处理

绝对卧床休息至少4～6周，避免用力排便和情绪波动，防止剧烈咳嗽，烦躁不安者适当应用止痛镇静药，稳定血压，控制癫痫发作。头痛剧烈者可行腰穿缓慢放出血性脑脊液，每次10～20mL，并注入适量生理盐水以免引发脑疝。第1周可每日1次，第2周可适当延长。如侧脑室扩大伴血性脑脊液者可行侧脑室穿刺（一般为右侧）置管引流。两者均可降低颅内压，减轻头痛，促进红细胞的清除和改善脑脊液的循环，从而降低脑血管痉挛和正常颅压脑积水的发生率。

(二)止 血 剂

据情可选用以下药物。

1.6-氨基己酸

为纤维蛋白溶解抑制剂，可阻止动脉瘤破裂处凝血块的溶解，又可预防再破裂和缓鲍脑血管痉挛。8～12g加入10%葡萄糖盐水500mL静脉滴注，2次/d。

2.氨甲苯酸

又称抗血纤溶芳酸，能抑制纤维蛋白溶酶原的激活因子，每次100～200mg，溶于葡萄糖或生理盐水20mL中缓慢注射，2次/d。

3.巴 曲 酶

具有凝血酶及类凝血激酶样作用。每次2 000U，静脉注射或肌肉注射，次数视病情而定。

4.其　他

如卡巴克洛、酚磺乙胺、维生素K等。

(三)脱水、降颅压

主要选用甘露醇、呋塞米、白蛋白等。

(四)防治动脉痉挛及脑梗死

可应用具有选择性作用于脑血管平滑肌的钙拮抗剂尼莫地平10mg(50mL)/d，以每小时2.5～5.0mL速度泵入，持续1～3周后改为尼莫地平口服，3次/d，维持2周。两者均可引起血压下降，应密切观察和适当处理。

(五)防治脑积水

急性阻塞性脑积水的有效疗法是行侧脑室穿刺引流和冲洗，并注入经稀释后的尿激酶8 000～12 000U(夹闭引流管1h)，每日1次，持续到CT证实第Ⅲ脑室开通为止，以尽早清除凝血块，开通脑脊液循环。

（六）外科手术治疗

经造影证实有动脉瘤或动静脉畸形者，应争取手术或放射性介入治疗。根除病因和避免再次出血。

十、预 后

其预后与病因、出血的部位及出血量的多少、有无并发症以及是否维持适当的治疗有关。

（一）颅内动脉瘤出血

急性期病死率为40%，存活者约1/3复发。其中60%复发在发病后2周内，第一次出血存活时间愈长，复发的几率愈小；第二次出血的病死率约为60%；第三次几乎是100%。

（二）脑血管畸形

脑血管畸形所致者的预后较好，病死率为10%～15%，复发率也较低。存活的脑蛛网膜下腔出血患者经2～3周后症状大多消失，一般不留后遗症。如伴有脑实质局灶性症状的病例可遗有不同程度的后遗症。

（三）继发性蛛网膜粘连

出血后出现继发性蛛网膜粘连的病例常可发生正常颅压脑积水，患者可出现智力减退、意识不清和尿失禁等严重后遗症。

（王增武）

第三节 脑室内出血

Section 3

脑室内出血是指由非外伤因素导致颅内血管破裂、血液进入脑室系统引起的综合征。其发病率很高，占自发性颅内出血的20%～60%。根据其出血部位来源分为原发性和继发性脑室内出血。

原发性脑室内出血是指出血部位在脑室脉络丛或室管膜下区1.5cm以内的出血，占脑室出血的7.4%～18.9%。引起原发性脑室内出血的原因依次为动脉瘤、高血压动脉硬化、烟雾病、脑动静脉畸形、肿瘤、梗死性出血、寄生虫和血液病等。

继发性脑室内出血是指室管膜下区1.5cm以外的脑实质出血破入脑室，约占脑室内出血的93%。引起继发性脑室内出血的病因依次为高血压动脉硬化、动脉瘤、动静脉畸形、烟雾病、颅内肿瘤、血液病、肝病和梗死后出血等。

不同部位的出血穿破脑室的路径不尽相同，蛛网膜下腔的出血，血液可通过第Ⅳ脑室侧孔及正中孔逆流入脑室系统，丘脑出血多破入第Ⅲ脑室，Willis环处动脉瘤破裂出血以及壳核出血多破入侧脑室；小脑出血多破入第Ⅳ脑室。另外，血肿可破坏胼胝体进入第Ⅲ脑室。

一般脑室内出血的自然吸收、消失的时间要比脑实质血肿快，平均血肿消失时间12d，少数需较长时间。血肿可造成广泛蛛网膜粘连及蛛网膜颗粒阻塞，引起不同程度迟发交通性脑积水，多在发病后1周左右出现，发病后1个月左右逐渐消退，少数遗有持续性脑积水。

一、临床表现

多数患者在发病前有明显的诱因，如洗澡、情绪激动、用力活动、饮酒等。多为急性起病，少数可呈亚急性或慢性起病。

（一）一般表现

视出血部位及出血量多少而异，轻者可表现为头痛、头晕、恶心、呕吐、血压升高和脑膜刺激征等；重者表现为意识障碍、癫痫发作、高热、肌张力高、双侧病理反射等。晚期可出现脑疝、去脑强直和呼吸循环障碍以及植物神经系统紊乱。部分患者可伴有上消化道出血、急性肾功能衰竭、肺炎等并发症。

（二）原发脑室内出血

除具有一般表现外，与继发脑室内出血相比尚有以下特点：①可亚急性或慢性起病；②多以认识功能、定向力障碍和精神症状为常见；③意识障碍相对较轻；④定位体征不明显。

（三）继发脑室内出血

除具有一般表现外，还因原发出血部位不同其临床表现各异：①丘脑的出血，表现为意识障碍、偏瘫、一侧肢体麻木、双眼上视困难、高烧、尿崩症、病理反射阳性等。②位于内囊前肢的血肿，极易破入脑室，临床表现相对较轻。③位于内囊后肢前2/3的血肿，由于距脑室相对较远，当血肿穿破脑室时，脑实质破坏严重，临床表现为突然昏迷、偏瘫，主侧半球的血肿可有失语、病理反射阳性以及双眼球向病灶侧凝视。④位于内囊后1/3的血肿，多有感觉障碍和视野变化。⑤脑干出血，轻者表现为头痛剧烈、眼花、呕吐、后组颅神经损伤和颈项强直等，重者深昏迷、交叉瘫、、双侧瞳孔缩小、和呼吸衰竭等。⑥小脑的出血表现为头痛、头晕、恶心、呕吐、颈项强直、共济失调等，重者出现意识障碍、呼吸衰竭等。

（四）脑室出血的临床分级

脑室内出血的临床分级或分型对指导治疗和判断预后有着重要的意义。

二、辅助检查

（一）CT

为首选的检查方法，能准确证实出血部位和范围，以及脑室大小，并可重复检查，便于对出血的动态观察及随诊。

（二）脑血管造影

脑血管造影能显示出自发性脑室出血的病因，如动脉瘤、脑血管畸形、烟雾病和颅内肿瘤等，显示血肿破入脑室后的某些血管受压、移位的特征性表现。

（三）脑脊液检查及脑室造影

有一定的危险性，可能加重病情。目前已不做常规检查，除非无CT条件或某些特殊需要时方可施行，检查应在严格掌握适应症条件下谨慎从事。

三、治　疗

选择恰当的治疗方法是直接关系到患者预后的一个关键问题。脑室内出血的治疗包括脑室穿刺引流术、开颅血肿清除术和内科治疗。

（一）脑室穿刺引流术

脑室穿刺引流术简单易行、安全有效，并发症少，对各类型的脑室内出血均实用。尤其是II级患者效果最好。无特殊的禁忌证，故凡高龄，有心、肺、肝、肾等脏器严重疾患者，以及脑干血肿不能直接手术或脑疝晚期的患者，均可应用脑室穿刺引流术。尤其对有急性梗阻性脑积水的原发性脑室出血患者更为适用。手术宜尽早施行，一般7h内手术效果最好。

手术并发症主要有术后再出血和颅内感染。注意事项包括:①预防感染，严格无菌操作，避免漏液和逆流，预防应用抗菌素;②引流管选择，宜选择质软、无毒、壁薄、腔大的导管，一般用内径为4mm的橡胶管;③钻颅及置管的位置，一般可于含血量少的一侧或健侧引流，若室间孔阻塞时可同时行双侧引流。有时由于血块阻塞而致引流失败。近年来，有人向脑室内注尿激酶，引流血液，证实效果良好，但关于尿激酶的有效剂量、次数、时机和用药并发症，有待深入研究;④拔管时机，一般当脑脊液已变淡或颅内压已正常，特别是经CT复查脑室内血肿已消失即可拔管。总之，根据情况尽早拔管为原则。

(二)开颅血肿消除术

一般对III级患者应考虑血肿清除术，但不同原因的脑室内出血手术适应证及手术方法不尽相同。

(王增武)

第四节　颅内肿瘤性出血

Section 4

一、概　　述

5%～10%颅内肿瘤可以引起出血，转移性肿瘤要较原发性肿瘤常见。在引起颅内出血的转移性肿瘤中，以支气管肺癌，黑色素瘤、绒瘤和胃癌最常见，此外，还有肝癌、卵巢癌、前列腺癌等。在原发性颅内肿瘤的出血中，以胶质母细胞瘤和少枝胶质细胞瘤最为常见，星形细胞瘤。脉络丛乳头状瘤、室管膜瘤、脑膜瘤、垂体腺瘤、脊索瘤和神经纤维瘤等也能引起出血，髓母细胞瘤出血多发生于儿童、肿瘤出血的类型依肿瘤的类别和生长部位不同而异，可有脑实质内、脑室内、蛛网膜下腔，硬膜下和硬膜外出血。①肿瘤内出血：脑实质内出血是肿瘤出血最常见的一种类型，大多为瘤内出血，仅15%的出血位于肿瘤周围。在原发性肿瘤的出血中，以胶质母细胞瘤、恶性星形细胞瘤、少枝胶质细胞瘤和垂体腺瘤最常见；在转移性肿瘤中，以肺癌，黑色素瘤、绒瘤和胃癌最常见。约2/3的肿瘤出血为急性起病。②蛛网膜下腔出血：蛛网膜下腔出血是仅次于脑实质内出血的另一种类型，多由位于脑表面的肿瘤、胶质母细胞瘤、脑膜瘤、星形细胞瘤、垂体腺瘤和转移癌引起。其中，转移癌引起的下腔出血要较原发肿瘤的发生率高。③脑室内出血：肿瘤引起脑室内出血的发生率较低。可由脑实质内出血破入脑室或由生长在脑室内的肿瘤出血引起，常见的肿瘤有脉络丛乳头状瘤、室管膜瘤和转移癌等。④硬膜下出血：肿瘤引起硬膜下出血的发生率较低，以转移癌最多见。出血的主要来源可能是肿瘤出血流到硬膜下或由于肿瘤的侵袭导致位于硬膜下的桥静脉破裂，相关的肿瘤还有黑色素瘤、恶性淋巴瘤、前列腺癌、肺癌、肝癌等。脑膜瘤有时可引起硬膜下血肿。⑤硬膜外出血：极少见，可由脑膜瘤引起。

二、出血机制

出血机制很复杂，不同肿瘤的出血可有其不同的诱发因素，大致可分为直接的和间接的两大类。所谓直接因素，乃肿瘤本身所引起的出血:①肿瘤血管的缺陷，有血管曲张、管壁变薄、血管瘘等，很易发生血管破裂，以胶质母细胞瘤多见。②肿瘤的本质为多血管性，含有大量的血窦，易损伤出血。③血液质量的异常如白血病。④随肿瘤增大，血液供应增加，新生动脉因不能抵抗血压的压力，而发生动脉瘤性曲张、破裂。⑤瘤细胞对血管壁的破坏。⑥静脉血栓形成或被瘤细胞阻塞。⑦放射治疗、头外伤、手术操作等。所谓间接因素，是指非肿瘤本身直接引起出血。当颅压增高超过微循环灌注压时，则血流停滞、缺氧、血管内皮细胞受损、管壁破裂，发生血管周围灶状出血，被称为微循环出血。当颅压继续升高达到极为严重程度时，则致脑干移位和扭曲，发生大片出血，被称为大循环出血。

三、临床表现及诊断

通常肿瘤性颅内出血与其他原因出血的临床表现不一样，对于一位已知患脑肿瘤的患者突然病情加重，出现新的神经功能障碍情况时，肿瘤急性出血的可能性极大。但对于仅以出血为首发症状的脑肿瘤患者，此时，原发的肿瘤往往被忽视。因此，对于有异常部位的出血，又无其他引起出血的危险因素或原因的病例，应怀疑有肿瘤出血，进一步行CT扫描和核磁共振检查。有报道在颅内肿瘤出血的患者中，约24%的病例是以出血为首发症状：在CT和核磁共振影像应用以前，肿瘤性出血的诊断多靠外科手术或活检，随着CT和核磁共振的广泛应用，确诊颅内肿瘤出血已非难事。绝大多数肿瘤性出血经CT增强对比后即可确诊。出血急性期，CT片上呈现高密度影，周围低密度或等密度区，伴有占位效应，强化后呈不同程度的不规则密度影，慢性期，随血肿的液化、吸收，出血的高密度灶转为等密度或低密度。但CT对位于颅底或后颅凹的病变欠敏感，有时不能将肿瘤内多发性小钙化斑与小出血灶区别开来。核磁共振是目前有效地影像诊断手段，它不仅对出血的类型，而且对血肿的转归均能准确诊断，能诊断CT所不能确诊的病变，特别对于脑血管畸形的鉴别诊断，明显优于CT。此外，对于血图像运丰富的肿瘤应进一步行脑血管造影。

四、治疗和预后

颅内肿瘤出血的治疗包括血肿的清除和肿瘤的切除，小的出血可不必特别处理，而较大的出血，特别当因出血凶猛而有较明显占位效应，在颅内压急剧升高的情况下，需急诊外科手术。手术在清除血肿的同时，应将肿瘤一并切除，否则，有引起再出血的危险。但对于恶性肿瘤可根据具体情况进行切除，术后辅以放疗、化疗。大部分颅内肿瘤出血的患者预后较差，这是由于引起出血的肿瘤多为恶性程度较高的颅内原发肿瘤或转移癌以及出血本身对脑的损害作用。只有极少数患者由于早期发现，及时治疗可获得较好的预后。

（丁涛）

第五节　脑动脉瘤

Section 5

脑动脉瘤是指颅内动脉壁的局限性囊性膨出或瘤样突起而言。年发病率为(1.7～6.7)/10万。可发生于任何年龄，但好发于30～60岁，1/3以上在20～30岁，1/2以上在40岁以后发病。国内资料显示，脑动脉瘤患者男性占40%，女性占60%，51%的反复性脑蛛网膜下腔出血是由脑动脉瘤引起，而成为脑蛛网膜下腔出血的常见原因。脑动脉瘤破裂前90%患者可无特殊症状，一旦破裂出血即可引发脑蛛网膜下腔出血。

一、病因与发病机制

病因可分为先天和后天两大类。

（一）先天性病因

如血管壁本身的缺陷、胎生血管的发育异常和血管畸形，都是动脉瘤形成的重要因素。

（二）后天性病因

1.动脉硬化

动脉粥样硬化使管壁的弹力纤维断裂甚至消失，也可造成动脉营养血管闭塞使血管壁变性，继而削弱了动脉壁对血液及血流冲击的承受力，管壁局部逐渐呈囊性或瘤性膨出而形成动脉瘤。40 ～ 60 岁是动脉硬化发展的明显阶段，同时也是动脉瘤的好发年龄，这足以说明两者的关系。

2.感　　染

感染性动脉瘤约占全部动脉瘤的 4%。身体各部的各种感染皆可以小栓子的形式经血液播散停留在脑动脉的终末支，少数栓子停留在动脉的分叉部，导致管壁损伤、内弹力纤维断裂坏死，在血流持续性冲击下，管壁向外突出而形成动脉瘤。

3.外　　伤

因闭合性或开放性颅脑损伤、手术创伤、异物、器械、骨片等直接伤及动脉管壁，或动脉遭受持续性牵拉，造成内弹力纤维以及平滑肌的断裂、坏死和管壁变薄，在血管内压力的作用下形成真性或假性动脉瘤。

脑动脉瘤的发病机制主要有两个方面：①动脉管壁上的结构异常；②由于管壁内压力的长期冲击。前者是动脉瘤形成的促发因素。

二、病　　理

（一）动脉瘤的好发部位

颈内动脉系统者占 90%，其中发生在颈内动脉及其分叉处占 40%，大脑前动脉和前交通动脉占 30%，大脑中动脉及分支占 20%，椎-基底动脉系统占 10%～ 20%为多发性的，40%呈对称性，尤其常见于大脑中动脉。一般动脉壁在其分支处比较薄弱，故上述脑动脉分支处是动脉瘤的好发部位。

（二）动脉瘤的分类

按形成可分为三类：①囊状占 95%，系由动脉壁某处向外膨出呈囊状，常带有蒂。根据动脉瘤的形态还可分为球形、葫芦形和漏斗形。②梭形占 4%，是由动脉的某段向四周膨出而形成。③壁间形占 1%其由动脉壁的某处向一侧膨出，没有蒂。根据动脉瘤体的直径大小又可归为四类：①小型，直径小于 0.4cm；②一般型为 0.5 ～ 1.5cm；③大型为 1.5 ～ 2.5cm；④巨型可达 2.5cm 以上，有时可达 4 ～ 5cm 以上。以一般型动脉瘤占大多数，其次为小型（15.5%），大型或巨型少见（7.8%）。

（三）脉瘤壁的特点

主要是内弹力层纤维断裂和不完整，平滑肌细胞减少或缺失，整个中层结构变薄。不同原因的动脉瘤瘤壁可厚薄不一，有些部位（如动脉瘤顶部）甚至很薄，故该处最易破裂。有的瘤壁可仅为一层完整的内膜；有的缺乏中层组织，弹力纤维断裂或消失，而只存内膜和外膜；有的瘤壁内可有炎性细胞浸润，常与临近组织发生纤维性粘连；有些动脉瘤的腔内血流呈旋涡样，有的可见到附壁血栓形成，甚至血栓充满瘤腔内，尤其是当发生出血后更易形成血栓，此时在进行脑血管造影时不易发现动脉瘤。

脑动脉瘤的发生与发展呈渐进过程，从无到有，从小到大（尤其是囊状动脉瘤），婴儿及儿童期很少发现，青年期发展变大，半数以上于40岁以后才破裂出血。

三、临床表现

脑动脉瘤的临床表现复杂多样，取决于瘤体的大小，所处的部位及其是否破裂出血。其临床表现主要分为两大类：①动脉瘤本身膨胀所致；②动脉瘤破裂后所引发的脑蛛网膜下腔出血的症状和体征。现分述如下。

（一）慢性发作性头痛

见于较大的动脉瘤或发生在基底动脉的动脉瘤。在出血症状和/或局灶性神经症状出现前，患者常有慢性头痛发作。大多表现为一侧眼眶部或后枕部的搏动性疼痛，严重时伴有恶心、呕吐和面色苍白，可能与瘤体一时性扩大或病壁渗血有关。有的在压迫同侧颈总动脉时，可使疼痛暂时缓解，头痛可长达数年或数十年。有的可缺如。

（二）病灶症状

主要为动脉瘤瘤体对周围组织的压迫损害所致。

1.动眼神经麻痹

为最常见症状，且多见于后交通动脉动脉瘤。出现复视、同侧上眼睑下垂、眼球内收受限和瞳孔散大等动眼神经麻痹症状。其中又以上眼睑下垂最为突出和常见。

2.眼球突出

常见于海绵窦部位的动脉瘤，系动脉瘤压迫或堵塞海绵窦引起该侧眼静脉血液回流受阻所致，常伴有第Ⅲ、Ⅳ、Ⅵ等脑神经不全身麻醉痹症状和结合膜的充血水肿。

3.视力障碍和视野缺损

如颈内动脉、大脑前动脉、前交通动脉上的动脉瘤常可压迫视神经和（或）视交叉引起同侧视力减退，甚至失明和视神经萎缩或视野缺损。后交通动脉上的动脉瘤常压迫视束引起双眼对侧同向偏盲。

4.三叉神经症状

常见于海绵窦后部及颈内动脉管内的动脉瘤，常出现患侧面部发作性刺痛，同侧角膜反射减退或消失，咀嚼肌无力，张口下颌偏向患侧和同侧面部痛觉减退等。

5.颅内杂音

不常见，患者自己听到的多于被检出者。于病灶同侧眼眶部听诊可闻及收缩期吹风样杂音，强度不一。海绵窦内巨大动脉瘤的杂音远较其他部位多见，压迫同侧颈动脉可使杂音消失。

6.出血症状

约71%的患者最终可发生破裂出血，其中15%的患者可发生再出血（常可反复多次发生，甚至达4次以上），且常在上次发病后8～21d内发生。再出血的病死率可高达40%～65%。当第一次出血形成血肿时，更易发生再出血。动脉瘤出血时轻者渗血，重者由于囊壁破裂造成大出血，常伴有脑挫裂伤、水肿、血肿及脑疝。出血的方式有二：①单纯蛛网膜下腔出血（占85%），表现为突然头痛、呕吐、意识障碍、癫痫样发作、脑膜刺激征等；②颅内血肿形成（占15%）。也可合并有脑蛛网膜下腔出血和脑室出血。血肿形成时，除有定位症状外，还会有颅内压增高，可进一步发展为脑疝致死。前交通动脉瘤的血肿发生率为26%，颈内动脉瘤为15%。大脑中动脉则为36%。位于蛛网膜下腔的动脉瘤出血或脑内血肿破入蛛网膜下腔，均可造成硬脑膜下血肿。

(1)出血诱因：约有32%的患者有运动、情绪激动、排便、咳嗽、头部创伤、性交或分娩等明显诱因，32%破裂发生在睡眠中，另32%亦可发病于相对安静状态。提示各种体力活动及情绪激动所引起的血压波动是诱发动脉瘤破裂的重要诱因。

(2)动脉瘤大小和形态：动脉瘤直径小于4mm时因其瘤蒂及囊壁均较厚不易破裂，出血的可能性仅占2%；90%的出血发生于大于4mm的动脉瘤，但巨型动脉瘤易在腔内形成血栓和瘤壁增厚，出血倾向反而下降。囊状动脉瘤容易出血，特别是其囊上再有隆起者。梭形动脉瘤出血则相对较少。

(3)出血部位：大脑中动脉瘤的血肿常位于颞上、中回；颈内动脉瘤末端的血肿在额叶眶面外侧面或颞叶内侧面；前交通动脉瘤的血肿多在额叶内侧。椎-基底动脉系统动脉瘤位于蛛网膜下腔，破裂出血后扩散的阻力小，因此，不如颈内动脉系统动脉瘤那样容易形成血肿。

(4)脑缺血及脑血管痉挛症状：动脉痉挛为动脉瘤破裂出血后发生脑缺血的重要原因。蛛网膜下腔出血造成脑损害使大脑皮质对缺血的耐受性减弱而产生缺血症状。此外，瘤内血栓的脱落和蔓延，以及瘤内血流缓慢而紊乱也是造成脑缺血和血栓形成的原因。其症状随脑梗死部位的不同而异。

四、辅助检查

(一)腰穿检查

脑脊液呈血性，压力增高，红细胞计数达每立方米几千至几十万，甚至超过百万以上。个别患者因动脉瘤较小，破裂后血液进入脑室或脑组织而未进入蛛网膜下腔时腰穿结果可正常。如有严重颅压增高及脑疝形成者禁做此穿刺。

(二)颅脑CT检查

是最常用于确定有无颅内动脉瘤或破裂出血的迅速而可靠的检查。颅脑CT对直径0.5cm以上的动脉瘤经增强扫描后即可发现。对直径在1cm以上的动脉瘤进行平扫亦可发现。在动脉瘤破裂造成蛛网膜下腔出血后，颅脑CT显示颅底蛛网膜下腔有高密度影，有时可发现局部有圆形或卵圆形高密度影则可能为动脉瘤。当发生破裂出血时，随意进行脑CT扫描偶可发现高密度影的动脉瘤。CT显示密度不同的同心环形图像“靶环征”，是巨大动脉瘤的特征性表现。巨大动脉瘤周围水肿或软化呈低密度，瘤内的层状血栓呈高密度，瘤腔中心流动的血液密度又有差别，形成不同的同心环状图像，称为“靶环征”。CT能显示整个动脉瘤，与脑血管造影只能显示动脉瘤的血流流动部分不同。

(三)颅脑MRI和MRA检查

可清楚地显示脑动脉瘤的部位、大小及形状，瘤体内有否血栓及血流情况。瘤蒂部位及大小，动脉瘤与周围组织的关系。MRA可直接显示动脉瘤血管影。

(四)脑血管造影检查

是确定有否动脉瘤和是否手术的唯一最终证据。脑血管造影能清楚显示动脉瘤的部位、大小、形态、囊内有无血栓，以及动脉硬化和动脉痉挛的范围及程度，是否伴有其他血管畸形及侧支循环。一般认为只要患者无生命危险或病情重但经治疗转轻者应尽早行脑血管造影，且最常采用DSA，约85%的患者可发现动脉瘤。15%因瘤动脉血栓形成、动脉瘤与其他动脉重叠或动脉痉挛可呈阴性，但应在几周后重复脑血管造影。

五、诊　　断

对自发性脑蛛网膜下腔出血患者或经常出现发作性头痛并出现脑神经特别是动眼神经麻痹者，应高度怀疑颅内动脉瘤的可能。颅脑 CT、MRI、MRA 或脑血管造影可助确诊。

六、鉴别诊断

主要与下述疾病进行鉴别。

（一）血管性头痛

绝大多数是由血管收缩功能障碍引起，只有极少数是由于颅内动脉瘤所致，脑 CT、MRI、MRA 检查有助于鉴别，如确疑有颅内动脉瘤者应行脑血管造影检查。

（二）脑血管畸形

虽有血管性头痛及蛛网膜下腔出血，但脑血管造影可助确诊。

（三）颅内钙化灶

脑 CT 扫描有时可在颅底部发现圆形或卵圆形钙化灶，应注意与颅内动脉瘤区别，前者的 CT 值较高，MRA 或 DSA 检查更有助于鉴别。

七、治　　疗

（一）内科治疗

主要在于防止再出血和控制动脉痉挛。

1.一般处理

如绝对卧床、镇痛、镇静、抗癫痫、止血等。使患者保持安定，避免情绪激动。同时加强营养，维持水电解质平衡，监测心血管功能等。

2.调整血压

控制性低血压是预防和减少动脉瘤再次出血的重要措施之一，但不宜降得过低，以免造成脑灌注量不足。通常将原有血压降低 10%～20%即可，高血压患者可至 30%～35%。

3.降颅内压

20%甘露醇（125 ～ 250mL，每 8h 静脉滴注 1 次）不仅能降低颅内压，增加脑血流量，推迟血-脑屏障损害并减轻脑水肿，还能增加手术中临时阻断脑动脉的时间。如与呋塞米合用效果更佳。因甘露醇能增加血容量、升高平均血压，有导致动脉瘤破裂的危险值得注意。

4.解除脑血管痉挛

对脑蛛网膜下腔出血后的各种理化因素所引起的脑血管痉挛，目前尚无特效疗法。尼莫地平现较常用，每日 10mg（50mL），以每小时 2.5 ～ 5.0mL 速度经静脉泵入，持续 1 ～ 3 周后改用尼莫地平 10 ～ 20mg，3 次/d，口服，维持 2 ～ 3 周。

5.脑脊液引流

在颅内动脉瘤出血后的急性期，脑表面可有大量积血而引发颅内压增高；或因小的血肿或凝血块阻塞室间孔或中脑导水管引起急性梗阻性脑积水而出现意识障碍；或在颅内动脉瘤出血后的慢性期，由于基底池等的粘连引起脑积水而使脑室扩大时，均可考虑脑室引流以改善症状。

（二）动脉瘤栓塞或外科手术摘除

目的在于根治动脉瘤的出血或再出血。一旦诊断明确且患者一般情况较好者，应及早进行为好。

八、预　　后

其预后与是否发生蛛网膜下腔出血有关。出血次数越多死亡率越高，每次出血的死亡率为1/3，故第3次出血时的死亡率极高。部分患者由于蛛网膜下腔出血量不大和得到及时的内外科治疗，也可完全恢复，不留后遗症和不再复发。

（丁涛）

第六节　颅内血管畸形

Section 6

颅内血管畸形是脑血管先天发育异常性病变。由于胚胎期脑血管胚芽发育障碍形成的畸形血管团，造成脑局部血管的数量和结构异常，并影响正常脑血流。可发生在任何年龄，多见于40岁以前的青年人，占60%～72%。可见于任何部位，但大脑半球发生率最高，为45%～80%，8%～18%在内囊、基底节或脑室；也有国外学者报道脑室内及其周围的血管畸形占所有血管畸形的8%，发生于颅后窝的血管畸形占10%～32%。有6%为存在2个以上同一种病理或不同种病理的多发性颅内血管畸形，有的甚至同时存在10多个互不相连的海绵状血管瘤。

由于颅内血管畸形的临床和病变的多样化，其分类意见亦不同，目前临床主要采用Russell和Rubinstein分类方法将颅内血管畸形分为四类：①脑动静脉畸形；②海绵状血管瘤；③毛细血管扩张；④脑静脉畸形。这些血管畸形的组成及血管间的脑实质不同。

一、脑动静脉畸形

脑动静脉畸形又称脑血管瘤、血管性错构瘤、脑动静脉瘘等。在畸形的血管团两端有明显的供血输入动脉和回流血的输出静脉。虽然该病为先天性疾病，但大多数患者在若干年后才表现出临床症状，通常50%～68%可发生颅内出血，其自然出血率每年为2%～4%，首次出血的病死率近10%，致残率更高。其发病率报道不一，美国约为0.14%，Jellinger回顾一般尸检和神经病理尸检资料，发现其发病率为0.35%～1.1%，Ssrwar及McCormick回顾4 069例脑解剖，脑动静脉畸形占4%。与动脉瘤发病率比较，国外的资料显示脑动静脉畸形比脑动脉瘤少见，Perret等综合英美两国24个医疗中心收治的脑动静脉畸形和动脉瘤患者的比率是1∶6.5。

（一）病因及发病机制

在胚胎早期原始脑血管内膜胚芽逐渐形成管道，构成原始血管网，分化出动脉和静脉且相互交通，若按正常发育，动静脉之间应形成毛细血管网，如若发育异常，这种原始的动静脉的直接交通就遗留下来而其间无毛细血管网相隔，因无正常的毛细管阻力，血液直接由动脉流入静脉，使动脉内压大幅度下降，可由正常体循环平均动脉压的90%降至45%～62%，静脉因压力增大而扩张，动脉因供血增多而变粗，又有侧支血管的形成和扩大，逐渐形成纡曲缠绕、粗细不等的畸形血管团，血管壁薄弱处扩大成囊状。因畸形血管管壁无正常动静脉的完整性而十分薄弱，在病变部位可有反复的小出血，也由于邻近的脑组织可有小的出血性梗死软化，使病变缺乏支持也容易发生出血，血块发生机化和液化，再出血时使血液又流入此腔内，形成更大的囊腔，病变体积逐渐增大；由于病变内的动静脉畸形管壁的缺欠和薄弱，长期经受增大的血流压力而扩大曲张，甚至形成动脉瘤样改变。这些均构成了动静脉畸形破裂出血的因素。

（二）病　　理

1.分　　布

位于幕上者约占90%，幕下者约10%，左右半球的发病率相同。幕上的动静脉畸形大多数累及大脑皮质，以顶叶受累为最多，约占30%，其次是颞叶约占22%，额叶约占21%，顶叶约占10%。脑室、基底节等深部结构受累约占10%，胼胝体及其他中线受累者占4%～5%。幕上病变多由大脑中动脉和大脑前动脉供血，幕下者多由小脑上动脉供血或小脑前下动脉或后下动脉供血。

2.大小和形状

脑动静脉畸形的大小差别十分悬殊，巨大者直径可达10cm以上，可累及整个大脑半球，甚至跨越中线；微小者直径在1cm以下，甚至肉眼难以发现，脑血管造影不能显示。畸形血管团的形状不规则，血管管径粗细不等，有时细小，有时极度扩张、扭曲，甚至走行迂曲呈螺旋状。大多数表现为卵圆形、球形或葡萄状，约有40%的病例表现出典型形状，为圆锥形或楔形。畸形的血管团一般成楔形分布，尖端指向脑室壁。

3.形 态 学

脑动静脉畸形是一团发育异常的，由动脉、静脉及动脉化的静脉组成的血管团，无毛细血管存在，病变区内存在胶质样变的脑组织是其病理特征之一。镜下见血管壁厚薄不等，偶有平滑肌纤维多无弹力层。血管内常有血栓形成或机化及钙化，并可伴有炎性反应。血管内膜增生肥厚，有的突向管腔内，使之部分堵塞。内弹力层十分薄弱甚至缺失，中层厚薄不一。血管壁上常有动脉硬化样斑块及机化的血凝块，有的血管可扩张成囊状。静脉可有纤维变或玻璃样变而增厚，但动静脉常难以区别。

病变血管破裂可发生蛛网膜下腔出血、脑内或脑室内出血，常形成脑内血肿，偶可形成硬膜下血肿。因多次反复的小出血，病变周围有含铁血黄素沉积使局部脑组织发黄，邻近的甚至较远的脑组织因缺血营养不良可有萎缩，局部脑室可扩大；颅后窝病变可致导水管或第Ⅳ脑室阻塞产生梗阻性脑积水。

（三）临床分级

脑动静脉畸形差异很大，其大小、部位、深浅及供血动脉和引流静脉均各不相同。为便于选择手术对象、手术方式、估计预后及比较手术治疗的优劣，临床上将动静脉畸形进行分级，常用的分级方法如下。

Spetzler分级法从三个方面对脑动静脉畸形评分，共分五级：①根据畸形团大小评分；②根据畸形团所在部位评分；③根据引流静脉的引流方式评分。将三个方面的评分相加即为相应级别，见表13-1。

表13-1　Spebfler-Martin的脑动静脉畸形的分级记分表

AVM的大小	计分	AVM部位	计分	引流静脉	计分
小型（最大径＜3cm）	1	非功能区	0	仅浅静脉	0
中型（最大径3～6cm）	2	功能区	1	仅深静脉	1
大型（最大径＞6cm）	3				

（四）临床表现

绝大多数脑动静脉畸形患者可表现出头痛、癫痫和出血的症状，也有根据血管畸形所在的部位表现出相应的神经功能障碍者；少数患者因血管畸形较小或是隐性而不表现出任何症状，往往是在颅内出血后被诊断，也有是在查找癫痫原因时被发现。

1.颅内出血

是脑动静脉畸形最常见的症状，约50%的患者为首发症状，一般多发生在30岁以下年龄较轻的患者，高峰年龄较动脉瘤早，为15～20岁。为突然发病，多在体力活动或情绪激动时发生，也有在日常活动及睡眠中发生者。表现为剧烈头痛、呕吐，甚至意识不清，有脑膜刺激症状，大脑半球病变常有偏瘫或偏侧感觉障碍、偏盲或失语；颅后窝病变可表现有共济失调、眼球震颤、眼球运动障碍及长传导束受累现象。颅内出血除表现为蛛网膜下腔出血外，可有脑内出血、脑室内出血，少数可形成硬膜下血肿。较大的脑动静脉畸形出血量多时可引起颅压升高导致脑疝而死亡。出血可反复发生，约50%以上患者出血2次，30%出血3次，20%出血4次以上，最多者可出血10余次，再出血的病死率为12%～20%。再出血时间的间隔，少数患者在数周或数月，多数在1年以上，有的可在十几年以后发生，平均为4～6年。有报道13%的患者在6周以内发生再出血。小型、隐匿型、位置深在和向深部引流的脑动静脉畸形极易出血，动静脉畸形越小，其阻力越大，易出血；位于深部的动静脉畸形的供血动脉较短，病灶内的压力大，也易出血。

与颅内动脉瘤比较，脑动静脉畸形出血的特点是出血年龄早、出血程度轻、早期再出血发生率低，出血后发生脑血管痉挛较一般动脉瘤轻，出血危险程度与年龄、畸形血管团大小及部位有关。

2.癫　痫

也是脑动静脉畸形的常见症状，发生率为28%～64%，其发生率与脑动静脉畸形的大小、位置及类型有关，位于皮质的大型脑动静脉畸形及呈广泛毛细血管扩张型脑动静脉畸形的发生率高。癫痫常见于30岁以上年龄较大的患者，约有半数患者为首发症状，在一部分患者为唯一症状。癫痫也可发生在出血时，以额、顶叶动静脉畸形多见。病程长者抽搐侧的肢体逐渐出现轻瘫并短小细瘦。癫痫的发作形式以部分性发作为主，有时具有Jackson型癫痫的特征。动静脉畸形位于前额叶者常发生癫痫大发作，位于中央区及顶叶者表现为局灶性发作或继发性全身大发作，颞叶病灶表现为复杂性、部分性发作，位于外侧裂者常出现精神运动性发作。癫痫发生的原因主要是由于脑动静脉畸形的动静脉短路，畸形血管团周围严重盗血，使脑局部出现瘀血性缺血，脑组织缺血乏氧所引起；另外，动静脉短路血流对大脑皮质的冲击造成皮质异常放电，也可发生癫痫；由于出血或含铁血黄素沉着使病变周围神经胶质增生形成致病灶；畸形血管的点燃作用尤其是颞叶可伴有远隔处癫痫病灶。

3.头　痛

约60%的患者有长期头痛的病史，16%～40%为首发症状，可表现为偏头痛、局灶性头痛和全头痛，头痛的部位与病灶无明显关系，头痛的原因与畸形血管扩张有关。当动静脉畸形破裂时头痛变得剧烈且伴有呕吐。

4.神经功能障碍

约40%的患者可出现进行性神经功能障碍，其中10%者为首发症状。表现的症状由血管畸形部位、血肿压迫、脑血循环障碍及脑萎缩区域而定。主要表现为运动或感觉性障碍，位于额叶者可有偏侧肢体及颜面肌力减弱，优势半球可发生语言障碍；位于颞叶者可有幻视、幻嗅、听觉性失语等；顶枕叶者可有皮质性感觉障碍、失读、失用、偏盲和空间定向障碍等；位于基底结者常见有震颤、不自主运动、肢体笨拙，出血后可发生偏瘫等；位于脑桥及延髓的动静脉畸形可有锥体束征、共济失调、听力减退、吞咽障碍等脑神经麻痹症状，出血严重者可造成四肢瘫、角弓反张、呼吸障碍等。神经功能障碍的原因主要与下列因素有关：①脑盗血（动静脉畸形部位邻近脑区的动脉血流向低压的畸形区，引起局部脑缺血称为脑盗血）引起短暂脑缺血发作，多见于较大的动静脉畸形，往往在活动时发作，其历时短暂，但随着发作次数的增加，持续时间加长，瘫痪程度也加重；②由于脑盗血或血液灌注不充分所致的缺氧性神经细胞死亡，以及伴有的脑水肿或脑萎缩引起的神经功能障碍，见于较大的动静脉畸形，尤其当病变有部分血栓形成时，这种瘫痪持续存在并进行性加重，有时疑为颅内肿瘤；③出血引起的神经功能障碍症状，可因血肿的逐渐吸收而减轻甚至完全恢复正常。

5.颅内杂音

颅内血管吹风样杂音占脑动静脉畸形患者的2.4%～38%，患者感觉自己脑内及头皮上有颤动及杂音，但别人听不到，只有动静脉畸形体积较大且部位较浅时，才能在颅骨上听到收缩期增强的连续性杂音。横窦及乙状窦的动静脉畸形可有颅内血管杂音。主要发生在颈外动脉系统供血的硬脑膜动静脉畸形，压迫同侧颈动脉杂音减弱，压迫对侧颈动脉杂音增强。

6.智力减退

可呈现进行性智力减退，尤其在巨大型动静脉畸形患者，因严重的脑盗血导致脑的弥漫性缺血和脑的发育障碍。也有因频繁的癫痫发作使患者受到癫痫放电及抗癫痫药物的双重抑制造成智力减退。轻度的智力减退在切除动静脉畸形后可逆转，较重者不易恢复。

7.眼球突出

位于额叶或颞叶、眶内及海绵窦者可有眼球突出。

8.其他症状

动静脉畸形引流静脉的扩张或其破裂造成的血肿、蛛网膜下腔或脑室内出血，均可阻塞脑脊液循环通路而引起脑水肿，出现颅内压增高的表现。脑干动静脉畸形可引起复视。在婴儿及儿童中，因颅内血循环短路，可有心力衰竭，尤其是病变累及大脑大静脉者，心衰甚至可能是唯一的临床症状。

（五）实验室检查

1.脑脊液

出血前多无明显改变，出血后颅内压大多在1.92～3.84kPa，脑脊液呈血性。

2.脑电图

多数患者有脑电图异常，发生在病变同侧者占70%～80%，如对侧血流紊乱缺血时，也可表现异常；因盗血现象，有时一侧大脑半球的动静脉畸形可表现出双侧脑电图异常；深部小的血管畸形所致的癫痫用立体脑电图可描记出准确的癫痫灶。脑电图异常主要表现为局限性的不正常活动，包括α节律的减少或消失，波率减慢，波幅降低，有时出现弥漫性θ波，与脑萎缩或脑退行性改变的脑电图相似；脑内血肿者可出现局灶性β波；幕下动静脉畸形可表现为不规则的慢波；约50%有癫痫病史的患者表现有癫痫波形。

3.核素扫描

一般用^{99m}Tc或Hg做闪烁扫描连续摄像，90%～95%的幕上动静脉畸形出现阳性结果，可做定位诊断。直径在2mm以下的动静脉畸形不易发现。

（六）影像学检查

1.头颅X线平片

有异常发现者占22%～40%，表现为病灶部位钙化斑、颅骨血管沟变深加宽等，颅底平片有时可见破裂孔或棘孔扩大。颅后窝动静脉畸形致梗阻性脑积水者可显示有颅内压增高的现象。出血后可见松果体钙化移位。

2.脑血管造影

蛛网膜下腔出血或自发性脑内血肿应进行脑血管造影或磁共振血管造影（MRA），顽固性癫痫及头痛提示有颅内动静脉畸形的可能，也应行脑血管造影或 MRA。通过造影可显示畸形血管团的部位、大小及其供血动脉有无动脉瘤和引流静脉数量、方向及有无静脉瘤样扩张，畸形团内有否伴有动静脉瘘及瘘口的大小，对血管畸形的诊断和治疗具有决定性的作用，但仍有约 11%的患者因其病变为小型或隐型，或已被血肿破坏或为血栓所闭塞而不能被脑血管造影发现。

一般小的动静脉畸形进行一侧颈动脉造影或一侧椎动脉造影，可显示出其全部供血动脉及引流静脉；大的动静脉畸形应行双侧颈动脉及椎动脉造影，可以了解全部供血动脉、引流静脉和盗血情况，必要时可进行超选择性供血动脉造影以了解其血管结构和硬脑膜动脉供血情况。颞部动静脉畸形常接受大脑中动脉、后动脉及脉络膜前的供血，故该处的动静脉畸形应同时做颈动脉及椎动脉造影。额叶动静脉畸形常为双侧颈内动脉供血；顶叶者多为双侧颈内动脉及椎动脉系统供血，故应行全脑血管造影。实际上为了显示脑动静脉畸形的血流动力学改变，发现多发性病灶或其他共存血管性病变，对脑动静脉畸形患者均应进行全脑血管造影。三维脑血管造影能更清楚地显示动脉与回流静脉的位置，对指导术中夹闭病灶血管十分有利；数字减影血管造影可消除颅骨对脑血管的遮盖，能更清楚地显示出供血动脉与引流静脉及动静脉畸形的细微结构。三维数字减影血管造影能进行水平方向的旋转，具有较好的立体感，有利于周密地设计手术切除方案。该方法尤其适用于椎-基底动脉系统和硬脑膜动静脉畸形的观察，也可用于检查术后的血管分布情况及手术切除的程度。

脑动静脉畸形的脑动脉造影影像是最具特征性的。在动脉期摄片上可见到一团不规则的扭曲的血管团，有一根或数根粗大的供血动脉，引流静脉早期出现于动脉期摄片上，扭曲扩张导入颅内静脉窦。半数以上的动静脉畸形还可显示出深静脉和浅静脉的双向引流。病变远侧的脑动脉不充盈或充盈不良。如不伴有较大的脑内血肿，一般脑动静脉畸形不引起正常脑血管移位。因脑动静脉畸形的动脉血不经过毛细血管网而直接进入静脉系统，故经动脉注射造影剂后立刻就能见到引流静脉。由于大量的动静脉分流，使上矢状窦、直窦或横窦内血流大量淤积而使皮质静脉淤滞，造影剂可向两侧横窦或主要向一侧横窦引流。大的动静脉畸形常有一侧或两侧横窦管径的扩大；脑膜或脑膜脑动静脉畸形，横窦扩大甚至可扩大几倍；脑动静脉畸形的血管管壁薄，在血流的压力下易于扩张，引流静脉扩张最明显，甚至局部可形成静脉瘤，静脉窦也有极度扩大。

在超选择性血管造影见到畸形血管的结构是：①动脉直接输入血管团；②动脉发出分支输入病灶；③与血流有关的动脉扩张形成动脉瘤；④不在动静脉畸形供血动脉上的动脉瘤；⑤动静脉瘘；⑥病灶内的动脉扩张形成动脉瘤；⑦病灶内的静脉扩张形成静脉瘤；⑧引流静脉扩张。

3.CT 扫描

虽然不像血管造影能显示病变的全貌，但可同时显示脑组织和脑室的改变，亦可显示血肿的情况，有利于发现较小的病灶和定位诊断。无血肿者 CT 平扫表现出团状聚集或弥漫分布的蜿蜒状及点状密度增高影，其间为正常脑密度或小囊状低密度灶，增强后轻度密度增高的影像则更清楚；病灶中高密度处通常是局灶性胶质增生、新近的出血、血管内血栓形成或钙化所引起；病灶中的低密度表示小的血肿吸收或脑梗死后所遗留的空腔、含铁血黄素沉积等；病灶周围可有脑沟扩大等局限性脑萎缩的表现，颅后窝可有脑积水现象。有血肿者脑室可受压移位，如出血破入脑室则脑室内呈高密度影像；新鲜血肿可掩盖血管畸形的影像而难以辨认，应注意观察血肿旁的病变影像与血肿的均匀高密度影像不同，有时血肿附近呈现蜿蜒状轻微高密度影，提示可能有动静脉畸形；也有报道血肿边缘呈弧形凹入或尖角形为动静脉畸形血肿的特征。血肿周围表现出程度不同的脑水肿；动静脉畸形引起的蛛网膜下腔出血，血液通常聚集在病灶附近的脑池。如不行手术清除血肿，经 1 ～ 2 个月后血肿自行吸收而形成低密度的囊腔。

4.MRI及MRA

MRI对动静脉畸形的诊断具有绝对的准确性，对畸形的供血动脉、血管团、引流静脉、出血、占位效应、病灶与功能区的关系均能明确显示，即使是隐性脑动静脉畸形往往也能显示出来。主要表现是圆形曲线状、蜂窝状或葡萄状血管流空低信号影，即动静脉畸形中的快速血流在MRI影像中显示为无信号影，而病变的血管团、供血动脉和引流静脉清楚地显示为黑色。

动静脉畸形的高速血流血管在磁共振影像的T_1加权像和T_2加权像上都表现为黑色，回流静脉因血流缓慢在T_1加权像表现为低信号，在T_2加权像表现为高信号；畸形血管内有血栓形成时，T_1和T_2加权像都表现为白色的高信号，有颅内出血时也表现为高信号，随着出血时间的延长T_1加权像上信号逐渐变成等或低信号，T_2加权像上仍为高信号；钙化部位T_1和T_2加权像上看不到或是低信号。磁共振血管造影不用任何血管造影剂便能显示脑的正常和异常血管、出血及缺血等，能通过电子计算机组合出全脑立体化的血管影像，对蛛网膜下腔出血的患者是否进行脑血管造影提供了方便。

5.经颅多普勒超声(TCD)

经颅多普勒超声是运用定向微调脉冲式多普勒探头直接记录颅内一定深度血管内血流的脉波，经微机分析处理后计算出相应血管血流波形及收缩期血流速度、舒张期血流速度、平均血流速度及脉搏指数。通过颞部探测大脑中动脉、颈内动脉末端、大脑前动脉及大脑后动脉；通过枕骨大孔探测椎动脉、基底动脉和小脑后下动脉；通过眼部探测眼动脉及颈内动脉虹吸部。正常人脑动脉血流速度从快到慢的排列顺序是大脑中动脉、大脑前动脉、颈内动脉、基底动脉、大脑后动脉、椎动脉、眼动脉、小脑后下动脉。随着年龄的增长血流速度减慢；脑的一侧半球有病变则两个半球的血流速度有明显差异，血管痉挛时血流速度加快，血管闭塞时血流速度减慢，动静脉畸形时供血动脉的血流速度加快。术中利用多普勒超声帮助确定血流方向和动静脉畸形血管结构类型，区分动静脉畸形的流入和流出血管，深部动静脉畸形的定位，动态监测动静脉畸形输入动脉的阻断效果和其血流动力学变化，有助于避免术中因血流动力学变化所引起的正常灌注压突破综合征等并发症。经颅多普勒超声与CT扫描或磁共振影像结合有助于脑动静脉畸形的诊断。

(七)诊断与鉴别诊断

1.诊　　断

年轻人有突然自发性颅内出血者多应考虑此病，尤其具有反复发作性头痛和癫痫病史者更应高度怀疑脑动静脉畸形的可能；听到颅内血管杂音而无颈内动脉海绵窦瘘症状者，大多可确定为此病。CT扫描和经颅多普勒超声可提示此病，协助确诊和分类，而选择性全脑血管造影和磁共振成像是明确诊断和研究本病的最可靠依据。

2.应注意与下列疾病相鉴别

(1)海绵状血管瘤：是年轻人反复发生蛛网膜下腔出血的常见原因之一，出血前无任何症状和体征，出血后脑血管造影也无异常影像，CT扫描图像可显示有蜂窝状的不同密度区，其间杂有钙化灶，增强后病变区密度可略有增高，周围组织有轻度水肿，但较少有占位征象，见不到增粗的供血动脉或扩大而早期显影的引流静脉。磁共振影像的典型表现为T_2加权像上病灶呈现网状或斑点状混杂信号或高信号，其周围有一均匀的为含铁血黄素沉积所致的环形低信号区，可与脑动静脉畸形做出鉴别。

(2)血供丰富的胶质瘤：因可并发颅内出血，故须与脑动静脉畸形鉴别。该病为恶性病变，病情发展快、病程短，出血前已有神经功能缺失和颅内压增高的症状；出血后症状迅速加重，即使在出血不明显的情况下，神经功能障碍的症状也很明显，并日趋恶化。脑血管造影中虽可见有动静脉之间的交通与早期出现的静脉，但异常血管染色淡、管径粗细不等，没有增粗的供血动脉，引流静脉也不扩张纡曲，有较明显的占位征象。

(3)转移癌：绒毛膜上皮癌、黑色素瘤等常有蛛网膜下腔出血，脑血管造影中可见有丰富的血管团，有时也可见早期静脉，易与脑动静脉畸形混淆。但血管团常不如动静脉畸形那么成熟，多呈不规则的血窦样，病灶周围水肿明显且常伴有血管移位等占位征象。转移癌患者多数年龄较大，病程进展快。常可在身体其他部位找到原发肿瘤，以作鉴别。

(4)脑膜瘤：有丰富血供的血管母细胞性脑膜瘤的患者，有抽搐、头痛及颅内压增高的症状。脑血管造影可见不正常的血管团，其中夹杂有早期的静脉及动静脉瘘成分，但脑膜瘤占位迹象明显，一般没有增粗的供血动脉及纡曲扩张的引流静脉，供血动脉呈环状包绕于瘤的周围。CT扫描图像可显示明显增强的肿瘤，边界清楚，紧贴于颅骨内面，与硬脑膜黏着，表面颅骨有被侵蚀现象。

(5)血管母细胞瘤：好发于颅后窝、小脑半球内，其血供丰富易出血，须与颅后窝动静脉畸形鉴别。血管母细胞瘤多呈囊性，瘤结节较小位于囊壁上。脑血管造影中有时可见扩张的供血动脉和扩大的引流静脉，但较少见动静脉畸形那样明显的血管团。供血动脉多围绕在瘤的周围。CT扫描图像可显示有低密度的囊性病变，增强的肿瘤结节位于囊壁的一侧，可与动静脉畸形区别。但巨大的实质性的血管母细胞瘤鉴别有时比较困难。血管母细胞瘤有时可伴有血红细胞增多症及血红蛋白的异常增高，在动静脉畸形中从不见此种情况。

(6)颅内动脉瘤：是引起蛛网膜下腔出血的常见原因，其严重程度大于动静脉畸形的出血，发病年龄较大，从影像学上很容易鉴别。应注意有时动静脉畸形和颅内动脉瘤常并存。

(7)静脉性脑血管畸形：常引起蛛网膜下腔出血或脑室出血，有时有颅内压增高的征象。有时在四叠体部位或第Ⅳ脑室附近可阻塞导水管或第Ⅳ脑室而引起阻塞性脑积水。在脑血管造影中没有明显的畸形血管团显示，仅可见一根增粗的静脉带有若干分支，状似伞形样。CT扫描图像可显示能增强的低密度病变，结合脑血管造影可做出鉴别诊断。

(8)Moyamoya病：症状与动静脉畸形类似。脑血管造影的特点是可见颈内动脉和大脑前、中动脉起始部有狭窄或闭塞，大脑前、后动脉有逆流现象，脑底部有异常血管网，有时椎-基底动脉系统也可出现类似现象，没有早期显影的扩大的回流静脉，可与动静脉畸形鉴别。

(八)治　　疗

脑动静脉畸形的治疗目标是使动静脉畸形完全消失并保留神经功能。治疗方法有显微手术、血管内栓塞、放射治疗，各有其特定的适应证，相互结合可以弥补各自的不足，综合治疗是治疗动静脉畸形的趋势。综合治疗可分为：①栓塞（或放疗）＋手术；②栓塞（或手术）＋放疗；③栓塞＋手术＋放疗。不适合手术者可行非手术疗法。

1.手术治疗

(1)脑动静脉畸形全切除术：仍是最合理的根治方法，即杜绝了出血的后患，又除去了脑盗血的根源，应作为首选的治疗方案。适用于1～3级的脑动静脉畸形，对于4级者因切除的危险性太大，不宜采用，3级与4级间的病例应根据具体情况决定。

(2)供血动脉结扎术：适用于3～4级和4级脑动静脉畸形及其他不能手术切除但经常反复出血者。可使供血减少，脑动静脉畸形内的血流减慢，增加自行血栓形成的机会，并减少盗血量。但因这种手术方式没有完全消除动静脉之间的沟通点，所以在防止出血及减少盗血方面的疗效不如手术切除方式，只能作为一种姑息性手术或作为巨大脑动静脉畸形切除术中的前驱性手术时应用。

2.血管内栓塞

由于栓塞材料的完善及介入神经放射学的不断发展，血管内栓塞已成为治疗动静脉畸形的重要手段。对于大型高血流量的脑动静脉畸形；部分深在的重要功能区的脑动静脉畸形；供血动脉伴有动脉瘤；畸形团引流静脉细小屈曲使引流不畅，出血可能性大；高血流量动静脉畸形伴有静脉瘘，且瘘口较多或较大者，均可实施血管内栓塞的治疗。栓塞方法可以单独应用，也可与手术切除及其他方法合用。

3.立体定向放射治疗

是在立体定向手术基础上发展起来的一种新的治疗方法。该方法利用先进的立体定向技术和计算机系统，对颅内靶点使用一次大剂量窄束电离射线，从多方向、多角度精确的聚集于靶点上，引起放射生物学反应而达到治疗疾病的目的。因不用开颅，又称为非侵入性治疗方法。常用的方法有γ-刀、X-刀和直线加速器。立体定向放射治疗的适用于：①年老体弱合并有心、肝、肺、肾等其他脏器疾病，凝血机制障碍，不能耐受全身麻醉开颅手术；②动静脉畸形直径＜3cm；③病变位于丘脑、基底节、边缘系统和脑干等重要功能区不宜手术，或位于脑深部难以手术的小型动静脉畸形；④仅有癫痫、头痛或无症状的动静脉畸形；⑤手术切除后残留的小部分畸形血管；⑥栓塞治疗失败或栓塞后的残余部分。

4.综合治疗

(1) 血管内栓塞治疗后的显微手术治疗（栓塞＋手术）：手术前进行血管内栓塞有如下优点：①可使畸形团范围缩小，血流减少，盗血程度减轻，术中出血少，易分离，利于手术切除；②可消除动静脉畸形深部供血动脉和在手术中较难控制的深穿支动脉，使一部分认为难以手术的病例能进行手术治疗；③对并发畸形团内动脉瘤反复出血者，能闭塞动脉瘤，防止再出血；④对大型动静脉畸形伴有顽固性癫痫或进行性神经功能障碍者有较好的控制作用；⑤术前分次栓塞可预防术中及术后发生正常灌注压突破(NPPB)。采用术前栓塞可明显提高治愈率，降低致残率和病死率。一般认为栓塞后最佳手术时机是最后一次栓塞后1～2周，也有报道对大型动静脉畸形采用分次栓塞并且在最后一次栓塞的同时开始手术。

(2) 放射治疗后的显微手术治疗（放疗＋手术）：术前进行放疗的优点：①放疗后可形成血栓，体积缩小，使残余动静脉畸形易于切除；②放疗后动静脉畸形血管减少，术中出血少，易于操作，改善手术预后；③放疗后可把大型复杂的动静脉畸形转化成较简单的动静脉畸形，易于手术，提高成功率；④放疗可闭塞难以栓塞的小血管，留下大的动静脉瘘可采用手术和（或）栓塞治疗。

(3) 血管内治疗后的放射治疗（栓塞＋放疗）：放疗前栓塞的优点：①使动静脉畸形范围缩小，从而减少放射剂量，减轻放疗的边缘效应且不增加出血的危险；②可闭塞并发的动脉瘤，减少了放疗观察期间和动静脉畸形血栓形成期间再出血的概率；③可闭塞对放疗不敏感的动静脉畸形伴发的大动静脉瘘。

(4) 显微手术后的放射治疗（手术＋放疗）：对大型复杂的动静脉畸形可先行手术切除位于浅表的动静脉畸形，然后再对深部、功能区的动静脉畸形进行放疗，可提高其治愈率，并可防止一次性切除巨大动静脉畸形发生的正常灌注压突破。

(5) 栓塞＋手术＋放疗的联合治疗：对依靠栓塞和（或）手术不能治愈的动静脉畸形可用联合治疗的方法。

5.自然发展

如对动静脉畸形不给予治疗，其发展趋势有以下几种。

(1) 自行消失或缩小：该情况极为罕见，多因自发血栓形成使动静脉畸形逐渐缩小。主要见于年龄大、病灶小、单支或少数动脉供血的动静脉畸形，但无法预测哪一个病例能有此归宿，故仍须施行适合的治疗方法。

(2) 保持相对稳定：动静脉畸形在一段时间内不增大也不缩小，临床上亦无症状，但在若干年后仍破裂出血。

(3) 不再显影：第一次出血恢复后不再发生出血，脑血管造影也不显影。主要由于动静脉畸形小，出血引起局部组织坏死使动静脉畸形本身破坏，或是颅内血肿压迫使畸形区血流减少，导致广泛性血栓形成而致。

(4) 增大并反复破裂出血：这是最常见的一种结局。随着脑盗血量的不断增多，动静脉畸形逐渐增大并反复出血，增加致残率和病死率。一般认为30岁以下年轻患者的动静脉畸形易于增大，故应手术切除，一方面可预防动静脉畸形破裂，另一方面可预防其进行性增大所导致的神经功能损害，更重要的是不会失去手术治疗的机会，因为病灶增大使那些原本能手术切除的动静脉畸形变得不能切除了。

二、硬脑膜动静脉畸形

硬脑膜动静脉畸形是指单纯硬脑膜血管，包括供血动脉、畸形团和引流静脉异常，多与硬脑膜动静脉瘘同时存在，常侵犯侧窦(横窦及乙状窦)和海绵窦，也有位于直窦区者。约占颅内动静脉畸形的12%。硬脑膜动静脉畸形可分为两种，即静脉窦内动静脉畸形和静脉窦外动静脉畸形，以第一种多见。

(一)病因及发病机制

可能与以下因素有关：①体内雌激素水平改变：致使血管弹性降低，脆性增加，扩张纡曲，由于血流的冲击而容易形成畸形血管团，所以女性发病率高。②静脉窦炎及血栓形成。正常情况下脑膜动脉终止于窦壁附近，发出许多极细的分支营养窦壁硬膜并与静脉有极为丰富的网状交通，当发生静脉窦炎和形成血栓时，静脉回流受阻，窦内压力增高，可促使网状交通开放而形成硬脑膜动静脉畸形。③外伤、创伤、感染：颅脑外伤、开颅手术创伤、颅内感染等，可致静脉窦内血栓形成，发展成硬脑膜动静脉畸形或是损伤静脉窦附近的动脉及静脉，造成动静脉瘘。④先天性因素：血管肌纤维发育不良，血管弹性低易扩张屈曲形成畸形团。有学者报道，在妊娠5～7周时子宫内环境出现损害性改变，可致结缔组织退变造成起源血管异常而发生硬脑膜动静脉畸形。

(二)临床表现

1.搏动性耳鸣及颅内血管杂音

血管杂音与脉搏同步，呈轰鸣声。病灶接近岩骨时搏动性耳鸣最常见，与乙状窦和横窦有关的颅后窝硬脑膜动静脉畸形的患者约70%有耳鸣，与海绵窦有关的硬脑膜动静脉畸形中，耳鸣约占42%。有耳鸣的患者中约40%可听到杂音，瘘口小，血流量大者杂音大。

2.颅内出血

占43%～74%，多由粗大纡曲壁薄的引流静脉破裂所致，尤其是扩张的软脑膜静脉。颅前窝及小脑幕的动静脉畸形常引流到硬脑膜下的静脉，易发生出血，可形成蛛网膜下腔出血、硬脑膜下出血、脑内血肿。

3.头　　痛

多为钝痛或偏头痛，也有持续性剧烈的搏动性头痛者，在活动、体位变化或血压升高时加重。海绵窦后下方区的硬脑膜动静脉畸形尚可引起三叉神经痛。其原因主要有：①静脉回流受阻、静脉窦压力增高、脑脊液循环不畅使颅内压增高；②扩张的硬脑膜动静脉对硬脑膜的刺激；③小量硬脑膜下或蛛网膜下出血刺激脑膜；④病变压迫三叉神经半月节；⑤向皮质静脉引流时脑血管被牵拉。

4.颅内压增高

其原因有：①动静脉短路使静脉窦压力增高，脑脊液吸收障碍和脑脊液压力增高；②反复少量的出血造成脑膜激发性反应；③静脉窦血栓形成造成静脉窦内压力增高；④曲张的静脉压迫脑脊液循环通路，约4%的患者有梗阻性脑积水，有3%者有视盘水肿和继发性视神经萎缩。

5.神经功能障碍

受累的脑组织部位不同其表现各异，主要有言语、运动、感觉、精神和视野障碍，有癫痫、眩晕、共济失调、抽搐、半侧面肌痉挛、小脑或脑干等症状。

6.脊髓功能障碍

发生率低，约6%。颅后窝，尤其是天幕和枕大孔区的病变可引流入脊髓的髓周静脉网，引起椎管内静脉压升高，产生进行性脊髓缺血病变。

（三）影像学检查

1.头颅X线平片

有的患者可见颅骨上血管压迹增宽，脑膜中动脉的增宽占29%。颅底位可见棘孔增大，有时病变表面的颅骨可以增生。

2.脑血管造影

表现为脑膜动脉与静脉窦之间异常的动静脉短路。供血动脉常呈扩张，使在正常情况下不显影的动脉，如天幕动脉等也能显示。病变位于颅前窝，其供血动脉为硬脑膜动脉及眼动脉之分支筛前动脉；病变位于颅中窝海绵窦附近，供血动脉可来自脑膜中动脉、咽升动脉、颞浅动脉、脑膜垂体干前支，静脉引流至海绵窦；病变位于横窦或乙状窦附近，供血动脉可来自脑膜垂体干，椎动脉硬脑膜分支、枕动脉、脑膜中动脉及咽升动脉，静脉引流至横窦或乙状窦。引流静脉有不同程度的扩张，严重者呈静脉曲张和动脉瘤样改变，一般引流静脉顺流入邻近的静脉窦，当静脉窦内压力增高后，可见逆行性软脑膜静脉引流，有时不经静脉窦直接引流，直接引流入软脑膜静脉，个别者可进入髓周的静脉网。引流静脉或静脉窦常在动脉期显影，但较正常的循环时间长。常伴有静脉窦血栓形成。对有进行性脊髓病变的患者，如脊髓磁共振影像和椎管造影见髓周静脉扩张，而脊髓血管造影阴性，应进行脑血管造影以排除有颅内动静脉畸形引起的髓周静脉所致。硬脑膜动静脉畸形者脑血管造影的表现，有三个特点：①软脑膜静脉逆行引流；②引流静脉呈动脉瘤样扩张；③向Galen静脉引流时，明显增粗迂曲。

3.CT扫描

CT扫描可见白质中异常的低密度影是静脉压增高引起的脑水肿；有交通性或阻塞性脑积水；出血者可见蛛网膜下腔出血、脑内或硬脑膜下血肿；静脉窦扩张。增强后CT可见扩张的引流静脉所致的斑片或蠕虫样血管影；有时可见动脉瘤样扩张；脑膜异常增强。三维CT血管造影可显示异常增粗的供血动脉和扩张的引流静脉及静脉窦，但对瘘口和细小的供血动脉不能显示。

4.磁共振影像

可显示脑水肿、脑缺血、颅内出血、脑积水等改变，可显示CT不能显示的静脉窦血栓形成、闭塞、血流增加等。

（四）诊　断

选择性脑血管造影是目前确诊和研究该病的唯一可靠手段。选择性颈内动脉和椎动脉造影，可以除外脑动静脉畸形，并确认动脉的脑膜支参与供血的情况；颈外动脉超选择造影可显示脑膜的供血动脉及畸形团的情况，以寻找最佳治疗方法和手术途径；可了解引流静脉及其方向、畸形团大小、有无动静脉瘘和脑循环紊乱情况等。常见部位硬脑膜动静脉畸形有如下几种。

1.横窦-乙状窦区硬脑膜动静脉畸形

以耳鸣、颅内杂音和头痛最为常见，其次是颅内出血和神经功能障碍，如视力障碍、运动障碍、癫痫、眩晕、脑积水等。其供血动脉主要是来自枕动脉脑膜支、脑膜中动脉后颞枕支、咽升动脉的神经脑膜支和耳后动脉，其次是颈内动脉的天幕动脉和椎动脉的脑膜后动脉，偶尔锁骨下动脉的颈部分支也参与供血。静脉引流是经过硬膜窦或软脑膜血管，大多数患者伴有静脉窦血栓。

2.海绵状区硬脑膜动静脉畸形

以眼部症状、耳鸣和血管杂音最为常见。可有眼压升高、复视、眼肌麻痹、视力减低、突眼、视盘水肿和视网膜剥离。有时引流静脉经冠状静脉或海绵间窦进入对侧海绵窦，可使对侧眼上静脉扩张，表现为双眼结膜充血，如患侧眼上静脉有血栓形成，可使患侧眼球正常而对侧眼球充血。其供血主要来自颈外动脉，包括颈内动脉的圆孔动脉、脑膜中动脉及咽升动脉神经脑膜干的斜坡分支，也可来自颈内动脉的脑膜垂体干和下外侧干。静脉引流入海绵窦，软脑膜静脉引流较少见，约占10%。

3.颅前窝底硬脑膜动静脉畸形

很少见。临床症状以颅内出血最常见，常形成额叶内侧脑内血肿，尚有眼部症状，由于眼静脉回流障碍变粗，出现突眼、球结膜充血、眼压增高、视野缺损和眼球活动障碍；如果病灶破坏嗅沟骨质，破裂后进入鼻腔，可有癫痫和鼻出血的症状；亦常见耳鸣和血管杂音。其供血动脉主要是筛前、后动脉及其分支，其次是脑膜中动脉、颞浅动脉和颌内动脉等。

4.小脑幕缘区硬脑膜动静脉畸形

常见的症状是颅内出血、脑干和小脑症状及阻塞性脑积水，有的患者因髓周静脉压力高而产生脊髓症状，少见耳鸣和颅内杂音。其供血动脉主要是脑膜垂体干的分支天幕动脉、颈外动脉的脑膜中动脉和枕动脉；此外还有大脑后动脉天幕支、小脑上动脉天幕支、脑膜后动脉、咽升动脉、脑膜副动脉、颈外动脉下外侧干也参与供血。引流静脉多为软脑膜静脉，也可经Galen静脉、脑桥静脉和基底静脉引流，部分可引流入髓周静脉网。约57%的软脑膜静脉发生瘤样扩张。

5.上矢状窦和大脑凸面区硬脑膜动静脉畸形

很少见，常见症状是头痛，其次是颅内出血，也可有失明、失语、癫痫、杂音、偏瘫等症状。主要供血动脉是脑膜中动脉、枕动脉和颞浅动脉的骨穿支，眼动脉和椎动脉的脑膜支。经软脑膜静脉引流进入上矢状窦，引流静脉大多有曲张。

（五）治　疗

硬脑膜动静脉畸形的治疗原则是永久、完全地闭塞动静脉瘘口，目前尚无理想的方法处理所有的病变。常用的治疗方法有保守治疗、颈动脉压迫、血管内治疗、手术切除、放射治疗及联合治疗。

1.保守观察或颈动脉压迫法

病变早期再出血率较低、症状轻、畸形团较小者，可行保守治疗，轻者可自愈。也可应用颈动脉压迫法，以促进血栓形成。压迫方法是用手或简单的器械压迫患侧颈总动脉，30min/次，3周可见效。压迫期间注意观察有无脑缺血引起的偏瘫及意识障碍。

2.血管内治疗

血管内栓塞已成为主要的治疗途径，除颅前窝底区病变外，所有部位的硬脑膜动静脉畸形都可应用血管内栓塞方法治疗。栓塞途径有经动脉栓塞、经静脉栓塞和联合动静脉栓塞。经动脉栓塞适用于以颈外动脉供血为主，供血动脉与颈内动脉、椎动脉之间无危险吻合，或虽有危险吻合，但用超选择性插管可避开；颈内动脉或椎动脉的脑膜支供血，应用超选择性插管可避开正常脑组织的供血动脉，也可经动脉栓塞。经静脉栓塞的适应证是对窦壁附近硬脑膜动静脉畸形伴有多发动静脉瘘，动脉内治疗无效者；静脉窦阻塞且不参与正常脑组织引流者。

3.手术切除

适用于有颅内血肿者；病变伴有软脑膜静脉引流或已形成动脉瘤样扩张，有破裂可能者；

有颈内动脉和椎动脉颅内分支供血者；硬脑膜动静脉瘘和脑动静脉畸形共存者。开颅翻开骨瓣时要十分小心，因在头皮、颅骨及硬脑膜间有广泛异常的血管，或是硬脑膜上充满了动脉化的静脉血管，撕破后可引起大出血。常用的手术方法有：①引流静脉切除术，适用于病变不能完全切除或病变对侧伴有主要引流静脉狭窄时；②畸形病变切除术，适用于颅前窝底、天幕等部位的硬脑膜动静脉畸形；③静脉窦切除术，适用于横窦-乙状窦区术，适用于病变不能完全切除或病变对侧伴有主要引流静脉狭窄时；④畸形病变切除术，适用于颅前窝底、天幕等部位的硬脑膜动静脉畸形；⑤静脉窦切除术，适用于横窦-乙状窦区病变，且静脉窦已闭塞者；⑥静脉窦孤立术；⑦静脉窦骨架术等。

4.放射治疗

常规放疗及立体定向放射治疗仅作为栓塞或手术后的辅助治疗，或用于手术或栓塞有禁忌或风险较大者；畸形团较小也可用放射治疗，放疗可引起血管团内皮细胞坏死、脱落、增生等炎症反应，使管壁增厚闭塞。

5.联合治疗

硬脑膜动静脉畸形的供血常很复杂，有时单一的治疗方法很难达到目的，可采用联合治疗方法，如栓塞＋手术、栓塞＋放疗、手术＋放疗等。

6.其他方法

包括颈外动脉注入雌激素使血管闭塞及受累静脉窦的电血栓形成。

三、海绵状血管瘤

海绵状血管瘤是由众多结构异常的薄壁血管窦聚集构成的团状病灶，也称海绵状血管畸形。可发生在中枢神经系统任何部位，但以大脑半球为最多见，72%～78%位于幕上，其中75%以上在大脑半球表面；20%左右位于幕下，7%～23%位于基底结、中脑及丘脑等深部结构；位于脑室系统者占3.5%～14%；也有位于脊髓的报道。在医学影像学应用之前，对该病的认识是在出现并发症而手术或尸检时发现。其发病率较低，可见于任何年龄，文献中报道，最小者是4个月，最大者是84岁，以20～40岁多见，无明显性别差异。海绵状血管瘤多数为多发，基因学和临床研究提示该病有家族史，并且家族性患者更易出现多发病灶，也可与其他类型的脑血管畸形同时存在。

（一）病　　理

海绵状血管瘤外观呈紫红色，为圆形或分叶状血管团，剖面呈海绵状或蜂窝状，血管壁无平滑肌或弹力组织，由单层内皮细胞组成，多数有包膜。病灶内可含有新旧出血、血栓、钙化或胶原间质，不含脑组织，有时病灶周边可呈分叶状突入邻近脑组织内，病灶周围脑实质常有含铁血黄素沉积、巨噬细胞浸润和胶质增生；少数可能有小的低血流供血动脉和引流静脉。病灶大小0.3～4.0cm，也有报道其直径大于10cm者。病灶大小可在很长时间内无变化，但也有报道病灶随时间而增大，并可能与病灶出血、血栓、钙化和囊肿有关。

（二）临床表现

1.癫　　痫

是病灶位于幕上患者最常见的症状，发生率约为62%。病灶位于颞叶、伴钙化或严重含铁血黄素沉积者癫痫发生率较高。有报道估计，单发海绵状血管瘤的癫痫发生率为1.51%，多发者为2.48%。各种癫痫类型都可出现。癫痫的发病原因多认为是由于病灶出血、栓塞和红细胞溶解，造成周围脑实质内含铁血黄素沉积和胶质增生，对正常脑组织产生机械或化学刺激而形成癫痫灶所致。

2.出　　血

几乎所有的海绵状血管瘤病灶均伴亚临床微出血，有明显临床症状的出血相对较少，为8%～37%。幕下病灶、女性尤其孕妇、儿童和既往有出血史者有相对高的出血率。首次明显出血后再出血的概率明显增加，每人年出血率为4.5%，无出血者每人年出血率仅为0.6%，总的来看，每人年出血率为0.7%～1.1%。出血可局限在病灶内，但一般多在海绵状血管瘤周围脑实质内，少数可破入蛛网膜下腔或脑室内，可有头痛、昏迷或偏瘫。与脑动静脉畸形比较，海绵状血管瘤的出血多不严重，很少危及生命。

3.局灶性神经症状

常表现为急性或进行性神经缺失症状，占16%～45.6%。位于颅中窝的病灶，向前可侵犯颅前窝，向后侵犯岩骨及颅后窝，向内可侵犯海绵窦、下丘脑、垂体和视神经，表现有头痛、动眼神经麻痹、展神经麻痹、三叉神经麻痹、视力减退和眼球突出等前组脑神经损伤的症状。患者可有肥胖、闭经、泌乳或多饮多尿等下丘脑和垂体损害的症状。

4.头　　痛

不多见，主要因出血引起。

5.无临床症状

无任何临床症状或仅有轻度头痛，据近年的磁共振扫描统计，无症状的海绵状血管瘤占总数的11%～14%，部分无症状者可发展为有症状的病变，Robinson等报道40%的无症状患者在半年至2年后发展为有症状的海绵状血管瘤。

（三）影像学检查

1.颅骨X线平片

表现为病灶附近骨质破坏，无骨质增生现象，可有颅中窝底骨质吸收、蝶鞍扩大、岩骨尖骨质吸收及内听道扩大等，也有高颅压征象，部分病灶有钙化点，常见于脑内病灶。

2.脑血管造影

由于海绵状血管瘤的组织病理特点，血管造影很难发现该病，可能与病灶内供血动脉细小血流速度慢、血管腔内血栓形成及病灶内血管床太大、血流缓慢使造影剂被稀释有关。多表现为无特征的乏血管病变，动脉相很少能见到供血动脉和病理血管；静脉相或窦相可见病灶部分染色。如果缓慢注射造影剂使动脉内造影剂停留的时间延长，可增强病变血管的染色而发现海绵状血管瘤。颅中窝底硬脑膜外的海绵状血管瘤常有明显的染色，很像是一个脑膜瘤，但从影像学特点分析，脑膜瘤在脑血管造影动脉早期可染色及可见供血动脉，有硬脑膜血管和头皮血管增多、扩张。

3.CT扫描

脑外病灶平扫时表现为边界清楚的圆形或椭圆形等密度或高密度影，也可呈混杂密度影。有轻度增强效应，有时可见环状强化，周围无水肿。脑内病变多显示为边界清楚的不均匀高密度影，常有钙化斑注射对比剂后有轻度增强或不增强。如病灶较小或等密度可漏诊。在诊断海绵状血管瘤上CT扫描的敏感性和特异性低，不如磁共振成像。

4.MRI

具有较高的敏感性和特异性，是目前确诊和评估海绵状血管瘤的最佳检查方法。典型的表现是在T_2加权像上有不均一高强度信号病灶，周围伴有低密度信号环，应用顺磁性造影剂后，病灶中央部分有强化效应，病灶周围无明显水肿，也无大的供血或引流血管。当伴有急性或亚急性出血时，显示出均匀高信号影。如有反复多次出血，则病灶周围的低信号环随时间而逐渐增宽。应该注意的是有时海绵状血管瘤与脑动静脉畸形在鉴别诊断上很困难，一些磁共振影像上表现的非常典型的海绵状血管瘤病灶，实际上是栓塞的脑动静脉畸形或是具有海绵状血管瘤与脑动静脉畸形混合性病理特征的脑血管畸形。Zimmerman 等指出，海绵状血管瘤的出血一般不进入脑室或蛛网膜下腔，而隐匿性或小的脑动静脉畸形的出血常进入脑脊液循环系统。因为真正的脑动静脉畸形无包膜，出血常向阻力最小的方向突破而进入脑脊液，海绵状血管瘤出血常进入病灶中的血管窦腔内而不进入周围的脑组织或脑室系统，仔细观察出血的情况有助于诊断。

(四)治　疗

1.保守治疗

适用于偶然发现的无症状的患者；有出血但出血量较少不引起严重神经功能障碍者；仅发生过一次出血，且病灶位于深部或重要功能区，手术风险大者；以癫痫发作为主，用药能控制者；不能确定多发灶中是哪个病灶引起症状者以及年龄大体质弱者。在保守期间应注意症状及病灶的变化情况。

2.手术切除

手术指征是有明显出血，有显著性局灶性神经功能缺失症状，药物不能控制的顽固性癫痫，单发的无症状的年轻患者，或是准备妊娠的青年女性，其病灶位置表浅或是在非重要功能区者。

3.放射治疗

应用γ-刀或 X-刀治疗，可使病灶缩小和减少血供，但易出现放射性脑损伤的并发症。目前仅限于手术难于切除的或位于重要功能区的有明显症状者，并应适当减少周边剂量以防止放射性脑损伤。

四、脑静脉畸形

脑静脉畸形又称为脑静脉性血管瘤或发育性静脉异常。认为在胚胎发育时的意外导致脑引流静脉阻塞，侧支静脉代偿增生，或为脑实质内的小静脉发育异常所致。可发生在静脉系统的任何部位，约 70%位于幕上，多见于额叶，其次是顶叶和枕叶，小脑病灶占 27%，基底结和丘脑占 11%。好发年龄在 30 ～ 40 岁，男性略多于女性。

(一)病　　理

脑静脉畸形常合并脑动静脉畸形、海绵状血管瘤、面部血管瘤等。大体见病变主要位于白质，由许多异常扩张的髓样静脉和一条或多条扩张的引流静脉两部分组成，髓样静脉起自脑室周围区，贯通脑白质，在脑内有吻合；中央引流静脉向大脑表面浅静脉系统或室管膜下深静脉系统引流；幕下病灶多直接引流到硬膜窦。镜下见畸形血管完全由静脉成分构成，少有平滑肌和弹力组织，管壁也可发生透明样变而增厚；静脉管径不规则，常有动脉瘤样扩张。扩张的血管间散布有正常脑组织，这是该病的特点，不同于脑动静脉畸形和海绵状血管瘤，脑动静脉畸形的血管间为胶质化的脑组织，海绵状血管瘤的血管间无脑组织。

(二)临床表现

大多数患者很少有临床症状，症状的发生主要依病灶的部位而定。主要临床症状如下。

1.癫　　痫

是最常见的症状，幕上病灶发生最多，主要表现为癫痫大发作。

2.局限性神经功能障碍

可有轻度偏瘫，可伴有感觉障碍。

3.头　　痛

以幕上病灶最常见。

4.颅内出血

发生率为16%～29%，蛛网膜下腔出血多于脑内血肿，幕下病变的出血率比幕上病变的出血率高，尤其小脑最多，并且易发生再出血。

（三）影像学检查

1.脑血管造影

病灶在动脉期无表现，只在静脉期或毛细血管晚期显影，表现为数条细小扩张的髓静脉呈放射状汇聚成一条或多条扩张的引流静脉，引流静脉再经皮质静脉进入静脉窦，或向深部进入室管膜下系统。这种表现分别被描述为"水母头"、"伞状"、"放射状"或"星状"改变。动脉期和脑血流循环时间正常。如果不发生颅内血肿，不会引起血管移位。

2.CT扫描

平扫的阳性率较低，最常见的影像是扩张的髓静脉呈现的高密度影。增强扫描后阳性率明显提高，引流静脉呈现为粗线状的增强影指向皮质和脑深部，其周周无水肿和团块占位，有时可表现为圆点状病灶。CT扫描的特异性不高，诊断意义较小，但可于定位及筛选检查，对早期出血的诊断较磁共振优越。

3.磁共振成像

表现类似CT扫描，但更清晰。在T_1加权像上病灶呈低信号，在T_2加权像上多为高信号，少数为低信号。

（四）治　　疗

大多数脑静脉畸形患者无临床症状，出血危险小，自然预后良好。对有癫痫和头痛者可对症治疗，如有反复出血或有较大血肿者，或难治性癫痫者应考虑手术治疗。该病对放射治疗反应不佳，经治疗后病灶的消失率低且可引起放射性脑损伤。

五、毛细血管扩张

毛细血管扩张症又名毛细血管瘤或毛细血管畸形，是一种临床上罕见的小型脑血管畸形，是由于毛细血管发育异常所引致。该病大多在尸检时被发现，其发现率为0.04%～0.15%，无性别差异。

（一）病　　理

发病部位以脑桥基底部最常见，发生在小脑者多见于齿状核和小脑中脚处，其次是大脑半球皮质下或白质深部，亦可见于基底节。病灶表现为红色边界清楚的小斑块，无明显供血动脉。镜下见血管团是许多细小扩张的薄壁毛细血管，管腔面覆盖单层上皮，管壁无平滑肌和弹力纤维。管腔径大小不等，扩张的血管间有正常脑组织，是与海绵状血管瘤的根本区别。其邻近组织少有胶质增生，无含铁血黄素和钙沉积。

（二）临床表现

一般无临床症状，只有在合并其他脑血管病，如出血或癫痫时进行检查而被发现。多数表现是慢性少量出血，很少见大出血，但因其好发部位在脑桥，可产生严重症状，乃至死亡。

（三）影像学检查

脑血管造影、CT扫描可无异常表现，磁共振成像上有学者报道表现为低信号，但也有学者认为在不增强的磁共振成像上也无异常表现。目前看该病在影像学检查方面尚无特异性表现。

（四）治　　疗

一般无须治疗，若有出血或癫痫可视病情决定对症或手术治疗。

（丁涛）

第七节 颈内动脉海绵窦瘘

Section 7

一、海绵窦的解剖及其与颈内动脉关系

海绵窦为两层坚韧硬脑膜围成的扁平而不规则的腔隙，是颅内重要的静脉窦，更有颈内动脉、动眼神经及三叉神经穿行其中。由于海绵窦内有许多纤维小梁，把海绵窦分成众多相互交通的静脉血窦，形似海绵，故名海绵窦。海绵窦位于颅中部蝶鞍两侧，其前界达眶上裂，与视神经管、颈内动脉床突上段相邻；后界达岩骨尖，与破裂孔和三叉神经半月节相依；内侧紧靠蝶鞍、垂体和蝶窦外侧壁；外侧邻大脑颞叶；下界为蝶骨大翼，与圆孔、卵圆孔相邻。回入海绵窦的静脉主要有眼上静脉、眼下静脉、外侧裂静脉、蝶顶窦和基底静脉。颈内动脉经中颅底颈内动脉管及破裂孔入颅即进入海绵窦，先向上达后床突根旁（C_5段），沿蝶鞍转向前方（C_4段），到前床突内侧转向上（C_3段）穿出海绵窦转向后（C_1段），然后向上至分支（颈内动脉C_1段）。颈内动脉在海绵窦内的分支主要有三支，即脑膜垂体干、海绵窦下动脉和垂体被膜动脉。

二、颈内动脉海绵窦瘘（CFF）发病机制

颈内动脉经破裂孔入颅并进入海绵窦时恰位于鞍背和后床突的下方、颞骨岩尖的前方和蝶骨小舌的内侧。由于颈内动脉被这些骨性突起所包围，当上述骨性突起发生骨折并移位时，可刺破颈内动脉。颈内动脉C_1段及C_1段起始部临近前床突、视神经管，前颅底骨折、移位也易伤及颈内动脉或其分支。此外，前额部的锐器刺入伤或火器伤也可伤及海绵窦内的颈内动脉及其分支。颈内动脉损伤后根据动脉血的流向可有如下三种情况：①进入蛛网膜下腔，引起颅内压增高，继而出现脑疝、死亡；②经骨折线进入破裂的蝶窦，出现凶猛的鼻出血；③漏入海绵窦，发生CCF，造成海绵窦内压力增高，使上下眼静脉、外侧裂静脉及基底静脉和蝶顶窦静脉血液回流障碍，甚至产生静脉血液逆流所引起的一系列病理生理改变和临床综合征。

三、病因及临床表现

CCF常见病因有颅底骨折、眼部锐器伤以及颅脑火器伤等，称为创伤性颈内动脉海绵窦动静脉瘘（TCCF）。有少数为非外伤性原因，如颈内动脉先天薄弱、海绵窦段颈内动脉瘤破裂以及感染等，称为先天性或自发性CCF。另外，根据CCF瘘口与颈内动脉的关系，CCF分为两型：I型，CCF是由颈内动脉主干本身破裂引起；II型，CCF是由位于海绵窦内的颈内动脉分支破裂引起。CCF的主要临床表现：包括颅内连续性收缩期血管杂音、搏动性突眼、眼球结膜充血水肿、眼球运动受限及视力下降，少数患者可有蛛网膜下腔出血等。

四、诊　　断

通常颅内血管杂音、搏动性突眼、球结膜水肿及眼球运动受限及视力下降是临床诊断CCF的主要依据。头颅CT增强扫描海绵窦充血扩张、CT血管造影（CTA）或磁共振血管造影（MRA）可显示海绵窦瘘口及海绵窦相应形态变化。数字减影脑血管造影（DSA）则是CCF确诊的金标

准，可准确了解CCF瘘口的位置和血液的引流特点：①向前方引流，主要表现为眼静脉的扩张，搏动性突眼和球结膜水肿明显；②向后方引流，其特点是岩上窦和岩下窦扩张、增粗，而搏动性突眼和球结膜水肿不明显；③向上方（脑皮层和脑内）引流，主要表现为蝶顶窦扩张，脑皮质和脑内深静脉增粗，患者常出现患侧颅内压增高、蛛网膜下腔出血和神经功能障碍等；④向对侧引流，出现双侧海绵窦及其回流静脉的扩张，患者常表现为双侧搏动性突眼和球结膜水肿。在临床上，单一方向引流较少见，往往表现为多方向引流。

五、治　疗

（一）外科手术方法

其目的是减少颈内动脉向海绵窦内的盗血，从而降低海绵窦内的压力，利于眼及大脑皮质的静脉回流，达到保存和提高视力，减少动脉期杂音改善脑功能的目的。

1.颈总动脉或颈内动脉结扎术

适用于瘘口较小、动脉期血管杂音较弱的CCF。由于颈外动脉有广泛的交通，因此结扎颈内动脉较结扎颈总动脉的效果好。在不了解患者颅内动脉交通代偿情况的条件下，行该手术前应做颈总动脉压迫耐受试验，即每日间断压闭颈总动脉，观察患者有无头痛、头昏、偏瘫、失语等表现。如患者压迫颈总动脉30min未出现上述表现，则可行该手术。另外，对侧颈内动脉造影的同时压闭患侧颈总动脉，如患侧脑动脉显影良好，说明颅内侧支循环代偿良好，也可行该手术。

2.CCF孤立术

该术式分两步进行。先经颈部结扎颈内动脉，然后开颅在床突上结扎颈内动脉；如有条件可将前床突磨除部分，显露眼动脉予以夹闭。由于颈外动脉血流不能通过眼动脉进入被孤立颈内动脉段，则治疗效果更好。该手术实用于颈部结扎颈内动脉无效的患者。

3.系线肌栓术（放风筝法）

在颈部手术显露颈总动脉、颈内动脉及颈外动脉。用一“Y”形阀和塑料管制成特制“Y”形阀塑料管。根据脑血管造影显示的瘘口大小，取胸锁乳突肌制成肌栓，以丝线拴住肌栓中部，并在肌栓上夹一银夹作标记。将肌栓塞入“Y”形阀塑料管的塑料管端，丝线游离端从“Y”形阀牵出，在“Y”形阀塑料管内应保留一定长度的丝线（根据脑血管造影计算“Y”形阀末端到瘘口的距离，就是塑料管内应保留的丝线长度，一般长约30cm）。游离一段颈外动脉并在远端用丝线将其结扎，近端则用血管阻断夹阻断，切开颈外动脉将装有肌栓的Y形阀塑料管插入颈外动脉内，用丝线固定塑料管后，松开颈外动脉近端的血管阻断夹。然后，用装有20mL生理盐水空针经Y形阀的三通接头注入血管，肌栓即被送入颈内动脉，由血流冲到CCF瘘口将其堵塞。如肌栓恰好堵塞瘘口，患者立即感到杂音消失；同时可令台下人员用听诊器测试颈部和患眼杂音是否消失。如杂音确已消失，手术即告成功，拔除“Y”形阀塑料管，结扎颈外动脉，分层缝合伤口各层。根据文献报道，上述手术方法治疗CCF的总体效果较差。而海绵窦切开直接修补瘘口手术效果虽好，但技术又较复杂。因而，目前CCF的治疗以神经介入方法为主。

（二）神经介入治疗方法

即采用神经介入血管内导管技术将栓塞球囊经CCF瘘口送入海绵窦内，然后用等渗造影剂充盈球囊闭塞CCF瘘口，并保持颈内动脉通畅的方法。随着神经介入设备、技术、导管及栓塞材料的不断进步，CCF的神经介入治疗方法已成为治疗CCF的主要方法。根据手术路径的不同分为静脉和动脉两种方法。其中，动脉方法最为常用，现将手术的主要步骤、要点、注意事项及常见并发症介绍如下。

1.术前准备

(1)病史、体检、主要器官功能检查及影像学检查。

(2)做好解释工作，向患者说明手术过程及可能出现的手术并发症，取得患者的配合。

(3)Matas 试验。每日压闭颈内动脉数次，逐渐增加压闭时间，如每次压闭 30min 患者无脑缺血表现(头痛、意识、语言及对侧肢体神经功能障碍)，表示患者脑底动脉环交通良好。

(4)会阴部备皮、镇静及留置导尿。

(5)心电及脑电监护。

2.麻　　醉

通常采用神经安定麻醉，即给予镇静，患者保持清醒，同时做好急救准备：如气管插管、人工呼吸、心脑复苏等。近年提倡全身麻醉，但全身麻醉不易及时发现有无并发症发生和治疗前后患者的体征及意识的变化。

3.术中处理

(1)全身肝素化：首次剂量：50U/kg，静脉注射，每隔 2h 减半量给药。

(2)抗血管痉挛：①微导管轻柔操作；②罂粟碱动脉内注射或静脉内滴注尼莫通等；③血管成形术。

4.主要手术步骤

(1)放置防渗动脉鞘：腹股沟股动脉穿刺点通常选择在右侧腹股沟韧带下方 1.0 ～ 1.5cm 股动脉搏动的正上方。进针角度为 45°，有动脉性喷血时将穿刺针的软性导管放入动脉腔内(如右侧穿刺不顺利也可从左侧相同部位穿刺)，拔出穿刺针芯，经穿刺针软性导管放入动脉鞘引导导丝，经引导导丝放入 8F 动脉鞘。

(2)DSA 全脑血管造影：由于患者年龄不同、有无高血压疾病及主动脉弓上动脉分支的个体差异，插入造影管时应根据上述特点选择不同的造影管。如遇困难可先用高流量造影管(如猪尾巴造影管)行主动脉弓造影了解左、右颈总动脉，椎动脉在主动脉弓的开口位置及走行方向，并采用路径示踪的方法帮助造影管插入相应动脉。行 DSA 全脑血管造影时，要注意了解颈内动脉 CCF 瘘口的位置、大小、引流静脉的数目和引流方向以及 Willis 环的交通代偿情况(通过压迫同侧颈内动脉，行对侧颈内动脉造影可了解同侧脑血管的代偿情况)，以便在必要时通过闭塞颈内动脉及其瘘口治愈 CCF。

(3)通过交替导丝用引导管置换造影管：由于造影管末端有弯曲、较细，不利于微导管和球囊的插入。因此，全脑血管造影后通常应在交替导丝的帮助下用引导管交换造影管。交替导丝是专门用于置换导管的导丝，全长约 260cm。交换造影导管时先经造影管插入交替导丝并使其前端穿出造影管末端，然后固定交替导丝不动，沿交替导丝将造影管拔出，再顺交替导丝将 8F 引导管插入治疗所需动脉。

(4)插入带球囊的微导管：目前使用最多的球囊是美国波士顿科技公司生产的硅胶球囊，其特点是安全、安装简单方便，术前将其直接安装在球囊微导管的末端，即可使用。安装前应注意以下事项：①检查球囊及球囊塞有无泄漏。②配制等渗造影剂。由于硅胶球囊壁有一定的渗透性，因此充盈球囊的造影剂应是等渗造影剂(如造影剂浓度高术后球囊体积增大；如浓度低则术后球囊体积缩小)。通常造影剂的浓度为 ^{300}碘，用生理盐水将其稀释至 ^{180}碘即成为等渗造影剂。用等渗造影剂注入球囊及微导管排除球囊及微导管腔内空气，然后将微导管头端插入球囊塞内。③球囊微导管由内管和外导管组成，通常球囊距外导管头端应保持在 15 ～ 20cm。经引导管尾端的“Y”形阀插入带球囊的微导管并使其经瘘口进入海绵窦内，用等渗造影剂充盈球囊，如瘘口闭塞：此时患者可感觉颅内血管杂音消失；引导管造影显示瘘口消失、患侧脑血管充盈良好后，即可拔微导管解脱球囊。如瘘口未闭：可循前法送入球囊直至瘘口闭塞。

有时由于患者颈内动脉较细或弯曲太大，球囊到达瘘口有困难时，可将球囊部分充盈，增加球囊阻力；或经引导管快速注射生理盐水增加颈内动脉血流，将球囊带至 CCF 瘘口；或在瘘口远心端以不可脱球囊临时阻断颈内动脉增加 CCF 瘘口的血流。如 CCF 瘘口太小，或 CCF 是由位于海绵窦内的颈内动脉分支破裂引起（Ⅱ型CCF）时，球囊常常不能进入海绵窦内，此时如果 Willis 环的交通代偿情况良好可直接充盈球囊闭塞 CCF 瘘口及颈内动脉本身。在此情况下通常应在第一个球囊的下方放置一枚保护球囊或游离弹簧圈。

(5) 术中注意事项：①防止球囊过早脱落：微导管操作应缓慢、轻柔，尽量减少带球囊微导管来回运动的次数；②预防血管痉挛：尽量减少微导管对血管壁的刺激；③术中使用解痉药物，如尼莫通、罂粟碱等。

5.术后处理

(1) 拍摄头颅正位及侧位颅片显示术后球囊的位置、形态和大小，以便术后复查对比。

(2) 密切观察病情变化，特别注意患者意识、肢体活动、颅内血管杂音、眼球运动及视力变化等。

(3) 穿刺部位有无出血及血肿形成，足背动脉搏动情况。

(4) 适当给予脱水剂和激素减轻脑水肿。

(5) 对高血压 CCF 患者应将其血压降到术前的 2/3 水平，以防过度灌注综合征的发生。

(6) 对突眼和球结膜水肿明显的患者给予抗生素滴眼液和眼膏，防止角膜溃疡的发生。

6.主要并发症及其防治

(1) 血管的误栓：球囊过早脱落导致颅内功能血管的误栓，一般认为造成球囊过早脱落的原因主要有两方面：①手术医师未能根据血流冲击力的大小正确选择拴缚力度的球囊，目前市面出售的球囊（美国波士顿公司）有三种拴缚力度，分别以红、白、黑三种颜色表示，通常选择中（红）、高（黑）拴缚力度的球囊不易出现球囊过早脱离；②手术医师过多来回拉动球囊导管，或企图部分充盈球囊增加球囊阻力带动球囊导管上行。

(2) CCF 复发或瘘口局部假性动脉瘤形成：主要原因是球囊过早泄露、瘘口闭塞不全所致。

(3) 颅神经功能障碍：海绵窦壁有眼动神经（如外展神经、动眼神经、滑车神经）和三叉神经穿行，球囊充盈后可压迫海绵窦壁颅神经，引起眼球相应运动受限及患侧头痛，这些颅神经的功能障碍通常是暂时的、可恢复的。

(4) 过度灌注综合征：由于 CCF 导致患侧大量动脉血漏入静脉系统，使患侧脑组织长期处于低灌流状态，当CCF瘘口闭塞后，患侧脑组织血流量突然增加，发生过度灌注综合征，出现脑水肿、颅内压增高及相应临床表现。此时，应根据病情，采取控制低血压、脱水、激素等治疗。

（丁涛）

第十四章

Chapter 14

进展性脑血管病

第一节 进展性脑血管病的危险因素

Section 1

进展性卒中(stroke in progression, SIP)是指脑缺血所致的神经症状在起病 6h ~ 2 周仍逐渐加重。50%以上是在病初 24h 内出现的,表现为卒中初始症状渐进或阶梯式恶化。在住院的脑梗死患者中,SIP 的发生率国内为 30%左右,国外为 9.8%~ 43%。因其卒中后逐渐恶化,对医患双方均构成一定的威胁与挑战,引起广大学者普遍关注。近年来,发现许多进展性卒中患者并无高血压、糖尿病、高血脂等传统的高危因素存在,卒中后进展的始动因素究竟是什么?迄今尚无一致看法,现就进展性卒中的可能相关因素阐述如下。

一、脑部因素

脑血管病早期恶化绝大多数系血栓的进行性扩展和中、大面积脑梗死引发的占位性脑水肿所致。脑动脉主干和主要分支的狭窄或闭塞是 SIP 神经功能恶化的重要病理基础。不稳定性动脉粥样斑块的破裂可能是导致卒中进展的启动因素。

(一)动脉狭窄

已有证据表明约 91%的 SIP 患者闭塞动脉位于大脑中动脉或颈内动脉。尤其是大脑中动脉(MCA)起始部或主干支狭窄,常预示卒中进展的可能。李冬梅等观察 39 例 SIP 患者脑 CT、MRI 显示脑梗死早期呈皮层或皮层下不规则斑片状病灶,而磁共振血管造影(MRA)、数字减影血管造影(DSA)显示颈内动脉、椎-基底动脉及其主要分支狭窄或闭塞。大血管闭塞在影像学上往往表现为侧脑室体旁梗死或分水岭梗死,前者易误诊为小血管病变,采取错误的治疗方案如扩张血管降压治疗而加重病情。脑内大动脉狭窄可导致狭窄远端血流灌注减低,在侧支循环不良的情况下,可使缺血半暗带出现渐进性低灌流,导致梗死灶体积扩大。陈黔妹等观察发现,进展性卒中患者合并颈动脉粥样斑块的比例为 69%,而非进展性卒中患者仅 39.3%(OR — 3.44),但在多因素分析时,颈动脉内膜、中膜厚度、斑块长度与厚度并未进入最终的回归模型。王洪新等对 62 例 SIP 患者行颈动脉超声检查发现颈动脉硬化斑块者 56 例,其中软斑 28 例,溃疡斑 26 例,硬斑仅 2 例,提示单纯依据颈动脉狭窄不能准确预测进展性脑血管病。不稳定性动脉粥样斑块破裂,而非单纯的渐进性管腔狭窄,才是患者发生脑血管事件及致死的更重要原因。不稳定斑块(软斑、溃疡斑)的脱落,又可造成动脉动脉栓塞的反复发生,更容易引起 SIP 的发生。另有一些研究关注于腔隙性卒中患者的病情进展,Audebert 等观察 46 例腔隙性梗死患者,发现 23.9%在最初 24h 内出现神经功能症状加重。但 Matsumoto 等采用磁共振弥散加权成像(DWI)技术，发现13%的患者病情进展是再次梗死，并非是腔隙性梗死。

（二）脑水肿

临床发现有些神经功能恶化的患者，其原发梗死区域并无扩大，可能与脑水肿扩散逐渐加重神经功能缺损程度有关。脑水肿可在脑梗死后数小时即可出现，2～4d达高峰，持续1～2周。梗死灶水肿压迫周围微循环，使血流淤积，微血栓形成，进一步减少脑灌流，加重缺血；再灌流后缺血灶相对于周围脑组织处于高渗透压、高离子状态，促使大量水分渗入缺血灶，更加重脑水肿。大面积脑水肿导致颅内压升高，又使静脉回流受阻及动脉灌流阻力增大，形成缺血、水肿、颅高压恶性循环，严重者可导致脑疝形成，危及生命。尸检显示了几乎所有致死性脑血管病的脑水肿表现，而死前的头颅CT只显示出＜50%的急性脑血管病（致死性或非致死性）有脑水肿引起的肿块效应的证据。约5%的脑梗死可自发性形成有症状出血性转化或明显的脑水肿，致使卒中的临床症状迅速恶化。

二、全身性因素

脑血管病恶化不能肯定都是由于梗死灶的扩大，可能只是原因之一。还有许多机制可引起病情进展，不少研究证实：发热，卒中后早期高血糖（尤其应激性血糖升高），血压降低，心肺功能异常，水、电解质调节或酸碱平衡紊乱等均可干扰脑代谢，加速半暗带区神经细胞凋亡，导致神经功能缺损加重。脑缺血后神经细胞凋亡的发生既是凋亡相关基因表达的结果，又受许多内外因素的调节。

（一）发　　热

卒中后24h内体温升高可明显加重脑损害，可视为梗死体积增大和神经功能缺损加重的独立预测因素，而72h内出现高热可显著增加病死率。体温每升高1℃，早期神经功能恶化的相对危险度增高82倍。在大鼠可逆性缺血模型中，将脑温由36℃提高到39℃，组织学上测得的梗死体积增加3倍；高温可加速半暗带组织发展成梗死灶，以闭塞后4h最为明显。而将脑温降至30℃，与正常温度时相比梗死体积则缩小70%，亚低温（32℃～35℃）可明显减少半暗带区的细胞凋亡。亚低温的脑保护机制：减少兴奋性氨基酸的释放，抑制钙离子内流，调节钙调蛋白激酶II和蛋白酶C的活性，降低氧代谢率，减少自由基的产生，保护血-脑屏障，抑制脑缺血再灌注后炎症反应，抑制缺血神经元凋亡等。亚低温的脑保护作用在于保持了线粒体膜的完整性而不改变内源性凋亡通路。卒中后发热的原因包括感染或非感染因素，已有研究显示卒中恶化与肺部感染有明显关系，脑梗死本身亦可引起发热，尤其是下丘脑的损伤。当感染或非感染因素激活了以单核巨噬细胞为主的网状内皮细胞系统时，炎性细胞因子表达增强，通过级联反应进一步加重脑损伤。近年来，有一些学者关注SIP与人疱疹病毒感染的关系，李明林等对45例SIP患者，加用抗病毒药磷甲酸钠（PFA）治疗，其中43例2～5d病情得到控制。李冬梅等检测39例SIP患者血清疱疹病毒IgM，总阳性率为91.6%，表明SIP与人疱疹病毒感染密切相关，发病机制尚待研究。

（二）血　　压

研究表明SIP患者合并高血压的比例较高，且高血压具有病程长、脉压小的特点。有人观察卒中患者发病时80%以上血压明显升高，这与脑血管病后患者一过性儿茶酚胺增高有关。但是随后的2周内患者血压常会自行下降。引起患者早期血压下降的原因有二：①发病后血管调节功能障碍；②不恰当的降压治疗。中华医学会神经病学分会1998年在《急性缺血性脑血管病患者处理建议》中建议，急性脑梗死患者要慎用降压药。目前国内掌握的降压原则是：急性脑梗死尤其在发病1周内，收缩压＞180mmHg或者平均动脉压130mmHg的，可考虑降压治疗，但降压不可过速、过低，24h 内降压幅度不超过 25%，且使血压在 2 ～ 10h 内缓慢下降，通常降至（150 ～ 160）/（90 ～ 100）mmHg 为宜。

（三）血　糖

进展性脑血管病患者常有高血糖症状：①患者既往有糖尿病；②应激性血糖升高。糖尿病能够导致或加重脑梗死已为多数学者接受。在高血糖条件下，机体血管内皮细胞的细胞间黏附分子（ICAM-1）表达增加，并引起广泛的血管损伤，从而导致腔隙性脑梗死的发生。腔隙性脑梗死所致脑组织缺血，反过来进一步促进ICAM-1 的表达，这样就形成了恶性循环，最终导致缺血性脑血管病的发展。还有研究证实，2 型糖尿病患者易出现胰岛素抵抗，降低 t-PA 合成和释放，抑制纤溶，进而加重神经功能恶化。因此，对高血糖脑梗死的患者，适当加用胰岛素对控制脑梗死及进展性脑血管病是有益的。

（潘湘江）

第二节　进展性脑血管病患者的心理对策

Section 2

进展性脑血管病是一种致残率、死亡率较高的疾病，我们认为这种疾病在进行专科护理的同时应着重心理护理，针对患者的恐惧、焦虑易怒及对疾病的认识不足等心理问题，制定相应的护理计划及措施，通过耐心解释、引导、动员家庭共同解决患者心理负担，使患者在住院期间感到安慰、轻松，有安全感，积极配合医护人员的治疗，有效地降低患者的病死率、致残率，改进预后，提高生活质量，缩短住院时间，减少花费。因此在进展性脑血管病的患者中心理护理有着十分重要的意义。

一、心理障碍

（一）恐惧心理

由于进行性加重的头晕、头痛、口角歪斜、进食饮水呛咳、肢体麻木无力及活动障碍、语言障碍，有的患者甚至出现大小便失禁，使患者产生一种恐惧心理。

（二）焦虑心理

患病后影响工作、学习、家庭生活，特别是担心拖累子女或父母和担心家庭经济困难以及疾病是否能治愈等因素，因此患者产生沉默、寡言、焦虑情绪不稳定。

（三）对疾病的认识不足

一些患者缺乏对疾病知识的认识，特别是在发病后 1 ～ 2d 病情呈渐进性加重，患者悲观失望、情绪低落、失去治疗的信心。

（四）易　怒

由于患者突然发病，患者由原来的环境进入一个新的甚至陌生的环境，角色的转变及环境的变化使患者情绪激动，遇事大发雷霆，心情急躁不冷静。

二、对　策

实施心理护理要求护士不仅要有系统的专业知识和熟练的护理技术，还要掌握必要的心理学知识，学会分析患者心理变化，针对性做好护理，使患者处于积极乐观合作的状态，从而有利于疾病的康复。

(1)首先为患者创造一个温馨、幽雅、清净舒适的住院环境，使患者心情舒畅，当患者入住后，主动、热情、平等地关心患者，同患者交流，介绍病区为患者提供的方便服务，了解患者的不适，及时主动向医生汇报并安慰患者，使患者有种依赖感，减轻患者的恐惧心理。

(2)利用自己掌握的知识详细的介绍疾病的发生、发展过程、治疗以及预后，介绍同类患者的治疗经验和效果及一些康复的病例，让患者对自己的病情有一定了解和认识，消除患者的紧张情绪及恐惧心理，使患者情绪稳定，相信医院的医疗技术水平，积极配合治疗。

(3)注重护理人员的言行对患者的影响，在进行各项护理操作时有耐心，动作轻柔准确，举止要轻巧、文雅，工作要稳中有序，同时积极主动了解患者的心理反应，理解、同情、关心、体贴患者，多和他们谈心，要尽量满足他们的要求，对患者陈述应认真听取，不应有不耐烦的表示。和患者说话语言要谨慎、诚恳，不用刺激性的语言，用保护性的医疗语言和暗示性的语言，以免增加恐惧心理。消除不利于患者康复的因素，解除疑虑，帮助患者树立战胜疾病的信心，争取早日康复，重返工作岗位。

(4)引导患者注意自身情绪调节，让患者了解平静的心态对疾病康复的重要性。对那些容易激动的患者，应充分理解，避免发生争执，给予热情周到的服务，平息患者波动的情绪。对久治不愈情绪低落悲观者，应采用安慰疏导鼓励性语言，调动患者积极因素，振作精神，唤起他们生活的激情。同时劝导亲人探视时不要让患者过度激动和悲伤，多谈开心有趣的事，在恢复期动员亲属多探视，陪患者室外散步，加强功能锻炼，给予更多的关怀和爱，消除自卑和孤独感，对未来充满自信，促进身心健康，使患者和家属之间建立一种新的有利于康复的“心理环境”。同时针对患者患病后收人减少，花费增多，家庭经济困难的情况，通过医生选用合适的药物，减少患者焦虑，以免增加思想负担，让患者意识到免除担忧有利于身体健良，可缩短住院时间，同时也减少了开支。

(5)做好出院指导，对出院患者，护士应及时给予出院指导，不可以突然通知患者出院，以免患者过度兴奋。患者出院后，根据患者情况鼓励其参加一定的体力劳动和体育活动。生活要有规律，保持乐观、愉快的情绪，避免过度劳累和情绪激动，注意劳逸结合，保证充分睡眠。提倡饮食清淡，多食富含维生素C和植物蛋白的食物，提供不吸烟，不饮烈性酒。积极治疗与本病有关的一些疾病，包括高血压、糖尿病、高脂血症、肥胖症等，并根据医嘱按时服药并定期复诊，同时征求患者意见，以利于今后更好为患者服务。

(潘湘江)

第十五章
Chapter 15

脑血管病的合并症及其防治

急性脑血管病病情恶化及死亡的原因往往由合并症引起，积极预防和处理这些合并症，对脑血管病的预后及恢复有重要意义。

第一节　急性脑血管病导致循环系统合并症
Section 1

一、急性脑血管病导致循环系统合并症的机制

(1)急性脑血管病时，由于血浆儿茶酚胺的短时升高、尿潴留、疼痛、颅内压升高等引起血压升高，这是一种病理生理反应，以维持或增加脑血流灌注。一般当平均动脉压＞130mmHg或收缩压＞220mmHg时给予降血压治疗，应避免血压下降过快，密切观察神经功能状态的变化，以免降压过度、过快引起脑组织灌注不足。

(2)脑的某些部位如丘脑、下丘脑、额叶眶面、颞叶、扣带回等边缘系统结构，与心脏的传导系统和供血系统有着特定的联系，这些部位受累时，出现心电图和心功能的相应变化。此外，脑血液循环障碍、缺氧、脑水肿影响这些部位的自主神经中枢的功能，交感神经和副交感神经功能失调，影响到心脏传导系统，引起心电图异常。

(3)急性缺血性脑血管病时，交感神经-肾上腺素系统兴奋，儿茶酚胺、去甲肾上腺素分泌增加，前者在心肌代谢中起重要作用，与心电图改变有关。

(4)急性脑血管病时，容易出现电解质紊乱，出现低血钾、低血钠、低血氯，低血钾时出现T波降低、U波增高、Q-T间期延长、S-T段降低，严重低血钾可出现室性期前收缩、室上性和室性心动过速。

二、急性脑血管病导致循环系统合并症的治疗

(1)病因治疗，积极治疗原发病。随着原发病的好转，心脏活动异常和心电图改变可逐渐恢复正常。

(2)对于心肌损害或心功能不全者应保护心功能，尽量少用或不用甘露醇等脱水剂，代之以利尿剂、白蛋白、类固醇激素，以减轻心脏负荷，避免出现心力衰竭，同时使用保护心肌、扩张冠状动脉等治疗措施。

(3)纠正心律失常，肾上腺素能β-受体阻滞剂通过阻滞心脏β_1受体，拮抗儿茶酚胺的作用，减慢心率，减弱心肌收缩力，降低血压，从而减少心肌耗氧量，使缺血心肌的氧供关系在低水平上恢复平衡，使部分心电图恢复正常。使用钾盐也可获得较好疗效。

（孙涛）

第二节 急性脑血管病导致消化系统合并症

Section 2

急性脑血管病时，消化系统的合并症包括呕吐、呃逆、上消化道出血。呕吐是常见的合并症，累及延髓呼吸中枢和后颅窝可出现呃逆，并发应激性胃、十二指肠损害，以上消化道出血为最严重的合并症，表现为呕血、便血或两者兼有。

一、急性脑血管病导致消化系统合并症的发病机制

急性脑血管病并发消化道出血主要与丘脑、丘脑下部、脑干、边缘系统及其联络纤维直接受损有关。病变刺激或破坏了下丘脑前区自主神经中枢到脑干迷走神经神经核的任一部分，使迷走神经兴奋，胃酸分泌增多，胃蠕动加强，胃终末血管痉挛，胃黏膜缺血缺氧导致上消化道出血，也与垂体-肾上腺机能亢进致肾上腺皮质激素分泌增多有关。脑部病变累及丘脑或脑干的范围越大，意识障碍越严重，应激性胃、十二指肠损害的发生率越高。

二、急性脑血管病导致消化系统合并症的临床表现

呕吐咖啡样物，是应激性消化道出血的早期表现，呕吐量的多少表明病情的严重程度。如无呕吐，患者意识障碍加重、体温持续升高、心率快、血压降低、眼球浮动或震颤、上腹胀满、频繁呃逆、肠蠕动增加、烦躁不安，提示有上消化道出血的可能。

三、急性脑血管病导致消化系统合并症的治疗

应积极治疗原发病。发生呕吐时，患者应侧卧或头部侧倾，以防误吸或窒息，颅压高者给予脱水剂或止吐药物。多数患者的呃逆在1周后停止，处理除治疗原发病外，主要是对症治疗，可用哌甲酯、甲氧氯普胺、氯丙嗪等药物治疗。发现消化道出血应立即处理。

1.抑制胃酸分泌

组胺H_2受体阻滞剂，西咪替丁或法莫替丁静脉滴注，每日1次或每日2次。质子泵抑制剂，如奥美拉唑或泮托拉唑，静脉推注或静脉滴注。

2.保护胃黏膜屏障

应用硫糖铝或枸橼酸铋钾口服。

3.胃内灌注或灌洗

凝血酶500～1 000U经胃管注入，每6h一次或每4h一次；或用去甲肾上腺素冰盐水40～60mL经胃管注入，保留30min再抽出。

4.止血药物

云南白药0.3～0.6g，每日3～4次。6-氨基己酸4～6g，静脉滴注，每日1次。

5.内镜下止血

在内镜直视下向病灶喷洒药物，如去甲肾上腺素、凝血酶，也可高频电凝血。

6.补充液体、电解质

因出血引起机体组织灌注量不足，造成组织缺氧，出现代谢性酸中毒，加上脱水剂的应用，有效循环血量减少，易继发重要脏器损害，所以必须积极补充血容量，保护重要脏器功能。

7.其　　他

如内科治疗不能控制出血，可选择手术治疗。

（孙涛）

第三节　急性脑血管病导致呼吸系统合并症

Section 3

一、肺部感染

（一）病　　因

急性脑血管病，容易并发肺部感染或阻塞性肺不张。其发生的原因如下。

(1)丘脑下部及脑干受损引起内脏自主神经功能紊乱，出现严重肺水肿、肺瘀血，肺及气管内淤积大量分泌物，容易引起细菌感染、肺炎。

(2)意识障碍，咳嗽反射消失，口咽及气管内分泌物不能排出，发生吸入性肺炎。

（二）治　　疗

1.保持呼吸道通畅

及时吸痰及清理口咽部内分泌物；口腔护理，清除感染源，避免合并真菌感染；每2～3h翻身拍背一次；湿化气道，避免气道内分泌物结痂；患者取侧卧位或俯卧位，以利于呼吸道和口腔内分泌物引流排出；有意识障碍者，应给予胃管鼻饲，以防止误吸入胃管；神志清楚者鼓励用力咳嗽排痰。

2.及时气管切开

肺部已感染、肺不张、痰多而黏稠不易吸出，并出现缺氧、发绀时，应行气管切开术，并从管内滴入抗生素。

3.合理应用抗生素

经验选择广谱抗生素，并根据痰培养、药敏试验结果选择敏感抗生素。

4.湿化气道、稀释痰液

可雾化吸入，有利于痰液的排出和吸收，同时加入抗生素，作用于局部，直接发挥抗感染作用。

5.积极治疗原发病

随着患者原发病、意识障碍恢复，有利于控制感染。

二、急性肺水肿

（一）病因及临床表现

3%～5%急性脑血管病患者并发肺水肿，可能为颅内压增高、脑缺氧使下丘脑功能受损所致。肺水肿时，肺动脉高压，血浆渗入肺间质及肺泡，影响气体交换。临床表现呼吸困难、烦躁不安、面色苍白、口唇发绀、脉搏快、出汗、咳出或从口鼻涌出大量白色或粉红色泡沫痰，两肺布满哮鸣音、湿性啰音。

（二）治　疗

(1)迅速降颅压：20%甘露醇静脉滴注或呋塞米静脉注射，同时可减少肺血容量。地塞米松静脉入壶，可增加机体对缺氧的耐受性，抑制肺、脑毛细血管的通透性，减少渗出，对肺水肿有显著疗效。

(2)纠正缺氧：持续吸氧，有条件者可进高压氧舱治疗。

(3)必要时气管插管或气管切开。

三、肺栓塞

（一）病因及临床表现

多为长期卧床后深部静脉血栓脱落所致；如栓子来源于心脏，可与脑栓塞同时发生。临床表现取决于血栓的大小、多少、栓塞的范围及原有的心肺功能代偿能力。神志清醒者常有呼吸困难、气促、胸痛、咳嗽、咯血、心悸、冷汗、恶心、呕吐等，出现肺梗死三联征（呼吸困难、胸痛、咯血）者不足30%。大的肺栓塞可出现晕厥，巨大肺栓塞可导致休克、猝死。查体可见呼吸急促，心动过速，血压下降，甚至休克，发绀，发热，颈动脉充盈或搏动，肺部湿啰音、哮鸣音，肺血管杂音，胸膜摩擦音或胸腔积液。

（二）治　疗

1.一般治疗

镇静、绝对卧床休息、吸氧、止痛、纠正休克和心力衰竭及扩张支气管治疗。

2.抗凝治疗

肝素，首剂10 000U静脉注射后，1 000U/h静脉滴注，疗程7～14d；华法令，首剂15～20mg，次日5～10mg，维持剂量为2.5～5mg/d，根据PT、APTT进行调节。应用抗凝剂时，应根据PT、APTT进行调节剂量。

3.溶栓治疗

目前认为溶栓疗法在起病后14d内进行是适宜的，溶栓在短时间内恢复阻塞的血液循环，纠正血流动力学和气体交换的障碍。尿激酶，首次在10min内静脉内输入尿激酶25万U，以后每隔12～24h静脉注射4 400U/kg，并按凝血时间增减药量；Rt-PAR 50～100mg入液静脉滴注2h，必要时再追加40mg。溶栓的适应证：急性巨大肺栓塞、休克、心功能不全。禁忌证同急性脑血栓溶栓治疗的禁忌证。

（孙涛）

第四节　脑血管病合并急性肾衰竭

Section 4

一、脑血管病合并急性肾衰竭的发病机制

脑血管病患者常伴发高血压病，后者可使肾脏细小动脉硬化，影响肾脏功能，导致肾功能减退。急性脑血管病时，在应激情况下，出现循环障碍，使肾脏进一步缺血，加之在治疗过程中

不适当应用甘露醇、羟乙基淀粉，容易并发急性肾衰竭。

甘露醇剂量过大与急性肾功能不全有明确的相关性，可能与下列因素有关。

(1)甘露醇使尿液溶质增加，刺激致密斑激发肾小球-肾小管负反馈，通过肾素-血管紧张素系统致使肾小球入球小动脉强烈收缩，肾小球血流量减少，出现肾前性肾功能不全。

(2)使用甘露醇剂量过大、时间过长，出现组织渗透压的改变，造成肾组织水肿，肾小球滤过率降低，以及肾小管受压、闭塞或肾小管阻塞，而引起急性肾功能不全。

(3)甘露醇在肾小管内浓度过高、淤积，也可造成肾功能的损害，加上卒中后很少进食或不能进食，身体消耗，出现负氮平衡等，老年人肾功能代偿能力本来就相对较差，在应用大剂量甘露醇后极易发生肾损害，导致肾功能不全。

二、脑血管病合并急性肾衰竭的预防和治疗

(一)预　　防

应了解肾功能状况，肾功能异常患者，应避免使用直接或间接影响肾功能的药物，减少甘露醇的用量甚至不用，应用其他脱水剂；避免使用氨基糖苷类抗生素、羟乙基淀粉等可能损害肾功能的药物。严密监测尿量、尿色及肾功能，一旦出现症状立即对症治疗，重症患者及时透析治疗以提高抢救成功率。临床以小剂量甘露醇配合呋塞米，可以减少肾功能不全的发生。

(二)治　　疗

1.少尿期的治疗

重点在调节水、电解质和酸碱平衡，控制氮质潴留，供给足够营养和治疗原发病。

(1)卧床休息。

(2)维持饮食与水的平衡治疗。早期应严格限制蛋白质，高生物效价蛋白质0.5g/kg，适当补充氨基酸，以减少体内蛋白质分解，酌情限制水分、钠盐和钾盐。少尿期患者应严格限制24h液体出入量，24h补液量为显性失液量与不显性失液量之和减去内生水量，量入为出，既要防止体液过多，又要避免过分限制补液量导致血容量不足加重肾损害。

(3)高钾血症的处理：①立即停止钾的摄入。②迅速降低血钾：静脉推注5%碳酸氢钠60～100mL，再静脉滴注5%碳酸氢钠100～200mL；或25%葡萄糖100～200mL＋胰岛素8～12U静脉滴注；肾功能不全不能输液过多者可用25%葡萄糖400mL＋10%葡萄糖酸钙100mL＋11.2%乳酸钠50mL＋胰岛素30U静脉滴注，6滴/min；使用利尿剂；应用阳离子交换树脂；透析疗法，腹膜透析或血液透析。③积极防治心律失常，钙与钾有对抗作用，静脉注射10%葡萄糖酸钙20mL抗心律失常，可重复应用。④及时处理原发病和恢复肾功能。⑤促进多余的钾排出体外。

(4)代谢性酸中毒。当血浆碳酸根低于15mmol/L，应用5%碳酸氢钠100～250mL静脉滴注，并动脉检测血气分析。

(5)感染。感染是少尿期主要死亡原因，常见血液、肺部、泌尿系、胆道等部位感染，可根据细菌培养和药敏试验选择对肾脏无不良作用的抗菌药物治疗。

(6)营养支持。补足热量，减少体内蛋白质分解，从而减慢血氮值的升高速度，增加机体抵抗力，并减少透析次数。营养补充应尽量部分利用胃肠道循序增加热卡量，危重患者多需全静脉营养。

(7)透析治疗。透析指征如下：①急性肺水肿。②高钾血症，血钾在6.5mmol/L以上。③高分解代谢状态。④无高分解代谢状态，但无尿2d或少尿4d以上。⑤二氧化碳结合力在13mmol/L以下。⑥血尿素氮21.4～28.6mmol/L或血肌酐442umol/L以上。⑦少尿2d以上，并伴有：

体液过多，如球结膜水肿、胸腔积液、心音呈奔马律或中心静脉压高于正常；持续呕吐；烦躁或嗜睡；血钾在 6.0mmol/L 以上；心电图疑有高钾图形等任何一种情况者。

2. 多尿期的治疗

重点仍为维持水、电解质和酸碱平衡，控制氮质血症，治疗原发病和防止各种合并症。

3. 恢复期治疗

一般无需特殊处理，定期随访肾功能，避免使用对肾脏有害的药物。

（孙涛）

第五节　急性脑血管病合并高血糖

Section 5

急性脑血管病后出现强烈的应激反应，交感-肾上腺髓质系统兴奋，儿茶酚胺、胰高血糖素、生长激素等增多，使糖异生和糖原分解增多。此外，急性脑血管病直接或间接损害下丘脑、垂体，引起自主神经功能紊乱，并造成下丘脑-垂体-肾上腺轴功能紊乱，造成血糖升高与胃黏膜破坏。

由于血糖浓度升高，血流阻力加大和脑的代谢率下降所致，同时脑缺氧后的高血糖使脑的无氧代谢增加，乳酸堆积，脑水肿、脑损伤加重，加之缺氧、酸中毒及 ATP 缺乏等各种因素综合作用，致线粒体肿胀崩解，从而导致能量代谢受损的恶性循环，造成神经病学的不可逆损害。应激性高血糖不仅导致临床表现重，而且预后不佳，血糖越高，预后越差。

胰岛素除降血糖外，尚能使脑组织乳酸减少，前列环素（PGI_2）量增加，有助于改善脑组织糖代谢及前列腺素代谢，对脑组织有保护作用。应激性高血糖者即给予胰岛素治疗，并避免葡萄糖的输入，控制血糖在正常或接近正常水平。

（孙涛）

第六节　急性脑血管病合并多器官衰竭

Section 6

多器官衰竭（MOF）是指在应激状态下，机体短时间内相继或同时出现两个或两个以上的器官衰竭。急性脑血管病时，容易并发多器官衰竭，多器官衰竭的病死率与衰竭器官的数目密切相关，统计显示，单个器官衰竭的病死率为 30%，两个器官衰竭的病死率为 60%，三个器官衰竭的病死率为 85%，四个器官衰竭者无一存活。

一、急性脑血管病合并多器官衰竭的发病机制

（1）老年患者，多有长期高血压、动脉粥样硬化、糖尿病、冠心病、高脂血症、慢性支气管炎以及一些潜在的疾病。

（2）老年患者的心脏、脑、肺、肾脏的储备功能低下，各器官不能适应急性脑血管病时的机体应激反应的变化。

（3）急性脑血管病时，脑水肿、颅内压增高，中线结构移位影响到下丘脑或病灶直接损害到下丘脑，使神经体液调节功能紊乱，出现一系列的应激反应。

（4）急性脑血管病时，易合并肺部感染、泌尿系感染、压疮及皮肤感染，可加剧重要器官功能衰竭。

二、急性脑血管病合并多器官衰竭的早期判断

多器官衰竭是一个渐进发展的过程，早期发现有助于及时治疗。各脏器受损的早期判断指标如下。

1.肺

氧分压下降(70～80mmHg)，但给氧后可以纠正，呼吸频率25～35次/min。

2.肾　　脏

尿量明显减少(＜30mL/h)，BUN＞8.9mmol/L。

3.胃 肠 道

胃肠道胀气，蠕动减少。

4.心　　脏

血清CPK、LDH均增高。

5.周围循环

血压下降但高于80/50mmHg，四肢冰凉，心动过速、发绀。

6.肝　　脏

ALT升高，但在正常值2倍以下。

7.代　　谢

糖耐量下降，高钠血症，轻度低钾。

三、急性脑血管病合并多器官衰竭的预防

积极治疗原发病是预防MOF的关键。尽量避免使用对器官功能有损害的药物及治疗方法。MOF是一个发展的过程，对于重症卒中患者注意密切观察病情及生命体征，早期发现，及时治疗。对生命体征不稳定的卒中患者应早期及时转入监护病房，并对生命体征、意识水平、瞳孔、心脏、肝脏、肾脏等脏器的功能进行监测，定时监测血糖、电解质、血气等以早发现、早诊断、早治疗。

四、急性脑血管病合并多器官衰竭的治疗

(1)密切监测各器官的功能：对重症脑血管病患者要密切监测呼吸、心血管、肺、肾脏的代谢功能。保持心、脑、肺的功能，头部降温，保持呼吸道通畅，必要时及早行气管切开，避免输液过多过快，及时纠正心律失常和电解质紊乱。

(2)加强护理和预防感染：定时翻身拍背以清除呼吸道分泌物，预防压疮和肺部感染。及时选用敏感而无肾毒性的抗生素预防。

(3)控制心衰竭：心衰竭占多器官衰竭的首位，应密切注意周围循环状态，如尿量、肢体温度、皮肤颜色等，监测血流动力学的变化，并寻找病因，采取相应措施，合理用药治疗。

(4)防治肾衰竭：应高度重视肾衰竭的先兆，如尿素氮和肌酐升高及尿量逐渐减少，及时采取相应措施。

(5)合理的营养支持治疗，是治疗老年患者多器官衰竭的重要措施。

(6)糖皮质激素可加强细胞膜的稳定性，减少溶酶体的释放，防止线粒体呼吸功能衰竭，也

可减轻毒性物质对肺的损伤。有感染和消化道出血、糖尿病的患者，应用时应慎重。

（王颖）

第七节　急性脑血管病合并深静脉血栓形成

Section 7

急性脑血管病患者长期卧床，容易并发深静脉血栓形成。高脂血症、凝血及纤溶系统异常、血液流变学异常是重要危险因素，如伴有低血压、手术、静脉曲张、恶性肿瘤、口服避孕药、心肌梗死、肥胖等疾病，更易发生深静脉血栓形成。

一、急性脑血管病合并深静脉血栓形成的临床表现及诊断

(1) 患侧下肢疼痛，呈持续性，位于腹股沟部，或在股三角区有明显压痛。

(2) 患肢水肿，皮肤张力高，静脉显露或怒张，沿股静脉可触及索状物。

(3) 患肢皮肤苍白，肢体远端出现发绀。

血栓形成且未完全阻塞前可以无任何临床症状，所以无症状也不能除外深静脉血栓形成。下肢静脉超声、造影是诊断深静脉血栓形成的可靠方法。

二、急性脑血管病合并深静脉血栓形成的预防和治疗

尽早对患肢主动或被动的活动，经常变换体位，有条件者可下床活动。药物预防包括肝素、低分子肝素、类肝素药物。

一旦发生深静脉血栓形成，首先抬高患肢，促进血液回流，可用低分子葡萄糖酐扩容治疗，如无出血倾向或出血性疾病，且血常规、PT、APTT 正常，可行溶栓治疗，尿激酶 40 万～ 80 万 U，加入生理盐水 300mL，静脉滴注，每日 1 次，连用 5 ～ 7d，之后减量，可取得较好的疗效。溶栓治疗应在深静脉血栓形成发生后 7d 内进行，3d 以内接受治疗效果更好。50%硫酸镁外敷，减轻水肿。

下肢深静脉血栓形成最危险的合并症是肺栓塞。积极预防和治疗深静脉血栓形成可明显减少肺栓塞引起的死亡率。

（王颖）

第八节　急性脑血管病合并癫痫

Section 8

脑血管病并发癫痫以全面性强直-阵挛发作多见，占 53.3%～ 72.1%，多见于脑出血及蛛网膜下腔出血。部分性发作占 27.9%～ 46.5%，Jackson 发作占 16%，癫痫持续状态占 7.9%。缺血性脑血管病发生癫痫，单纯部分性发作多见，其次是复杂部分性发作，也可由单纯部分性发作转为全面性强直-阵挛发作。

一、急性脑血管病合并癫痫的发病机制

根据癫痫发作出现的时间，分为脑血管病后早发癫痫和迟发性癫痫两种。

1.早发癫痫

是脑血管病后 2 周内出现的癫痫发作，约有半数发生在脑血管病后 24h 以内，常可自行缓解。如以癫痫为首发症状，则多在偏瘫出现后癫痫自行停止。

2.迟发性癫痫

是脑血管病后 2 周以后出现的癫痫发作，可长期反复发作。

早发癫痫可加重病情，甚至导致死亡。早发癫痫不一定引起迟发性癫痫。

脑血管病后早发癫痫的原因可能是脑动脉突然闭塞或破裂出血，引起急性脑缺血、缺氧、水肿，使大脑皮质神经元大量异常放电所致。迟发性癫痫与病灶内胶质组织增生有关，这些增生的胶质组织，主要是星形细胞，其功能已不同于正常的星形细胞而成为反应性星形细胞。正常的星形细胞对神经细胞的活动有调节作用，如缺血时，细胞外钾离子升高，可被星形细胞摄取以保持神经细胞的正常环境；正常的星形细胞有合成γ-氨基丁酸的作用，后者可以降低神经细胞的兴奋性，还可以摄取神经细胞周围过多的谷氨酸。但病灶区域内的反应性星形细胞不具备上述功能。由于不能清除钾离子致使神经细胞容易发生去极化，产生发作性放电；反应性星形细胞也不能合成γ-氨基丁酸以降低神经细胞的兴奋性，相反，容易导致神经细胞放电而形成癫痫放电病灶。

二、急性脑血管病合并癫痫的治疗

对急性脑血管病早发癫痫患者，应积极进行病因处理包括减轻脑水肿、降低颅内压、管理血压、防治高热、预防肺部感染、防止肾功能损害。早发癫痫可能随病情好转自行缓解。表现为单纯部分运动性发作者，偏瘫出现后癫痫不再发生。这类患者一般可给予抗癫痫药物 2 周，以后逐渐减停作为防治措施。对于迟发性癫痫患者，一般应长期规律服用抗癫痫药物甚至终生服药，强调同时应用改善微循环药物。抗癫痫药物治疗，对于抗癫痫药物的选择，应视病情及癫痫发作类型而定。

（一）早发癫痫

1.安定（地西泮）

适于各型癫痫发作。常以静脉注射方式给药，注射数分钟后即可奏效。由于半衰期仅为 15min，可重复给药，成人剂量为 10 ～ 20mg 静脉注射，静脉注射速度为每分钟不超过 2mg，如反复发作，可用安定 40 ～ 60mg 加入 5%葡萄糖或生理盐水 500mL 内缓慢滴注，滴速根据发作控制情况进行调整。但应注意安定有抑制呼吸、降低血压和嗜睡的不良反应。

2.鲁米那（苯巴比妥）

适用于全面强直阵挛性、部分运动性、强直性及肌阵挛性发作。发病早期昏迷或意识障碍者，多采用鲁米那钠肌肉注射，成人 0.2g/次，以后视病情每隔 4 ～ 6h 肌肉注射 1 次，每次 0.1g 或一般 24h 总量不宜超过 35mg/kg。鲁米那钠片剂，一般 30mg/次，3 次/d。大剂量时可有眼球震颤、共济失调、抑制呼吸等不良反应。

3.氯硝西泮

适用于全身强直阵挛发作、部分运动性发作、精神运动性发作，尤其适用于癫痫发作频繁并伴有兴奋性精神症状。作用较安定强 5 倍。成人口服，1 ～ 2mg/次，每日 3 ～ 4 次。每日最大剂量不超过 20mg，不良反应同安定。

4.卡马西平(得理多)

适用于单纯部分运动性发作、复杂部分运动性发作、部分运动性发作伴全身强直阵挛发作、全身强直阵挛发作等类型癫痫。首次剂量0.2g，以后每隔6h一次，每次0.1g，一般24h总量为0.6～0.8g。不良反应为视力模糊、复视、眼球震颤、骨髓抑制、肝功能损害。

5.10%水合氯醛

成人25～30mL，小儿0.5～0.8mg/kg，加等量植物油保留灌肠。

(二)迟发性癫痫

此类患者多需长期服药，根据发作类型、选择不良反应轻的药物，一般首选卡马西平，依次为丙戊酸钠、苯妥英钠。如果传统抗癫痫药物不能控制发作，可加用托吡酯、拉莫之嗪。

1.卡马西平

一般每日剂量0.3～0.6g，分2～3次口服。

2.丙戊酸钠(得巴金)

适用于全身强直阵挛发作、部分运动性发作及失神性发作。成服，每日剂量0.6～1.2g，分3～4次服用，不良反应为胃肠道反应、嗜睡、肝脏损害等。

3.苯妥英钠

适用于全身强直阵挛发作、部分运动性发作、强直性发作及肌阵挛性发作。口服，每日剂量0.3～0.5g。用药过量可出现皮疹、齿龈增厚、毛发增生、面容粗糙等不良反应。

4.托吡酯(妥泰)

对难治性部分性发作、继发全面强直一阵挛发作均有效。常规剂量成人为75～200mg/d，儿童为3～6mg/(kg・d)，应从小剂量开始，在3～4周内逐渐增量至治疗剂量。可有厌食、体重减轻、肾结石、精神症状等不良反应。

5.拉莫三嗪(利必通)

对部分性发作、全面强直-阵挛发作均有效。成人起始剂量为25mg，每日2次，缓慢加量，维持剂量为150～300mg/d;儿童起始剂量为2mg/(kg・d)，维持剂量为5～15mg/(kg・d)。与丙戊酸合用时剂量减半或更低。加量过快可有皮疹等不良反应。

(三)癫痫持续状态

癫痫持续状态是癫痫连续发作之间意识尚未完全恢复又频繁再发，或癫痫发作持续30min以上而不能停止。如不及时抢救，可因高热、循环衰竭或神经元兴奋毒性损伤导致永久性脑损害。应采用起效快的药物，静脉给药，以迅速控制发作。在应用抗癫痫药物抢救的同时，给予有效的支持、对症治疗，如保持呼吸道通畅，纠正酸碱平衡、电解质紊乱，预防和治疗感染。还应注意脑血管病的治疗，防治脑水肿，高热患者应降温治疗。

1.安　　定

是各型癫痫持续状态有效的首选药。成人剂量为10～20mg静脉注射，单次最大剂量不超过20mg;儿童剂量为0.3～0.5mg/kg。静脉注射速度为每分钟3～5mg，如15min后复发可重复给药，或用安定100～200mg加入5%葡萄糖盐水500mL内缓慢滴注，于12h内缓慢静脉滴注。应注意观察呼吸、血压。

2.10%水合氯醛

成人25～30mL，小儿0.5～0.8mg/kg，加等量植物油保留灌肠。

3.氯硝西泮

作用较安定强5倍，半衰期22～32h，成人首次剂量为3mg，静脉注射，以后5～10mg/d，静脉滴注或过渡至口服药。须注意对呼吸和心脏抑制较强。

4.异戊巴比妥钠

成人的剂量为0.5g，溶于注射用水10mL静脉注射。儿童1～4岁为0.1g／次，5岁以上为0.2g/次，速度不超过每分钟0.05g，至控制发作为止；0.5g以内多能控制发作，剩余未注完的药物可肌肉注射。

5.利多卡因

2～4mg/kg加入10%葡萄糖500mL内，以50mg/h速度静脉滴注，有效或复发时可重复应用。心脏传导阻滞及心动过缓者慎用。癫痫持续状态控制发作后应使用长效抗癫痫药物维持，早期常用鲁米那钠，成人0.2g肌肉注射，3～4次/d，儿童酌减，连续3～4d。同时应根据癫痫类型选择有效的口服药(早期可鼻饲)，过渡到长期维持治疗。

（王颖）

第十六章
Chapter 16

脑血管病后抑郁研究进展

第一节　脑血管病后抑郁的相关因素
Section 1

脑血管病已成为当今世界严重危害人类健康的三大疾病之一。它不仅导致患者的运动功能障碍，同时也给患者带来精神上的压力而造成心理障碍。脑血管病后抑郁（post stroke depression，PSD）则是脑血管病后情绪障碍的主要表现形式，它不仅使脑血管病康复时间延长，降低患者的生活质量，延长住院时间，增加医疗费用，而且增加死亡率。有学者对脑血管病患者进行了为期 10 年的随访，发现有 53%的患者死于 PSD，其死亡率比无抑郁组高 3 ～ 4 倍。这表明 PSD 对脑血管病的病程、康复和预后都将产生重大的影响。然而有关 PSD 发生的相关因素的研究结果尚不一致，目前 PSD 相关因素研究已由神经生物学因素的研究转为对生物—心理—社会因素相互作用模式的探讨。

一、病　　程

PSD的发生与病程阶段性变化有关，PSD峰值出现时间在病程小于 3 个月和大于 6 个月两个阶段。原因是 PSD 分内源性和外源性两种，卒中后 3 个月内以外源性抑郁发生率较高，6 个月以上症状无明显改善，抑郁的发生又出现一个高峰，转为内源性抑郁。

二、卒中部位

20 世纪 80 年初最有影响的 PSD 研究者 Robinson 曾提出这样的观点：大脑损害的部位是决定脑血管病患者是否发生抑郁的最重要的因素，并首次提出左半球卒中比右半球和脑干卒中更易发生抑郁，指出与PSD有关的病灶部位有：额叶、左基底节及颞叶，而且病灶近额极者发生率高。Davids 研究表明，抑郁症的严重程度只同病灶与额极的距离有关，而与左、右半球无关。进入 90 年代以来，PSD 的发生与病灶部位的关系成为学者们研究的热点。Shimda 等的研究显示，卒中后不同时期病灶与抑郁的关系有所不同，急性期的抑郁与左前半球病灶有关；短期随访中，抑郁与病灶离额极的远近有关；而卒中后 1 ～ 2 年，抑郁与右侧半球的病灶大小及病灶离枕极的远近有关。但亦有报道 PSD 与病变部位无确切关系。近年来，许多研究表明，PSD 与脑血管病病灶部位关系密切。PSD 产生的脑定位损害依次为大脑前动脉支配的前部脑叶、颞叶，大脑中动脉支配的前中部脑叶、枕叶、豆状核、外囊、丘脑、脑桥基底部、髓质，而主要的是额叶、颞叶、基底部、脑干腹侧这一环路。最近有报道，根据MRI研究结果显示病灶影响前额叶皮质下环路，尤其是尾状核、苍白球及内囊膝部等易产生PSD，且以左侧为著。但Eslinger等认为脑血管病的部位与抑郁无关。由此可见，PSD与脑损伤部位之间的关系迄今为止尚没有完全一致的结论。然而，不管脑血管病患者病变损害的部位在哪里，临床医师均需仔细确认是否存在抑郁症状。

三、发病次数

研究认为，多次发生脑血管病或曾患有抑郁症者，再次脑血管病后易发生PSD。

四、伴随疾病

脑血管病患者伴随其他疾病或脑血管病危险因素者抑郁发生率高，高血压、动脉粥样硬化、糖尿病等，使患者健康受到更大威胁，加重了思想负担。

五、神经功能缺损程度

Herrmann等认为有明显抑郁症状者有更多的神经功能损害，PSD与功能损害程度具有相关性。另一些研究也支持这种观点，且认为这种相关性随时间的推移而增加。Anu等在随访研究中，对卒中后不同时间点用斯堪的纳维亚卒中量表（SSS）评定其卒中严重程度，通过线性回归分析发现，在卒中后6～12个月二者表现出明显相关性。Parikhc研究同样表明肢体功能障碍与抑郁的发生显著相关。目前认为PSD不是对躯体功能缺损的一种简单的情绪创伤反应，躯体功能缺损本身不能诱发抑郁的产生，但一旦发生抑郁两者相互影响，抑郁将阻碍躯体功能的恢复。因此，早期治疗卒中后抑郁可促进卒中躯体功能的恢复。

六、个性特征

（一）年　龄

有研究报告PSD与年龄有关，患者年龄偏大或偏小均易发生抑郁。这是因为年龄越轻，在家庭及社会中地位和作用越大，对今后的生活、工作等担心较多；而随着年龄增长，患者大脑功能衰退，丘脑下部功能失调，导致情绪不稳定性增高，易诱发抑郁的发生。

（二）性　别

女性PSD患病率明显高于男性，原因可能与女性患者内分泌激素有关，发生脑血管病后其心理应激能力更差。

（三）文化程度

有文献报告，PSD的发生、发展及预后与患者的文化程度有关。文化程度高的患者能在医护人员的引导下客观评价自己的病情，积极配合治疗，PSD发生率少。另有研究认为，不同文化程度患者抑郁发生率无显著性差异，但文化程度低者发生率相对较高。

（四）性格特征及适应状态

脑血管病患者性格内向、不稳定者PSD发生率高，原因在于脑血管病的病因以高血压居多，而高血压患者多为A型性格，易激动、情绪化，患病后很难接受由此带来的各种后遗症的现实而发生抑郁。

（五）社会经历

有关 PSD 与社会经历关系的研究发现，近半年经历生活事件越多，所受的心理应激越持久、强烈，必然导致人体生理状态的改变，患病后易发生 PSD。

七、认知功能

一般认为，PSD 与认知功能障碍有关。Kauhanen 等对 106 例患者研究结果显示，在认知功能各个方面，抑郁症患者显著低于无抑郁症患者。Krishnan 等发现脑血管病患者既有抑郁症状又存在认知功能损害，两者可能单独存在或彼此间存在相互影响。Narushima 等随访了 2 年 PSD 伴有认知缺损的患者，在脑损害部位一致的前提下，PSD 患者 MMSE 评分普遍低于无抑郁的患者，并且发现经过抗抑郁治疗后 3 个月，PSD 组 MMSE 评分明显提高，而对照组 3 个月前后评分无明显变化，认为抑郁可导致认知缺损，与脑损害本身导致者有程度上的差异，它是可以逆转的，治疗抑郁症状可以改善认知功能。Kauhanen 等使用完整的神经心理学检查，发现卒中后 3 个月和 12 个月抑郁患者差不多在所有的认知功能评定方面均比非抑郁患者差。Berg 等报告神经心理学测验反映出 PSD 患者有更多的认知功能损害，但是线性回归分析显示认知因素并非是抑郁发生的独立因素，随着卒中后时间的不同，抑郁与认知功能障碍的关系也在动态变化中。可见，有效治疗抑郁症是促进 PSD 患者认知功能恢复的关键。

八、社会支持

一般认为，PSD 的发生与社会支持有关，社会支持总分越高，发生 PSD 的机率越小。一些研究显示，卒中后 3 ～ 6 个月、1 年和 2 年社会支持的质量与抑郁严重程度有关。Kotila 等发现卒中后生活在有社区活动地区的患者患 PSD 的人数要少于无社区活动的地区，这提示出院后适当康复训练如集体心理治疗和社区服务等可以减少 PSD 的发生。因为这些康复训练有利于患者重返社会与周围人接触，重新建立人与人之间的联系，从而降低了患抑郁的危险。Carmwath 等也有研究显示有配偶脑血管病患者 PSD 的发生率显著低于无配偶组，表明来自配偶的支持是重要的社会支持。因此，良好的社会支持减少 PSD 发生率的有效措施。

九、其他因素

（一）焦　　虑

PSD 与焦虑关系密切。脑血管病患者急性期焦虑情绪愈明显，以后转为抑郁情绪的概率愈大。

（二）健康教育

研究认为，患者是否接受健康教育与抑郁症的发生有显著相关性。早期实施健康教育，可减轻 PSD 的发生率及严重程度。

（三）季　　节

有研究表明，脑血管病患者冬季抑郁的发生率达 73%，明显高于春、夏、秋季，说明脑血管病患者存在着明显的冬季性抑郁。冬季性抑郁主要与人们接受天然日光照射时间短有关，光照减少，导致褪黑素分泌过多，从而抑制了 5-羟色胺的合成。总而言之，卒中后抑郁并非单一因素所致，而可能与患者的性别、年龄、病程、卒中病灶的位置、卒中后的运动障碍、认知障碍、患者的人格特征以及家庭社会支持等综合性的因素有关。

（陈伟）

第二节　脑血管病后抑郁的临床诊治

Section 2

抑郁是脑血管病后常见的并发症，不仅影响患者的生活质量，还在一定程度上影响肢体功能和社会生活能力的恢复。随者医学模式的转变、卒中单位的成立及对脑血管病后抑郁（post stroke depression，PSD）的研究增多，日益受到临床医生的重视。

一、定义及诊断

脑血管病后抑郁是脑血管病后引发的抑郁症，属于继发性抑郁，没有单独的诊断标准，对PSD的诊断一般按照CCMD心境障碍中的抑郁发作的诊断标准，前提条件是有脑血管病的病史。其标准如下：以心境低落为主，与其处境不相称，可以从闷闷不乐到悲痛欲绝，甚至发生木僵。严重者可以出现幻觉、妄想等精神病性症状。

症状标准：以心境低落为主，并至少有下述症状中的四项：①兴趣丧失，无愉快感；②精力减退或疲乏感；③精神运动性迟滞或激越；④自我评价过低，或自责，或有内疚感；⑤联想困难或自觉思考能力下降；⑥反复出现想死的念头，或有自杀、自伤行为；⑦睡眠障碍，如失眠、早醒，或睡眠过多；⑧食欲降低或体重明显减轻；性欲明显减退。严重标准：社会功能受损，给本人造成痛苦或不良后果。

病情标准：①符合症状标准或严重标准至少持续2周；②可存在某些分裂症状，但不符合分裂症标准，在分裂症状缓解后满足抑郁发作标准至少2周。临床上常用的评分量表有贝克抑郁问卷（Beck depression inventory，BDI），汉密尔顿抑郁量表（Hamilton depressionrating scale，HDRS），抑郁自评量表（selfrating depresstion scale，SDS），Zung自我评定量表（Zung selfrating depressionscale，ZungSDS），老年抑郁量表（geriatric depression scale，GDS）。

二、临床特征

脑血管病后抑郁的症状与原发性抑郁的症状极为相似。轻则主要表现为悲伤、睡眠障碍、精神活动减少、注意力不集中、思虑过度、兴趣下降、易激惹等等，重则焦虑紧张、幻觉、早醒、体重减轻、食欲减退、思维缓慢、妄想、绝望，甚至有自杀念头。此外，还有一些不典型的抑郁症，主要表现为躯体化不适，呈周期性，如胸闷、气短、恶心、呕吐、乏力、头昏、头痛等等。

三、PSD的发病机制

（一）解剖学基础

有研究表明与脑血管病后抑郁症相关的的脑定位损害依次为大脑前动脉支配的前部额叶、颞叶，大脑中动脉支配的前中部额叶、枕叶、豆状核外囊、丘脑、桥脑基底部、髓质，最主要的是额叶-颞叶-基底节-脑干腹侧；皮层受损则抑郁程度明显较皮层下受损者严重。更有学者认为额叶基底部的病变与脑血管病后抑郁的关系更密切，因其可使注意力不集中，记忆力减退，心境低落，思维迟钝等而导致抑郁状态。

（二）生物学基础

有学者认为脑血管病直接破坏了5HT能神经元和去甲肾上腺素能神经元及其通路，使这两种神经递质低下，而导致抑郁。因5HT能和去甲肾上腺素能神经元位于脑干、基底节、放射冠区，由前向后末端终于皮层，所以前部损害较后部损害的脑血管病患者抑郁症发生重。

四、治　　疗

（一）药物治疗策略

许多研究已证实，半数抑郁症患者在抑郁发作的6个月里可以缓解，3/4的患者在2年里可以达临床痊愈，90%的抑郁症患者会对至少一种抗抑郁药或合并治疗干预有效。治疗有效是指抑郁症状减轻，Hamilton抑郁量表（HAMD）评分减少率至少达50%；缓解是指在有效基础上抑郁症完全消失，HAMD评分少于8分，并且社会功能恢复良好；临床痊愈是指患者完全恢复正常或缓解至少6～12个月。复燃是指患者抑郁症状未达缓解或未达临床痊愈便出现反复或症状加重（即死灰复燃）；复发是指患者在临床痊愈后数月里抑郁症状再次出现（又一次发作）。目前临床上治疗PSD主要应用三环类抗抑郁药（TCAS）、5-HT、NE再摄取抑制剂（SNRI）和选择性5-HT再摄取抑制剂（SSRIS）等。鉴于许多抑郁症患者往往伴有一定程度的焦虑、睡眠障碍，因此临床床上常同时合用一些苯二氮卓类药物（如氯硝西泮、阿普唑仑等），以缓解患者的焦虑情绪和失眠。必须指出的是，与苯二氮卓类药物合用并非是SSRIS等抗抑郁药无抗焦虑作用或对失眠无效，而是药物起效时间较慢，3～4周后方能有效治疗抑郁与焦虑。因此苯二氮卓类药物只是治疗初期和短期使用，一旦SSRIS开始起效，便可逐步减量苯二氮卓类药物，以避免药物依赖的产生。首次急性原发性抑郁发作后，巩固用药4～6个月，以后逐渐减量。若症状再度出现，应再延长治疗3～6个月。对于有2次抑郁的患者来说，维持治疗一般为3～5年。老年抑郁症患者则需终生用药。而对于3次发作以上的患者，一般主张终生用药。

（二）抗抑郁药

1.选择性5-HT再摄取抑制剂（SSRIS）

主要包括：氟西汀、帕罗西汀、舍曲林、西酞普兰、氟伏沙明等。作用机制为选择性地抑制突触神经元对5-HT的摄取，从而增加突触间隙中5-HT的浓度。其对组胺和肾上腺素受体抑制作用轻微，除帕罗西汀对毒蕈碱受体有一定抑制作用外，余均无明显影响。故其抗胆碱能不良反应和心血管不良反应比TCAS少而轻。适用于PSD患者、老年人。

2.5-HT和NE再摄取抑制剂（SNRI）

包括文拉法辛和度乐西汀。特点是快速起效，适用于重症抑郁障碍，不良反应小，是一种安全有效的抗抑郁药，也是一种有效的抗焦虑药。

3.三环类抗抑郁药（TCAS）

为传统抗抑郁药，应用广泛。主要有：丙咪嗪、去甲丙咪嗪、氯丙咪嗪、阿米替林、去甲替林、多塞平。主要作用机制为阻断NE和多巴胺的再摄取并提高它们在突触间隙的含量。但因其还作用于A_1、H_1、M_1等受体，不良反应多，尤其是心血管毒性如直立性低血压、心律失常、心搏骤停等，中枢神经系统毒性，如癫痫等，限制了在PSD患者中的使用。

4.NE能和特异性5-HT能抗抑郁药物（NaSSA）

代表药物为米氮平，对重度抑郁和明显焦虑、激越和睡眠障碍的患者效果好。米氮平与SSRIS相比对性功能影响小，米氮平相对于帕罗西汀其作用与耐受性均高，另外米氮平比氟西汀、帕罗西汀和西肽普兰起效快。不宜与乙醇、安定、其他抗抑郁药联用，禁与MAOI联用。不良反应较少，抗胆碱能作用不明显。

5.5-HT_2受体拮抗和再摄取抑制剂(SARIS)

代表药物为曲唑酮和奈法唑酮，无抗胆碱能和认知不良反应，适用于老年人。因本身可引起低血压不宜与降压药联用。奈法唑酮的抗抑郁作用与氟西汀、帕罗西汀及舍曲林相当，同时显示奈法唑酮在改善抑郁伴发的焦虑、失眠及性欲下降的症状方面具有一定的优势。

6.四环类抗抑郁药米安舍林

主要药理作用是突触前A_2-肾上腺素受体拮抗作用。使NE增多。优点：剂量小，1次/d，心血管和抗胆碱能不良反应小，可与降压药、抗凝药、抗胆碱能药同用，适用于老年和躯体疾病患者，过量时较安全。

7.5-HT再吸收促进剂

代表药物为噻奈普汀。适用于轻、中度抑郁症。

8.单胺氧化酶抑制剂(MAOIS)

MAOIS是第一个用于治疗抑郁症的药物。主要有苯乙胺和超苯环丙胺，通过阻止NE和5-HT的降解发挥作用，因其可与某些食物及药物相互作用，形成危及生命的高血压危象，目前已不再广泛应用，基本不用于PSD患者。新一代MAOIS为可逆性单胺氧化酶A抑制剂(RI-MAS)，故不引起高血压危象，代表药物是吗氯贝胺，其抗抑郁的主要作用是激活，因而对精神运动性迟滞的抑郁症患者尤其适用。

9.PSD的综合干预治疗

PSD治疗除抗抑郁药外，辅以：①讲解脑血管病相关知识，尤其是康复知识，鼓励主动运动；②探讨患者的性格特点及心理问题，矫正不良性格及调适不良隋绪；③森田心理疗法培养其乐观稳定、为而不争、顺应自然的成熟人格，正确对待自己与社会，正确对待各种生活事件的应激，称为综合干预治疗。它在一定程度上加快了神经功能的恢复。对PSD患者早期进行生物心理、社会的综合干预，有利于改善、消除及预防患者的不良心境，有利于促进患者神经功能的恢复和提高患者的生活质量。

（陈伟）

第三节　脑血管病后抑郁的护理

Section 3

一、基础护理

(一)环境建设

充分利用环境这一特殊条件，为患者创造既有新鲜感又有家的感觉，使患者在宽松愉快的气氛中恢复自我。

(二)饮食指导

合理营养并养成良好的饮食习惯。研究表明，抑郁引起患者饮食不当、营养差，久而久之给患者康复造成严重影响。对不能进食者予以鼻饲饮食，必要时输液，以保证营养和水分的供求平衡。

(三)日常生活活动指导

生活规律，劳逸结合，尽量让患者日常生活活动自理。指导患者修身养性，学会辨别和调节自身不良习惯，培养兴趣爱好，如下棋、写字、绘画、晨晚锻炼、打太极拳等，唤起他们对生活的乐趣。

二、心理护理

脑血管病患者因生活自理能力及工作能力的丧失，往往表现出情绪低落、缺乏主动性，日常生活过分依赖他人，对治疗和训练持怀疑态度，对生活绝望，甚至产生自杀意识等。护士应密切观察患者的心理变化，准确评估他们的心理状态，针对不同的问题实施心理康复护理。将心理康复护理导入脑血管病患者康复的整个过程，可减少社会应激因素对患者产生的影响，提高患者的心理承受能力。

（一）精神支持对脑血管病抑郁患者的预后有积极作用

护士针对脑血管病患者不同个体及不同阶段的心理状态，给予有效的正确指导，帮助患者建立自信心。董理丽等报道，给患者提供安全、舒适的住院环境，耐心倾听其诉说并做出必要的反应，留家人陪伴等，做到精神支持和生活上的关心，可减轻患者的心理负担，改善其抑郁状态。舒大秀等研究证实，对PSD患者早期实施心理护理，瘫痪肢体肌力明显改善，能及早帮助患者重建生活能力，建立乐观情绪，充分发挥心理防御机制，主动功能训练，抑郁症状也随之消除。

（二）引导患者放松紧张的心理

可以利用音乐来调节患者的紧张情绪。据文献报道，音乐对脑功能的改善及对精神疾病有显著疗效。对于抑郁患者，可选用贝多芬第五钢琴协奏曲G大调弦乐《皇帝》、《天鹅湖组曲》、《太阳雨》等德帮西管弦乐曲。除外，可教患者一些放松动作，如平卧，两臂自然放于身体两侧，握紧拳头的同时深吸一口气，然后徐徐将气吐出，同时慢慢松拳，以此来缓解负性心理。

三、康复训练

（一）康复训练方法

1.体能训练

病情稳定后即强调瘫痪肢体的正确体位摆放，护理人员指导患者进行被动的或主动的全方位肢体功能运动，防止并发症及废用综合征等，同时还要注意健侧肢体活动，把康复训练贯穿于日常生活中。做好家属思想工作，让家属参与制定康复计划，并协助患者进行康复训练。

2.语言训练

分析患者失语的类型，运动性失语者要鼓励患者发音，给患者示范口型等；命名性失语者要进行强化记忆训练，利用卡片、图片反复说出名称等。鼓励患者多练习，如读书、讲故事、唱歌等，经常与患者交流，并教会其沟通的简单方法和技巧，可先用书面交流，继而应用表情、手势、体态语言。霍春暖等报道，书面语和体语相结合是失语症患者之间进行信息交流的最佳途径。

3.认知功能训练

给患者视、听、触等感知觉刺激。其方法是：日常用品、食物及患者感兴趣的物品均放在患侧，护理操作尽可能在患侧进行，并经常提醒患者，提高对患侧的注意力。

4.康复训练与心理护理相结合

康复训练中特别重视给予患者适当的心理疏导，使其尽早摆脱抑郁情绪的阴影，进入身心康复的良性循环中。

（二）全面评估患者情况，动态评估康复效果

在患者入院后，护理人员应全面收集资料，包括其不适症状、生活自理程度、心理情绪反应、家庭经济条件、社会支持系统等，以了解有无抑郁的易发因素；除此之外，还要考虑患者的年龄、性别、文化背景、社会角色等，根据患者不同情况，制定个性化、针对性、系统有效的康复护理计划和方案。定期进行身心功能评定，动态评价康复治疗效果，以便不断完善康复护理方案，使患者达到最佳康复。随着对PSD发生机制研究的日益深入，建议用现象学研究法致力于PSD，收集以患者真实经历为中心的资料，使用Giorgi's的现象学描述法，把患者的价值观同周围事物的相关性作为主要的研究因素。当他们的存在和价值观同周围事物一致时，心理健康便会出现螺旋上升趋势，反之，出现螺旋下降趋势。因此，护理人员应充分利用此相关性为患者的心理健康提供背景音乐，根据患者的态度、表情和行为来确定其价值观，建立以护理程序为框架的中国PSD患者康复护理实践标准。

四、健康教育

（一）计划性教育

根据患者特点及康复情况，有计划、有目的地进行健康教育。护理人员可通过宣传卡、健康教育处方和工休座谈会的方式，向患者及家属讲解所患疾病有关知识，介绍新药物、新疗法，说明目前的治疗护理能促进康复等。

（二）随机教育

是一种非正式的教育，可贯穿于晨晚间护理、巡视病房及护理操作中，也可利用探视时间向患者、亲属和有关单位讲解脑血管病有关知识，征得社会支持，为患者重返社会打下基础。

（三）交谈答疑式教育

让患者提出心理上的疑点、难点，积极给予回答和解决。

（四）示范性教育

护理人员通过早期给予体位摆放及肢体锻炼方法，逐渐教患者及其家属协助，再转变为主动自护，让患者最大限度发挥潜能，经过行为替代逐渐适应正常生活。

（王增梅　王昌梅）

第四节　脑血管病后抑郁的中医心理护理

Section 4

抑郁症属中医“郁证”范畴，其病机理论有两种代表性观点：①朱丹溪提出的“气郁”、“血郁”、“痰郁”、“热（火）郁”、“湿郁”、“食郁”六郁之说，指出“气血冲和，百病不生。一有怫郁，诸病生焉”；②张景岳提出的因病致郁和因郁致病之说。脑血管病属中医“中风”范畴，肝肾亏虚，气虚血淤是脑血管病的主要病机。病发之初，气机郁滞，肝失条达，久则致淤致虚。肝肾亏虚，精血暗耗，髓海失养，加之情志不畅，肝郁气滞，气滞阻淤，则元神受扰或失养而致“郁证”。笔者在临床观察中发现，脑血管病后恢复期内的抑郁症的发生率高于急性期，而且脑血管病之风痰阻络证与气虚血淤证易并发抑郁症，表明脑血管病合并郁证可能与“痰、虚、淤”关系密切，其中“虚”以气虚为主。因此笔者认为，临床中特别要注意风痰阻络证与气虚血淤证的脑血管病患者有无郁证征兆。一经发现，应及时治疗，而且越早越好。由于“虚、痰、淤”是脑血管病和郁证共同病因病机，故在治疗时要注意益气、化痰、祛淤，以防出现郁证。应当强调的是，不管是风、火、痰、淤、虚等何种病邪或病理产物，都可通过不同机制引起气血不调、经脉失畅、瘀血阻滞，因而导致各种类型不同症候特点的郁证发生。

祖国医学治疗郁症的方法有疏肝解郁、活血化瘀、理气化郁、行气开郁、养心安神、补益肝肾等。但对于脑血管病的患者，早期即重视益气、化痰、化瘀之治疗，有可能减少郁证的发生。同时，临床中若能做到针对性治疗与中医心理护理相结合，将有助于提高脑血管病患者的康复疗效，减轻致残率和改善生活质量。

一、中医心理护理方法

①以情胜情：以“喜胜忧”通过心理疏导、暗示，减轻患者心理压力；根据患者的爱好、文化程度、性格特点，帮助患者选择“同质”的音乐，开始倾听舒缓、优美的乐曲，患者心理疏解后，再给予明快的音乐。②安神静志：针对患者心理方面的原因，疏导调节其心理活动，辅以必要的良性暗示，引导其意念和呼吸。③穴位按摩：帮助患者按摩百会、肝俞（双）、胆俞（双）、四关[合谷（双）、太冲（双）]，每日半小时，按摩的同时辅以心理暗示。

二、中医心理护理的作用基础

中医学十分重视心理治疗与调适，并创立了以情胜情、劝说开导、静志及艺术治疗等方法治疗心理疾病。在中医学的方法上加以提炼和整理出的中医心理护理方案，着重于情绪的疏导和调节，利用音乐、暗示疗法缓解患者紧张、抑郁的状态，肝经穴位的按摩，可以起到疏肝解郁，调经理气的作用，在按摩的同时，针对患者的心理原因进行诱导。这些方法与现代心理学的治疗方法具有异曲同工之处，对改善患者的心理抑郁状态，如心情沮丧、内疚自卑、哭泣，甚至自杀念头等，树立治疗的信心，具有明显作用。

三、中医心理护理对康复的影响

有报道中医心理护理配合药物治疗，在治疗 1 个月后治疗组患者 HAMD 评分明显降低（$P < 0.05$），ADL 提高（$P < 0.05$），治疗后第 2、第 3 个月，差异更加明显（$P < 0.01$），这说明中医心理护理有助于减轻卒中后抑郁，而且抑郁状态的解除，能加速患者 ADL 的恢复，提高生存质量，增强患者功能锻炼的主动性和自觉性，从而促进神经功能的恢复，提高生存质量，增强患者功能锻炼的主动性和自觉性，从而促进神经功能的恢复。在研究中还发现，中医心理护理方法介入的时间越早，患者康复的效果越好，这可能与有效的心理干预有利于患者负性情绪的宣泄、疏导和调节，并及时建立正性情绪，从而积极投入治疗和康复中。这与报道的早期预防脑血管病抑郁和成功的干预可以促进康复和防止早期死亡，减少花费，提高生活质量的结论是相一致的。在研究中还注意到年龄越轻，受教育程度越高的患者，在早期对治疗的依从性较好，康复较理想，但在半年后随访抑郁的复发率较高，这可能与家庭、社会的接纳程度及自身的期望值有关。卒中的发生有日益低龄化趋势，这是一个值得关注的现象，有待于进一步研究。卒中后抑郁对躯体疾病有重大影响，可以使躯体疾病的症状扩大化，造成躯体功能和社会功能的双重缺陷，也导致了患者对慢性疾病的心理调节机能的减弱，加重认知障碍和神经功能障碍。因此重视卒中后抑郁患者的心理状态，及早采取干预方法，对唤起患者的积极情绪，正确发挥心理防御机制，改善或消除抑郁症状，促进神经功能、自理能力、生存质量的提高有一定的反应。中医心理护理在这方面具有一定的优势，而且方法简便易行，无不良反应，具有一定临床价值。

（王增梅　王昌梅）

第十七章
Chapter 17

脑血管病后吞咽障碍研究进展

由各种原因所致食物不能经口腔到胃的过程为吞咽障碍（dysphagia），常见原因有脑血管病、脑外伤、吞咽通道及其邻近器官的炎症、损伤、肿瘤、放射治疗、食管动力性病变、全身衰弱等。随着寿命的延长和疾病、伤害的增加，吞咽障碍的发病患者日益增多，导致脱水、饥饿、吸入性肺炎、气道梗阻窒息甚至死亡，从而造成严重的医疗和社会问题。美国在 1986 年创办了专业杂志（Dysphagia），1992 年成立了“吞咽障碍研究协会”和各级吞咽诊疗中心。近年来对脑血管病并发吞咽障碍的研究较多，取得了较大进展。

一、脑血管病后吞咽障碍的流行病学

急性脑血管病后 40%～ 70%患者出现吞咽障碍，报道不一的原因与脑血管病部位和评价方法有关。Lawrence 等统计 1 259 例多种族的急性脑血管病患者，吞咽障碍发生率为 44.7%。脑干、延髓卒中吞咽障碍的发生率（55%）比大脑半球脑血管病高，X 线动态造影录像（video fluoro scopy，VFS）检查吞咽障碍的发生率更高。Mann 等统计 128 例首次脑血管病患者吞咽障碍的发病率，临床评价为 51%，而纤维咽喉内镜检查（fiberoptic endoscopic evaluation of swallowing，FEES）为 64%。脑血管病后不同时期吞咽障碍的发生率不同。Chen 等统计 1994 ～ 1999 年的 182 例脑血管病患者，发病后平均 8.4 周用 VFS 评估误吸率为 50%，临床判断误吸率为 42%；发病后平均 14.7 周 31%的患者需鼻饲。近年来吞咽障碍越来越引起人们的重视，Petheram 等分析了 1987 ～ 1995 年英国 11 个言语吞咽治疗诊所的 73 000 例患者的病因、症状，发现在 1987 年大部分患者为儿童语言发育迟缓，脑血管病只占 22.7%，且仅 0.94%的患者接受吞咽治疗；而 1995 年脑血管病患者占 32.0%，进行吞咽治疗者显著上升达 20.6%。脑血管病急性期肺炎发病率高达 21%～ 32%，其主要原因是吞咽障碍引起的误吸。Teasell 等报道用 FEES 检查的全部吞咽障碍患者均有不同程度的误吸或食物残留，其中 50%发生吸入性肺炎。而 Ding 等统计吞咽障碍患者的误吸率为 48%～ 55%，多发性脑梗死、脑干卒中和皮质下梗死患者较多见。

二、脑血管病后吞咽障碍的发病机制

吞咽过程可分为三个时期：①口腔期，为随意过程，即主动吞咽；②咽部期：食物自咽部至食管，为反射性运动，即反射性吞咽；③食管期：食物自食管至胃，为平滑肌的蠕动。在正常腔内注入 1 ～ 3mL 水可诱发主动吞咽动作，用鼻咽管注入 0.3 ～ 1.0mL 水至咽部，可以诱发反射性吞咽。Ertekin 等研究吞咽时颏下开始肌电活动与出现喉上抬的时间差，发现反射性吞咽的时间差＜ 100ms，且大多数人＜ 50ms，而主动吞咽的时间差＞ 100ms，说明在诱发主动吞咽动作100ms以后才诱发反射性吞咽，为保证食物进入咽部立即诱发吞咽反射，吞咽中枢的功能必须正常。目前尚不清楚皮质控制的吞咽中枢的部位，脑干的吞咽中枢在孤束核背侧和附近的网状结构中。延髓卒中患者的咽反射减弱或消失，咽远端蠕动消失，

食物不能通过食道上端括约肌。Galli等认为吞咽障碍的发生机制为支配吞咽肌的颅神经周围性或中枢性（皮质延髓束）损害后，舌运动受限、软腭麻痹，口腔内和咽部压力不能充分升高，食物由口腔向咽部和食管移动乏力，通过时间显著延长，滞留增加。球上损害（假性球麻痹）患者食管入口部的括约肌和环甲咽肌反射亢进或痉挛，吞咽肌肉的运动不协调，可导致食物误咽入气管。一般认为咽喉部感觉减退（阈值升高）患者的误吸率高。但Perlman等用FEES发现咽缩功能受损的患者比咽缩功能正常的患者进食浓汤的误吸率显著升高，但误吸率并不随咽喉部感觉障碍的加重而升高。因此，误吸的发生主要取决于咽喉部的肌张力，而不是感觉，通过FEES可预测误吸的危险程度。

三、脑血管病后吞咽障碍的诊断

临床诊断应从询问病史开始，了解吞咽障碍发生的时间、程度及其与进食的关系。观察患者的口舌感觉、运动功能、咽反射状况是检查的重要步骤。在脑血管病早期常用饮水试验（3～10mL水）或进食试验（4g水果布丁）来评价吞咽功能，在没有VFS的情况下，同时做饮水试验、进食试验和X线吞钡检查可提高吞咽障碍和误吸的检出率。从口咽至食管上段的吞咽过程十分迅速，食团（钡团）通过咽部的时间仅约0.75s，只有录像或电影才能记录其活动的细节，并在逐帧慢速回放中分析其各部分的结构和功能变化，以观测是否有食物残留和误吸。因此，VFS或快速摄片技术就成为诊断吞咽障碍的“金标准”。VFS可以找出适合患者进食的食物及其浓度、进食的姿势和喂食的方式。但VFS检查要求患者以45～90°坐或站立，病情重的患者难以耐受，因有放射性损害，不能经常反复检查。目前数字胃肠X线机已较普及，其快速缩影摄片设备可部分地代替录像。FEES和电子FEES对咽喉部的结构和吞咽时变化的观察也很重要，可作为补充检查方法，用于不宜做放射性检查的患者。其他如腔内压力测定、CT、动态MRI、超声检查、核素扫描、肌电图检查均可提供相应的有价值的信息，亦有助于吞咽障碍的诊断，但均有较大的局限性。对脑血管病后误吸危险性的评价，临床评价与FESS评价的结果有差异。Leder等根据以下六个指标临床评价误吸：发音障碍、构音障碍、口腔反射异常、随意咳嗽异常、吞咽后咳嗽及吞咽后声音改变，以FEES评价作为客观标准，临床评价对误吸诊断的敏感性为86%，特异性为30%，对没有误吸的患者，临床评价会夸大误吸危险性；对有误吸的患者，临床评价会低估误吸危险性。同样，Mann等用临床评估与VFS评价吞咽障碍的发生率分别为51%、64%，误吸发生率分别为49%和22%。与VFS比较，尽管临床评估会漏诊吞咽障碍，但其高估误吸率有一定的价值。血氧饱和度测定是一种无创的床边吞咽评估方法。一般以血氧饱和度下降2%作为误吸的预测标准，其敏感性为73%～87%，但特异性仅为36%～87%。综合临床吞咽评估和血氧饱和度检查可提高准确率。建议急性脑血管病患者进行10mL饮水吞咽评估，同时监测血氧饱和度。Mattioli等用气囊压力探测法检测到吞咽障碍患者的食道上端的腔内压力显著降低，并认为该方法是吞咽障碍的可靠评价方法。该方法不能在床边进行，需要特殊的设备和专门的技术，因此目前仅作为研究方法。

四、脑血管病后吞咽障碍的治疗

尽管急性脑血管病患者吞咽障碍的发生率＞50%，但大多在发病1周后可基本恢复吞咽

功能。为减少误吸、肺炎，保障患者足够的营养，在急性期也应给予患者吞咽治疗。治疗原则是解除病因、训练吞咽和协调功能、吞咽代偿。脑血管病后吞咽障碍的治疗方法有中西药物治疗、吞咽训练、进食姿态的矫正、食物的选用、物理治疗等，其中吞咽训练包括感觉刺激、口面部肌力训练、呼吸训练、吞咽肌运动协调训练、吞咽技巧训练等。在急性期常通过鼻饲补充营养和水分，Nakajoh 等报道脑血管病后吞咽障碍患者中，尽管口腔进食者的 ADL 能力（Barthel 指数评定）高于鼻饲者，但短期鼻饲者吸入性肺炎的发生率（13.2%）显著低于口腔进食者（54.3%）（$P < 0.001$）。一项多中心（15 个国家，83 家医院）随机对照研究表明，脑血管病后吞咽障碍患者在发病 7d 内鼻饲可降低死亡危险性 5.8%（$P = 0.09$），而经皮胃镜胃造瘘比鼻饲增加死亡或预后差的危险性 7.8%（$P = 0.05$），因此该试验不支持脑血管病患者早期胃造瘘术。Dziewas 等采用吞咽反射放置法提高了插胃管的成功率：在一侧鼻孔插入一根很细的导尿管到咽部，从另一鼻孔插入胃管到咽部时暂停插入，接着注射 0.5 ～ 2mL 水进入导尿管气囊，引起吞咽反射（可看到喉结上抬），立即继续前送胃管；结果成功放置胃管所需试插次数（1.3）少于常规方法；试插过程中常规方法患者的收缩压从 141mmHg 升高至 176mmHg，心率从 85 次/min 上升至 108 次/min，而吞咽反射放置法患者的收缩压从 145mmHg 升高至 156mmHg，心率从 82 次/min 上升至 94 次/win，2 组比较差异有非常显著性意义。长期鼻饲和胃造瘘管饲并不能降低肺炎发生率、延长生存时间，因此要慎重考虑其利弊。Freed 等比较了电刺激与冰刺激治疗脑血管病后吞咽障碍的疗效，电刺激电极置于颈后，冰刺激为用冰冻金属棒刺激咽门前弓，均每日治疗 1h，2 组患者分别治疗 5.5 和 6 次后，吞咽功能评分均提高，但电刺激组改善更大（98%），而冰刺激组只有 62%改善，27%无变化，11%加重。正常吞咽必须有喉上抬和气道关闭，否则会误吸、窒息甚至死亡。Reddy 等使用动态生物反馈法训练患者喉上抬，结果全部患者有效；电脑生物反馈训练仪能无创探测到吞咽时喉上抬的幅度，实时显示在电脑屏幕上，并能与正常人的喉上抬动作比较；训练时要求患者尽力吞咽使喉上抬幅度尽量增加，达到正常的幅度，每日训练 0.5h。表面肌电图生物反馈疗法也有较好的疗效。声门上吞咽手法是常用的吞 II NiJiI 练方法，但此法可产生咽鼓管充气效应，可能导致心脏猝死、心率失常。Chaudhuri 等研究了 15 例脑血管病伴吞咽障碍患者，其中已知有冠心病者 11 例，不明者 4 例，8 例无冠心病及吞咽问题的骨科患者做对照组；对患者在吞咽训练、常规治疗和进食时行心电检测 4h 结果做声门上吞咽训练手法时，86.6%的脑血管病患者出现心律失常（室上性心动过速、房性和室性早搏），持续数分钟，对照组只有 1 例出现窦性心动过缓；作者认为有冠心病的脑血管病患者禁做声门上吞咽手法。食物的选择很重要。冷的食物可减慢吞咽速度，减少一口量，降低误吸率。碳酸汽水饮料、柠檬酸饮料或加糖的酸性饮料比纯水的误吸率低，咽部残留量少。对不能耐受碳酸饮料者，应使用汤勺进食较浓稠的流质食物。应根据治疗师的要求配制流质食物。Goulding 等将食物一组用黏度计精确配制，另一组由护士主观判断来配制，结果后者的食物黏度显著高于前者，患者进食护士配制的高黏度食物的速度慢，进食量少，且与黏度呈负相关（$r = 0.7$），但 2 组食物引起的误吸率没有显著差别。Finestone 等调查口服浓稠流质饮食的吞咽障碍患者每日液体摄入量为 755mL，只相当于正常需要量的 33%，而静脉补充营养者每日液体摄入量达到 3 158mL（入院时）和 984mL（出院时），因此吞咽障碍患者口服进食者液体摄入量不足，应引起重视。口腔卫生容易被忽视。回家的患者口腔卫生状态差，很少得到牙科和口腔卫生专家的治疗。吞咽障碍的脑血管病患者牙齿或牙托的白色念珠菌侵入率显著高于吞咽正常的患者，加强口腔卫生护理可以降低肺炎的危险性。

（陈伟）

第十八章
Chapter 18

脑血管病后肩-手综合征

作为脑血管病最常见的合并症之一肩-手综合征（shoulder-handsyndrome，SHS），属于反射性交感神经营养不良综合征（reflex sympathetic dystrophy，RSD）的范畴。SHS 一般发生于卒中后 2d ～ 7 个月，大多数在 3 ～ 16 周，以偏瘫患侧肩胛周围进行性疼痛和运动受限为首发症状，伴手背及手指肿胀而呈上下一般粗细，手背皮肤皱纹消失，有光亮感，压较之微凹，继之皮肤逐渐变薄，手掌皮肤色泽变红（偶为苍白等），有时下肢亦有类似表现。晚期自股间肌开始，手部及肩胛周围肌肉逐渐萎缩，屈肌的肌腱增厚缩短，指关节脱钙畸型。我国脑血管病后肩-手综合征的发病率很高。SHS 的致病机理尚未完全阐明，有人认为可能是交感神经的原因；亦有人提出不同看法，认为 SHS 可能是局部炎症反应过度的结果。至今治疗上没有特异性的方法。目前常用的主要措施包括：药物治疗、交感神经阻滞及交感神经切除术、封闭及各种物理康复治疗、中药及针刺治疗等。

一、现代医学疗法

（一）药物治疗

有人认为，病毒疫苗接种家兔炎症皮肤抽取液为治疗本病基础药。钙离子拮抗剂疗效的可能治疗机理是：①扩张血管，拮抗去甲肾上腺素对动静脉作用；②阻滞钙通道蛋白，干扰再生神经产生的异位冲动。Muizelar 采用硝苯地平和苯氧苄胺（α交感神经阻滞剂）治疗 RSD，其中 12 例早期患者治愈 11 例，47 例晚期患者治愈 19 例。皮质类固醇一般应用大剂量，每 Et 60 ～ 80mg 强的松龙口服，后逐渐减量。Steinbroker 报道甲基强的松龙治疗 RSD 75 例，82%的患者疼痛明显缓解，肿胀减轻。Poplawski 等应用 1%的利多卡因加甲基强的松龙静脉注射，同时使用推拿和理疗治疗一组 RSD 患者，28 例中 21 例经治疗后症状明显改善，7 例无效。但要注意升高血糖、血压等不良反应。Solarora 等应用降钙素治疗 177 例 RSD，62%的患者疗效优良。郝双林等实验研究表明，在 NMDA 受体拮抗剂中，氯胺酮无论是全身给药还是脊髓给药均可抑制中枢过敏化发展，可以用于 SHS 神经性疼痛的治疗。日本铃木太和小川节郎教授推广的氯胺酮的静脉滴注疗法为：氯胺酮 1mg/kg ＋氟哌啶 0.1mg/kg ＋咪唑安定 0.15mg/kg，效果良好。Mellick 采用抗惊厥药物加巴喷丁治疗 RSD，效果满意。另外消炎镇痛药物仍可作为开始治疗本病的常用药，如水杨酸类、对氨基酚类、比唑酮类等。值得一提的是，神经安定药物对于 SHS 仍有一定的作用，可辅助神经阻滞治疗以及减缓因疼痛产生的明显心理情绪改变，此类药物主要有三环类抗抑郁药如阿米替林等。

（二）神经阻滞及手术疗法

交感神经封闭和切除被认为是目前治疗 SHS 最有效的方法。由于局部的交感神经阻滞和切除阻断了自主神经系统介入的异常反射，从而达到治疗 SHS 的目的。交感神经阻滞方法包括星状神经节阻滞和外周交感神经阻滞，常用药物有 0.2%利多卡因和布比卡因混合液。Mays 对 10 例患者以吗啡 2mg 稀释到 7mL 生理盐水中行星状神经节封闭，8 例完全缓解。外周静脉区域交感神经阻滞的经典药物是胍乙啶、利血平，这主要可能是因为利血平可减少交感神经末梢囊泡对儿茶酚胺的再摄入，缓慢耗竭其内的去甲肾上腺素，胍乙啶可作为假神经递质为神经末梢接受，从而达到短暂的交感神经化学阻滞作用。经交感神经阻滞等非手术治疗效果不佳者可以考虑交感神经切除术，包括药物性切除和手术切除。药物切除主要是用 6%碳酸和 50%乙醇，促使神经变性，中断交感神经冲动。

（三）物理及康复治疗

首先，对于急性脑血管病患者来说，保持正确的体位是最根本、最重要的。陈婵将 94 例重型脑血管病患者随机分为实验组和对照组各 47 例，在常规脑血管病治疗基础上，实验组采取治疗性体位，对照组肢体按常规放置，住院 1 个月后，进行患肢并发症发生情况的评价，结果显示，实验组 SHS 及其他并发症显著低于对照组。现代医学研究已经证明，卒中后急性期即进行物理康复训练对于预防 SHS 效果显著。周贤丽对脑血管病早期物理康复治疗与肩-手综合征发生的关系做了临床研究：随机把 70 例急性期脑血管病患者分为 2 组，甲组 30 例患者自急性期即开始接受康复治疗；乙组 40 例患者均为急性期过后再进行康复治疗。结果表明，甲组SHS 发生率为 6.67%，乙组为 22.50%（$P < 0.01$），说明在急性期接受康复治疗，的确能够降低SHS的发生率。目前常用的物理康复方法有：向心性缠绕压迫手指法、冰水浸泡法、冷水—温水交替浸泡法、经皮神经电刺激，不过运动疗法（在不加剧疼痛范围内进行被动或主动运动）最为常用。此外，还包括光疗、超声波疗法、温热磁场治疗、肌电反馈治疗以及早期使用矫形器等等，同时需要注意的是，心理护理不容忽视。

二、传统医学疗法

传统医学在治疗卒中后SHS具有独特的优势，临床很多报告显示了这方面的独特疗效，如用益气活血通络方治疗中风后肩-手综合征 45 例，痊愈 3 例，显效 20 例，有效 18 例，总有效率为 91.11%，与对照组（口服双氯芬酸钠胶囊 75mg，每日 1 次，总有效率 70.0%）比较有显著性差异（$P < 0.05$）；也有通过中药熏洗配合推拿治疗 SHS 64 例，总有效率为 95.32%以及活血止痛方治疗 SHS 42 例，治愈 19 例，好转 23 例等。针刺疗法治疗中风后 SHS 也取得较好的疗效。王伟等采用“巨刺”法，以健侧肩髃、肩贞、阳池、腕骨和患侧肩髃、肩前、阳溪、大陵为 2 组治疗穴交替使用，总有效率为 77.42%，与对照组（服用卡马西平、氯唑沙宗等西药，总有效率 53.33%）比较有显著性差异（$P < 0.05$）。郭泽新等用电针治疗中风后 SHS 40 例，取穴阿是穴、天泉、尺泽、臂中、内关、伏兔、三阴交、太冲等，结果治愈 10 例（25.0%），显效 20 例（50.0%），有效 9 例（22.5%），无效 1 例（2.5%）。唐强等通过电针为主结合康复训练治疗脑血管病后肩-手综合征 60 例，痊愈 32 例，好转 26 例，总有效率达 96.67%。

三、综合疗法

必须指出的是，随着传统医学与现代医学的融合，多种学科的交叉，目前治疗脑血管病后 SHS 已经不再局限于某一种疗法。陈立典等采用针刺为主的综合康复疗法，治疗 69 例中风后 SHS，以 VAS 法评定上肢疼痛和水肿，以改良的 Fugel-Meyer 法评定上肢综合性运动功能，结果显示患侧肩、手症状明显改善，Fugel-Meyer评分明显高于治疗前，恢复至辅助手以上者57.3%。

SHS作为脑血管病最常见的合并症，严重影响患者的康复，近年来引起越来越多国内外学者的关注，同时在理论及临床上取得了不同程度的成果。然而，由于神经系统的复杂，目前其病机还未阐明，还没有真正统一的诊断标准和疗效评判指标，尚缺乏系统的较大样本的临床和基础研究。笔者以为，对于SHS的治疗应提倡综合性治疗。因人而异地综合中西医药物、各种康复物理疗法以及针刺推拿等才能取得最满意疗效。其中不容忽视的是，为了提高疗效及减少患者病痛，早期发现早期治疗尤为重要。

（贾莉华）

第十九章

Chapter 19

脑血管病的理疗和康复治疗

第一节　针灸治疗脑血管病

Section 1

从20世纪80年代开始，针灸治疗脑血管病（中风）的临床和实验研究工作，从方法学方面有了很大的改进，不但取得了很好的临床疗效，而且在研究针灸治疗中风病机理方面，也取得了一些进展。

一、体　　针

（一）取穴和疗效

1.依患者中脏腑和中经络不同而取穴

杨氏治疗中风闭证急性期取双手十二井或十宣穴、百会、风府、水沟、风池、涌泉，并随证配穴，中经络者取百会、四神聪、风池、风府，弛缓性偏瘫配曲池、合谷、外关、后溪、环跳、阳陵泉、足三里、绝骨、解溪等阳经经穴为主，痉挛性偏瘫配曲泽、尺泽、间使、内关、大陵、太渊、神门、曲泉、阴谷、阴陵泉、三阴交、中封、太溪、太冲等阴经经穴为主。并依据其他兼症之不同而随症配穴。吕氏治疗中风先兆取穴百会、四神聪、合谷、太冲、大椎、十二井穴；治疗中经络患者取人中、内关、尺泽、委中、三阴交；中脏腑闭证取百会、隐白或人中、风府或十二井；脱证取神网（隔盐灸）、气海、关元或人中，内关或百会、合谷、太冲或足三里、涌泉，后遗症期依据临床表现不同而取穴，如口眼歪斜者取风池、太阳、下关、颊车、地仓（患侧）、合谷（健侧），也可用透穴疗法；失语者取哑门、廉泉或廉泉、通里或哑门、关冲、百会；上肢不遂取肩、曲池、外关、八邪或曲池、内关、合谷或百会、四神聪、哑门、大椎、身柱或华佗夹脊胸$_{1\sim3}$，下肢不遂取环跳、阳陵泉、昆仑或委中、三阴交或足三里、阳陵泉、三阴交或华佗夹脊胸$_{11、12}$、腰$_{1\sim4}$，足内翻取筑宾、昆仑、解溪、丘墟、照海。

2.以一组基本取穴为主，随证（症）加减

天津中医学院一附院以醒脑开窍法治疗中风2 336例，以内关、人中、三阴交穴为主穴，极泉、尺泽、委中、风池、完骨、天柱为配穴，结果治愈率54.85%，总有效率92.43%；卢氏等用醒脑开窍法结合中、西药物治疗中风急性期患者500例，取穴印堂，上星透百会、风池、完骨、天柱，生存率61.8%，在深昏迷的53例中，生存率达到18.86%；李氏以针刺治疗急性脑出血92例，取主穴风府、哑门，每日一穴，两穴交替，并配合随证取穴，结果治疗组有效率为82.6%，对照组为69.6%；陈氏等早期针刺治疗脑出血偏瘫30例：取穴健侧运动区、患侧十二井、合谷、后溪、外关、内关、手三里、曲池、肩三针、环跳、伏兔、足三里、阳陵泉、丰隆、绝骨、丘墟、解溪等，结果治疗12

次后有22人肢体功能基本恢复，治疗24次后，另外8例肢体功能也基本恢复。张氏也对中风急性期的针刺治疗进行了临床观察。有文章认为对中风，特别是出血性中风急性期患者，应避免一切刺激，包括针灸，否则会使病情加重，甚至可引起再度出血。但亦有资料认为，无论脑出血还是脑梗死，接受针灸治疗越早，治愈度越高，致残率越低，10d之内各组治愈率均明显高于11d之后的各组。因此对于脑出血急性期患者应注意针灸的适应证，并选取适当的穴位和刺激手法就显得十分重要，这还有待于今后进一步研究。另外，何氏、李氏等以针刺华佗夹脊穴为主，适当配以局部穴位治疗中风，亦取得满意疗效。采用巨刺法针健侧同时令患者活动患侧肢体，施治后获效明显。赵氏针刺以曲池、手三里、四读、外关、合谷、环跳、风市、足三里、阳陵、绝骨、丘墟、太冲、太溪为主治疗中风70例，结果痊愈8例，基本痊愈32例，显效28例，有效1例，无效1例，并发现疗效与证型、病情轻重、病程无关。

3.依据病程长短，将中风分为急性期、恢复期、后遗期或早、中、晚三期而分别施治

如邱氏治疗中风患者30例，急性期取水沟、百会、十宣、十二井、涌泉，配太溪、太冲、丰隆、三阴交、行间、内关，恢复期则依据上肢瘫、下肢瘫、面瘫、舌强言塞的不同而对症取穴，取得了很好疗效。王氏取穴曲池、内关、合谷、百会、环跳、足三里、阳陵泉、三阴交，早期(发病半年内)针刺健侧，中期针双侧(发病0.5～1.5年)；后期(发病1.5～3年)针患侧，并与单针患侧进行对比研究，发现前者疗效明显优于后者($P < 0.05$)。

4.依据辨证取穴

申氏将中风的后遗症分为肝阳偏亢、气虚血疲、肝肾阴虚、脾虚痰湿阻络和外感风寒五型，五型均有各自主穴和配穴，并配以对证中药，结果痊愈率36.67%，显效率44.17%，有效率15.83%。

5.根据时辰取穴

王氏等按时针刺尺泽穴治疗以上肢瘫为主的脑血栓形成30例，结果显效25例，有效3例，无效2例；赖氏用飞腾八法治疗缺血性中风，并与常规取穴组对照，发现两组疗效无显著性差异；梁氏以子午流注纳甲法按时选经取穴治疗瘫痪544例，结果脑血栓形成、脑出血后遗症的总有效率分别是95.8%和88.3%，且认为脑血栓形成病程越短，疗效越高。

(二)手法及留针时间

多数无特殊要求的，根据“实则泻之，虚则补之”的原则施以补泻以得气为度，但也有特殊要求，如“醒脑开窍法”规范手法有其量学要求，且发现规范量学手法在改善患者高黏滞血症、高脂血症方面优于不规范量学手法组，说明疗效不但与选穴有关，也与手法有关。还有使用青龙摆尾、白虎摇头、苍龟探穴等传统针刺手法者。留针时间长短不一，一般为15～30min，但亦有不留针者。研究发现针刺疗效与针刺后留针与否及留针时间长短无明显关系。

二、头针(头皮针)

头皮针目前有两种流派：①以大脑生理解剖为理论基础的焦氏头针、方氏头皮针、朱氏颅针；②以传统中医理论为指导的用头部脑穴治疗疾病者。在手法上大多采用快速捻转的手法，捻转频率为180～300转/min不等，也有用头针通脉冲电取代捻转刺激的。焦氏以头针治疗脑血栓形成(急性期)，下肢瘫痪取对侧运动区上1/5及足运感区，上肢瘫痪取对侧运动区中2/5，面瘫及运动性失语取对侧运动区下 2/5，感觉障碍取对侧感觉区相应部位。结果，基本治疗58.82%，总有效率93.18%；刘氏根据头针取穴标准化方案，取患肢对侧顶颞前斜线、额中线等治疗中风106例，总有效率达98.11%；孙氏用百会透曲鬓治疗脑血管性偏瘫，与针刺运动区相比，疗效相同。于氏和孙氏则对于不同头部偷穴及其针法用于偏瘫症的疗效进行对照观察，看到各组间无显著性差异。

三、艾　灸

石氏等参照《圣济总录》取神庭做直接灸，结果发现临床症状和甲皱微循环均明显改善；张氏等灸天窗、百会治本病，有效率达97%，脑血流图也明显改善。

四、眼　针

彭氏以眼针为主治疗中风242例，以瞳孔为中心将眼眶分为八区，施法时左手按压眼球使眼部皮肤绷紧，右手持32号5分针在距眼眶边缘2分许处轻轻刺入，不用手法，顺眼针经穴分布顺序刺为补，反之为泻，结果痊愈56例，显效93例，好转87例，无效6例。

五、舌　针

王氏针舌神经根穴、佐泉穴、液脉穴、支脉穴，治疗中风后遗症40例，治愈16例，显效13例，进步11例；金氏(36)以金津、玉液点刺出血，而后再在上两穴周围和舌系带正中的海泉穴点刺，共治巧例，有效率93.33%。

六、其　他

滚针：有人用滚针在患者健侧头部脑经循行部位施治，从前向后滚30～50遍。配合针刺，结果治愈率52%。粗针：张氏以粗针（直径0.5～2mm）治疗中风151例，取穴以阳经、任督二脉穴位为主，阴经穴位为辅，结果治愈率93.4%。口针：刘氏以口针治疗203例中风后遗症患者，结果治愈141例，有效52例，无效10例。穴位注射：姜氏在体针治疗基础上，加用川芎嗪注射百会、上星，认为其效果优于单纯针刺组，而李氏则用胞二磷胆碱进行穴位注射，亦取得较好效果。还可配合耳针电针、激光、微波、面针、鼻针、腕踝针等多种方法。

关于针灸对血液流变学的影响：蒋氏认为针刺对缺血性脑血管病患者血液流变学各项指标均有影响；胡氏观察醒脑开窍法可使血液流变学各项指标明显下降，而传统针刺法则无明显改变。

对微循环的影响：孙氏等证明了针刺、电针、艾灸均可改善患者的甲皱微循环；石氏则发现醒脑开窍针法在改善患者甲皱微循环方面优于传统针法。

对肌电幅度的影响：蒋氏发现体针、电针可引起缺血性中风患者肌电幅度的明显升高，手捻头针则对肌电幅度影响不大。

对儿茶酚胺的影响：李氏研究发现针刺可使中风后遗症患者血浆肾上腺素、去甲肾上腺素的浓度下降，说明针刺对机体有调整作用，对交感神经功能有调节作用，王氏也有类似报道。

对脂质代谢的影响：研究发现针刺可明显降低脂蛋白，胆固醇也有下降，而HDL-C，HDL-C/TC，HDL-C/LDL-C，则明显上升。

对脑血流图的影响：邱氏等观察到针刺可改善脑血流图的各项指标，反映针刺可改善中风患者的脑供血，以促进中枢神经功能的恢复。

对脑电图的影响：钱氏发现针刺后有1/3患者的α节律波幅增高，α指数增多，说明针刺可改善皮层抑制状态，提高皮层细胞的基本电活动。

对脑啡肽的影响：研究发现，缺血性脑血管病患者，其亮脑啡肽样物质水平显著高于正常人，针刺后可使其下降并且接近正常人，而健康人针刺前后无明显变化。

（陈伟）

第二节　超声波治疗脑血管病

Section 2

超声波作为一种治疗脑血管病的方法，引起了重视，通过临床实践说明，超声波疗法是治疗脑血管病的有效方法，对于提高治愈率、减轻致残率、提高脑血管患者康复后的生活质量，均有积极作用。虽然应用超声波疗法治疗疾病早在1928年国外就有报告，但应用超声波治疗脑血管病，是20世纪70年代初我国首先开始的，1976年有关于超声波疗法治疗脑血管病的报道。而在20世纪70年代前，由于有的学者对脑部应用超声波持有异议，有的认为超声波可能对脑组织细胞发生损害，也有的认为由于颅骨坚硬，超声波的能量被骨组织吸收或反射，超声波能量难以作用到脑组织细胞，而可能不会有治疗作用，因而将脑部视为超声波的"禁区"。但我国有作者通过研究、分析、观察，认为适量的超声波是可以应用于颅脑部的，而且有一定量的超声波通过颅骨可以作用到颅内的神经组织细胞，产生一定的治疗作用。打破了颅脑部位是超声波的"禁区"的认识。

自1972年我国开始应用超声波疗法治疗脑血管病，至今有30余年，通过30多年的临床实践，说明适量的超声波治疗脑血管病是有应用价值的，不少医疗单位，应用超声波疗法治疗脑血管病，收到了不同程度的效果。而且治疗脑血管病的超声波治疗仪器的改进与研制也有成效。生产了脑血管病超声波治疗仪，对超声波治疗脑血管病的治疗进展也起到了促进作用。超声波已成为治疗脑血管病的常用方法之一。

一、超声波疗法治疗脑血管病的应用

1972 年洛阳市三院在国内首先开始应用超声波疗法治疗脑血管病所致偏瘫。1976 年报告，应用超声波疗法治疗脑血栓形成478例，有效率90.8%，痊愈及显著好转率54.8%；脑出血71例，有效率93%；痊愈及显著好转率49.3%；脑栓塞53例，有效率92%，痊愈及显著好转率58.4%；脑血管病后遗症403例，有效率85.4%，其中显效率34.1%。并对经上述超声波疗法治疗患者中的366例，进行了0.5～2年的随访观察，其中疗效巩固或继续好转占90.4%。随访观察说明，经超声波疗法治疗的脑血管病有较好的远期疗效。郭志英等报告，应用超声波疗法治疗脑血管病400例，收到了较好的治疗效果，有效375例，有效率93.75%，其中基本痊愈60例，占15%，显效131例，占32.75%，痊愈及显效率47.75%。400例患者中，以脑血栓形成者占多数，有280例，其余患者中，脑栓塞25例，脑血管意外后遗症95例，其显效率脑血栓形成为53.14%，脑栓塞为52%，脑血管意外后遗症为30.25%。该作者选择病情相似的30例患者，采用扩张脑血管药物烟草酸、低分子右旋糖酐治疗，有效率83.3%，而应用超声波疗法治疗观察的300例，有效率92.7%，高于应用药物治疗的对照组；为了观察超声波疗法治疗脑血管病的远期疗效，对经超声波疗法治疗的34例脑血管偏瘫患者，进行了4个月～3年的随访观察，结果表明疗效巩固和进步者33例，其中24例生活基本自理，9名参加了工作。姜鹿荃报告，采用超声"强化"抬疗脑血管意外疾病取得了较好的效果，所谓"强化治疗"，即是在病变投影区治疗的基础上，同时进行大脑皮层机能定位区的治疗方法，如有失语，则在大脑皮层的语言中枢的投影区同时进行超声波治疗。经超声波治疗的脑血管意外46例，有效44例，其中痊愈14例，显效13例；同时有失语者19例，有效14例，其中痊愈4例，显效4例。冯焕瑜等报告，应用超声波疗法治疗脑梗死与脑出血等脑血管病45例，并与应用低频电疗法治疗的45例做对照，观察两组患者的康复效果，通过步行能力的测定，经超声波治疗的45例中，能够独立步行30例，扶拐行走14例，助行1例，而对照组应用低频电疗法治疗的45例，独立步行21例，扶拐行走17例，助行7例；臂功能试验，超声波疗法治疗组的效果优于对照组，通过两组患者的康复实践表明，超声波治疗组的康复效果优于对照组。作者认为，超声波疗法取得较好效果的原因，是由于超声波直接作用于受损的脑组织，使局部的神经组织的兴奋性增高，血液循环增加，脑组织缺血缺氧状态获得改善，最终促进脑血管病患者功能恢复，较综合的频电疗法的效果明显。吴桂美等报告，应用超声波治疗脑血管病所致偏瘫50例，以肢体肌力分为5级，按Katz日常活动分级，分为良、中、差三级。言语按清晰程度进行疗效评定，按照上述标准综合考虑，结果属于治愈11例，占22%，显效占16例，占32%，好转17例，占34%，无效6例，占12%，有效率88%；并与应用电针治疗的50例做对照，结果有效率84%，其中治愈率24%，显效率34%，两组疗效经统计学处理，无显著性差异（$P > 0.05$），但超声波治疗属于无损伤性治疗，患者易于耐受，而电针治疗属于损伤性治疗，针刺时患者有一定痛苦。千怀兴等报告，应用超声波治疗脑血管病45例，其中脑梗死40例，脑出血5例，轻、中、重型分别为4例、25例、16例；对照组49例，其中脑梗死43例，脑出血6例，轻、中、重型分别为6例、28例、15例；两组均给予低分子右旋糖酐及5%葡萄糖、维脑路通静脉滴注治疗，超声波治疗组有效42例，有效率93%，而应用电针治疗的对照组，有效29例，有效率59%，超声波治疗组的基本治愈及显效22例，基本治愈及显效率48.9%，而对照组基本治愈及显效10例，基本治愈及显效率20.4%，两组疗效有显著性差异（$P < 0.01$），超声波治疗组的疗效优于对照组，观察表明，脉冲超声在脑血管病病灶处头皮外治疗，可以提高脑血管病的治愈显效率和总有效率。毛玉路等图对急性脑血管病早期进行超声波等物理治疗和功能变化的观察，作者为了研究对脑血管病患者突施早期物理治疗，论证其在功能恢复和预防继发性残疾方面的有效性和可行性。采用北京产SUT-100多功能超声扫描脑血管治疗仪，将声头分别置于颈内动脉、囟门、病灶头皮反射区，椎-基底动脉区四个部位，声强0.75～1.25W/cm^2，每次治疗时间15min，每日1次，另外进行直流电碘离子导入与运动功能训练，结果急性脑血管病患者经过以上超声波等物理治疗后，上下肢运动功能和功能独立方面的评分部有很明显的提高，严重运动功能障碍的患者比例由治疗前的63.42%，下降到46.34%，未出现运动功能和功能方面的减退。该作者认为，早期介入物理治疗，能够改善患者的运动功能，改善其生活自理能力。吕志强报告，应用SUT-100增强型多功能超声扫描脑血管治疗仪治疗脑梗死收到了较好效果，选择症状体征：神志、感觉、运动、反射四大项目，作为治疗效果分级评定的内容，治疗前优良率为15%，而治疗后优良率则上升为93%，治疗前与治疗后在优良率比例上有非常显著的差异（$P < 0.01$）。取得了较明显的治疗效果。关于超声波治疗脑血管病，国内还有作者进行了观察与报告。第二届全国超声治疗学术会议上，共有关于超声波治疗脑血管病偏瘫的报告14篇，报告超声治疗的病例1 049例，有效1 001例，有效率95.5%。从上述作者的报告看出，超声波治疗脑血管病及其后遗症，收到了不同程度的效果。

二、超声波治疗脑血管病的意义

认识上还不尽一致，由于对其不甚了解，对超声波治疗脑血管病存在某些疑虑，究竟超声波治疗脑血管病的作用与意义如何，从国内作者应用超声波治疗脑血管病的情况，提出以下认识供参考。应用超声波疗法治疗脑血管病有30多年历史了，从开始应用到现在，不断有关于超声波疗法治疗脑血管病的报告，本节介绍关于应用超声波治疗脑血管病的报道，仅是其中的一部分，还有不少作者关于超声波治疗脑血管病的报告，由于篇幅的关系未予介绍，说明超声波治疗脑血管病确有其作用，具有临床应用价值，而且还在发展，目前已成为治疗脑血管病的常用方法。有些作者的临床应用总结报告，进行了对比观察，和单纯使用药物治疗与同时进行超声波疗法的治疗，两者在疗效上有何差异。同时应用超声波疗法治疗脑血管病的疗效优于单用药物治疗者，对其作用的认识较为客观，增强了其科学性与可信度；有的还与其他物理治疗方法治疗脑血管病进行了比较观察，说明超声波疗法治疗脑血管病有其更较好的作用。从报告的文章中，其治疗效果有些不同，但均获得了较好或有一定的效果，这种差异与治疗时间及疗程的长短、病情与病程的不同；以及治疗方法上的不尽一致等有关，通过对超声波疗法治疗脑血管病的进一步了解，正确掌握其治疗方法，这种在疗效上的差异会逐渐缩小，均可获得较好的治疗效果。

关于超声能量能否进入脑组织的问题，张珍等通过对新鲜尸体颅骨以及包括头皮头发的研究表明，虽然超声波通过颅骨时，超声能量有较多的损耗，但仍有19.7%的超声能量（连续超声）或21%的超声能量（脉冲超声）进入脑内发挥治疗作用。俞世勋等的动物研究表明，超声波能量通过动物颅骨后，仍有部分能量进入颅内，作者分别选择0.5，0.75，1.0，1.25，1.5W/cm^{2}连续超声与脉冲超声的五种剂量，动物采用犬与家兔，结果表明，犬与家兔的结果相似，家犬的颅骨对超声波的吸收率为74%～77.3%，平均为76%，家兔颅骨对超声波的吸收率为77.0%～81.0%，平均78.6%，超声波的能量通过颅骨大部分被吸收衰减，实际到达脑组织的治疗量为19%～26%，平均为22.6%，与上述作者的研究结果相似。该作者又进行了超声波对兔脑损伤的病理研究。通过光镜、电镜的组织学观察，表明1.25W/cm^{2}的脉冲超声作用于家兔大脑，动物的一般情况基本正常，肉眼观察脑组织无异常，光镜与电镜检查脑组织，与对照比较无明显差异，说明对脑组织是相对安全的。还有作者进行了类似的实验研究，结果类似。由于脑神经细胞对超声波敏感，小剂量超声波可引起其相应的生物学效应变化而发生治疗作用。

通过实验研究及临床观察分析，对超声波治疗脑血管病的可行性及安全性有了较深的了解。认为声波0.75～1.25W/cm^{2}的脉冲超声，既有部分超声能量进入脑组织产生治疗作用，又不会对脑组织发生损害，为超声波治疗脑血管病提供了一定的理论基础。为超声波疗法治疗脑血管病的发展，起到了促进作用。通过30年来的临床应用与研究，国内关于超声波治疗脑血管病的应用，积累了较丰富的资料与临床实践经验，为进一步开展应用超声波疗法提供了借鉴。

关于超声波治疗脑血管病的作用与意义，也应有正确的认识，超声波也与其他物理治疗因子那样，是治疗脑血管病的综合方法之一，临床其他方法也是需要的，通过应用超声波疗法，增进治疗效果，缩短住院与康复时间，促进脑血管病的好转与痊愈，有利于减少残疾的发生或减轻残疾的程度，有利于提高脑血管病患者的生活质量与自理能力。实践说明，超声波是治疗脑血管病偏瘫的有效方法，具有其临床应用价值，是有其应用前景的。

（陈伟）

第三节　温泉浴对脑血管病的康复作用

Section 3

脑血管病严重威胁人类的健康，其发病率与致残率高，愈后较差。因此如何降低致残率，提高患者的生活质量是国内外康复医学工作者共同关注的问题。临床观察证实脑血管意外自然恢复率约38%，经过康复治疗后约80%患者的功能障碍可明显改善。康复治疗对于缺血性脑血管病患者在改善感觉、运动、行为、能力等方面的提高已获得明显的疗效。康复治疗的方法较多，水疗法就是一种康复的物理手段之一，它主要是利用各种不同温度、压力及化学成分的水，并以不同形式作用于人体来达到治疗疾病的方法。

水疗的作用机制：水是一种具有较好的导热性能、传热较快，热量较大的介质。其导热的方式有传导及对流两种。此外尚有明显的机械刺激作用及化学刺激作用。水疗的方法较多，常用的全身水疗，利用水的温度，可以镇痛解痉及促进血液循环；利用水的浮力可以进行运动疗法。人类利用矿泉水疗健身治病的历史悠久，源远流长。我国是应用矿泉治病最早的国家之一。矿泉是含有一定数量的矿物质，它包括某些盐类活性离子气体和放射性元素等，由地下深处自然涌出地表的地下水。矿泉区别于普通地下水，主要有以下三个特性：①水温多数较高：多在34℃。②含有较高浓度的化学物质：如碳酸氢钠、氯化钠、氟等。③含有某些气体：氡气、二氧化碳等。矿泉对人体的医疗作用是取决于矿泉的理化特性和应用方法。矿泉疗法包括浴用疗法、饮用法、吸入法、含漱法等。陕西临潼地区主要以氡泉浴为主，氡泉浴的医疗效果产生于氡及其子代产物放射出α、β、γ射线的电离作用；其中起主要作用的是a辐射，其电离辐射作用于敏感的神经细胞，可以使神经系统的兴奋性先增高后下降。电离辐射还可引起的一系列生物改变，它有调节心血管功能的作用；有对中枢神经的镇静作用和植物神经的平衡作用；还对新陈代谢及免疫功能的作用有一定的提高。近年来，国内外对于矿泉的临床应用有些报道：1998年冯国清等报道饮用高放射性矿泉水可不同程度的降低实验动物血清的SOD活力和MDA含量，提示矿泉水的摄入可能对机体自由基的产生与清除有一定的影响。同年付润芳等又报道昆明种小白鼠分别饮用自来水和两型高放射性矿泉水150d后取样进行免疫效应观察，检测指标包括免疫器官组织结构与重量、白细胞与血红蛋白水平及腹腔巨嗜细胞吞噬功能和体液免疫功能，发现高放射性矿泉水对小鼠免疫功能有影响。说明饮用矿泉水有清除体内自由基和增强免疫功能的作用。日本应用矿泉浴来治疗各种疾病的方法较多，在1993年Kubota和Shirakura就有研究报道：对20例慢性脑梗死患者进行41℃矿泉浴，前后10min进行凝血及纤溶的一系列指标测定，发现纤溶系统激活，而凝血功能无改变，结论认为矿泉浴有利于血液循环，促进脑血栓患者功能恢复；为了探讨矿泉浴后脑梗死的恢复情况，又对血压、血液黏度进行了研究，发现矿泉浴有改善和调节血压、血液黏度的作用。随后1997年Kubota又对发生急性心肌梗死和急性脑梗死进行了回顾性调查，发现部分患者在发病24h前曾洗过非常热的矿泉浴，考虑过高的温度可诱发急性心肌梗死和急性脑梗死发病的可能；具体还有待于进一步研究证实。国内也有人做过相关研究发现脑血栓患者矿泉浴后可使胆固醇降低，免疫指标发生改善，同时又观察到一系列生物改变，即它有调节心血管功能的作用；对中枢神经有镇静作用、对植物神经有平衡作用；对新陈代谢及免疫功能有提高作用；并且配合药物治疗可改善血液流变学特性、调节血液黏度，故对改善脑梗死患者微循环有明显的疗效。通过文献我们可以看出温泉浴对人体有一系列生物改变，它有调节心血管、中枢神经、植物神经、新陈代谢及免疫功能的作用。那么温泉浴除了对人体有一系列生物改变外，它兼有水疗法和医疗体育的综合治疗作用一水中运动；水中运动是利用水的浮力进行辅助或抗阻力训练的一种治疗方法；它对肢体运动功能障碍、关节挛缩、肌张力增高的脑血管病患者较为适宜，从而有效地减轻身体的重量，此外，当肢体浮起在水面做水平运动时，肢体则受到向上的浮力支撑，其受重力下垂的力则被抵消。当肢体的运动方向与浮力的方向相反时，浮力就成为肢体活动的一种阻力，这时的肌肉活动，就相当于抗阻运动。因此，温泉浴可作为运动训练的一种方式。

Black等研究表明技巧性平衡训练（如转棒、横木上行走等）可刺激大鼠脑梗死灶周边的突触增生，而随意性运动（如转轮、被迫在活动平板上训练等）则使大脑皮质血管生成增多。Makaror曾研究脑疾病患者，观察脑梗死恢复期间血管的供应有代偿机能；康复功能训练增加神经冲动，减少脑损伤周围区功能障碍；此外，对于损伤数周或数月后，康复训练可使一些运动能力逐渐恢复，主要是使传入神经不断刺激，引起大脑产生功能改变，这充分提示了功能活动对脑的可塑性具有重要的意义。作者在既往的动物实验中发现，脑梗死大鼠康复训练后可引起早期梗死体积减少及组织形态学改变，主要是增加血液循环，改善脑缺血，从而促进脑组织的修复，说明康复在脑梗死的恢复中起到极其重要的作用。同时研究发现：脑梗死大鼠经康复训练后，脑梗死周边的生长相关蛋白-43（GAP-43）表达的变化有促进完成神经修复和新生枝芽的作用，其次增殖细胞核抗原（PCNA）在梗死灶区周边表达，提示康复训练可以激活与运动有关的神经结构，并可能通过梗死灶周围的修复、代偿作用，或者对侧对应皮质的替代作用而促进运动功能的恢复。那么，温泉浴作为一种物理因子配合康复训练对脑血管病功能恢复的作用，除了考虑有改善血液循环、血液流变学及提高免疫功能外，它兼有水疗法和医疗体育的综合治疗作用，至于如何对脑血管病功能康复起到作用还需进一步研究探讨。

（陈伟）

第二十章
Chapter 20
其他系统所致神经系统严重并发症

第一节　概　　述
Section 1

神经系统整合调节着其他各系统、各器官的功能，从而保持机体内在环境的相对稳定，统一整体活动，机体其他各系统对于神经系统亦有密切的影响。各种代谢紊乱、中毒、心血管病变、营养障碍等对神经系统均有一定的影响，如糖尿病周围神经病变、心瓣膜病并发脑栓塞、肺部病变引起的肺性脑病、肝脏病变引起的肝性脑病等。

一、发病机制

由于各系统的疾病种类繁多，所致神经系统并发症的发病原理极为复杂，归纳起来大致可有如下几种。

1.中毒性

为各类生物毒素、代谢毒素等对神经系统的损害，例如白喉杆菌及破伤风杆菌的外毒素（嗜神经生物毒素）可直接使神经系统受损，肝脏病变时氨中毒可导致肝性脑病，肾衰竭时体内氮质代谢产物潴留可引起神经损害等。

2.血管性

血管的阻塞或出血均可导致神经系统病变。例如糖尿病的微血管病变，由于血管管腔狭窄、小血管管壁脂肪及多糖物质沉积，使血流减少或受阻，当累及神经滋养血管时可导致周围神经受损；糖尿病也可使动脉粥样硬化及小动脉硬化提前发生，从而继发中枢神经系统的血管性病变。

白血病患者由于血小板减少、纤维蛋白溶解、肝素样抗凝物质的作用，常可发生脑或蛛网膜下腔出血。真性红细胞增多症不但由于红细胞的增加导致血液黏度增加、血流缓慢，进而血栓形成（脑血管或脊髓血管均可累及）而出现相关临床表现；也可继血栓形成后小血管扩张而产生弥漫性点状出血。钩端螺旋体病的远期神经系统损害与感染后引起的过敏性血管内膜炎和血管阻塞有关。流行性出血热的弥漫性出血（包括脑和脊髓的弥漫性出血）可引起出血坏死性脑炎和脑水肿。

3.代谢性

糖尿病患者血糖增高，由葡萄糖转化的山梨醇和果糖也随之增加，由于神经系统内不含果糖激酶，无法分解果糖，从而使该系统果糖含量日益增多，引起细胞内渗透压增高，导致神经纤维变性；此外，高血糖还能抑制神经递质乙酰胆碱的合成，糖尿病患者也常伴有脂肪代谢紊乱、血脂增高，这些均与神经系统并发症有关；糖尿病酮症酸中毒时可引起意识障碍，发生嗜睡甚至昏迷。肾衰竭时由于氮质等代谢产物潴留、水盐代谢紊乱（包括水、钠、钾、钙、磷等），均可引起神经系统的损害；肾衰竭患者做腹膜透析（或血液透析）时可能出现尿素逆转综合征（源于脑水肿的加重）。原发性醛固酮增多症患者由于血钾过低可引起发作性肌肉瘫痪。血钙下降可引起手足搐搦症。恶性贫血出现的亚急性联合变性及营养不良性巨幼红细胞性贫血的神经系统并发症则与维生素 B_{12} 缺乏有关。

4.迁入性或浸润压迫性

见于多发性骨髓瘤引起的脊髓、脊神经、颅神经受累，来自眶内或眶周结构的骨髓瘤可引起眼球突出、眼球活动障碍、复视、视力减退等；白血病可直接浸润、压迫颅神经而引起受累颅神经的麻痹症状，亦可浸润至脑膜、脊膜而引起相应结构的压迫；淋巴瘤常引起脊髓压迫，系椎旁淋巴结病变经椎间孔侵入硬膜外腔所致，周围神经或颅神经亦可因附近的肿大淋巴结压迫、浸润而受累。

5.病原体直接侵入

如神经梅毒、神经艾滋病、化脓性脑膜炎、病毒性脑炎、布氏杆菌性脑炎等均为病原体直接对中枢神经系统的侵犯。

6.变态反应

由于病原体侵入机体后引起变态反应，例如链球菌感染所引起的变态反应可引起小舞蹈病或过敏性出血性脑炎等神经系统并发症，钩端螺旋体病中出现的脑血栓是由于过敏性血管内膜炎所致。

上述各种发病原理在同一疾病中可同时有数种因素一起作用。

二、临床表现

各系统性疾病引起的神经系统并发症的共同临床特点，大致可归纳为以下几方面。

（一）脑部症状

1.一般功能性症状

如头痛、头昏、失眠、焦虑、耳鸣、眼花、记忆力减退、注意力不集中等，可见于贫血、甲状腺功能亢进、糖尿病等疾病。

2.精神症状

表现为兴奋、躁动、谵妄、淡漠、抑郁状态，或定向障碍、智能减退、嗜睡、意识模糊和昏迷，可见于各种病毒性脑炎（或脑膜脑炎）、肝性脑病、肾衰竭、糖尿病等神经系统并发症。

3.惊　　厥

各种脑膜脑炎及脑血管病变所引起的脑部缺血、缺氧均可导致发作。惊厥亦可为肾衰竭的临床表现之一。幼年糖尿病患者常有癫痫发作、严重心律失常（完全性房室传导阻滞）等，若心室率突然减慢、脑供血障碍，可导致急性心源性脑缺血综合征（阿-斯综合征）的发作。

4.局灶性脑损害症状

可出现单瘫、偏瘫、失语，甚至三偏征，常由于脑血管受累所致，可见于心源性脑栓塞、白血病、真性红细胞增多症及糖尿病引起的脑血栓形成等。

（二）脊髓症状

1.急性横贯性损害

类似急性脊髓炎的临床表现，各种病毒性感染引起脑炎的同时也可能引起脊髓炎。

2.慢性压迫性损害

表现为脊髓压迫症的临床征象，可逐步出现根痛、传导束型的感觉障碍和截瘫。腰椎穿刺可见椎管内有阻塞现象。常见于白血病、淋巴瘤、骨髓瘤的脊椎椎管内浸润压迫。

3.慢性脊髓变性

糖尿病引起的脊髓后索变性，表现为步态不稳、深感觉障碍、肌张力及腱反射降低，行走时往往感觉双足犹如踩于棉花毯上；恶性贫血引起的亚急性联合变性，主要病理改变为脊髓的后索与侧索变性。

（三）周围神经（包括颅神经）损害

可表现为多神经或单神经受损。例如细菌毒血症或外毒素可引起感染性多发性神经炎、单神经炎或多发颅神经炎（如白喉、布氏杆菌病）。糖尿病可并发多发性周围神经病或非对称性的单神经病变，系神经干滋养血管供血不足所致，以坐骨神经及股神经最易受累，臂丛次之，腓神经、正中神经及尺神经亦可受累。慢性肾衰竭时常有多发性周围神经病变，以下肢尤为明显，表现为肢体远端感觉异常、灼痛和肌力减退。白血病、淋巴瘤的颅内浸润可引起多颅神经受损，以第Ⅵ、Ⅶ对颅神经最易受累。

（四）自主神经功能紊乱

脊髓横贯性受损后除出现运动感觉障碍外，亦常有膀胱、直肠功能障碍，出现大小便潴留或失禁。多发性周围神经炎除有四肢远端对称性的肌力、感觉减退外，亦常有皮肤和指（趾）甲的营养变化（菲薄、脱屑）、少汗或多汗、血管舒缩功能失调（苍白或发绀）和皮肤温度等的改变。糖尿病性的自主神经功能紊乱并不少见，可表现为便秘、阳痿、早泄、汗液分泌障碍及体位性低血压等。

（五）肌肉及运动系统障碍

例如甲状腺功能亢进可导致慢性甲状腺中毒性肌病、周期性瘫痪、重症肌无力、眼肌瘫痪型突眼；甲状腺功能减退则可导致假性肌强直症；肝性脑病可导致扑翼样震颤；尿毒症可导致肌肉痉挛、肌强直、肌束颤动、扑翼样震颤，以及肌阵挛发作，少数患者还可出现尿毒症性肌病；破伤风患者由于外毒素作用于运动神经细胞（突触）引起肌强直性痉挛与抽搐；癌性肌病则可导致肌无力综合征及皮肌炎。

三、诊　　断

由内科疾病引起神经系统并发症的诊断应首先根据所出现的神经系统的临床特点进行分析研究，再对相关的内科疾患做进一步的检查。

神经系统并发症在不同的系统性疾病中所出现的时间不同，多数在系统性疾病出现的同时或在它们的病程晚期出现。若已有系统性疾病的典型临床表现，则对于神经系统并发症的诊断可能并不困难。

四、治　　疗

治疗原则应该是病因与对症治疗相结合，原发疾病的治疗与神经系统并发症的治疗两者兼顾。

1.病因治疗

原发疾病的治疗对于预防及治疗神经系统并发症是重要的。例如对于某些传染病（如破伤风）引起的神经系统并发症需抗感染治疗，肝性脑病应予保肝治疗，糖尿病伴发多发性周围神经病应调控血糖，以及先天性心脏病的手术治疗和白血病的化疗等。

2.对症治疗

在病因治疗的同时，对于已出现的神经系统并发症应给予各种对症治疗，以促进神经组织的恢复及减轻症状。

（潘湘江）

第二节　肺性脑病

Section 2

众所周知，机体处于耗氧和产生 CO_2 不断代谢的过程。正常机体静态每分钟耗氧 250mL，每日耗氧 360L，而机体仅储备 1.5L 氧，所以需要通过呼吸不断供氧来维持正常代谢。因脑组织占人体重量 2.5%，而脑的供血量占心脏排血量的 15%，脑的呼吸商（CO_2/O_2）= 1，以此说明正常脑组织所摄取的氧，仅能氧化所需葡萄糖的 85%～95%，尚有 5%～15%的葡萄糖须通过无氧糖酵解成乳酸。因此当肺功能障碍时，则导致摄氧不足性缺氧和 CO_2 排出受阻潴留性的呼吸性酸中毒，严重时发生肺源性脑病。

一、概　　述

肺源性脑病是因呼吸衰竭引起脑功能不全综合征，除呼吸衰竭表现外，主要是脑功能不全的神经精神综合征。肺源性脑病是慢性阻塞性肺部疾病的一个严重并发症。国内外报道的病死率均在 30%～45.6%，是危及人民健康的重要疾病之一。

肺源性脑病是因肺通气功能不足而发生的严重Ⅱ型呼吸衰竭，脑组织发生如下改变：

（1）因缺氧使葡萄糖无氧酵解途径增加，乳酸聚集导致脑组织酸中毒。

（2）因 CO_2 潴留，脑组织 pH 值降低（pH 值 7.31 ± 0.026），导致脑细胞溶酶体酶的活性增强，使脑组织溶解坏死。

（3）由于严重的 CO_2 潴留，致缺氧酸中毒，脑血流量增加，毛细血管内皮细胞肿胀，变性形成饮液泡。

（4）脑缺氧使 ATP 缺乏，脑细胞膜的钠泵失灵，导致脑细胞内 Na^+ 增加而加重脑水肿。

（5）严重而长期的脑缺氧，使脑组织变性及大量脑细胞溶解坏死。脑缺氧 30～40min 就出现上述脑组织的不可逆损伤。电镜下观察：脑实质的神经细胞、脑间质的胶质细胞和小血管内皮胞浆变性，线粒体肿胀、空泡化，核染色质周边积聚，脑细胞变性崩解，边界不清，小血管壁平滑肌细胞内饮液泡增多，有鞘神经纤维崩解。

肺源性脑病的发生和与 CO_2 潴留的急缓密切相关。临床病例分析看出，CO_2 在短时间内急剧潴留，均诱发肺源性脑病，而 CO_2 缓慢潴留均未发生肺源性脑病。这与 pH 值直接相关。脑脊液的 pH 值正常值是 7.311 ± 0.026；HCO_3^- 浓度是 22.9 ± 2.3mmol/L，脑脊液 pH 值＜ 7.259 为酸中毒，有时可观察到当血 pH 值很低时，脑脊液 pH 值并不低，患者清醒。若血 pH 值不低而脑脊液 pH 值很低，则患者意识障碍，甚至昏迷。这说明患者意识障碍与脑脊液 pH 值明显降低呈正相关，而和血 pH 值不相关。

由于 HCO_3^- 和 H^+ 可缓慢地通过血-脑屏障，而 CO_2 能较迅速地通过血-脑屏障和细胞膜，在脑组织内，毛细血管和脑脊液中很快平衡，使脑脊液的 $PaCO_2$ 在短时间急剧升高，脑脊液的 pH 值迅速下降，从而造成动脉血与脑脊液中的 pH 值出现不一致的脑脊液酸中毒，导致患者意识障碍，很快进入昏迷。而在慢性 CO_2 潴留时，$PaCO_2$ 虽然增高，但由于脑脊液中的 HCO_3^- 能逐渐代偿，促使脑脊液 pH 值维持在正常范围，则不易发生肺源性脑病。所以说，意识障碍直至昏迷与脑脊液 pH 值降低呈正相关，和 $PaCO_2$ 增高不相关。因此得出一个结论，肺源性脑病的发生与脑脊液 $PaCO_2$ 急剧上升及脑脊液的 pH 值迅速下降呈正相关。而脑细胞的坏死、变性及其预后与缺氧程度也呈正相关。但是，CO_2 潴留和酸中毒导致脑血流量增加，充血、水肿的发生、发展引起呼吸中枢的 CO_2 麻醉状态，一旦解除酸中毒，则脑功能可得以恢复。

另外，肺源性脑病与严重缺氧时的肝、肾功能障碍和体内氨基酸代谢失衡有关。所以当芳香族氨基酸增多、支链氨基酸降低时，因脑组织的芳香族氨基酸增多而导致假神经递质的合成，影响脑的正常功能。

二、临床表现

肺源性脑病的发病是以慢性阻塞性通气障碍的疾患（慢阻肺）为基础，有咳、痰、喘和缺 O_2 和 CO_2 潴留所致的神经精神异常。

（一）神经障碍

不同程度的头痛，以枕部或前额部胀痛为主；不同程度的肌无力、肌痉挛、震颤、走路不稳、腱反射异常及巴氏征阳性等运动性障碍，不同程度的手足麻木、刺痛等知觉障碍。

（二）精神障碍

个性改变、记忆力减退、神志恍惚、精神异常、时间与定向力判断障碍、幻听、幻视以至昏迷。

（三）自主神经功能障碍

不同程度的多汗和支气管分泌物增多，以及兴奋或失眠表现。

（四）脑水肿或脑疝表现

当脑水肿致颅内压增高而发生脑疝时，则血压增高，双侧瞳孔不等大、偏瘫（海马沟回疝），呼吸与心跳频率、节律异常（枕骨大孔疝），呼吸心搏骤停（小脑扁桃体疝）。

（五）实验室检查

水、电解质、酸碱、血气、肝肾功能、心肺功能均显示异常指标。

三、肺源性脑病的诊断

（一）早期诊断指标

肺源性脑病的预防十分重要，一旦发生了肺源性脑病，抢救成功率非常低，因此对肺源性脑病的早期诊断必须重视，故在COPD的基础上有如下表现者，可作为肺源性脑病的早期诊断指标：

(1)头痛头晕，表情淡漠，萎靡乏力，神志恍惚，烦躁多语，动作离奇。

(2)球睑结膜充血或水肿，瞳孔缩小，光反射迟钝。

(3)四肢末梢麻木，肌肉抽动，腹部胀闷，手持物困难。

(4)夜间失眠，晨起嗜睡，兴奋多汗，记忆减退。

(5)CO_2-CP 增高至 36mmol/L，除外代谢性碱中毒及其他因素。

（二）全国诊断标准（全国肺心病会议修订标准）

1.定　义

慢性阻塞性肺部疾患伴发呼吸衰竭（$PaO_2 < 50mmHg$，$PaCO_2 > 70mmHg$），及因缺氧和 CO_2

潴留而引起的神经精神综合征(除外脑动脉硬化、电解质紊乱、碱中毒、感染性脑病)。

2.临床分级

轻型:神志恍惚,精神异常,淡漠嗜睡,兴奋多语,但无神经系统异常体征。中型:谵忘,躁动,语无伦次,肌肉抽动,各种反射及瞳孔对光反应均迟钝,但无上消化道出血及DIC表现。重型:昏迷或癫痫样抽搐,对各种刺激无反应,各种反射均消失,出现病理性神经体征,瞳孔扩大或缩小,且合并上消化道出血、休克、DIC表现。

四、肺源性脑病的预防

全国肺心病专业学术会议资料介绍肺源性脑病在发生前有2/3以上的患者有明显诱因可查,因此加强预防,消除肺源性脑病的诱因,则完全可以减少甚至避免肺源性脑病的发生。

(一)预防流感

由于呼吸道病毒引起下呼吸道感染,使支气管分泌物增多,加大呼吸阻力,导致低氧血症和高碳酸血症的发生,加重呼吸性酸中毒而诱发肺源性脑病,应定期空气消毒,方法:①苍术、艾叶消毒。②4%二丙醇40mL+生理盐水60mL室内蒸熏30min。③食醋室内蒸熏30min,除杀死流感病毒外,尚可杀死绿脓杆菌、大肠杆菌、副大肠杆菌等。

(二)慎重使用镇静剂

由于镇静药使用不当而诱发肺源性脑病且导致死亡屡见不鲜。应强调对严重肺心病、肺源性脑病临床应用镇静剂的原则是"八字方针":禁用、不用、慎用、选用。

1.禁　　用

吗啡、哌替啶。

2.不　　用

异丙嗪、氯丙嗪(冬眠灵)、异戊巴比妥(阿米妥)、苯巴比妥、氯普噻吨(泰尔登)、甲丙氨酯(眠而通)等。

3.慎　　用

地西泮(安定)。病情需要用药时应严密观察呼吸频率、节律、深度。

4.选　　用

当病情需要时,选用10%水合氯醛10～15mL保留灌肠,且用药时严密观察呼吸节律、深度。

(三)正确氧疗

100% O_2吸入30min后,$PaCO_2$升高33mmHg,使未昏迷的患者迅速进入昏迷状态,其原因是:

(1)慢性肺心病、肺源性脑病的肺功能不全时,其呼吸中枢对于CO_2的兴奋作用不仅无反应,相反处于抑制状态,而低氧血症则是维持呼吸中枢兴奋的唯一因素,所以高浓度吸氧,使$PaCO_2$迅速升高,虽能纠正低氧血症,反而更加重了CO_2对呼吸中枢的麻醉作用,使呼吸中枢更加受到抑制,导致病情恶化,直至昏迷,甚至死亡。

(2)过量吸氧使换气冲动传入到呼吸肌的作用减弱,导致肺泡通气功能障碍,便发生所谓吸氧性呼吸停止。因此,在吸氧的同时,应加强通气,所以应该在吸氧同时配伍呼吸兴奋剂便可防止上述情况发生。其正确的氧疗方法是:①鼻塞法持续低流量吸氧为宜,即吸氧浓度(%)=21+4×氧流表内浮标的刻度(1.5～2L/min)。②持续低流量吸氧同时配伍呼吸兴奋剂,以利有效通气。③因CO_2比O_2弥散能力大20倍,故间歇或间断吸氧不宜采用。

(四)合理使用利尿脱水剂

对严重的肺心病、呼吸衰竭患者,在短期内应用大量的利尿脱水剂,最易诱发肺源性脑病,主要因为：①应用大量利尿脱水剂之后，使血液浓缩，血容量降低，痰液更加黏稠，不易咳出而壅塞于呼吸道，影响通气功能，使 $PaCO_2$ 急剧升高，pH 值迅速下降，发生肺源性脑病。②过度的利尿使排 Na^+增多（尿钠增加），导致血 Na^+大量丢失，出现低渗性脑水肿。

因此治疗严重肺心病呼衰且水肿明显的患者，应严格强调四点：①不可利尿过猛。应缓慢进行。②补足 KCl，防止水电失衡。③氢氯噻嗪和氨苯蝶啶小量联合使用，其应用原则是"八字方针"：小量，联合，短程，间歇。④呋塞米、依他尼酸（利尿酸）慎用或不用。

（五）及时纠正肺心病休克

由于肺心病患者微循环障碍时，机体生命脏器（心、脑、肺、肾）遭受严重损害，不能维持正常生理功能。而脑细胞对缺血、缺氧极为敏感，一旦出现脑血管灌注不足时，便迅速发生脑细胞溶解、坏死，这是造成肺源性脑病死亡的主要原因之一。因此，当肺心病休克时，应及时纠正血容量不足，扩容疏通微循环，纠正酸中毒，使 pH 值和血压得到恢复。

临床实践观察到肺心病休克的指征是：①收缩压＜ 90mmHg 或在原血压基础上下降 80mmHg，原收缩压 180mmHg 下降到 100mmHg。②微循环障碍，四肢湿凉、多汗、青紫，日尿量＜ 500mL。③神志障碍，淡漠不语，萎靡嗜睡，肌肉抽搐，躁动不安。

五、肺源性脑病的治疗

肺源性脑病在早期诊断的前提下，正确治疗采取如下措施。

（一）有效的抗感染治疗

是控制呼吸心力衰竭，防治肺源性脑病的最关键性治疗措施之一。有效抗感染必须具备以下三要点：①明确致病菌；②抗生素的正确联合应用；③纠正负氮平衡。三者缺一不可，否则难以达到有效抗感染之目的。

（二）保持呼吸道通畅，改善通气，纠正缺氧

肺源性脑病患者的呼吸道是否通畅。对感染能否控制密切相关，对此我们十分重视，其具体措施五点。

1.补足体液，防止脱水

临床以休克指数来估计体液丢失量，给以补充。休克指数＝脉率/收缩压＝ 0.5，提示体液正常；若＞ 1 则提示体液丢失 30%～ 50%。

2.湿化空气及呼吸道

呼吸专业病房的空气要保持湿化，防止空气干燥，可应用负氧离子发生器以达净化病房空气，杀死细菌的目的。坚持采用超声雾化吸入，湿化呼吸道，稀释痰液，以利引流或咳出，超声雾化剂配方：生理盐水 40mL ＋丁胺卡那 0.2 ＋地塞米松 3mg ＋α-糜蛋白酶 2mg。

3.解痉平喘祛痰剂的应用

多采用α-糜蛋白酶、乙酰半胱氨酸（痰易净）、溴己新（必嗽平）、沙丁胺醇（舒喘灵）等。

4.在氧疗的同时应用呼吸兴奋剂

呼吸兴奋剂通过刺激呼吸中枢或周围化学感受器，增加呼吸频率和潮气量以改善通气。包括有尼可刹米、洛贝林、多沙普仑等。

5.气管插管或气管切开

当肺源性脑病患者呼吸欲停止时，应在血气监测下行气管插管或气管切开，施行机械通气。机械通气的指征：①意识障碍，呼吸不规则；②气道分泌物多且有排痰障碍；③全身状态较差，疲乏明显；④严重的低氧血症和二氧化碳潴留；⑤合并多脏器功能障碍。但应注意：勿使 $PaCO_2$ 骤降到 60mmHg 以下和 pH 值不能＞ 7.45。因过度通气易发生呼吸性碱中毒，使氧离曲线左移，导致组织缺氧加重，使感染、昏迷加重、肝细胞坏死、心律失常、DIC发生等，同时抑制肾小管上皮细胞的泌H^+保Na^+的作用，使大量的K^+、Na^+、Ca^{2+}从尿中排出。血Ca^{2+}溶解度降低，导致血中游离Ca^{2+}减少，造成手足抽搐。因此，在抢救肺源性脑病时，临床上严格掌握"宁酸勿碱"的原则，是机体对酸耐受性大于对碱耐受性的缘故。

（三）肾上腺皮质激素的应用

激素用于肺源性脑病的抢救指征是：①有脑水肿及颅内压增高者；②有严重感染伴有中毒性休克者；③有顽固性心力衰竭及支气管痉挛者；④有明显水肿及肾上腺皮质功能不全者。

其应用方法是：地塞米松5～10mg静脉滴注，地塞米松3mg加入超声雾化液中雾化吸入呼吸道。但临床上须特别注意防止诱发上消化道出血；使感染恶化及二重感染；抑制机体免疫反应；不应长期应用。

（四）血管扩张剂的应用

血管扩张剂的作用是降低肺动脉高压，减轻心脏前后负荷，增加尿量，减轻水肿，缓解心力衰竭。酚妥拉明可解除微小动脉痉挛，改善DIC状态，降低肺动脉高压；利血平既可扩张外周小动脉，又可抗多巴胺所引起的药物性高血压，因多巴胺的不良反应可使浅部血管收缩而使血压上升。

（五）抗凝剂的应用

目前应用于临床的抗凝剂有以下几种。

1.低分子右旋糖酐

解除微循环痉挛，改善脑血管灌流，降低血液黏度，改善微循环，有利尿和减轻脑水肿的作用。

2.潘 生 丁

抑制血小板凝聚，疏通微循环。

3.肝　　素

能影响血凝过程，不仅阻止血小板凝聚，也可减少肺血管活性物质的释放，解除微循环痉挛，疏通微循环。降低$PaCO_2$，血压回升，出血倾向停止，有利于肺部感染的控制。

（六）及时纠正碱中毒

临床上在肺心病、肺源性脑病的防治过程中，尽管指导思想坚持"宁酸勿碱"的原则，但是，临床上出现肺源性脑病伴发碱中毒的病例屡见不鲜。因此，当肺源性脑病碱中毒时，在保证通气功能良好前提下，不管是否应用利尿剂，均应静脉补充10% KCl，每小时不超过1g，每日不超过6g。个别严重低钾低氯碱中毒者，在心电图和血生化监测血K^+、Cl^-的前提下，可静脉补充10% KCl 8～9g/d，肾功能不全者应慎用。若血清Cl^-下降至70～80mmol/L时，则应静脉精氨酸。

（七）利尿、脱水剂的应用

此类药的应用原则是：①从小剂量递增；②小量、联合、短程、间歇，其目的是为了使机体有适当的时机调整内环境，防止水电、酸碱紊乱。但临床用药强调指出四点注意：①利尿同时若应用激素和碱性药物时，则应特别慎再，预防低K^+低Cl^-碱中毒。②当顽固性心衰伴心源性肝硬化而继发醛固酮增多症时，则应选用醛固酮拮抗剂螺内酯，以达排Na^+保K^+之目的。③对严重肺源性脑病患者，应严禁使用碳酸酐酶抑制剂醋氨酰胺（dlamox），因此药能抑制脑细胞及脑血管平滑肌细胞内的碳酸酐酶，使脑细胞内的$PaCO_2$迅速增高。脑脊液的pH值急剧下降，从而病情恶化。④当肺源性脑病患者出现双侧瞳孔不等大，心率慢，颈强直，有明显脑水肿及脑疝综合征时，方可在短时间内少量应用20%甘露醇，否则不宜应用甘露醇。

（八）氨基酸和血浆蛋白的应用

（1）当肝功能不全及呼吸肌无力时，支链氨基酸血中含量降低，且支链氨基酸/芳香族氨基酸的比值降低，故补充支链氨基酸250mL静脉滴注之后，可使肝功和呼吸肌功能得以改善。

(2)当肾功能不全时，血肾必氨基酸含最降低，而甘氨酸与苯丙氨酸倒相对增高，故补充肾必氨基酸后，可有效地改善肾功能。

(3)当低蛋白血症致全身水肿时，可给予冻干血浆和白蛋白(用药时须注意心功能)，不仅纠正了低蛋白血症，提高胶体渗透压，改善水肿，而且在增强机体免疫力和抗病能力的同时，起到抗生素在血中的载体作用。

(潘湘江)

第三节 肝性脑病

Section 3

肝性脑病(HE)是严重肝病引起的代谢紊乱，主要表现为意识障碍或行为改变的中枢神经系统功能失调综合征。肝性脑病可分为门体分流型脑病(PSE)及亚临床或隐性肝性脑病两型，前者主要由于门静脉高压，门、腔静脉间有侧支循环存在，胃肠道内氨等有害物质未经肝脏代谢解毒直接经体循环入脑所致。有的作者根据血氨是否增高区分肝性脑病，将伴血氨升高的肝性脑病称为氨性肝性脑病，血氨不升高称为非氨性肝性脑病。

一、临床表现

肝性脑病的临床表现与原发肝病、肝细胞受损的程度和缓急等因素有关。急性肝性脑病多见于暴发性肝炎、严重中毒性肝炎及晚期肝癌，常无前驱期，起病后数日迅速进入昏迷、死亡。慢性肝性脑病多为门体分流性脑病，因大量门体侧支循环存在和肝功能衰竭所致，表现为慢性反复发作性木僵和昏迷，常有诱因，起病缓慢，意识障碍逐渐加深以至死亡。肝性脑病临床分为四期：

Ⅰ期(前驱期)：历时数日至数周，可有轻度性格改变，如情绪低落、淡漠寡言、欣快激动、举止反常、行为失态、无目的游荡和扮鬼脸等儿童样幼稚轻率动作，睡眠颠倒，白天昏昏欲睡，夜晚兴奋不眠。定向力、判断力及理解力等均可轻度障碍，应答尚准确，只是吐字不清缓慢；查体有扑翼样震颤，脑电图多数正常。

Ⅱ期(昏迷前期)：以意识错乱、行为失常、睡眠障碍及智能障碍为主征，表现为定向力、理解力明显减退，不能完成简单计算和智力测试(如搭积木)，言语不清、书写障碍及行为失常较严重。睡眠颠倒更明显，白天整日昏睡，夜晚兴奋、恐惧，出现幻觉、狂躁和大吵大闹，易被误诊为精神病。患者可有明确的神经系统体征，四肢齿轮样或铅管样肌张力增高、腱反射亢进、踝阵挛及Babinski征等，仍有扑翼样震颤，少数儿童出现舞蹈、手足徐动样动作。偶可出现脑神经症状如视神经损害、面肌及眼肌麻痹等，脑膜刺激征如颈强直、Kernig征等较少见。脑电图检查可显示特征性异常。

Ⅲ期(昏睡期)：以昏睡和精神错乱为主，患者大部分时间呈昏睡状态，强刺激可唤醒，醒后可含糊回答简单的提问，应答不一定正确。常有神志不清、精神错乱、幻觉及躁动等。仍有扑翼样震颤、锥体束征阳性，脑电图有异常波形。

Ⅳ期(昏迷期)：意识完全丧失，不能唤醒。增高的四肢肌张力渐减低，腱反射由亢进逐渐转为消失，病理反射消失，呈弛缓性瘫痪；眼球无目的浮动，瞳孔散大；有时出现全身抽搐发作、踝阵挛和过度换气，扑翼样震颤消失。脑电图明显异常。

二、辅助检查

（一）血氨测定

正常空腹血氨为 40 ～ 70μg/dl。血氨升高的程度与肝性脑病的严重程度并不完全一致，慢性肝性脑病尤其是门，体分流性脑病多有血氨增高，急性肝功能衰竭所致的脑病，血氨多正常。

（二）脑电图检查

具有诊断和判定预后的意义。典型改变为节律变慢，出现普遍 4 ～ 7 次/s θ波或三相波，也可出现 1 ～ 3 次/s δ波。出现δ波时患者多有严重的意识障碍，δ波接近平坦时病情不易再恢复。临床无明显意识障碍出现δ波称潜伏性昏迷，积极治疗可恢复。

（三）CT、MRI 检查

门、腔分流型肝性脑病患者可见轻度脑萎缩。

（四）血浆氨基酸测定

芳香族氨基酸（AAA）浓度可增高，支链氨基酸（BCAA）浓度减低。

（五）心理智能测验

是诊断早期肝性脑病包括亚临床型肝性脑病最有价值的手段。常规使用数字连接试验和符号数字试验，结果易于计算，便于随访。

三、治　　疗

1.消除诱因

避免并有效消除可能加重肝性脑病的诱因，如麻醉和应用安眠、镇静及镇痛药，避免大量快速放腹水，使用利尿剂时注意电解质及酸碱平衡，发现氮质血症、低钾血症立即停用利尿剂并予处理，及时有效地控制上消化道出血和各种感染等。

2.饮食与营养

肝性脑病开始数日应完全禁食蛋白质，热量不少于 5.0 ～ 6.7 kJ（千焦）/d，以碳水化合物为主，适当补充多种维生素（C、B、K），辅以少量脂肪，减少内源性氨的产生，不能口服者应鼻饲。慢性肝性脑病发作期，蛋白质摄入量应限制在 20g/d 以下，待脑部症状改善，根据临床症状及血氨水平调整蛋白质的摄入。植物蛋白芳香族氨基酸含量较少并含较多食用纤维素，可使BCAA/AAA 比值增高，适于预防肝性脑病。

3.控制肠腔内氨的生成和吸收

（1）灌肠和导泻：常用生理盐水或弱酸性溶液如 1%白醋，1 次/d，保留灌肠，保持肠道呈弱酸性环境，利于血液中 NH_3 从肠黏膜逸入肠腔，形成 NH^{4+} 从粪便中排出。对急性门、体分流性脑病昏迷的患者，可首选 66.7%乳果糖 500mL 灌肠。便秘者可用硫酸镁 20g 口服或 50%甘油 60mL 灌肠。

（2）调整肠道菌群状态：肝性脑病常发生肠道菌群失调，双歧杆菌明显减少，大肠杆菌明显增多。使氨等有毒物质生成增加，故口服乳酶生等嗜酸性乳酸杆菌或双歧杆菌活菌制剂，可调整肠道内菌群的生态平衡，减少氨的生成和吸收。另外，临床常用新霉素 2 ～ 4g/d，分次口服，或 1%新霉素溶液 100mL，保留灌肠，从而抑制菌群的生长，抑制氨等有毒物质的生成。有人认为，新霉素与乳果糖合用可增强疗效。但长期使用新霉素可出现位听神经及肾损害，故一般连续口服不宜超过 1 周，还可选用卡那霉素、庆大霉素、万古霉素及甲硝唑等抑制菌群。

4.促进有毒物质清除,纠正氨基酸代谢紊乱

(1)谷氨酸制剂:与血中过多氨结合生成无毒的谷氨酰胺,从肾排出。常选用谷氨酸钾(6.3g/20mL)或谷氨酸钠(5.75g/20mL),4支加入5%葡萄糖液静脉滴注,1～2次/d。谷氨酸在体内与氨结合生成谷氨酰胺需要ATP和镁离子,可给予适量ATP及硫酸镁。

(2)安息香酸枷苯乙酸钠:安息香酸钠可与甘氨酸结合生成马尿酸,苯乙酸可与谷氨酰胺结合生成苯乙酸谷氨酰胺,二者从尿中排出,能降低血氨浓度。临床常用安息香酸钠7～15g加入10%葡萄糖液中,1次/d,静脉滴注,也可以10g/d,口服,疗效与乳果糖相似。

(3)纠正BCAA/AAA比例失调:国产的BCAA溶液有六合氨基酸、14-氨基酸注射液-800及19复合氨基酸等,六合氨基酸含有亮氨酸、异亮氨酸、缬氨酸、天门冬氨酸、谷氨酸及精氨酸;14氨基酸和19氨基酸是在上述6种氨基酸中再加入一些必需氨基酸和Na^+、Mg^{2+}、Cl^-及HCl等离子,以兼顾电解质和酸碱平衡。临床常用六合氨基酸250mL与等量10%葡萄糖液混合,2～4次/d,静脉滴注。

5.拮抗假性神经递质

可用左旋多巴,其通过血-脑屏障入脑后,经多巴胺脱羧酶作用可转化为DA,后者与假性神经递质竞争,有助于大脑恢复正常的生理功能。常用剂量0.3～0.6g,1次/d,静脉滴注,或美多芭0.25g,3次/d,口服,后者与DA受体激动剂溴隐亭合用,可增强DA的作用。

6.对症疗法

包括纠正水、电解质和酸碱平衡失调,保护脑细胞的功能,保持呼吸道通畅及防治脑水肿等。

7.其　　他

葡萄糖酸锌200mg,3次/d,口服;前列腺素E_1 100～200μg加入10%葡萄糖液中,1次/d,静脉滴注;普通胰岛素10～12U和胰高糖素1mg加入10%葡萄糖液250～500mL中,1次/d,缓慢静脉滴注,均有辅助降低血氨的作用。血浆交换疗法可用于部分急性型患者。人工肝及肝脏移植正在积极开展中。

(潘湘江)

第四节　肾性脑病

Section 4

肾衰竭由肾脏本身或肾外原因引起肾脏排泄功能降低,出现氮质血症、水电解质及酸碱平衡紊乱等一组临床综合征,分为急性和慢性肾衰竭。

肾脏不仅是排泄器官,同时也是重要的内分泌器官,可产生多种激素,参与机体的生理调节过程,肾脏功能降低,可因毒物潴留而导致神经系统损害。

一、病因及发病机制

多由肾外伤、急性肾缺血及毒素中毒等引起,慢性肾衰竭可由肾小球疾病、梗阻性肾病、慢性间质性肾病及肾血管疾病等所致。迄今,肾衰竭所致神经系统功能障碍的发病机制仍未完全明了,多数作者认为是多因素相互作用的结果,血尿素氮蓄积、脑部血循环及能量代谢障碍、水电解质代谢失调等均为重要的致病因素,此外还可能与肾衰竭并发的高血压、酸碱平衡失调及营养不良等有关。

二、临床表现

1.精神症状

一般非蛋白氮上升至35.7mmol/L时即可出现，可有认知能力障碍，表现为对周围环境的注意力和感知力降低、注意力不集中及近记忆力减退等，视听错觉、幻觉多见，妄想和幻觉性行为少见。情绪异常表现为困倦、淡漠、易怒、急躁、焦虑及躁动不安等，行为异常表现为无意义的手足乱动、喊叫及生活不能自理等。另外，患者还可有定向力、判断力及自知力减退。以上症状时轻时重，易受到心理、环境及用药等多种因素的影响，且与肾功能不全的程度和进展速度不完全成比例，用恰当和足量透析可改善。少数人出现中毒性精神病。

2.意识障碍

水电解质代谢障碍、酸碱平衡紊乱等因素可引起或加重意识障碍，表现为思睡、嗜睡，病情加重并伴有谵妄状态时可出现错觉、幻觉，还可有谵语及四肢摸索动作等，此时肌张力常增高，呈去皮质状态或呈去大脑状态，有些患者经历一短暂清醒期后随即又陷入谵妄状态，直至深昏迷。偶有患者呈木僵状态。

3.抽动发作

常发生于尿素氮水平为8.9～14.8mmol/L时，偶尔透析后尿素氮迅速下降时也可出现。血pH值及电解质的急剧变化常为诱发因素，急性无尿者多于第8～11d出现抽搐，并可伴有局限性脑部病变，如出血或梗死。发作前可有运动性不安、躁动、恐慌及肌肉颤搐等先兆，早期表现为阵挛或单纯部分性发作，晚期则为全面性强直-阵挛发作，常伴有木僵和昏迷，查体可有腱反射亢进、肌强直及病理征阳性等。尿毒症高峰期可引起额叶癫痫综合征，包括梦样状态、梦游、知觉障碍和自动症，以及发作性嗅、味、视、触及痛觉障碍等。脑电图主要表现为伐节律减慢，阵发性双侧同步性慢波，也可出现高波幅突发性慢波。

4.不自主运动

可表现为震颤，四肢均可受累，以上肢为著，震颤振幅不规则，多出现于扑翼样震颤之前，是诊断本病的灵敏指标。肾功能不全患者一旦出现意识障碍，几乎均伴有扑翼样震颤，双侧可不对称。另外，还可出现四肢投掷样动作、帕金森病样综合征，舞蹈指划样动作及面部表情肌多动等。

5.脑神经及脑干症状

脑神经损害多持续时间较短，且症状较轻、有波动性。视神经损害时可表现为视力减退、视野缺损，后期出现失明；嗅中枢损害时可表现为幻嗅、嗅觉倒错，但罕有嗅觉丧失；支配眼肌的神经受损时可有瞳孔改变、眼外肌麻痹及复视等；另外还可出现眩晕、听力减退、面肌力弱、吞咽困难、伸舌无力及霍纳征等症状、体征。

6.周围神经病变

一般在肾小球滤过率低于12mL/min后才会发生，男多于女，儿童罕见。临床表现为四肢末端麻木、刺痛、针刺感、蚁行感及烧灼感等，尤以小腿明显，夜间加重，需经活动或按摩捶击腿部后症状才可缓解或消失，称为不宁腿综合征。10%的患者足部轻度水肿、血管扩张，出现灼痛，即烧灼足综合征，可不伴有肌力或反射改变，常发生于严重进食不良的患者。运动系统症状表现为双侧对称性肢体无力，下肢重于上肢，远端重于近端，腱反射减弱甚至消失，后期四肢末端肌肉萎缩呈周围性瘫痪。

7.尿毒症肌病

以肌组织减少及肌张力降低为特点，主要临床表现为肌力弱，肌疲劳和运动后痛性肌痉挛，发生率不到4%，常与肾性骨病并存。

8.脑血管疾病

肾衰竭可合并脑血管病如血栓或出血等，表现为脑神经受损、言语障碍、肢体瘫痪、感觉缺失及共济失调等，1/4 ～ 1/3 的患者有脑膜刺激征，一般多见于颅高压者。

9.自主神经症状

表现为多汗或少汗、皮肤干燥、瘙痒、呃逆、腹泻、膀胱及直肠括约肌功能障碍等。体温可失去正常波动而恒定，病重者体温过低且皮肤苍白。

三、辅助检查

（一）腰穿检查

压力可轻度增高，蛋白增高，多在 0.32 ～ 1.08g/L，脑脊液尿素值与血清相等，脑脊液与血清溴化物的比值增高。

（二）脑电图检查

脑电图的变化与临床表现平行，早期脑电图可正常或轻度异常，当尿素氮超过 21.42mmol/L 或肌酐超过 176.8 μmol/L 时，脑电图可不正常，64.43%表现为慢波增多，27.14%表现为快波增多，8.43%为节律变慢；当尿素氮超过 53.55mmol/L 时，多数患者脑电图显示慢波节律或弥漫性慢波，在此背景上可出现棘波暴发，以额顶旁矢状区占优势，两侧对称，不伴有临床发作。脑波的基本节律及波幅改变情况常可反映昏迷程度的深浅，可提示肾衰竭的预后。

四、诊　　断

应首先明确肾衰竭的诊断，在此基础上若有神经系统症状及体征异常，结合辅助检查可明确诊断。

五、治　　疗

（1）治疗原则是积极治疗基础疾病，避免一切可诱发或加重神经精神症状的诱因。

（2）早期、及时应用透析疗法，可改善症状并延缓病情进展。一般当患者血尿素氮达 35.7mmol/L，肌酐达 884.02 μmol/L 时即应进行透析，若血钾高达 6.5mmol/L 以上或有急性肺水肿时也应立即透析，但透析不能使尿素氮过快降低，以免引起透析脑病。

（3）透析无效时可考虑肾脏移植，成功的肾移植对改善神经症状大有裨益。抽搐者可给予地西泮、鲁米那及苯妥英钠等抗惊厥药，有自主神经症状者可给予谷维素、B 族维生素等治疗。

（焉兆利）

第五节　桥本脑病

Section 5

桥本脑病（Hashimoto’s encephalopathy，HE）首先由 Lord Brain 报道。桥本脑病是伴有抗甲状腺抗体增高的脑病。在桥本甲状腺炎，自身免疫形成抗甲状腺抗体，以甲状腺肿大或不同程度的甲状腺功能失调为特征。甲状腺炎的诊断须有抗甲状腺抗体的存在，其机制已清楚，但此抗体对脑病的致病机制尚不清楚。

桥本脑病是桥本甲状腺炎发生的脑症状，与甲状腺功能低下的黏液水肿所出现的精神神经症状不同。桥本脑病的甲状腺功能可正常、亢进或低下，血中抗甲状腺抗体增高为其特征，给予类固醇可使病情明显好转。

一、发病机制

本病机制尚不清楚，可能有以下几种机制参与其发生：

(1)自身免疫机制介导的血管炎引起微血管破坏导致脑水肿或者脑部血流低灌注。

(2)抗神经元抗体或抗α-烯醇化酶(NAE)抗体与甲状腺组织和中枢神经系统共有的抗原发生自身免疫反应而致病，抗甲状腺抗体在桥本脑病中所起的作用目前尚存在很多争议，多数学者认为其可能仅仅是自身免疫反应的一个标志物。

(3)促甲状腺激素释放激素(TRH)的毒性效应致病。

(4)与遗传因素有关。

(5)为急性播散性脑脊髓膜炎(ADEM)的复发形式。

二、病　　理

有关桥本脑病的病理资料较少，病理上可有：脑实质内动静脉、毛细血管周围、脑膜血管周围尤其是以静脉为中心的淋巴细胞浸润，因此考虑桥本脑病的病理基础为血管炎。病灶主要在脑干部的脑膜血管。

三、临床表现

Kothbauer-Margreiter 将其大致分为两个类型：①伴有局灶症状的卒中样发作型；②进行性痴呆及精神症状型。临床上常常见到的表现有震颤、肌阵挛、癫痫发作、锥体外系症状以及小脑性共济失调等。

1.意识障碍

发生频率最多，有意识水平的改变及意识内容的变化。意识水平的改变从轻到重，多数呈意识模糊。

2.智能改变

可有智能低下、认知低下、记忆力低下、定向力低下。上述改变呈进行性加重或呈波动性。对于亚急性进行性痴呆患者，鉴别诊断上尤应注意。

3.锥体外系改变

不随意运动多见，如肌阵挛、震颤样运动等。少数出现斜视眼阵挛、舞蹈样运动、节律性肌阵挛、软腭震颤和眼睑痉挛。少数患者可出现帕金森样锥体外系症状。

4.癫痫发作

出现全身痉挛较多。多数呈强直性、阵挛性发作，类似癫痫大发作，亦有呈复杂性癫痫发作。

5.锥体束损害

呈偏瘫或四肢瘫。

少数患者还可有睡眠障碍、听觉过敏、神经痛性肌萎缩症以及脱髓鞘性周围神经病。

四、诊　断

（一）脑 电 图

桥本脑病脑电图呈轻度、重度广泛慢波，脑电图改变与病灶一致。除广泛慢波外，还可见三相波、癫痫波等。应用类固醇治疗后脑电图改变及临床症状均可获改善。临床症状复发时，脑电图亦出现相应的异常。Henchey 指出脑电图异常的改善较临床症状的改善为晚，大约晚 2 周。

（二）影像学检查

1.CT 及 MRI

出现异常者约为 46%，可见有皮质和（或）皮质下改变，但为非特异性。少数报道于两侧海马、颞叶内侧呈边缘系统脑炎样改变、小脑病变。桥本脑病的 MRI 改变与脑梗死、多发性脑肿瘤或肉芽肿甚至与变性病相似，有时鉴别困难。

2.SPECT

可出现脑灌流低下及低代谢改变。

（三）脑 脊 液

可有蛋白轻度增加，多为 1 000mg/L（100mg/dl）以下，但亦有 3 000mg/L（300mg/dl）以上者，细胞增加占 7.4%，其他成分正常。其他全身性炎症性标志物，如血沉、C-反应蛋白、全身免疫指标如 ANA 均为正常。

（四）甲状腺功能

抗甲状腺抗体值的测定对桥本脑病的诊断是必不可少的检查。甲状腺功能检查多为低下或正常，少数亢进。抗甲状腺抗体以抗甲状腺过氧化酶抗体（ATPO）阳性居多，其高值可由几倍到几百倍，抗甲状腺球蛋白抗（ATG）亦增高，以 ATPO 抗体增高明显。即使两者都为阳性时，ATPO 抗体值增高更明显。但亦有相反的情况，即 ATG 抗体值较 ATPO 抗体值增高明显，亦有 ATPO 抗体阴性（正常）仅仅 ATG 抗体阳性者。在临床上有些患者仅做甲状腺功能的 T_3、T_4、TSH 检查，而不进行抗甲状腺抗体检查，结果会将桥本脑病漏掉，失去治疗的机会。

五、鉴别诊断

桥本脑病须与多种疾病进行鉴别。桥本脑病发病可为急性、亚急性或慢性。临床上以意识障碍、抽搐发作、肌阵挛、震颤、认知障碍为多见。对于原因不明的癫痫或癫痫状态，脑电图上弥漫性慢波为主时要想到桥本脑病的可能性。桥本脑病要与各种中毒、代谢性疾病、感染性疾病鉴别。当脑电图上出现三相波时要与肝、肾疾病鉴别。如出现缓解复发的病程要与多发性硬化鉴别。MRI 出现两侧海马、颞叶内侧改变时，要与非疱疹性边缘叶脑炎鉴别。临床上怀疑为边缘叶脑炎时，要警惕桥本脑病的可能性。最为重要的鉴别疾病是与 Creutzfeldt-Jakob 病（CJD）的鉴别。因为 CJD 的临床症状（痴呆、肌阵挛、精神症状、小脑性共济失调），有时与桥本脑病极为相似，须认真区别。曾有报道桥本脑病患者的脑活检可见有 CJD 时的海绵状白质改变，甚至亦可出现 CSF 中 14-3-3 蛋白阳性者，但大多数桥本脑病为阴性。应该强调的是 CJD 是无法医治的预后不良疾病，而桥本脑病是可以治疗并能康复的疾病，因此两者的鉴别关系到患者的预后问题，临床医师要充分注意。

桥本脑病亦可发生在儿童，十几岁的儿童为高发期，故儿科医师亦应有充分认识的必要。

此时要与线粒体脑肌病特别是呈卒中样发病的 MELAS 进行鉴别。甲状腺功能检查只查 T_3、T_4、TSH 是不够的，当怀疑为桥本脑病时一定要查抗甲状腺抗体，尤其是 ATPO 的检查。

对甲状腺的超声波检查观察是否有甲状腺低回声改变可作为参考。

六、治　　疗

桥本脑病经过类固醇治疗后，临床症状在几天或几周内迅速好转，但多数（55%）停用类固醇后又复发，再用类固醇症状又可缓解。亦可应用其他免疫抑制剂如环磷酰胺、硫唑嘌呤等，还可应用免疫球蛋白、血浆交换疗法。常用的治疗方案为：急性或亚急性发作时，可采用大剂量糖皮质激素的冲击疗法，如口服泼尼松 50 ～ 150mg/d，连用 10 ～ 15d 或静脉应用甲泼尼龙 1g/d，连用 3 ～ 7d，之后根据临床症状在 6 个月～ 2 年内逐渐减少泼尼松用量直至维持量或停用，以预防复发。对于反复复发、单用泼尼松无效及为避免不良反应需减少泼尼松用量的患者，可联合应用免疫抑制剂、周期性静脉输注免疫球蛋白或血浆置换疗法。

（焉兆利）

第六节　低血糖性脑病

Section 6

低血糖性脑病是指血糖低于 2.8mmol/L 时出现的一系列神经精神症状，包括头痛、烦躁、抽搐、嗜睡和昏迷；血糖降至 0.56mmol/L 时可出现深昏迷。低血糖性脑病是临床昏迷的重要原因之一，必须迅速诊断、紧急处理，否则将造成脑的不可逆损伤。

一、病　　因

1.器质性低血糖

（1）胰岛素分泌功能亢进：如胰岛素瘤和胰岛β细胞增生，造成自主分泌过多的胰岛素而引起低血糖症。

（2）胰外肿瘤：多为较大的胸、腹腔恶性肿瘤。它们能分泌胰岛素样物质，或者消耗过多的糖类，进而引起低血糖。

（3）严重肝脏疾病：可因肝糖原分解及糖异生障碍而造成低血糖症。

（4）内分泌疾病：主要见于肾上腺糖皮质激素不足的患者。

（5）先天性糖代谢障碍：由于与糖代谢有关的酶缺乏，糖原分解或者葡萄糖生成障碍而引起低血糖症。主要包括：①糖原积累病，如Ⅰ、Ⅱ、Ⅵ、Ⅸ型可有低血糖症，儿童多见；②果糖不耐受性或半乳糖血症；③果糖 1，6-二磷酸酶缺乏症。

（6）自身免疫相关性低血糖症：包括自身免疫性胰岛素综合征及抗胰岛素受体抗体性低血糖症等。

（7）其他：包括严重感染，如肺炎、脓毒血症等情况所伴有的低血糖症，肾性糖尿以及严重营养不良等。

2.功能性低血糖

患者无直接引起本症的器质性疾病，多为进食后胰岛β细胞受刺激分泌胰岛素过多而引起的低血糖症。

（1）反应性低血糖症：由自主神经功能紊乱、迷走神经兴奋性增强，使胰岛素分泌过多所致。

(2)胃切除后摄食性低血糖症，即所谓的倾倒综合征。

(3)早期非胰岛素依赖型糖尿病引起的低血糖。

3.外源性低血糖

如口服降糖药与胰岛素使用过量等原因，尤其是由磺脲类降糖药和胰岛素引起低血糖的可能性较大。

二、病　　理

葡萄糖是脑部、尤其是大脑的主要能量来源，但脑细胞储存葡萄糖的能力十分有限，仅能维持数分钟脑部活动能量的需求，所以，脑部的主要能量来源是血糖，较长时间的重度低血糖可严重损害脑组织。脑组织缺糖的早期可出现充血，多发出血性淤斑；而后则由于脑细胞膜 Na^+-K^+泵受损，Na^+大量进入脑细胞，继而出现脑水肿和脑组织点状坏死；晚期则发生神经细胞坏死、消失，形成脑组织软化。神经系统的各个部位对低血糖的敏感性不同，大脑皮层、海马、小脑、尾状核及苍白球最为敏感，其次是颅神经核、丘脑、丘脑下部和脑干，脊髓的敏感性较低。低血糖对大脑的损害与脑部缺血性损害相似，但又不完全相同。但重度低血糖常伴有脑组织对氧的摄取率下降，使脑对缺氧的耐受性更差，可进一步加重低血糖对脑部的损害。

三、临床表现

1.交感神经兴奋症状

主要包括大汗、颤抖、视力模糊、饥饿、软弱无力以及紧张、面色苍白、心悸、恶心、呕吐和四肢发冷等。

2.脑部缺氧、缺糖症状

主要表现为头痛、头晕、健忘。精神失常，定向力及记忆力逐渐丧失，恐惧、慌乱、幻觉和躁狂等。可有阵挛性、舞蹈性或幼稚性动作、心动过速、瞳孔散大、锥体束征阳性等。患者可出现癫痫症状、意识朦胧、嗜睡及昏迷，甚至可出现深度昏迷、去大脑性强直、各种反射消失、呼吸浅弱、血压下降、瞳孔缩小。如果脑组织长期处于比较严重的低血糖病态下，则患者不易恢复。患者常遗留记忆力下降、智力减退、精神失常或性格变异等表现。原因不明的特发性(或功能性)低血糖症常发生在10岁左右儿童。

四、辅助检查

1.血　　糖

由于低血糖症可能为发作性的，故不能根据1～2次血糖正常即排除本病，而应多次检查。空腹血糖及发作时血糖常更有价值。空腹血糖正常值为3.3～6.1mmol/L。

2.血胰岛素

正常人的血胰岛素/血糖比值不应低于0.3。血糖低于2.8mmol/L时可计算此比值，血糖不高而此比值高于0.3则无临床意义。

3.脑 电 图

呈弥漫性慢波，癫痫发作者出现棘-慢波或尖-慢波。

4.其　　他

包括血电解质测定、血气分析、肝功能、肾功能以及垂体、肾上腺皮质、甲状腺及甲状旁腺功能检查等，这些指标对了解病情的程度和引起本症的原因常很有帮助。

五、诊　断

根据脑损害的临床表现、血糖降低和补充葡萄糖疗效显著等特点，常可做出诊断。同时应根据既往病史、临床表现和查体以及有关的实验室检查做出病因诊断。

六、鉴别诊断

注意与眩晕、晕厥、脑血管病及癫痫和癔症等病进行鉴别。

七、治　疗

(一)急症处理

1.升 糖 药

(1)葡萄糖：快速有效，为急症处理的首选制剂。轻者可口服适量葡萄糖水，重者需静脉注射50%葡萄糖液40～100mL，必要时可重复应用至患者清醒，且常需继续静脉滴注10%葡萄糖液，将其血糖维持在较高水平(如11mmol/L)，并密切观察数小时甚至1d，以免再度陷入低血糖状态。

(2)胰升糖素：常用剂量为0.5～1.0mg皮下、肌肉或静脉注射。用药后患者多于数分钟内清醒，否则可重复给药。胰升糖素作用快速，但维持时间较短(1.0～1.5h)，用药后必须让患者进食或静脉给予葡萄糖，以防低血糖症的复发。

(3)糖皮质激素：如果患者的血糖已维持在11mmol/L的水平一段时间但神志仍不清者，可考虑静脉输入氢化可的松100mg，每4h一次，共12h，以利患者神志的恢复。

2.脑水肿的处理

经上述处理反应仍不佳者或昏迷状态持续时间较长者，很可能伴有较重的脑水肿，可使用20%的甘露醇治疗。

(二)病因治疗

及时确定病因或诱因，对有效解除低血糖状态并防止病情反复极为重要。方法包括饮食调理，避免可能引起低血糖症的食物或药物，治疗原发的肝、肾、胃肠道及内分泌疾病，切除引起低血糖症的肿瘤等。

(三)饮食调理

低血糖症患者应少量多餐，多进低糖、高蛋白和高脂饮食，以减少对胰岛素分泌的刺激作用，避免低血糖的发生。有时为了避免清晨低血糖昏迷，患者夜间亦需加餐。

(焉兆利)

第七节　糖尿病性神经系统并发症

Section 7

糖尿病神经系统病变是糖尿病的常见并发症之一，与糖尿病肾病、糖尿病视网膜病变并称为“三联病症”。糖尿病的神经病变可以累及人体神经系统的每个部分，如中枢神经系统的脑和脊髓、颅神经、周围神经和自主神经等。糖尿病病程越长，血糖控制越差，神经系统病变发生率越高。随着医疗条件的改善，某些糖尿病急性并发症如酮症酸中毒、非酮症高渗性昏迷以及严重感染等有所减少，现患者生存期明显延长，而随着人们对神经系统损害认识的不断提高和新的检查手段（如 CT、MRI、SPECT、PET、肌电图及神经肌肉活检等）的普遍应用，糖尿病神经系统慢性并发症检出率明显提高。过去糖尿病神经系统并发症仅为 5%，现可达 50%以上，成为糖尿病最常见的并发症。许多糖尿病患者可缺少“三多一少”的典型临床症状而以神经系统病变为主诉，例如先以脑血管病、多发性周围神经病等就诊，在检查中才发现患有糖尿病。

糖尿病神经系统并发症可分为：糖尿病性脑血管病、糖尿病性脊髓病、脊前动脉综合征、糖尿病性肌萎缩、糖尿病性假性脊髓痨、糖尿病性周围神经病、糖尿病性脑神经病（包括单脑神经病或多脑神经病）、糖尿病性脊神经病、感觉运动神经病、对称性多发性周围神经病、局灶性神经病、糖尿病性单神经病、糖尿病性多数神经病、糖尿病性自主神经病、低血糖性意识障碍、瞳孔异常、心血管自主神经病、血管运动神经病、汗腺运动神经病、胃肠自主神经病、胃张力缺乏、糖尿病性腹泻或便秘、排空时间延长、泌尿生殖系统自主神经病、膀胱功能障碍、性功能障碍等数十种疾病。

归纳起来，糖尿病神经病变患病率有以下特点：

(1)性别差异不明显，男女几乎相等；

(2)患病年龄 7 ～ 80 岁不等，随年龄增长而上升，高峰见于 50 ～ 60 岁组；

(3)患病率与病程关系不明显，2 型糖尿病患者约有 20%发病；

(4)患病率与糖尿病病情严重程度无明确关系；

(5)糖尿病高血糖状态控制不良者患病率明显升高。

一、概　　述

(一)发病机制和病理改变

糖尿病引起的神经系统损害复杂多样，可侵及脑、脊髓、周围神经及肌肉，其机制也较复杂。目前认为主要有以下学说。

1.糖代谢异常

包括非酶促蛋白质糖基化和多元醇、肌醇代谢异常。神经髓鞘蛋白和微管蛋白的非酶糖基化明显增加，破坏髓鞘，甚至导致轴索结构和功能异常。非酶蛋白的糖基化还可影响一些基质蛋白对周围神经纤维的营养作用。肌醇是合成磷酸肌醇的底物，而磷酸肌醇不仅能影响 Na^+-K^+-ATP 酶活性，而且还是细胞跨膜信息传递的重要物质。葡萄糖与肌醇结构非常相似，可竞争性抑制神经组织摄取肌醇，导致神经组织内肌醇减少，使磷酸肌醇合成减少，同时伴有 Na^+-K^+-ATP 酶活性下降，破坏神经纤维结构和功能。

2.脑血管病变

糖尿病引起的脑血管病变，主要包括大血管和微血管病变。大血管病变可促进动脉硬化，是脑血管病主要危险因素。微血管病变主要是毛细血管基底膜增厚、血管内皮细胞增生、透明样变性、糖蛋白沉积和管腔狭窄等。

3.神经生长因子(NGF)

主要存在于交感神经元和部分感觉神经元分布的区域内，对这些神经起营养支持作用。糖尿病神经病变时皮肤和肌肉组织内 NGF 减少。另外，NGF 与胰岛素在结构和功能上相似，有些糖尿病患者体内出现的胰岛素抗体可以与 NGF 发生交叉反应，使 NGF 减少，这也提示了糖尿病神经病变可能与自身免疫因素有关。

4.自身免疫因素

在部分糖尿病神经病患者血清中可以查到抗磷脂抗体，此种抗体可以与神经组织的磷脂发生免疫反应。不仅直接损伤神经组织，也影响到供应神经的血管，导致神经组织的血液循环障碍。对糖尿病性神经病变患者的腓肠神经活检发现，在神经束膜和神经内膜处均有IgG、IgM和补体C_3沉积，其发生机制可能与高血糖引起的神经血管屏障破坏有关，而胰岛素抗体对NGF作用也属于自身免疫反应。

5.炎症反应因素

研究发现，糖尿病神经病变患者比无神经病变的糖尿病患者的P_2选择素和细胞间黏附分子-1基础值高，导致周围神经传导速度减慢，提示这些炎症因子可能参与了神经病变的发生和发展。

6.遗传因素

糖尿病性神经病变与糖尿病的严重程度不一定平行。有些患者糖尿病很轻，或糖尿病早期，甚至是亚临床糖尿病或仅有糖耐量下降即有糖尿病性神经病变，提示可能与个体的遗传易感性有关。目前发现有几种基因，其中醛糖还原酶基因多态性与糖尿病微血管病变密切相关，但遗传在糖尿病神经病变中的作用尚待进一步研究。

7.其他因素

蛋白激酶C、必需脂肪酸、前列腺素等代谢失调均可引起神经膜结构和微血管改变。氨基己糖代谢异常、脂代谢异常、维生素缺乏、亚麻酸的转化、N-乙酰基-L-肉毒素减少、Na^+泵失调等均可能与糖尿病性神经病变有关。

（二）诊　　断

根据目前疾病分类和相应的临床表现，结合血糖升高或糖耐量异常以及对糖尿病并发症的逐步认识，对合并脑血管病者进行头部CT、MRI检查；合并脊髓血管病多数可通过MRI检出；有周围神经病或肌病样表现的需进行神经电生理检查及必要的神经或肌肉活检确定诊断。

（三）治　　疗

首要的是控制血糖在理想范围内，包括控制饮食、口服降糖药、使用胰岛素等，但一定注意避免治疗中低血糖的发生。其次，由于糖尿病性神经病变多以髓鞘改变为主，故B族维生素的使用非常重要。同时可以应用一些改善循环的药物和神经营养药物。如合并脑血管病，应该按照脑血管病的治疗原则处理。治疗同时应注意血脂的控制，一般应将低密度脂蛋白胆固醇（LDL-C）控制在1.03mmol/L以下。

二、糖尿病合并急性神经系统并发症

糖尿病合并急性神经系统并发症指的是发病突然、需尽早处理的合并症，包括急性出血性和缺血性脑血管病、急性糖尿病酮症酸中毒、急性低血糖症、高渗性非酮症性综合征等急性合并症。

（一）糖尿病性脑血管病

发病机制和病理改变：糖尿病涉及人体各个系统，可累及各器官，乃至发生许多致命并发症，严重影响人类的健康。在糖尿病众多的慢性并发症中，糖尿病性脑血管病的致残、致死率居首位。糖尿病性脑血管病变以糖尿病性脑梗死为主，占85%以上，其防治对降低糖尿病死亡率，减少糖尿病致残率至为重要。糖尿病性脑梗死的主要病理变化为动脉粥样硬化，其发病机制较为复杂，目前尚未完全阐明。一般认为本病的发病机制与血管内皮功能紊乱、血小板功能失常、激素调节失常、脂肪和脂蛋白代谢异常、高血糖与蛋白质的非酶糖化、糖尿病微血管病变等密切相关。

由于糖尿病患者胰岛β细胞分泌胰岛素绝对或相对不足，导致糖、脂肪和蛋白质代谢紊乱，其中以糖代谢紊乱为主。胰岛素不足，可以使葡萄糖转化为脂肪，大量脂肪被分解为游离脂肪酸，造成高脂血症，使葡萄糖的储存减少，加速糖尿病患者动脉硬化的进程。此外，由于糖尿病的血液呈高凝状态，血小板凝聚功能增强，血液有不同程度的凝固现象。而且糖尿病患者常合并高血压，这些因素均可以导致血栓形成，促进脑血管病的发生。

预防和治疗：糖尿病患者并发或伴发的心脑血管病是糖尿病患者致死、致残的主要原因，因此掌握其发病特点，提前做好预防工作，无疑是延长患者生命和提高生存质量的首要任务。措施包括如下几点。

1.积极控制原发病

(1)控制血糖：由于糖尿病并发或伴发的心脑血管病是长期高血糖，尤其是餐后高血糖的结果，因此最首要的任务是控制好血糖。但控制血糖并非越低越好，血糖过低更易导致心脑细胞的损害，加重病情。一般应掌握在空腹血糖 7mmol/L 以下，餐后 2h 血糖在 10mmol/L 以下即可。控制血糖的药物选择最好选择胰岛素，但要严防低血糖的发生。

(2)控制血脂：脂代谢异常是糖尿病最常见的内分泌异常，血脂异常易促使动脉硬化，尤其是低密度脂蛋白升高危害更大。除饮食宜清淡外，可用他汀类及贝特类药物。

(3)控制血压：高血压是心脑血管病的独立诱发因素，控制好血压，可降低心脏后负荷，减轻动脉硬化，改善脑供血，防止心脑血管病的发生。多选用钙离子拮抗剂和血管紧张素转换酶抑制剂，使血压稳定在 17.3/10.7 kPa 左右。

(4)抗栓治疗：糖尿病患者由于高血糖、高血脂、高血压等因素增加了心脑血管病的危险性，可服用阿司匹林 75 ～ 150mg，每晚 1 次。

2.重视各种先兆症状

如发作性头晕、肢体麻木、一侧肢体功能障碍等脑梗死的先兆症状，一旦出现应积极进行干预治疗。

3.定期监测各项指标

如血糖、血压、血脂、体重指数、心电图、颈部血管彩超等。

4.调整生活习惯

戒除烟酒、科学饮食、合理运动、避免呼吸道感染。

（二）急性糖尿病酮症酸中毒

原有糖尿病症状加重或首次出现糖尿病症状，如口渴、多尿、恶心、呕吐、食欲减退或厌食、腹痛等，伴有呼吸急促、深大、有酮味，皮肤弹性差呈失水状态等时，应考虑急性糖尿病酮症酸中毒可能，尿糖、尿酮体明显升高可确诊。应尽快纠正酸中毒、稳定血糖、电解质，预防并发症。

（三）高血糖性高渗性非酮症性综合征

为另一常见的神经系统并发症，多见于 1 型糖尿病或 2 型糖尿病未正规治疗者，发病急剧、突然，表现为口渴、多尿、倦怠、乏力，并有严重的脱水症状，如皮肤、黏膜干燥，眼球下陷、低血压等，甚至烦躁、休克或嗜睡、昏迷、偏瘫、失语、局限性癫痫样抽搐等神经精神症状。应及时检查电解质、血糖、血气分析，如表现为血钠、血糖高、血浆渗透压超过 320mmol/L，应积极补液、纠正水电解质失衡、预防心、脑、肾脏系统并发症。

（四）急性低血糖症

因交感神经过度兴奋，患者可出现饥饿感、恶心、呕吐、心悸、出冷汗、手足震颤等，严重者可出现神经精神症状，如头痛、头晕、反应迟钝、精神异常、抽搐、大小便失禁、昏迷。注意及时检查血糖、调整饮食及用药剂量、保持规律生活。

三、糖尿病合并慢性神经系统并发症

（一）糖尿病性多发性周围神经病

周围神经主要是指管理四肢、皮肤的运动及感觉的神经。任何周围神经均可被累及，但症状多见于下肢和足部，常呈对称性疼痛和（或）感觉异常。疼痛像针刺样、灼痛、钻凿痛，痛感位于深处。有时出现痛觉过敏，疼痛剧烈时，患者难以忍受，其程度与牙痛相似，夜间更为显著，使患者不能入睡，清晨时疼痛减轻。患者常有麻木、蚁走、虫爬、发热和触电样感觉异常，往往从远端脚趾上行达膝上。患者可同时伴有感觉减退，如对压力、疼痛、冷热等反应迟钝，故极易造成下肢和足部损伤。运动神经受累时，肌力常有不同程度的减退，晚期可出现肌肉营养不良性萎缩。

糖尿病性多发性周围神经病是最常见的糖尿病神经系统并发症，25 岁以上的糖尿病患者中患病率为 40%。病变主要累及双侧周围神经，以感觉神经和自主神经症状为主，而运动神经症状较轻。

1.临床表现

（1）慢性起病，逐渐进展。

（2）感觉症状通常自下肢远端开始，主要表现为肢体远端疼痛、烧灼感、针刺感及寒冷感，夜间重。有时疼痛剧烈难以忍受而影响睡眠。还可以出现对称性麻木、蚁走、烧灼感等感觉障碍，活动后可好转，可有手套、袜套状感觉减退或过敏。

（3）自主神经症状较为突出。由于交感缩血管功能减退，易发生体位性低血压和晕厥。同时由于神经营养障碍出现皮肤粗糙、菲薄、干燥、皲裂，指/趾甲脆弱、不平，严重者出现顽固性趾端溃疡、坏疽，难以愈合，而且容易感染。其他自主神经症状还有瞳孔反射异常和汗液分泌障碍，表现为瞳孔缩小、对光反射迟钝、四肢少汗或无汗等。

（4）肢体无力较轻或无，但查体时可见腱反射减弱或消失，一般无肌萎缩。

（5）不典型的多发性神经病症状可以从一侧开始发展到另一侧，主观感觉明显而客观体征不明显；有些患者神经症状明显但无明显糖尿病症状，甚至空腹血糖正常，只有在做糖耐量试验后才发现糖尿病。这些患者需要通过神经传导速度检测才能明确诊断。

2.诊断与鉴别诊断

诊断主要依靠以感觉和自主神经症状为主的多发性周围神经病的症状和体征，加上血糖增高、糖化血红蛋白增高或有糖耐量异常。肌电图显示神经传导速度减慢为主，也可以出现轴索改变。虽然目前农药、一些易引起周围神经病的药品、重金属和一些有机化合物中毒引起的多发性周围神经病已经减少，但仍然需要询问在发病的近期内是否使用过这些药物或接触过上述毒性物质，特别要注意一些长期服用中药的患者也易患此病。此外还应注意与癌性周围神经病、亚急性联合变性、慢性炎症性脱髓鞘性多发性周围神经病及遗传性周围神经病鉴别。值得一提的是，有些年轻的糖尿病周围神经病患者应与晚发的遗传性周围神经病，特别是遗传性运动感觉性神经病的Ⅰ型和Ⅱ型鉴别。后者发病年龄较大，且有些患者合并糖尿病，其运动神经也同样受累并可以出现肌肉萎缩，检查有周围神经粗大、家族遗传史、神经活检、基因检测等以资鉴别。

糖尿病性神经病变的临床表现多种多样，缺少特征性，但有以下特点：

（1）病变出现的部位多在下肢。

（2）多出现肢端感觉异常，伴麻木、针刺、灼热等。

（3）多为双侧肢体同时出现病变。

(4)可出现自主神经功能紊乱，表现为皮肤排汗异常或脏器功能异常。

(5)早期病变呈相对可逆性，积极治疗后症状能减轻或消失；晚期只能控制症状，但病变不可逆转。

3.治　　疗

以控制血糖、改善微循环、加强神经营养治疗为主，给予维生素 B_1、维生素 B_6、维生素 B_{12}、ATP 等药物。自发性疼痛可给予卡马西平、苯妥英钠，情绪不稳可用抗焦虑和抗抑郁药物，自主神经症状可对症治疗。

（二）糖尿病性单神经病

是在糖尿病基础上单个颅神经或周围神经受损，主要累及脑神经（Ⅲ动眼神经、Ⅳ滑车神经、Ⅵ展神经），以Ⅲ、Ⅵ脑神经多见；也可累及股神经、腓神经、尺神经、正中神经。糖尿病性单神经病不像多发性神经病那样发病缓慢，由于单神经病的原因主要是血液循环障碍所致，髓鞘的损害较轴索病变严重，故往往急性或亚急性发病居多，感觉、运动神经均受侵犯。临床表现为受损神经相应区域的感觉、运动障碍，肌电图检查感觉、运动神经均有改变，以传导速度减慢为主。治疗与多发性周围神经病相同。单一神经病变常急性起病，呈自限性，多于 2 个月内痊愈。个别病程可持续数周到数月，直到侧支循环建立才得以痊愈，但也有些患者经治疗毫无改善。

（三）糖尿病性自主神经病

可广泛累及心血管、胃肠、泌尿和生殖等体多个系统，具有起病隐匿，病情逐渐进展，表现复杂的特点，个体表现差异较大。病变早期往往仅累及迷走神经，但随着病情发展，交感神经亦相继受累，导致心血管、胃肠、泌尿系统等功能紊乱。有 80%的糖尿病患者有不同程度的自主神经受损，可以发生在糖尿病的任何时期，但最易发生在病程 20 年以上和血糖控制不良的患者中。交感神经和副交感神经、有髓纤维和无髓纤维均可受累。影响到心脏、血管及汗腺自主神经时出现汗腺分泌异常、血管舒缩功能不稳定，表现为四肢发冷、多汗或少汗、皮肤干燥。有 15%的糖尿病患者合并有体位性低血压，表现为头晕、站立不稳，甚至发生晕厥，特别是体位突然变化时症状更加明显，站立和卧位的收缩压相差 4.0kPa 以上，并伴有心动过速。影响到瞳孔导致瞳孔对光反射迟钝称为糖尿病性异常瞳孔，也可有低血糖性意识障碍。

较常见的糖尿病性自主神经病有以下几点。

1.糖尿病性胃肠自主神经病

糖尿病常引起胃、肠自主神经损害，导致胃、肠功能紊乱，包括食管蠕动减慢、胃张力降低、排空时间延长、胃酸减少、胆囊功能障碍、腹泻、脂肪泻、便秘等。所以糖尿病患者常常主诉腹胀、消化不良、不明原因腹泻等，也可出现“五更泻”和便秘。

2.糖尿病性膀胱功能障碍

约 13%的糖尿病患者合并有膀胱功能障碍，出现排尿困难，膀胱容量增大，称为低张力性大容量膀胱。由于膀胱内长时间有残余尿，因此常发生尿路感染，经检查可证实为神经源性膀胱。

3.糖尿病性性功能障碍

男性糖尿病患者有近半数出现阳痿，其原因可能是由于骶部副交感神经受损所致，阳痿可以是糖尿病自主神经障碍的唯一表现。40 岁以下的女性患者 38%出现月经紊乱，此外还可以出现性冷淡和会阴部瘙痒。

4.糖尿病心脏自主神经病变

作为常见的糖尿病慢性并发症，严重影响糖尿病患者的生活质量，可使糖尿病患者出现心动过速、体位性低血压等不适症状。同时对糖尿病合并冠心病的临床过程和预后有重要影响，其发生猝死、无痛性心肌梗死及心律失常的几率显著增加。可采用心率变异性测定(HRV)、深呼吸R-R间期测定、蹲踞试验和心率变异性频谱分析等检测方法,提高对糖尿病心脏自主神经病变的早期诊断和准确率。

(四)糖尿病性脊髓病

糖尿病性脊髓病是糖尿病少见的并发症,主要包括:脊髓前动脉综合征、糖尿病性肌萎缩和糖尿病性假性脊髓痨。

1.脊髓前动脉综合征

比较少见,表现为脊髓前动脉闭塞所致的脊髓前2/3损害综合征。

2.糖尿病性肌萎缩

比较少见,约占糖尿病的0.18%,主要见于2型糖尿病。发病机制主要有代谢紊乱学说、血液循环障碍及免疫学说。神经病理改变主要是运动神经节段性脱髓鞘,较重者可有轴索变性。多见于中、老年患者,年轻患者较少。常为亚急性起病,也可以急性起病或隐匿起病。主要累及骨盆带肌,特别是股四头肌,可以单侧,也可以双侧或不对称,肩胛带肌很少受累,延髓支配的肌肉一般不受累,故以典型的骨盆带肌肉萎缩、无力起病。但肌萎缩与肌无力不平行,往往肌萎缩明显,而肌无力非常轻微。重者起立、行走、上楼梯困难,可有肌肉束颤,无感觉障碍。常常是膝反射减弱或消失,而踝反射相对正常。肌电图显示以支配近端肌肉和脊旁肌为主的神经源性损害。

3.糖尿病性假性脊髓痨

脊髓的后根和后索受累,临床表现为深感觉障碍、感觉性共济失调,患者步态不稳、步态蹒跚、夜间行走困难、走路踩棉花感,闭目难立征阳性。

以上治疗均以治疗糖尿病为主,辅以B族维生素治疗。

(王增梅)

第八节 系统性红斑狼疮神经系统并发症

Section 8

系统性红斑狼疮(SLE)是一种自身免疫性疾病,主要侵犯血管、皮肤、浆膜、肾脏等脏器,90%患者为女性,10～41岁发病多见。本病早期有神经系统损害症状者占25.5%,而在晚期可高达60%。在神经系统症状中以精神症状和癫痫发作最为常见,此外可出现周围神经病变、舞蹈病以及肌肉病变等表现。当出现中枢神经系统症状时称为中枢神经系统狼疮,是狼疮危象的主要死亡原因之一。

一、发病机制

中枢神经系统狼疮的发病机制尚不完全清楚,目前普遍认为,中枢神经系统不同部位(皮层、脑干、脊髓)的小血管病变,包括血管结构的破坏,出现类纤维素性或透明变性伴有坏死,以及小血管增殖性改变伴有闭塞,与神经症状的发生有密切关系。

(1)免疫复合物沉积性血管炎:患者体内多种自身抗体(抗核抗体、抗脑细胞抗体等)与相应的抗原结合,在补体参与下形成免疫复合物,沉积于血管壁引起脑血管炎,可表现为小血管炎、血管闭塞,引起病变部位缺血坏死。

(2)抗神经元抗体及脑组蛋白(BIMP)抗体:系统性红斑狼疮患者血液中存在抗神经元抗体及BIMP抗体,当BIMP抗体与脑细胞表面抗原结合时,血-脑屏障功能受损,抗神经元抗体易于通过血-脑屏障而与脑神经表面靶抗原结合，产生抗原-抗体反应，引起中枢神经系统功能异常，产生一系列自身免疫性神经精神表现。

（3）抗心磷脂抗体直接作用于血管内皮细胞和血小板的磷脂成分，使内皮细胞和血小板遭受损伤，导致小血栓形成，造成微小梗死灶、出血、水肿和脑组织软化。

（4）抗核糖体P蛋白抗体：抗核糖体P蛋白抗体可能通过直接与神经细胞的表面受体结合而致病，还可能是通过神经细胞膜，在细胞内抑制蛋白合成。也有研究认为T淋巴细胞参与抗核糖体P蛋白抗体对神经系统的致病过程。

（5）低蛋白血症可能是发病原因之一：有学者观察34例患者，显示11例（32%）合并低蛋白血症及脑水肿；还有观察19例患者中有12例出现血浆清蛋白降低。

（6）细胞因子致病：日本学者研究发现狼疮脑病的脑脊液中TNF-α及IFN-γ水平很高，推测可能与狼疮致病有关。由此可见狼疮脑病的发生发展是在系统性红斑狼疮基础上，在多种因素共同作用下导致的免疫损伤。临床表现的异质性和程度差异可能与不同的发病机制或多种致病机制共同作用有关。

二、组织病理

病理表现为弥漫性血管炎或局灶性血栓形成、血管闭塞。主要病理变化包括斑片状出血灶、坏死灶、血管壁增厚、玻璃样变、大单核细胞或多核细胞浸润、淀粉样变、脑内有颗粒状物质沉积。

三、临床表现

中枢神经系统狼疮的临床表现多种多样，包括神经症状和精神症状，神经系统损害以癫痫最常见，其次是脑血管病、颅神经麻痹、颅内高压、无菌性脑膜炎及横贯性脊髓炎等。目前认为，在诸多的临床表现中，对本病诊断最有价值的表现为癫痫、精神症状、横贯性脊髓炎、脑血管病、短暂性脑缺血发作和无菌性脑膜炎。

1.癫　　痫

癫痫可在早期发生，甚至皮肤症状出现前多年即可发生，但多见于本病晚期。可表现为大发作、局限性发作、精神运动性发作或小发作，部分患者可出现癫痫持续状态，甚至导致死亡。

2.精神症状

可在本病其他症状出现前多年发生，但多在本病恶化期及晚期出现。主要表现为头痛、头胀、头晕、情绪不稳、易激动、失眠、多梦、注意力不集中、思维迟钝、记忆力减退等，也可出现听、视幻觉及妄想、定向力障碍、精神运动性兴奋等严重的精神症状，以及明显的焦虑、抑郁、欣快等情绪变化，部分患者合并智能缺陷，少数患者可发生严重痴呆。激素治疗的患者精神症状的发生率较高。

3.脊 髓 炎

较少见。常发生于本病的活动期，为脊髓血管炎导致脊髓缺血、坏死、软化，或亚急性脊髓白质变性或脱髓鞘改变等。临床上脊髓损害常位于胸段，表现为双下肢无力、受损平面以下感觉减退或消失、大小便功能障碍。横贯性脊髓炎者预后较差，常因继发性感染而致死。

4.脑血管病

系统性红斑狼疮所致脑血管炎可造成血管闭塞、破裂出血。而系统性红斑狼疮合并的高血压、尿毒症增加了脑血管闭塞或出血的可能性。脑血管病主要表现为偏瘫、失语、偏身感觉减退、偏盲等。

5.脑干损害

表现为黑朦、同侧偏盲、耳鸣、眩晕、复视、眼球震颤，或延髓背外侧综合征、前庭-小脑综合征、内耳性眩晕等，也可出现视神经炎、视神经萎缩等表现。颅神经损害以Ⅲ、Ⅳ、Ⅵ、Ⅶ、Ⅸ、Ⅻ对颅神经多见。

6.无菌性脑膜炎

表现为高颅压、头痛、视盘水肿。平滑肌及毛细血管通透性增加也可导致高颅压。

7.周围神经病变

可表现为多发周围神经炎或单神经炎，如侵犯臂丛神经、尺神经、桡神经、坐骨神经、腓神经等单神经炎或多发性神经炎，出现肢体远端的感觉及运动障碍。主要是营养神经的血管发生闭塞性小动脉炎以及周围神经、神经根髓鞘脱失、轴突变性所致。

8.肌肉损害

可出现肌肉疼痛无力等症状，部分出现肌电图异常但无临床症状。

9.舞蹈症

较少见。主要表现为舞蹈样动作，青少年多见。可合并精神障碍。本病预后欠佳，尸检证实出现舞蹈症的患者皮质与豆状核可有梗死，血管有纤维蛋白变性。

四、诊　断

目前中枢神经系统狼疮的诊断尚无统一的分类和诊断标准。系统性红斑狼疮确诊后，当患者出现其他病因难以解释的神经系统症状、体征或肌肉症状应考虑并发神经肌肉损害，影像学显示脑实质损害，并排除其他疾病，便可诊断。

（一）实验室检查

1.脑脊液检查

脑脊液压力升高；白细胞增高，以淋巴细胞增高为主；蛋白轻度增高，一般很少超过1g/L，糖及氯化物正常，脑脊液白蛋白/清蛋白比率上升。

2.脑脊液抗体测定

抗双链DNA抗体、抗磷脂抗体、IgG及免疫复合物水平升高，抗淋巴细胞抗体、抗神经元抗体与器质性脑病直接相关。抗磷脂抗体出现提示狼疮活动的可能。

3.脑脊液细胞因子浓度测定

有报道狼疮脑病患者脑脊液TNF-α、IFN-γ水平很高，SIL-2R轻微升高，症状缓解后水平明显下降，与中枢神经系统感染不同，后者脑脊液及血液IL-1、TNF-α升高，IFN-γ不高。

4.血清抗体测定

有报道抗核糖体P蛋白抗体在狼疮脑病合并精神症状时，阳性率较高，抗核糖体P蛋白抗体的IgA、IgM水平与精神症状严重程度相关，故测定抗P蛋白抗体的IgA、IgM可作为狼疮脑病精神异常诊断及随访的一个有用的辅助方法。抗磷脂抗体与血栓形成、血管闭塞有关。

5.脑电图

主要反映脑细胞功能变化，尤其是大脑皮层细胞功能，有时在狼疮脑病早期可出现非特异性的异常改变。合并癫痫发作或局灶性病变时，患者会出现异常放电的脑电波，如局灶性棘波、尖波和慢波；合并脑膜炎时，可表现弥漫性慢波。

(二)影像学检查

1.头颅 CT

CT 扫描适合于鉴别脑出血、脑室扩张、大面积梗死、肿瘤或脓肿。对局灶性病变较可靠,但对脑的弥漫性病变通常不可靠。

2.头颅 MRI

无特征性改变,主要表现为脑梗死或多发性梗死(60%)、脑出血(20%)等。在多动脉区域表现为局部 T_2 像高信号,对中枢血管炎的判断有帮助。在狼疮合并脊髓症状时,MRI 是较理想的选择,一般来讲,MRI 对中枢神经系统狼疮局灶性病变的诊断较癫痫或弥漫性病变意义大。

3.脑血管造影

主要适合于血管病变如中枢神经系统血管炎。

五、治 疗

(一)免疫抑制疗法

1.糖皮质激素

目前激素是治疗本病的主要药物。急性神经系统狼疮一般采用泼尼松每日 1mg/kg 进行治疗。当临床和实验室指标(血沉、C 反应蛋白、蛋白尿等)得到良好控制后(约 3 周)应考虑减量。大多数患者经 6 ~ 12 个月可减至 15mg/d 以下,然后以小剂量 5 ~ 7.5mg/d 维持。对一般口服剂量治疗无效者可应用甲泼尼龙静脉冲击治疗,1 000mg/d,静脉滴注,连续 3d 为一疗程。

2.免疫抑制剂

免疫抑制剂对症状的控制不如激素快,且不良反应较大,一般不作首选。环磷酰胺(CTX)是常用的免疫抑制剂。

3.联合冲击疗法

近年来普遍认为大剂量激素和 CTX 冲击治疗系统性红斑狼疮是较为有效的方法,CTX 或甲泼尼龙(MP)单冲击治疗及 CTX 与 MP 联合冲击法治疗狼疮脑病的疗效优于标准激素治疗法。且近年来认为联合冲击疗法优于单冲击疗法。对 CTX、MP 的用量目前仍有争议,有学者通过对小剂量与大剂量 CTX 和 MP 冲击治疗的对比研究发现,小剂量组不良反应发生率明显低于大剂量组,长期疗效两组间差异无显著性,因而主张以小剂量为好。CTX 和 MP 联合应用可发挥协同作用,前者主要通过作用于淋巴细胞而抑制特异性抗体,使抗双链DNA抗体下降,血清补体上升,后者则通过影响淋巴细胞活性而影响抗体生成,同时还能抑制网状内皮系统和细胞因子,从而控制各种脏器血管炎。故两药联合冲击治疗既可抑制炎症反应,迅速控制系统性红斑狼疮活动期的血管炎,改善临床症状,又可减少激素用量,缩短用药时间,减少不良反应,改善预后。

4.鞘内注射疗法

鉴于联合冲击疗法对一些患者的效果不佳,且甲氨蝶呤(MTX)等免疫抑制剂不能有效地通过血-脑屏障。Valesini 等对中枢白血病予鞘内注射疗法取得满意疗效,国内也有较多报道 MTX 和地塞米松(DXM)鞘内注射治疗狼疮脑病获得较好疗效。鞘内注射 MTX 和 DXM 的不良反应轻微,药力集中,疗效好,是当前治疗中枢神经系统狼疮有效和安全的方法。目前认为,该疗法主要适用于全身激素治疗效果不佳,合并有全身结核或真菌感染而不宜使用大剂量激素冲击的狼疮脑病患者。

（二）对症治疗

1.癫痫的治疗

出现癫痫发作应尽早行脑电图检查，并使用抗癫痫药物治疗。

2.精神症状

根据不同精神症状类型可加用抗精神症状药物。

3.脑血管病

因其主要为自体免疫性脑血管炎所致，除按一般性脑血管病治疗外，要合并使用激素。

4.舞蹈症

可应用氟哌啶醇，每次 1 ～ 2mg，每日 2 次控制舞蹈症状。

（王增梅）

第二十一章
Chapter 21

神经系统中医优势病种的中西医结合诊治

第一节　特发性面神经麻痹
Section 1

一、概　　述

特发性面神经麻痹是指因茎乳突孔内面神经非特异性炎症所致的周围性面瘫的一类疾病，简称面神经炎或Bell面瘫，任何年龄均可发病，但以20～40岁最为多见，男性多于女性，绝大多数患者发病在冬、春季节，常为一侧性，左、右侧发生的机会相近。起病迅速，一侧面部表情肌突然瘫痪，数小时内症状达高峰，部分患者起病前几日有同侧耳部、面部的轻微疼痛，数日即消失。患者常于清晨洗脸、漱口时突然发现一侧面颊动作不灵，口角歪斜，病侧面部表情动作丧失，前额皱纹消失，眼裂扩大，鼻唇沟变浅，口角下垂，龇牙时口角歪向健侧。病侧不能做皱眉、蹙眉、闭目、鼓腮等动作。用力闭目时，因眼球向上外方，露出角膜下缘巩膜，称为贝耳现象；鼓腮和吹口哨时，因患侧口唇不能闭合而漏气。常有食物残渣滞留于病侧齿颊之间及病侧流涎。泪点随下眼睑外翻而致泪液外溢。病侧眼轮匝肌反射减弱或消失，此外因面神经受损部位不同。分别有以下表现：面神经管内的鼓索神经受累时，病侧舌前2/3味觉丧失和病侧唾液减少；病变位于面神经管以上有镫骨神经受累时，除味觉障碍外，伴有听觉过敏；于膝状神经节受累时，有耳内、耳后疼痛，耳郭区痛觉减退，耳郭或鼓膜出现疱疹，以及舌前2/3味觉迟钝和听觉过敏，又称亨特（Hunt）综合征。古人认为本病是由风邪所中，历代文献均将其归入风门，概称为“中风”，现在中医学多将其归于“口眼歪斜”、“口僻”范畴。

二、中医治疗

（一）常见分证治疗

现多主张分期治疗，将本病分为三个时期：急性期（发病1～7 d），恢复期（发病8～30 d），后遗症期（发病30 d以上）。

1.急 性 期

邪气初犯人体，来势急骤，病位尚浅，以祛风通络为治则，佐以活血化瘀。

(1)风寒外袭：

治法：疏风散寒，通络和营。

方剂：桂枝汤（《伤寒论》）加味。

组成：桂枝 12g，羌活 10g，防风 10g，白芷 10g，麻黄 5g，细辛 5g，赤芍 15g，红花 10g，川芎 10g，蜈蚣 2 条，生姜 3 片。

加减：表虚自汗者，加生黄芪、白术；伴味觉障碍者，加茯苓 15g，五味子 12g；耳鸣、听觉过敏者，加石菖蒲 12g，苍术 10g，泽泻 15g。

（2）风热袭络：

治法：疏风散热，通络活血。

方剂：银翘散（《温病条辨》）加减。

组成：金银花 12g，连翘 12g，薄荷 6g，桔梗 10g，牛蒡子 12g，桑叶 10g，僵蚕 10g，全蝎 3g，白蒺藜 10g，防风 9g，荆芥 9g，川芎 15g。

加减：口苦者，加柴胡 10g，龙胆草 12g；头晕目眩者，加钩藤 10g，菊花 15g；大便干结者，加大黄 15g；咽痛、耳下肿痛者，加蝉蜕 6g，大青叶 20g；若老年有高血压的患者，风热而兼肝火，则可酌加天麻 15g，钩藤 15g，黄芩 12g 等。

（3）风痰阻络：

治法：祛风化痰，开窍通络。

方剂：牵正散（《杨氏家藏方》）加味。

组成：白附子 10g，僵蚕 10g，全蝎 5g，蜈蚣 2 条，防风 10g，葛根 15g，羌活 6g，钩藤 10g，半夏 12g，川贝 9g。

加减：痰湿阻滞明显者，加薏苡仁 20g，半夏 10g 以燥湿化痰；面肌抽搐频作者，加蜈蚣 2 条，乌梢蛇 10g；面部麻木者，加银花藤 12g，丝瓜络 12g。

（4）肝气郁结：

治法：疏肝解郁通络。

方剂：柴胡疏肝散（《景岳全书》）加减。

组成：柴胡 6g，白芍 10g，陈皮 10g，枳壳 6g，香附 10g，川芎 15g，炙甘草 6g，僵蚕 6g，郁金 15g。

加减：肝气郁结化火者，加天麻 15g，钩藤 15g，黄芩 12g 等；痰湿明显者，加半夏 10g，石菖蒲 15g；兼见面肌抽搐者，加全蝎 5g，蜈蚣 2 条。

2. 恢 复 期

此期经脉阻滞，血行不畅，以活血化瘀、疏通经络为治则。

治法：搜风散邪，活血通络。

方剂：通窍活血汤（《医林改错》）加减。

组成：赤芍 10g，川芎 10g，桃仁 6g，红花 6g，麝香（另兑）0.1g，地龙 10g，全蝎 5g，蜈蚣 2 条，柴胡 8g，郁金 10g，路路通 15g，当归 30g。

加减：病久不愈，兼见面肌弛缓、乏力者，加炙黄芪 25g；属顽痰者，加白芥子 3g，白附子 3g；面部抽搐较重者，加天麻 10g，蜈蚣 2 条，乌梢蛇 10g。

3. 后遗症期

以扶正祛邪、活血化瘀、通经疏络为治则。

（1）气虚血淤：

治法：益气养血，活血通络。

方剂：补阳还五汤（《医林改错》）加减。

组成：黄芪 20g，当归 15g，川芎 10g，赤芍 10g，地龙 10g，红花 10g，桃仁 10g。

加减：病久乏力者，加党参 15g，白术 10g；面部拘急者，加全蝎 6g，僵蚕 6g。

(2)阳气亏虚:

治则:温阳益气,活血通络。

方剂:补阳还五汤(《医林改错》)合肾气丸(《金匮要略》)化裁。

组成:黄芪30g,茯苓15g,熟地10g,当归10g,山药20g,地龙15g,川芎10g,赤芍15g,僵蚕10g。

加减:怕冷,面色晄白,动辄汗出者,加桂枝5g,五味子10g;腰酸乏力者,加山茱萸10g,杜仲10g;眼目干涩者,加枸杞子15g。

(二)固定方药治疗

1.牵正胶囊

组成:白附子(制)4 000g,馁盛(炒)4 000g,全蝎4 000g,制成胶囊,每粒0.3g。

功效:祛风解痉,活血通络,调和气血。

用法:口服,每次8粒,每日2次。

按语:适用于特发性面神经麻痹,风痰阻络型。可同时配合B族维生素,针刺患侧太阳、阳白、地仓、颊车、四白、下关、合谷等穴。

2.乌 梅 丸

组成:乌梅15g,细辛6g,干姜15g,黄连5g,白术10g,桂枝10g,白附子10g,党参10g,当归10g,蜀椒5g(去目),蔓荆子10g,柴胡12g,僵蚕10g。

功效:健脾益气,祛风化痰,柔筋通络。

用法:口服,每日6g,每日2～3次。

按语:适用于特发性面神经麻痹属寒热错杂、虚实并见者。

3.面 瘫 丸

组成:全蝎60g,僵蚕60g,天南星60g,白附子60g。

功效:熄风定惊,祛经络风痰。

用法:上述药物研细粉,制成蜜丸。每次1丸(每丸4g),每日2次,小儿酌减。

按语:20 d为1个疗程,最长可治疗2个疗程。

4.蝎 桂 散

组成:全蝎5g,桂枝6g。

功效:祛风镇痉,温经通阳。

用法:共研成细药粉为一日量,用防风9～12g煎汤,每日早晚饭后送服,10 d为1个疗程。

按语:药末饭后服用,辅以米食,味甘入心脾,使之健脾益气,助全蝎祛邪扶正。在治疗过程中,应避免风吹,必要时可戴口罩、眼罩,以防感染。

5.面瘫胶囊

组成:全蝎、僵蚕、蜈蚣、川芎、防风、白芷、板蓝根、细辛、白附子、白芥子、当归、红花、苏木、黄芪等。备成胶囊。

功效:祛风解毒,活血通络,益气养血。

用法:每次4粒,每日3次,饭后口服,13 d为1个疗程。

按语:可配合针刺取穴。阳白、攒竹、四白、地仓、颧髎均取患侧,风池、合谷、足三里、太冲均取双侧,风池、阳白、地仓、颧髎用悬灸。以穴位局部皮肤潮红为度,采用平补平泻手法。

6.愈面瘫胶囊

组成:蜈蚣30条,全蝎50g,地龙50g,白附子50g,细辛30g,白僵蚕80g,天麻50g,共为细末,装0号胶囊。

功效:疏风散寒、活血通络。

用法:成人每次6粒,每日3次,温黄酒1盅送下。儿童药量酌减。

按语：可配合针刺，在麻痹侧取翳风、阳白、四白、颊车透地仓、合谷、鱼腰、攒竹、迎香、承浆、廉泉等穴。

（三）名医验方

1.顺风匀气散（黎凯方）

组成：白术20g，天麻10g，沉香15g，白芷15g，青皮10g，炙甘草15g，紫苏10g，木瓜10g，西洋参15g，乌药10g。

功效：疏风行气，补益正气。

主治：用于恢复期（发病2周～6个月），在一侧面瘫基础上患者面部板滞感消失，耳后等处疼痛消失，但多有疲劳乏力、口淡乏味、纳差等，后期往往舌暗淡，或有淤点、淤斑，脉沉细涩。

2.玉屏风散合牵正散加味（邓铁涛方）

组成：黄芪、党参各24g，白术、茯苓各15g，薏苡仁、五爪龙各30g，全蝎、僵蚕、川芎各10g，地龙12g，防风6g，甘草5g。

功效：益气健脾，祛风通络。

主治：邓老认为本病为营卫虚弱，风中经络，故治以益气固表，祛风通络，予玉屏风散合牵正散加味。药后营卫得固，风邪得除。邓老经常强调，凡遇此类病证，定要按中医理论辨证论治，切忌清热解毒、苦寒败胃之剂。否则正气一伤，外邪深入，病难治矣。

3.正容汤（程子俊方）

组成：桑叶、菊花、防风、白芷、钩藤、夏枯草、当归、赤白芍、银花、黄芩、丝瓜络、薄荷、甘草。

功效：疏风清热，调和气血。

主治：临床应用可随症加减。程老认为，面瘫之发病乃因络脉空虚，风寒风热侵袭，客于面部，络虚经实，气血失和，面部筋肉弛缓不用而致，故治疗重视疏风清热，该方与一般对面瘫病使用的辛温豁痰、搜风透络之剂相比，有清疏和络之效，却无温燥伤津之弊，更适用于患者。需要注意的是，在面瘫中后期，闪邪未尽去，正气受伤，用药应注意顾护正气，此时选玉屏风散、补中益气汤之类加减用之，起到雪中送炭的作用。

三、西医治疗

早期以改善局部血液循环，消除面神经的炎症和水肿为主，后期以促进神经功能恢复为其主要治疗原则。

1.激素治疗

地塞米松10～15mg/d，连续7～10d；泼尼松，初剂量为1mg/(kg·d)，顿服或分2次口服，连续5d，以后7～10d内逐渐减量。如系带状疱疹感染引起膝状神经节综合征可口服无环鸟苷5mg/kg，每日3次，连服7～10d，或用该药300mg，静脉滴注，每日1次，连用7～10d。

2.改善微循环，减轻水肿

可用706代血浆或低分子右旋糖酐250～500mL，静脉滴注，每日1次，连续7～10d，亦可加用脱水利尿剂。

3.神经营养代谢药物的应用

维生素B_1 50～100mg，维生素B_{12} 500μg，胞二磷胆碱250mg，辅酶Q_{10}5～10mg等，肌肉注射，每日1次。

4.理　　疗

茎乳孔附近超短波透热疗法，红外线照射，直流电碘离子导入，以促进炎症消散。亦可用晶体管脉冲治疗机刺激面神经干，以防止面肌萎缩，减轻瘫痪侧肌受健侧肌的过度牵引。

5.针刺治疗

取翳风、听会、太阳、地仓、下关、颊车并配曲池、合谷等穴。

6.血管扩张剂及颈交感神经节阻滞

可选用妥拉苏林25mg或烟酸100mg，口服，每日3次或患侧颈星状神经节阻滞，每日1次，连续7～10d。

7.康复治疗

只要患侧面肌能活动即应尽早开始自我功能训练，可对着镜子做皱眉、举额、闭眼、露齿、鼓腮和吹口哨等动作，每日数次，每次数分钟，并辅以面部肌肉按摩。

此外，保护暴露的角膜，防止发生结、角膜炎，可采用眼罩，滴眼药水，涂眼药膏等方法。对长期不恢复者可考虑行神经移植治疗。一般取腓肠神经或邻近的耳大神经，连带血管肌肉，移植至面神经分支，计有效率约60%。

一般预后良好，通常于起病1～2周后开始恢复，2～3月内痊愈。约85%病例可完全恢复，不留后遗症。但6个月以上未见恢复者则预后较差，有的可遗有面肌痉挛或面肌抽搐。少数病侧还可出现“鳄泪征”即进食时病侧眼流泪。肌电图检查及面神经传导功能测定对判断面神经受损的程度及可能恢复的程度，有相当的价值，可在起病两周后进行检查。

（焉兆利）

第二节　急性脊髓炎

Section 2

一、概　　述

急性脊髓炎是指各种感染后变态反应引起的急性横贯性脊髓炎性病变，可分为感染后脊髓炎、疫苗接种后脊髓炎、坏死性脊髓炎等。临床表现为病变节段以下的肢体瘫痪，传导性感觉消失和以膀胱、直肠功能障碍为主的自主神经功能障碍。脊髓炎可累及脊髓的任何节段，以胸段脊髓最常受累，亦可累及颈段及腰段脊髓，病损为局灶性和横贯性，亦有多灶融合或散于脊髓的多个节段，但较少见。本病的发病率为(0.1～0.4)/10万，各年龄段均可发病，10～19岁和30～39岁为两个发病高峰，无性别和家族性差异，但好发于青壮年。一年四季均可发病，但以冬末春初或秋末冬初时多见。呈急性发病，半数以上患者在2～3d症状发展达到高峰，多数在病前1～4周有上呼吸道感染、发热、腹泻等病毒感染病史，或有外伤及过度疲劳、疫苗接种等诱因。目前认为本病可能是病毒感染后或疫苗接种等所诱发的自身免疫性疾病，而不是病毒感染的直接结果。本病在中医中无专用病名，根据其发病的不同阶段，早期属外感“发热”、“温热病”范畴，瘫痪早期属“痿躄”或“瘫痪”范畴，病情迁延失治则可见“拘挛”等病症，有尿便障碍可诊断为“癃闭”等。

二、中医治疗

（一）常见分证治疗

1.肺热津伤

治法：养阴清热，润燥生津。

方剂：清燥救肺汤（《医门法律》）加减。

组成：人参 10g，麦冬 12g，杏仁 12g，麻仁 12g，生石膏 30g，桑叶 12g，沙参 20g。

加减：咽干口渴者，加天花粉 20g，芦根 20g，石斛 15g；高热汗多者，加知母 10g，连翘 10g，金银花 20g；身痛肢麻者，加川芎 10g，牛膝 15g；呛咳少痰者，加羚羊角或安宫牛黄丸。

临证事宜：本病初期热邪较盛，表现为高热不退。治疗当以清热为主，养阴为辅，热退后病机重在伤阴，治疗则应以养阴为主，清热为辅。

2.湿热浸淫

治法：清热利湿，通利筋脉。

方剂：加味二妙散（《丹溪心法》）加减。

组成：黄柏 12g，苍术 12g，防己 12g，萆薢 12g，木通 10g，薏苡仁 15g，木瓜 15g，牛膝 15g。

加减：下肢浮肿者，加泽泻 8g、防己 8g、木瓜 10g；肌肉疼痛者，加乳香 6g，没药 6g；发热者加栀子 10g，板蓝根 20g；胸脘痞闷，四肢肿胀者，加厚朴 10g，茯苓 20g，泽泻 20g；口干心烦者，加生地 20g，麦冬 15g。

临证事宜：本证患者不可急于填补，以免助湿生热。湿热伤阴者，要慎用辛温苦燥之品，同时可兼用养阴清热之法。

3.肝肾阴虚

治法：补益肝肾，强筋壮骨。

方剂：虎潜丸（《丹溪心法》）加减。

组成：龟板 30g，知母 15g，熟地 15g，白芍 15g，狗骨 10g，锁阳 10g，干姜 6g，陈皮 10g。

加减：若久病阴阳俱虚，可加仙灵脾 15g，补骨脂 15g，巴戟天 12g；若肌枯肢痿，加川芎 10g，鳖甲 15g；若兼气虚血少，可加黄芪 20g，桂枝 9g，大枣 10g；若兼血淤之象，可加桃仁 6g，红花 10g，川芎 10g。

临证事宜：本证患者须分清有热无热，虚火者当滋阴清火，无火者当以滋阴填精为主。

4.脾肾虚损

治法：健脾益肾。

方剂：补中益气汤（《脾胃论》）加减。

组成：人参 12g，白术 12g，黄芪 30g，当归 15g，陈皮 10g，升麻 8g，甘草 8g。

加减：若病久体虚，重用参芪，加枸杞 15g，龙眼肉 15g；若动则气喘，四肢不温，加熟附子 12g，肉桂 3g，核桃肉 15g；若肢痿不收，加木瓜 10g，威灵仙 12g；若心悸怔忡，加柏子仁 10g，酸枣仁 15g。

临证事宜：脾胃亏虚易导致运化失常，饮食积滞，痰湿内停，气血不足，故应酌情配合消食导滞、祛湿化痰、益气养血的药物。

（二）固定方药治疗

1.补肾固髓片

组成：淫羊藿、肉苁蓉、肉豆蔻、补骨脂、生地、郁金、丹参。

功效：填精益髓，活血生肌。

主治：用于肾精虚衰、瘀血内停引起的足痿无力、行动困难等症。

用法：片剂，口服，每次 3 片，每日 2 ～ 3 次。

2.四妙丸

组成：黄柏、苍术、炒苡仁、怀牛膝、金银花、蒲公英、当归、红花、马钱子、葛根、威灵仙。

功效：清热化湿，通利经脉。

主治：湿热毒邪，浸淫经脉，血行不畅，筋肉失养而致活动不利。

用法：丸剂。口服，每次 6 丸，每日 3 次。

3.归脾丸

组成：党参、黄芪、当归、龙眼肉、白术、茯苓、远志、熟地、山萸肉。

功效：健脾益气，生血养筋。

主治：气血两亏而足痿无力。

用法：丸剂。口服，每次6丸，每日3次。

4.健步丸

组成：黄柏、知母、熟地、当归、白芍、牛膝、豹骨、龟甲、陈皮、干姜、锁阳、羊肉。

功效：补肝肾，强筋骨。

主治：久病腰膝酸软，下肢痿软，步履艰难者。

用法：丸剂。口服，每次9g，每日2次。

（三）名医验方

1.健脾利湿活血汤（游建明方）

组成：党参、茯苓、白术、陈皮、法半夏、苍术、黄柏、龟板、牛膝、全蝎粉、当归、赤芍、川芎、红花、土鳖虫、甘草。

功效：健脾燥湿，清利湿热。

主治：急性脊髓炎发病日久，湿热困脾，而致气血生化无源，肢体筋脉失于气血荣养而使痿证缠绵难愈。痿证的治疗应谨遵"治痿独取阳明"之大法，游师认为治湿热，一则补益脾胃，另外宜加少许活血通络、补益肝肾之品，使湿热除，气血旺，筋骨强，而痿证向愈。

2.龟龙起痿汤（王和鸣方）

组成：龟板、龙骨、鹿角胶、锁阳、玉竹、麦冬、怀牛膝、淮山药、白术、茯苓、西洋参。

功效：滋补肝肾，滋阴润燥。

主治：补虚是治本之法，气虚当补中气以生血，精虚当补养肝肾精血，以濡润筋骨。治疗兼证勿忘顾本。证属湿热当清热燥湿，慎用滋补，以免助湿，慎用渗利，以免伤阴；兼有湿痰当健脾燥湿，禁恣膏粱。

3.补气通络方（邹学友方）

组成：黄芪、当归、川芎、桃仁、地龙、赤芍、红花、羌活、防风、细辛。

功效：益气活血，驱风散邪。

主治：急性脊髓炎属气虚血淤证兼夹风邪者。本病发病初期多见外感证候，属实证，治疗应祛除表邪，当以益气活血、驱风散邪，标本兼治方得全效。但应注意，在解表之时，切忌发汗太过，以防伤阴。

三、西医治疗

（一）一般治疗

加强护理非常重要。勤翻身，换尿布。保持皮肤清洁干燥，防止褥疮。注意处理尿潴留，定时按压膀胱帮助排尿。无效时导尿，防止尿路感染。病变部位较高影响呼吸者，注意保持呼吸道通畅。勤拍背吸痰，必要时行气管切开。经常被动活动瘫痪肢体，放于功能位，以防足下垂。恢复期加强功能锻炼，并可针灸治疗。

（二）药物治疗

糖皮质激素对本病的疗效评价不同。有人认为效果良好，有人认为其对病程及结局无影响。但多数学者认为急性期应采用糖皮质激素治疗。可采用大剂量甲基强的松龙短程冲击疗法，500～1 000mg静脉滴注，每日1次，连用3～5次；有可能控制病情发展，临床明显改善通常出现在3个月之后；也可用地塞米松10～20mg静脉滴注，每日1次，10d左右为一疗程；使用上述两药之后，可改用强的松口服，每日40～60mg，随病情好转可于1～2月后逐渐减量停用。免疫球蛋白亦可应用，成人每次用量15～20g，静脉滴注，每日1次，连用3～5次为一疗程。预防和治疗泌尿道或呼吸道感染，合并感染者选用抗生素。有人认为，早期可应用甘露醇，以减轻脊髓水肿，清除自由基，减轻脊髓损害。并可应用B族维生素及能量合剂，胞二磷胆碱等。促进神经细胞功能恢复药物亦可酌情应用。

加强护理，预防各种并发症这是保证功能恢复的前提，翻身、拍背，改善肺泡通气量，防止坠积性肺炎；保持皮肤干燥，在身体的骨隆突处加用软垫或气圈，并加强按摩，预防褥疮及尿路感染。高位脊髓炎吞咽困难应放置胃管。对排便困难者，可在晚间服用缓泻剂或用肥皂水灌肠。瘫痪肢体及足应保持功能位，防止肢体痉挛及关节挛缩。

（焉兆利）

第三节　脑梗死

Section 3

一、概　　述

脑梗死是指局部脑组织因血液循环障碍，缺血、缺氧而发生的软化坏死。主要是由于供应脑部血液的动脉出现粥样硬化和血栓形成，使管腔狭窄甚至闭塞，导致局灶性急性脑供血不足而发病；也有因为异常物体（固体、液体、气体）沿血液循环进入脑动脉或供应脑血液循环的颈部动脉，造成血流阻断或血流量骤减而产生相应支配区域脑组织软化坏死者。前者称为动脉硬化性血栓形成，占本病的40%～60%。后者称为脑栓塞，占本病的15%～20%。此外，尚有一种腔隙性脑梗死，系高血压小动脉硬化引起的脑部动脉深度支闭塞形成的微梗死，也有人认为少数病例可由动脉粥样硬化斑块脱落崩解导致的微栓塞引起。由于CT/MRI的普及应用，其发病率相当高，占脑梗死的20%～30%。脑梗死是脑血管病中最常见的类型，约占75%，死亡率为10%～15%，致残率极高，且极易复发，复发性中风的死亡率大幅度增加。

本病属于中医学“卒中”“中风”、“类中风”、“偏枯”等范畴。

二、临床分型（OCSP分型）

由于脑梗死的部位及大小、侧支循环代偿能力、继发脑水肿等的差异，可有不同的临床病理类型，其治疗有很大区别，这就要求在急性期，尤其是超早期（3～6h）迅速准确分型。牛津郡社区卒中研究分型（OCSP）不依赖影像学结果，常规CT、MRI检查尚未能发现病灶时就可根据临床表现迅速分型，并提示闭塞血管和梗死灶的大小和部位，临床简单易行，对指导治疗、评估预后有重要价值。

OCSP临床分型标准：

1.完全前循环梗死（TACI）

表现为三联征，即完全大脑中动脉（MCA）综合征的表现：大脑较高级神经活动障碍（意识障碍、失语、失算、空间定向力障碍等）；同向偏亡；对侧三个部位（面、上肢与下肢）较严重的运动和（或）感觉障碍。多为MCA近段主干，少数为颈内动脉虹吸段闭塞引起的大片脑梗死

2.部分前循环梗死（PACI）

有以上三联征中的两个或只有高级神经活动障碍，或感觉运动缺损较TACI局限提示是

MCA远段主干、各级分支或ACA及分支闭塞引起的中、小梗死。

3.后循环梗死(POCI)

表现为各种不同程度的椎-基底动脉综合征:同侧脑神经瘫痪及对侧感觉运动障碍;双侧感觉运动障碍;双眼协同活动及小脑功能障碍,无长束征或视野缺损等。为椎-基底动脉及分支闭塞引起的大小不等的脑干、小脑梗死。

4.腔隙性梗死(LACI)

表现为腔隙综合征,如纯运动性轻偏瘫、纯感觉性脑血管病、共济失调性轻偏瘫、手笨拙-构音不良综合征等。大多是基底节或脑桥小穿通支病变引起的小腔隙灶。

三、中医治疗

(一)常见分型治疗

1.急性期(发病2周以内。中脏腑类最长病期可至1个月)

(1)应急措施:

脑梗死急性期出现意识昏蒙或严重并发症时,应积极采取措施予以救治。

1)痰热内闭清窍者,可灌服安宫牛黄丸,每次1丸,每6～8h一次,鼻饲。

2)痰湿蒙闭清窍者,可灌服苏合香丸,每次1丸,每6～8h 1次,鼻饲。

3)出现脱症的患者,可选择使用具有扶正作用的中药注射液,如生脉注射液、参脉注射液、参附注射液。

4)腑气不通,大便闭结者,急用大承气汤煎服,每日1剂,分2次口服或鼻饲。

5)呕血、便血者,予云南白药0.5～1g,或加用大黄粉3g,每日3次,冲服或鼻饲。

6)高热不退者,予紫雪散口服或鼻饲。

7)呃逆频繁,腑气不通者,予大承气汤煎服。也可配合针刺或药物穴位注射或耳针治疗。

(2)辨证论治:

1)中经络:

a.风痰瘀血,痹阻经络:

治法:祛风化痰,散淤通络。

方剂:化痰通络汤(《临床中医内科学》)加减。

组成:法半夏10g,白术15g,天麻10g,胆南星10g,丹参30g,香附10g,茯苓20g,酒大黄10g,天竺黄15g,秦艽10g,葛根15g。

加减:舌苔黄腻或痰多色黄者,加全栝楼、浙贝母、天竺黄以清热化痰;舌质紫暗或有淤斑者,加桃仁、红花、赤芍以活血通络;头晕、头痛者,加菊花、夏枯草以清利头目。

b.肝肾不足,肝阳上扰:

治法:滋补肝肾,平肝潜阳。

方剂:镇肝熄风汤(《医学衷中参西录》)化裁。

组成:怀牛膝30g,代赭石30g,生龙骨15g,生牡蛎15g,生龟甲15g,生芍药15g,玄参15g,天冬15g,川楝子10g,生麦芽10g,茵陈10g,甘草5g。

加减:痰热较重,苔黄腻,泛恶者,加胆星、竹沥、川贝母清热化痰;阴虚阳亢,肝火偏旺,心中烦热者,加栀子、黄芩清热除烦。

2)中脏腑(包括闭证和脱证):

a.痰热壅盛,闭阻清窍:

治法:清热化痰,醒神开窍。

方剂：羚羊角汤（《医醇賸义》）加减配合灌服或鼻饲安宫牛黄丸（《温病条辨》）加减。

组成：羚羊角（冲服）30g，生石决明（先煎）30g，夏枯草15g，丹皮10g，天竺黄20g，石菖蒲15g，郁金15g，远志15g。

加减：如大便数日未行，可合用星蒌承气汤或大承气汤治疗以通腑泄热。痰多者，加鲜竹沥、胆南星。

b.痰浊淤闭：

治法：温阳化痰，醒神开窍。

方剂：涤痰汤（《济生方》）配合灌服或鼻饲苏合香丸（《太平惠民和剂局方》）加减。

组成：制半夏10g，茯苓15g，枳实10g，橘红9g，胆南星10g，石菖蒲10g，远志10g，竹茹10g，丹参10g，甘草5g，生姜5片。

加减：病情演化迅速，或肢体抽搐者，加天麻、钩藤（后下）以平肝熄风；痰声漉漉，舌苔厚腻者，加苏子、栝楼以化痰降浊。

3）脱证：

治法：扶助正气，回阳固脱。

方剂：参附汤（《校注妇人良方》）合生脉散（《内外伤辨惑论》）加减。

组成：生晒参另煎兑服，附子先煎半小时等。

加减：汗出不止者，加山萸肉、黄芪、煅龙骨（先煎）以敛汗固脱；若见冷汗、肢厥者，合用四逆汤以回阳救逆。

2.恢复期（发病2周或1～6个月）

发病2周以后病情平稳者，辨证选用益气活血、育阴通络的方药治疗，此阶段应加强康复训练，并配合针灸治疗。

（1）气虚血淤：

治法：益气活血。

方剂：补阳还五汤（《医林改错》）加减。

组成：生黄芪12g，全当归15g，桃仁10g，红花15g，赤芍15g，川芎15g，地龙15g。

加减：若见心悸胸闷，脉沉缓或结，可合用生脉散，加党参、麦冬、五味子以补益心气；若动则气短，乏力便溏，肢体松懈瘫软，加党参、白术以益气健脾；肢体痉挛，加木瓜、伸筋草以柔肝缓急；舌有淤斑、淤点，舌下脉络青紫，加莪术、水蛭、鸡血藤以破血通络。

（2）肝肾阴虚：

治法：滋阴补肾，平肝熄风。

方剂：左归丸（《景岳全书》）合地黄饮子（《黄帝素问宣明论方》）加减。

组成：生地黄15g，山萸肉15g，枸杞子10g，天麻15g，钩藤15g，当归15g，丹参15g，白芍12g。

加减：口干者，加石斛、麦冬以滋阴润燥；大便干燥者，加肉苁蓉、火麻仁以润肠通便；心烦失眠者，加黄连、山栀、夜交藤、珍珠母（先煎）以清心除烦。

3.后遗症期（发病6个月以后）

脑梗死后遗症期应加强康复训练，采取中药、针灸、推拿等综合治疗方法，促进语言和肢体功能的恢复。大部分患者表现为气虚血淤、阴虚风动或阴虚血淤的证候，仍可辨证选用补阳还五汤、育阴通络方加减治疗。见肝肾亏虚、肾阳不足者，给予滋补肝肾、温肾助阳之法，可予六味地黄丸、金匮肾气丸或地黄饮子加减治疗。此期应注意防治中风后痴呆，以滋补肝肾、化痰开窍、活血通络等法。

（二）固定方药治疗

1.通脑精胶囊

组成：大黄、川芎、石菖蒲、郁金等。

功效：解毒活血，豁痰开窍。

用法：口服，每日3次，每次3粒。

2.大活络丹

组成：人参、牛黄、麝香、冰片、黄连、当归、全蝎、天麻、乌梢蛇等。

功效：祛风除湿，舒筋活络。

用法：口服，用温黄酒或开水送服。每次2丸（每丸重3.6g），每日2次。

3.人参再造丸

组成：红参、檀香、熟地黄、琥珀、天麻、当归、威灵仙、朱砂、龟甲、血竭、牛黄、麝香、冰片、天竺黄等。

功效：益气活血，祛风通络。

用法：口服，每次1丸（每丸重7.5g），每日2次，温开水送服。

（三）针刺疗法

1.头　　针

肢体偏瘫者，主要取病灶侧“运动区（顶颞前斜线）”，配取该侧“足运动感觉区（顶旁上线）”；伴肢痛、肢麻者加取该侧“感觉区（顶颞后斜线）”。刺入帽状腱膜下，沿头皮平刺2寸左右，留针2 h，捻转3次。每次头针1次，15 d为1个疗程，连续2～4个疗程。

2.体　　针

闭证针刺人中、合谷；脱证艾灸气海、关元、百会等穴，偏瘫在患侧上肢取曲池、外关等穴；下肢取环跳、阳陵泉、三阴交、昆仑等穴；失语针刺廉泉、哑门；口歪斜针刺地仓、下关、翳风等穴。

3.耳　　针

取皮质下、脑点、神门、三焦、肝、肾、心。每次取穴3～5个，浅刺、中等强度，隔日1次。

4.眼　　针

取上焦、下焦、肝区及肾区。

以上各针法可单独运用，也可联合，配合艾灸效果更好。

（四）穴位注射

取穴曲池、外关、手三里、肩贞、环跳、风市、血海、足三里、三阴交，用药有：①当归注射液2mL、维生素B_{12} 500μg、苯甲醇注射液2mL；②灯盏细辛注射液10mg；每个穴位注射0.5mL，留针10～15 min，每日1次。

（五）名医验方

1.六味回阳饮（张介宾方）

组成：人参、制附子、炮干姜、炙甘草、熟地黄、当归身。

功效：回阳益火，补血滋阴。

主治：阴阳将脱之危证。

2.加味地黄饮子（俞慎初方）

组成：熟地黄、山萸肉、石斛、麦冬、附子、制胆星、肉苁蓉、巴戟天、茯苓、五味子、九节菖蒲、远志、肉桂、天竺黄。

功效：滋补真阴，引火归元。

主治：阴虚阳越之证。

3.涤痰化瘀汤（王正雨方）

组成：生黄芪、赤芍、地龙、茯苓、桃仁、当归、生地黄、甘草、柴胡、陈皮、清半夏、红花、枳壳、川芎、石菖蒲、竹茹、胆南星、大黄。

功效：行气活血通络，涤痰开窍。

主治：气滞血淤、气壅聚液成痰之中风患者。

四、西医治疗

（一）一般治疗

1.安静卧床

切忌任意搬动患者，有条件的地区应就近治疗。

2.保持呼吸道通畅

若发生发绀、呼吸困难、呼吸道分泌物过多，应及时输氧，充分吸痰，甚至行气管插管、气管切开等。

3.加强护理，严密观察病情

瘫痪患者应定期翻身、拍背、吸痰、清洁口腔和皮肤，防止发生褥疮、肺部感染、泌尿系感染等。蛛网膜下腔出血和心源性脑栓塞者应保持安静卧床4～6周，防止复发。

4.保证营养和水电解质平衡

保证每日进入足够的水分和营养物质，定期检查血电解质。

（二）药物治疗

缺血性卒中除严重者外，一般给予血管扩张药和抗血小板聚集药物，如罂粟碱、烟酸、川芎嗪、丹参、低分子右旋醣酐等。进行性加重者，可用抗凝药物，如肝素、双香豆素等，但必须在有条件查凝血酶原活动度及严密监护的条件下使用。大面积梗死者早期应用脱水药。无消化道出血或其他出血倾向者，可加用皮质类固醇治疗以利脱水及防止甘露醇等脱水药的反跳作用。发生肺部感染或泌尿系感染者应加用抗生素。发生消化道出血者应及时用止血药及作相应处理。血压过高则应适当降压，但切忌降得太快、太低，一般以不低于120/80mmHg为宜。

（焉兆利）

第四节　脑出血

Section 4

一、概　　述

脑出血是指非外伤性脑实质内出血，常形成了大小不等的脑内血肿，有时穿破脑实质形成继发性脑室内及/或蛛网膜下腔积血。主要发生于高血压和脑动脉硬化的患者，临床主要表现为卒中发作，出现头痛、呕吐、意识障碍、偏身瘫痪及/或感觉障碍等，又称出血性脑血管病，是死亡率和致残率极高的一种常见病。其年发病率为81/10万，患病率为112/10万，占全部脑血管病患者的20%～30%，发病年龄多在50～70岁，男性略多于女性。寒冷、炎热季节或乍冷乍热、气候变化剧烈之季多发，暴怒兴奋、重体力劳作是其主要诱因。预后取决于出血部位、出血量以及是否伴合并症。一般来讲，轻型患者经治疗可显著改善症状并能恢复工作。但应注意防止复发。再度出血以及重型患者预后欠佳，多于发病后数天甚至数小时内因脑疝死亡，昏迷1周以上者大多数死于合并症。

本病属于中医“中风”、“头痛”、“昏迷”范围。

二、中医治疗

总的治疗原则宜就地抢救。避免过多搬动及长途运送，保持呼吸道通畅，防止窒息，控制血压，降低颅内压，控制脑水肿。中医应明辨闭、脱，以及标本缓急，恰当处理，以祛邪为先，治脱以兼顾阴阳为要。

(一)常见分型治疗

1.风火上扰，肝阳暴亢

治法：清肝熄风，潜阳醒神。

方剂：羚羊钩藤汤(《重订通俗伤寒论》)化裁。

组成：山羊角15g，桑叶10g，川贝母10g，生地黄15g，钩藤10g，菊花15g，茯神木20g，白芍药20g，生甘草5g，鲜竹茹10g。

备选方：羚羊角汤，适用于风火上扰清窍，神昏迷蒙之证者。药用山羊角60g，夏枯草15g，石菖蒲15g，生石膏15g，生石决明30g(先煎)，钩藤(后下)10g，山栀10g，黄芩10g，生大黄6g(后下)，天竺黄20g。

加减：肝热甚者，加山栀、黄芩、生大黄；神昏痰多者，加胆南星、石菖蒲、郁金、天竺黄；肝阳过亢者，加夏枯草、石决明；大便秘结者，加芒硝冲服；呕吐者，加生姜、半夏、旋覆花、代赭石。

2.痰热腑实，淤阻清窍

治法：通腑泻热，化痰开窍。

方剂：加味导痰汤(《张氏医通》)加减。

组成：姜半夏10g，茯苓20g，陈皮10g，炙甘草10g，生姜汁适量，乌梅肉10g，天南星10g，枳实15g，人参10g，白术15g，黄芩10g，黄连6g，桔梗10g，竹沥10g，栝楼15g。

备选方：星蒌承气汤，适用于痰热阻窍，腑实便秘者。药用胆南星10g，全栝楼15g，大黄(后下)6g，芒硝(冲)6g，丹参30g，丹皮10g，天竺黄20g。

加减：腑实热甚者加大黄、芒硝；意识障碍甚者，加石菖蒲、郁金、天竺黄。

3.痰浊内盛，蒙蔽清窍

治法：涤痰降浊，温阳开窍。

方剂：涤痰汤(《证治准绳》)加减。

组成：制南星10g，制半夏10g，炒枳实15g，茯苓20g，橘红10g，石菖蒲10g，人参10g，竹茹10g，甘草5g，生姜2片。

备选方：苏合香丸，适用于痰湿蒙塞心神者，每服1丸，以温水送服或鼻饲，亦可用涤痰汤煎汤送服。

加减：阳虚甚者，加制附片、肉桂；肢体不温，筋脉拘急者，加桂枝、桑枝、炒白芍、当归；气虚甚者，加黄芪、炒白术；风阳扰动者，可加天麻、钩藤、石决明。

4.元气不固，神明散乱

治法：益气固脱，回阳救逆。

方剂：参附汤(《校注妇人良方》)加减。

组成：人参10g，炮附子10g，生姜10g，大枣5枚。

备选方：四逆汤，适用于元气散脱，神明散乱。药用人参10g，制附片10g，炮干姜10g。

加减：四肢不温者，加干姜、肉桂、炙甘草；手撒尿遗者，加生龙骨、五味子、山茱萸、生牡蛎；阴寒内盛、阳气衰微者，加麝香、陈皮、半夏、白术。

5.阳气虚衰，瘀血内阻

治法：温阳益气，活血化瘀。

方剂：右归饮（《景岳全书》）合炙甘草汤（《伤寒论》）加减。

组成：熟地20g，山茱萸15g，山药30g，附子10g，肉桂10g，桂枝10g，党参15g，麦冬15g，阿胶10g，炙甘草10g，火麻仁15g，生姜5片，枸杞子15g，杜仲15g。

备选方：十全大补汤，适用于脾虚气弱，气虚血淤者。药用人参10g，白术15g，茯苓15g，甘草5g，当归15g，白芍药20g，熟地黄30g，川芎10g，黄芪60g，肉桂10g。

加减：血淤较甚者，加川芎、赤芍；血虚明显者，加当归、炒白芍；气虚甚者，加黄芪、炒白术。

6.肝肾两亏，筋脉失养

治法：滋补肝肾，养血柔筋，活血通脉。

方剂：大定风珠（《温病条辨》）加减。

组成：白芍15g，干地黄20g，麦冬15g，阿胶15g，生龟板30g，生鳖甲30g，生牡蛎30g，炙甘草10g，麻仁10g，五味子5g，生鸡子黄2枚。

备选方：虎潜丸，适用于肝肾阴亏，虚阳上亢，筋络淤阻者 。药用狗骨30g，熟地30g，龟甲15g，黄柏10g，知母10g，锁阳12g，白芍药15g，陈皮12g，石斛5g，牛膝12g，当归12g，桃仁12g，红花10g，生龙骨、牡蛎各30g。

加减：血淤甚者加丹参、当归、地龙、川芎；虚热甚者加知母、胡黄连、青蒿；盗汗者，加龙骨、小麦、人参；兼有风象者，加天麻、钩藤。

7.肝阳偏亢，脉络淤阻

治法：滋阴潜阳，熄风通络

方剂：镇肝熄风汤（《医学衷中参西录》）加减。

组成：怀牛膝15g，代赭石30g，生龙骨30g，生牡蛎30g，生龟板30g，白芍药15g，玄参10g，天冬10g，川楝子10g，生麦芽10g，茵陈10g。

备选方：建瓴汤，适用于肝肾阴虚，风阳上扰，脉络被阻者，药用怀牛膝12g，龙骨30g（先煎），白芍药12g，代赭石30g（先煎），山药30g，生地15g，柏子仁12g。

加减：心中热甚者，加生石膏、知母；痰多者，加胆南星、制半夏；口舌歪斜、语言不利者，加菖蒲、郁金、全蝎；肝阳亢盛者，加天麻、钩藤、石决明。

（二）固定方药治疗

1.回天再造丸

组成：人参、牛黄、麝香、虎骨、天麻、血竭、广角、山羊血。

功效：祛风化痰，活血通络。

主治：半身不遂，口眼歪斜，腰腿疼痛，手足麻木。

用法：口服，1次1丸，每日2次。

2.安宫牛黄丸

组成：牛黄、麝香、犀角、珍珠、冰片、朱砂、雄黄、黄连、黄芩、栀子、郁金。

功效：清热解毒，开窍镇惊。

主治：痰热内闭引起的中风，症见高热、神昏、谵语、烦躁、痉厥等。

用法：口服，成人1次1丸（每丸重3克），每日1次，鼻饲或温开水送服。

3.血肿消合剂

组成：三七、大黄、蒲黄、莪术、川芎、黄芩。

功效：破淤，泄浊，解毒。

主治：脑出血急性期偏于痰热风火证型。

用法：口服，每支10mL(含生药15g)，成人每次1支，每日3次。

4.养血清脑颗粒

组成：川芎、当归、熟地、白芍、珍珠母、决明子、夏枯草、细辛等。

功效：滋阴补血，平肝潜阳，活血通络，熄风止痛。

主治：出血性中风，阴虚生风、淤痰互结者。

用法：1包/次，4.0g/包，3次/d，温水冲服或鼻饲，1周为一个疗程。

（三）名医验方

1.醒脑散(陈隐漪方)

组成：胆南星、石菖蒲、大黄、水蛭、白蒺藜、菊花、制半夏、天麻、玄参、山栀、玉竹、冰片、桃仁、益母草等。

功效：化痰醒脑，化瘀消水。

主治：由于体肥气虚，痰湿内盛。又情志失调，肝风夹痰，上壅清窍，内蒙心神，神机闭塞，正气衰微而发病。证见突然昏仆，不省人事，两手握固，肢体拘急，静而不烦，面白，气息均匀，目合口开，喉中痰鸣，汗出肢冷，大便不通，小便失禁，舌淡，苔白，脉滑。

2.犀羚合剂(汪艳娟方)

组成：水牛角20g，生地15g，丹皮10g，白芍10g，钩藤10g，羚羊角4g，牛膝10g，淡竹茹10g，泽泻15g，生牡蛎15g，甘草6g。15 d为1个疗程，连用1～2个疗程。

功效：平肝熄风，清热化痰，泻热解毒、凉血散淤。

主治：平素忧郁恼怒，情志不畅，肝气不舒，气郁化火，风阳上亢，或长期烦劳过度，精神紧张，气火内燔，阴精暗耗，日久导致肝肾阴虚，阴虚则肝阳亢盛，乃致肝风内动；或火盛灼津为痰。此外，素体阳盛，心肝火旺之青壮年，亦有骤遇情志抑郁而阳亢化风，以致猝然发病，证见头痛剧烈，头晕且胀，耳鸣面赤，目红，心烦易怒，口干口苦，失眠多梦，便秘，小溲黄少，舌质红，苔黄，脉弦或脉数。

3.化痰通腑汤(鲁启洪方)

组成：大黄10g，丹参15g，桃仁15g，三七12g，石菖蒲15g，水蛭6g，川芎10g。每日1剂。加水500mL煎至300mL，分3次口服。

功效：破血逐淤，理气化痰，清热通络。

主治：由于平素嗜食肥甘醇酒。脾失健运，聚湿生痰；或逸多劳少，形体肥胖，气虚多湿多痰，痰湿内盛，风痰上扰清窍，清阳不升，浊阴不降，络脉不通，瘀血停滞而发病，证见头痛而重，胸脘痞满，恶心，呕吐痰涎，纳呆，言语不清，舌淡，苔白厚腻，脉弦滑。

三、西医治疗

（一）急性期治疗

治疗原则是防止进一步出血，降低颅内压和控制脑水肿，维持生命功能和防治并发症，降低病死率和致残率。

1.一般处理及护理

(1)卧床休息：一般卧床3～4周。体位可取头高(头部抬高约30°)脚低位。一般就地抢救，避免长途运送和过多搬动，不必要的检查尽量不做，避免加重出血。

(2)保持呼吸道通畅：如有意识障碍，应定时翻身拍背、吸痰，预防肺部感染，必要时行气管切开或气管插管，间断吸氧。

(3)保持营养和电解质代谢平衡，可给予流食或半流食，少量多餐，不能饮食者，应在48～

72h 内给予鼻饲饮食，以维持营养。

(4) 加强护理：随观察生命体征和意识状况，瞳孔变化；保持皮肤清洁，预防褥疮。有尿潴留和尿失禁者，应保留导尿管，定时做膀胱冲洗。

(5) 人工冬眠或头部降温疗法：能降低脑的基础代谢率，对脑组织有保护作用，减轻脑水肿，降低颅内压。一般把头部置冰帽中或冰袋 2 ～ 3 个置于颈部大血管周围。

2. 降低颅内压和控制脑水肿

常用 20% 甘露醇 125 ～ 250mL，快速静脉注射，每 6 ～ 8h 一次。甘露醇治疗脑水肿疗效快，效果肯定，但剂量大，用药时间长，可能引起心、肾功能损害和电解质紊乱及反跳现象。10% 甘油果糖注射液 250mL，静脉滴注，每日 1 ～ 3 次，有持续降颅内压作用。有报道甘露醇和甘油果糖交替应用，既可以维持恒定的降压作用，又能减少甘露醇用量。间断应用利尿性脱水剂如速尿或地塞米松 10 ～ 20mg，加入 10% 葡萄糖液静脉滴注，每日 1 ～ 2 次。一般可酌情选用 1 ～ 2 种，用药 5 ～ 7d。同时应注意水电解质平衡和心肾功能状态。

3. 控制高血压

降低过高的血压是防止再出血的重要措施。降压不宜过快过低，以防脑供血不足而加重脑损害。血压应控制在原有水平或在 150 ～ 160/90 ～ 100mmHg 为适宜。收缩压 180 ～ 230mmHg 或舒张压 105 ～ 140mmHg 时，宜口服卡托普利、美托洛尔等降压治疗；收缩压 180mmHg 以内或舒张压 105mmHg 以内可观察而不给予降压药物。急性期血压骤然下降提示病情严重，应及时给予多巴胺、间羟胺等治疗。

4. 止血药物

止血药物对脑出血患者无肯定疗效，一般小用。若伴有消化道出血，可选用西咪替丁或雷尼替丁；如凝血功能障碍所致，可选用 6- 氨基己酸、氨甲苯酸、酚磺乙胺、维生素 K 等药物。

5. 手术治疗

高血压脑出血传统是内科保守治疗，但效果不满意可手术治疗，常用的手术方法有开颅清除血肿术和穿刺抽吸血肿。开颅清除血肿术主要是清除颅内血肿，结扎出血血管，解除脑疝，以抢救患者生命。手术适应证有：①内囊外侧型出血，经内科积极治疗后，病情进一步恶化，颅内压继续增高或出血侧瞳孔扩大者；②小脑出血病情恶化者应紧急手术；③脑叶出血血肿超过 40mL 有中线结构移位或明显颅内压增高者。凡高龄，病情严重，生命体征不稳定，有严重心、肝、肺、肾病变者均不宜手术。

（二）恢复期治疗

主要是促使瘫痪肢体和语言功能的恢复。鼓励患者树立起战胜疾病的信心，发挥其主观能动性，在患者家属的密切配合下，帮助患者制定合适的康复治疗计划，并督促其执行，使患者部分甚至完全恢复生活自理和工作能力。一般可选用针灸、按摩、理疗和改善脑细胞代谢的药物治疗等。

（王增梅）

第五节　蛛网膜下腔出血

Section 5

一、概　　述

蛛网膜下腔出血（SAH）是指颅内血管破裂后，血液流入蛛网膜下隙，临床表现以急骤起病的剧烈头痛、呕吐、意识障碍、脑膜刺激征和血性脑脊液为特征。根据发病的原因不同，通常将其分为外伤性和非外伤性两大类。内科研究范围主要是非外伤性（即自发性）SAH，并进一步将其分为以下两种：脑表面或脑底部的血管破裂而使血液直接流入或主要流入蛛网膜下隙时，称为原发性蛛网膜下隙出血；而脑实质内出血，形成血肿，溃破后血液穿过脑组织而流入脑室及蛛网膜下隙者，称为继发性蛛网膜下隙出血。其年发病率为(5/10)万～(20/10)万，占卒中的10%～15%，仅次于脑梗死和脑出血，占脑血管病的第三位，其中半数以上是先天性颅内动脉瘤破裂所致。SAH属中医学“中风”、“头痛”范畴。

二、中医治疗

（一）常见分证治疗

1.肝风内动，肝阳暴亢

治法：镇肝熄风，平肝潜阳。

方剂：镇肝熄风汤（《医学衷中参两录》）加减。

组成：怀牛膝15g，代赭石（先煎）15g，生龙骨（先煎）20g，生牡蛎（先煎）20g，生龟板（先煎）30g，白芍16g，玄参10g，天冬15g，川楝子10g，生麦芽20g，茵陈20g，甘草5g。

备选方：羚角钩藤汤，适用于肝阳暴亢，兼见风火上扰，口噤不开者。药用山羊角30g（先煎），钩藤（后下）6g，白芍15g，丹皮10g，菊花10g，栀子10g，黄芩10g，牛膝15g，生地15g，石决明30g（先煎），生甘草6g。

加减：神志不清，表情淡漠者，加石菖蒲、郁金、天竺黄；谵语妄动者，加黄连、竹叶、莲子芯；大便秘结者，加大黄、玄明粉；抽搐项强甚者，加天麻、全蝎、僵蚕、钩藤、白附子、羚羊角粉；痰多黄稠者，加胆星、竹沥。

2.肝肾不足，虚火上扰

治法：滋补肝肾，清热降火。

方剂：知柏地黄丸（《景岳全书》）加减。

组成：知母10g，黄柏10g，山药30g，山茱萸15g，牡丹皮10g，熟地20g，茯苓15g，泽泻15g。

备选方：杞菊地黄汤。药用熟地20g，枸杞15g，菊花15g，山茱萸15g，淮山药30g，丹皮10g，泽泻20g，垂蒲黄10g，茯苓20g，旱莲草10g，女贞子15g。适用于肝肾阴虚、眼干目涩、头部空痛者。

加减：目干眼涩，虚热较甚者，加大知母、黄柏，并加用枸杞、菊花、白薇、银柴胡、青蒿等；颈项强直、四肢抽搐者，加全蝎、蜈蚣、僵蚕；心烦失眠，夜寐不安者，加柏子仁、炒枣仁、黄连、阿胶等；血虚兼见血淤、舌质暗或淤点者，加阿胶、当归、桃仁、川芎等。

3.痰浊内阻，痰热互结

治法：涤痰通窍，清热开闭。

方剂：涤痰汤（《剂生方》）加减。

组成：制南星10g，制半夏10g，炒枳实15g，茯苓20g，橘红10g，石菖蒲10g，人参10g，竹茹10g，甘草5g。

备选方：温胆汤，适用于痰热内闭清窍者。药用法半夏10g，陈皮10g，胆星10g，枳实15g，黄芩10g，生大黄（后下）6g，钩藤（后下）10g，茯苓20g，石菖蒲10g，生甘草5g。

加减：痰热明显者，加黄芩、生大黄、天竺黄、竹沥等；纳谷不香者，加炒白术、山药、鸡内金、炒二芽；痰多清稀者，加苍术、厚朴；颈项强直者，加全蝎、蜈蚣、石决明、僵蚕。

4.肝郁气滞，瘀血阻络

治法：疏肝解郁，行气活血化瘀。

方剂：血府逐淤汤（《医林改错》）加减。

组成：柴胡 10g，枳壳 15g，桔梗 10g，牛膝 15g，当归 15g，川芎 10g，赤芍 10g，生地 15g，桃仁 10g，红花 15g，甘草 5g。

备选方：通窍活血汤。当归 15g，怀牛膝 15g，川芎 10g，赤芍 10g，桃仁 10g，红花 10g，地龙 20g，羌活 10g，生地 20g，蒲黄 10g，香附 10g，郁金 10g。适用于瘀血阻窍，头痛部位固定如针刺者。

加减：气滞血淤甚者，加香附、郁金、炒白芍、石菖蒲；兼有痰浊者，加陈皮、制半夏；痰热壅盛者，加胆星、竹沥、天竺黄；烦躁不宁者，加朱砂、生地、丹皮；头痛项强者，加僵蚕、全蝎、蜈蚣、钩藤、生石决明、白附子等。

5.心火暴盛，上蒙清窍

治法：清心泻火，豁痰开窍，

方剂：清火豁痰丸（《古今医鉴》）加减。

组成：大黄（后下）10g，煅礞石（先煎）30g，青黛（冲）2g，沉香 5g，甘草 5g，黄芩 10g，黄连 10g，炒栀子 15g，制南星 10g，制半夏 10g，炒白术 15g，炒枳实 15g，炒白芥子 6g，连翘 10g，天花粉 20g，陈皮 10g，茯苓 20g，炒神曲 10g，贝母 10g，玄明粉（冲）3g。

备选方：泻心汤，适用于热盛迫血妄行或三焦实热，烦躁不安，目赤面红者。药用生大黄 10g（后下），黄连 6g，黄芩 6g。水煎送服安宫牛黄丸 1 丸，日服 2 次。

加减：神志不清者，加菖蒲、郁金；频繁呕吐者，加伏龙肝、代赭石；颈项强直甚者，加白附子、僵蚕、全蝎、蜈蚣、天麻；痰热甚者，加牛黄清心丸。

（二）固定方药治疗

1.安宫牛黄丸

组成：牛黄、麝香、犀角、珍珠、冰片、朱砂、雄黄、黄连、黄芩、栀子、郁金。

功效：清热解毒，开窍镇惊。

主治：痰热内闭引起的中风，症见高热、神昏、谵语、烦躁、痉厥等。

用法：口服，成人 1 次 1 丸（每丸重 3g），每日 1 次，鼻饲或温开水送服。

2.水蛭胶囊

组成：水蛭。

功效：活血化瘀。

主治：预防老年蛛网膜下腔出血并发脑梗死及脑积水。

用法：每次 3g，每日 3 次，2 周为一个疗程。

（三）名医验方

1.降肝汤（张伯臾方）

组成：羚羊角 0.6g（冲服），生石决明 30g（先煎），生地 18g，白芍 18g，炙甘草 3g，地龙 9g，竹茹 9g，黄芩 9g，丹皮 9g，郁金 9g，钩藤 12g（后下）。水煎，灌服或鼻饲，每日 1 剂。

功效：平肝潜阳，滋阴熄风。

主治：肝肾阴亏、肝阳化火上扰者。

2.加减化瘀止痛汤（谢桂权方）

组成：当归 10g，赤芍 9g，桃仁 9g，红花 9g，川芎 6g，丹参 9g，田七末 3 ～ 6g（冲服），生地 12g。

功效：活血化瘀，通经止痛。

主治：瘀血内阻，经隧不通者。

3.温胆汤加减(黄政德方)

组成:制半夏6g,广陈皮6g,茯苓6g,甘草3g,竹茹9g,枳壳6g。

功效:化痰祛淤,疏通经络。

主治:风痰卒中脏腑、蒙蔽清窍者。

三、西医治疗

关键是避免再出血和防治血管痉挛及其继发的脑梗死,去除引起出血的病因和预防复发。

(一)一般治疗

患者应住院监护治疗,须绝对卧床4～6周,头部稍抬高,病房保持安静,避免各种引起血压及颅内压增高的诱因。用润肠药或缓泻剂保持大便通畅,给低渣饮食以减少大便。对烦躁不安及剧烈头痛可用止痛药和镇静剂。阿司匹林的抗血小板聚集作用可能触发再出血,应予禁用。注意水和电解质的平衡,避免脱水而增加脑缺血的危险。必须维持适当的脑灌流压。注意血气监测,发现高碳酸血症时应予辅助呼吸加强换气。可给抗惊厥剂以预防癫痫发作而引起再出血。抗高血压药物的效果不肯定,保证脑灌流压是前提。头部降温也是重要的治疗手段之一。

(二)降颅压的治疗

蛛网膜下腔出血可引起脑水肿及颅内压升高,严重者出现脑疝,应积极进行脱水降颅压的治疗。可用20%甘露醇、速尿、白蛋白等。药物脱水效果不佳并有脑疝可能时,可行颞下减压术和脑室引流,以挽救患者的生命。

(三)防止再出血

用抗纤维蛋白溶解药抑制纤维蛋白溶解酶原的形成,推迟血块溶解,防止再出血的发生。常用药物有:

(1)6-氨基已酸(EACA)4～6g溶于生理盐水或5%葡萄酒100mL静脉滴注,15～30min滴完,以后持续静脉滴注1g/h。维持12～24h,以后每日24g,持续7～10d,逐渐减量至8g/d,共用2～3周;肾功能障碍者慎用,应注意深静脉血栓的形成。

(2)止血芳酸:0.2～0.4g缓慢静脉注射,每日2次。

(四)防止迟发性血管痉挛

钙离子阻断剂:尼莫的平和尼卡的平,口服或系统给药,可用于防治脑血管痉挛。脑血管痉挛通常在蛛网膜下腔出血后3～5d发生,于5～14d达最重,可引起15%的患者发生脑梗死和死亡。对有发生脑血管痉挛危险患者,给尼莫地平预防治疗,至少3周;也可使用尼莫通10mg/d缓慢静脉滴注,5～14d为一疗程。

(王增梅)

第六节 癫 痫

Section 6

一、概 述

癫痫(EP)是一组由不同原因所引起,脑部神经元高度同步化,且常常具有自限性的异常放电所导致,以发作性、短暂性、重复性及通常为刻板性的中枢神经系统功能失常为特征的综合征。每次发作称为痫样发作，反复多次发作所引起的慢性神经系统病征则称为癫痫。在癫痫中，具有特殊病因，由特定的症状和体征组成的特定的癫痫现象称为癫痫综合征。

癫痫是一种常见病，国内流行病学调查显示其患病率为5%。全国有600万～700万患者。可见于各个年龄段，青少年和老年是癫痫发病的两个高峰年龄段。

中医有关癫痫病名最早见于长沙马王堆汉墓出土的《五十二病方》，后世历代医家论述颇多，因而对痫病的命名与定义比较繁杂，有根据脏腑病证称心痫、脾痫、肾痫等五脏痫者；有根据病因病机和症状特点称为风痫、惊痫、痰痫者；也有羊痫、马痫等五畜痫分类。在症状认识和描述方面，总以类似癫痫强直-阵挛为多，对于失神发作、精神运动性发作、植物神经性发作等类型论述较少。

二、临床分类

目前应用最广泛的分类是国际抗癫痫联盟于1981年和1989年分别提出的癫痫发作和癫痫综合征的分类。

1981年国际抗癫痫联盟(ILAF)分型和命名委员会根据临床和脑电图改变提出国际癫痫发作分类的修改草案，简介如下。

(一)部分性发作(局灶性、局限性发作)

1.单纯部分性发作

(1)以运动为表现的发作:①局灶性运动性发作;②局灶性运动发作逐渐扩延;③转动性发作;④姿势性发作;⑤语言性(发声或语言中断)发作。

(2)自主神经症状的发作(包括上腹部感觉异常、苍白、出汗、潮红、竖毛、瞳孔散大等)。

(3)体感性或特殊感觉性发作(单纯幻觉，如针刺、闪光、嗡嗡声等):①体感性;②视觉性;③听觉性;④嗅觉性;⑤味觉性;⑥眩晕性。

(4)精神症状发作:①语言障碍;②记忆障碍(如似曾相识);③感知性(如梦样状态、时间障碍);④情感性(恐惧、发怒或其他情感状态);⑤错觉(如视物变大);⑥结构性幻觉(如音乐、景像)。

2.复杂部分性发作

(1)单纯部分性发作继以意识障碍:①单纯部分性发作(1)～(4)项继以意识障碍;②有自动症。

(2)以意识障碍开始:①仅有意识障碍;②有自动症。

3.部分性发作发展至全身强直-阵挛性发作(GTCS)

(1)单纯部分性发作中(1)的发展至GTCS。

(2)复杂部分性发作中(2)的发展至CTCS。

(3)单纯部分性发作发展为复杂性发作再进展为GTCS。

(二)全身性发作(非局限开始的发作)

(1)失神发作:

1)典型失神发作(①～⑥可能单独或合并出现):①仅有意识丧失;②伴有轻度阵挛;③伴发肌张力减失;④伴有强直性肌肉收缩;⑤自动症;⑥有自主神经症状。

2)不典型失神发作:①更为明显的肌张力改变;②发作开始和(或)停止不是突发性的。

(2)全身性强直-阵挛发作。

(3)肌阵挛发作。

(4)阵挛发作。

(5)强直发作。

(6)失张力发作。

(三)不能分类的癫痫发作

包括新生儿发作,如节律性眼球运动、咀嚼和游泳样动作。1989年国际癫痫和癫痫综合征分类修正草案要点如下。

1.与部位有关的(局灶性、局限性、部分性)癫痫和癫痫综合征

(1) 原发性 (发病与年龄有关):①良性儿童中央区-颞叶棘波癫痫;②儿童枕部放电灶癫痫;③原发性阅读癫痫。

(2)症状型:①儿童慢性进行性部分连续性癫痫;②有特殊促发方式的癫痫综合征;③颞叶癫痫;④额叶癫痫;⑤顶叶癫痫;⑥枕叶癫痫。

(3)隐原性:推测癫痫是症状性的,但病因尚未找到。

2.全身性癫痫和癫痫综合征

(1)特发性(起病和年龄有关):①良性家族性新生儿惊厥;②良性新生儿惊厥;③良性婴儿期肌阵挛性癫痫;④儿童期失神癫痫;⑤青少年期失神性癫痫;⑥青少年期肌阵挛癫痫;⑦醒觉时有全身强直-阵挛发作的癫痫;⑧其他未下定义的全身特发性癫痫;⑨特殊促发方式发作的癫痫。

(2)隐原性或症状性癫痫(按年龄顺序排列):①West综合征;②Lennox-Gastaut综合征;③具有肌阵挛起立不能发作的癫痫;④有肌阵挛性失神发作的癫痫。

(3)症状性全身性癫痫及癫痫综合征:①无特殊病因,包括早期肌阵挛性脑病,婴儿早期癫痫性脑病伴抑制爆发的脑电图和未列于上述的其他症状性全身性癫痫;②特异性综合征。

3.未能判明为局灶性或全身性的癫痫和癫痫综合征

(1)既有全身又有局灶发作:①新生儿发作;②婴儿期严重肌阵挛性癫痫;③发生于慢波睡眠时有持续性棘慢波的癫痫;④获得性癫痫性失语;⑤未列于上的其他不能确定的癫痫。

(2)没有明确的全身或局灶特征的癫痫。

4.特殊综合征

(1)和某些情况有关的发作:①发热惊厥;②孤立的发作或孤立的癫痫状态;③仅出现于急性代谢或中毒情况的发作。

(2)反射性癫痫。

(3)儿童慢性进行性持续性部分性癫痫。

三、中医治疗

本病是一种发作性病证,临证时需辨明病因与症候属性,分清寒热虚实、标本缓急。发作期多以风阳、痰热、气逆、络阻的标实症状较为突出,风痰浊淤蒙蔽脑窍、壅塞清阳、元神失控致上盛,急则治标,以祛邪为主。可用开窍醒神、平肝熄风、清化痰热、活血通络、通腑泄热等,针药并用,中西并举。至休止期,证候多由实转虚、本虚标实,重在本虚,多见气虚与阴虚,以脾肾两脏证候为主,缓则治其本,以扶正培本为治则,因有血淤痰浊阻络等标实存在,故宜标本兼顾而健脾化痰、益气活血、育阴通络、滋肾填精,治疗上消除病因、平降逆气以控制发作,调整脏腑气血功能可杜绝病根,防止复发,病证结合,标本并图,坚持治疗。

(一)常见分型治疗

1.肝风获浊

治法:涤痰熄风,开窍定痫。

方剂:定痫丸(《医学心悟》)加减。

组成：石菖蒲 20g，胆南星 6g，竹沥 10g，清半夏 10g，天麻 10g，全蝎 5g，僵蚕 6g，茯神 10g，远志 6g，琥珀粉 0.5g（冲），朱砂 0.5g（冲）。

备选方：苏合香丸（《太平惠民和剂局方》）3g，每日 1 次，行气化浊，温通开窍。适用于痰湿闭塞气机，蒙闭神明所致的突然昏倒、不省人事、痰涎壅盛。

加减：胁胀暖气者，加柴胡 10g，枳壳 10g，青、陈皮各 10g，以疏肝理气；眩晕、目斜风动者，加生龙牡、磁石、珍珠母各 20g（先煎）以重镇安神；痰涎不利者，加栝楼 30g；痰涎清稀者，加干姜 10g、细辛 3g。

临证事宜：癫痫以痰火气淤为标，且气机逆乱为其主要病理，祛痰、化瘀、泻火均不能离开平降逆气，故理气降气应在治疗中一以贯之。

2.肝火痰热

治法：清肝泻火，化痰开窍。

方剂：龙胆泻肝汤（《兰室秘藏》）合涤痰汤（《奇效良方》）加减。

组成：龙胆草 5g，生山栀 12g，黄芩 12g，木通 5g，生地黄 10g，青黛 1g，石菖蒲 20g，胆南星 6g，清半夏 10g，竹茹 10g。

备选方：①礞石滚痰丸（《景岳全书》）。一日 2 次，每次 9g，功效攻逐痰火。适用于突然神昏抽搐，口苦便秘，舌苔黄厚，脉滑者；②紫雪丹（《温病条辨》）。一日 2 次，每次 6g。功效清热镇痉、醒神开窍。适用于火热邪盛、神昏高热、抽搐者。

加减：抽搐明显者，加羚羊角粉 2g（冲），钩藤 15g；便秘者，加生大黄 10g，枳实 10g，通腑泻热；火热伤津见口干欲饮、舌红少苔者，加麦冬 12g，南沙参 15g 以养阴生津。

临证事宜：本型痰火交结，清热化痰理气，不可偏废，冀气顺则火自降，热清则痰自消，痰消则火无所附，诸症自可解除。

3.瘀血内阻

治法：活血化瘀，熄风通络。

方剂：血府逐淤汤（《医林改错》）加减。

组成：赤芍 10g，川芎 10g，桃仁 10g，红花 10g，当归 10g，牛膝 9g，枳壳 10g，胆南星 6g，桔梗 6g，陈皮 10g，生地 10g。

备选方：①通窍活血汤（《医林改错》）药用赤芍 10g，川芎 10g，桃仁 10g，红花 10g，麝香 0.3g（冲），郁金 10g，菖蒲 10g，鸡血藤 12g，丹参 18g，炙甘草 10g。②癫狂梦醒汤（《医林改错》），功效理气化痰化瘀。药用桃仁 15g，柴胡 9g，赤芍 10g，香附 6g，青皮 10g，半夏 10g，桑白皮 9g，白芥子 9g。适用于小发作或短暂发作或短暂精神失常。

加减：痰盛者，加清半夏 10g，胆南星 6g，天竺黄 10g，竹茹 6g；兼肝火上扰者，加菊花 10g，石决明 10g；兼阴虚者，加麦冬 15g，白芍 12g；兼气虚者，加黄芪 10g，太子参 15g。

临证事宜：上述各型，均可在处方中加入全蝎 6 ～ 10g，僵蚕 10g，蜈蚣 3 ～ 5 条等虫类药物，以熄风、解痉、定痫，提高疗效。外伤引起本证者常兼有瘀血，故治疗时可加入丹参、川芎等化瘀之品。

4.心血不足

治法：益气养血，宁心安神。

方剂：酸枣仁汤（《金匮要略》）加减。

组成：酸枣仁 20g，茯神 10g，远志 10g，当归 12g，知母 12g，合欢皮 6g，党参 10g。

备选方：①阿胶鸡子黄汤（《重订通俗伤寒论》）加减，功效养血熄风定痫，适用于血虚风动，猝然仆倒，或两目瞪视，或局部抽搐，或手足蠕动，舌淡少苔，脉细弱，药用阿胶 10g（烊），白芍 15g，熟地 20g，川芎 10g，鸡血藤 20g，当归 10g，黄芪 10g。②归脾丸（《校注妇人良方》）。每次

9g，一日3次。适用于心脾两虚之昏不知人，或仅头部下垂或四肢抽搐无力，面色苍白，心悸，舌淡苔白，脉沉弱者。

加减：兼痰浊者，可加半夏10g，胆南星5g；纳差者加白术10g，茯神10g；经常夜游者，加生龙、牡蛎各30g，以镇心安神；头晕健忘较甚者，加胡桃肉10g，制首乌10g，紫河车6g（研冲）以补养精血。

临证事宜：血虚生风，补血养血则风自熄；若加用僵蚕、全蝎等熄风通络之品，用量宜小，以免阴血更损，虚风难熄。

5.肝肾阴虚

治法：滋补肝肾，熄风定痫。

方剂：大补元煎（《景岳全书》）加减。

组成：熟地20g，山药15g，山萸肉10g，枸杞子10g，当归10g，杜仲10g，磁石30g（先煎），龟板胶15g，煅牡蛎20g。

备选方：①左归丸（《景岳全书》），一日2次，每次9g，功效填补肝肾真阴。适用于恍惚不宁，或头晕耳鸣，腰膝酸软者。②大补阴丸（《丹溪心法》），适用于肝肾阴虚，虚火上炎明显者，潮热盗汗，五心烦热，舌红少苔等。每日2次，每次9g。

加减：神思恍惚者，可加生牡蛎20g、鳖甲20g以滋阴潜阳，加柏子仁10g、磁石20g以宁心安神，加贝母10g，天竺黄10g，以清热除烦；痫证频发者，加龟板胶20g，白芍15g，炙甘草10g；头晕耳鸣者，加生龙骨30g，石决明20g；便干者，加玄参15g，花粉20g，火麻仁10g，以养阴润肠通便。

临证事宜：本型以阴虚为重，避免用风药，免得虚风更炽，证不得解。

6.脾虚痰盛

治法：健脾和胃，化痰降逆。

方剂：六君子汤（《校注妇人良方》）加味。

组成：党参20g，茯苓15g，白术15g，陈皮15g，石菖蒲15g，远志10g，胆南星9g，清半夏10g。

备选方：①香砂养胃丸（《杂病源流犀烛》）。每日3次，每次6g，适用于脾胃虚弱夹痰湿，平素痰多，脘腹痞闷者。②黄芪赤风汤加减（《中医脑病学》）。功效补气化瘀，定风止痫。适用于气虚血淤，抽搐神恍，头痛头晕，舌暗唇紫者。药用黄芪15g，赤芍12g，防风10g，地龙9g，鸡血藤20g，党参10g，郁金10g，川芎10g。

加减：痰湿重者，加石菖蒲10g，全栝楼20g，白芥子10g；便溏者，加木香10g，砂仁6g；腹胀者，加枳壳10g，莱菔子6g。

临证事宜：脾虚生痰，健脾化痰则应为痫证治本之法，多以丸药，缓缓收功。此外，应注意情志对本证的影响，在补脾之时，佐以疏肝理气之品。中焦脾胃功能失调是癫痫发病的病机要点之一。临床调理脾胃非常重要，大凡临床治痫常用益气、行气、降逆、化痰、消积、清热等法，均有赖于脾胃功能的调理。

（二）固定方药治疗

1.顺气豁痰冲剂

组成：石菖蒲、青果、半夏、青礞石、胆南星、陈皮、枳壳、川芎、沉香、六曲。

功效：调顺气机，豁痰开窍。

用法：口服，每次15g，每日3～4次，开水冲服。

主治：用于小儿精神运动性癫痫，7岁以下者用量酌减。

2.癫痫清脑冲剂

组成：石决明、玳瑁、天麻、川芎、天竺黄、郁金、紫贝壳、生地黄、麦冬、蚤休、灵芝草。

功效：平肝熄风，清脑止痫。

用法：口服，每次15g，相隔6 h服1次，开水冲服。

主治：用于癫痫发作期阳痫。服药期间避声响、早卧早起，忌食家禽头足。10 d为1个疗程。

3.礞石滚痰丸

组成：青礞石、象贝母、制大黄、黄芩、沉香。

功效：清热化痰，镇惊安神。

用法：每次1～3g，每日2～3次。

主治：用于痰浊阻滞，上扰心神之痫证。

4.牛黄镇惊丸

组成：牛黄、全蝎、僵蚕、珍珠、麝香、朱砂、雄黄、天麻、钩藤、防风、琥珀、胆南星、白附子（制）、半夏（制）、天竺黄、冰片、薄荷、甘草。炼蜜为丸，每丸1.5g。

功效：熄风化痰，镇惊安神。

用法：每次1丸，每日1～3次，3岁以内小儿酌减。

主治：用于风痰上扰之痫证。

（三）名医验方

1.化痫止抽Ⅰ～Ⅲ号方（赵心波方）

Ⅰ号方：天南星、僵蚕、自矾、白附子、红花、法半夏、全蝎、天竺黄、桃仁、川黄连、天麻、蜈蚣等。每片重0.3g，1岁以下，每次服2～3片；1～3岁每次服4片；4～7岁每次服6片；8～14岁每次服8片，14岁以上每次服10片，均日服3次，白开水送下，适用于风痫。

Ⅱ号方：青礞石、地龙、天麻、钩藤、桃仁、红花、清半夏、全蝎、胆南星、二丑、白矾、沉香、生大黄、人工牛黄等。日服1剂，连服2～3个月，适用于癫痫。

Ⅲ号方：当归、丹参、没药、乳香、三七、血竭、青阳参等。烘干后压片，每片重0.3g，适用于癫痫。

2.止痉除痫散（彭静山方）

组成：生龙骨、生牡蛎、紫石英、寒水石、白石脂、赤石脂、生石膏、滑石粉、生赭石、桂枝、降香、钩藤、干姜、大黄、甘草等。共研成极细末，成人每次服5g，每日2～3次，小儿3岁以内可服0.5～1g，5～10岁可酌加至2g，须连服1～3个月。不可间断。

功效：镇痉止搐。

主治：对各种痫证有效。

3.治癫宝丹（任继学方）

组成：白花蛇头、玳瑁、郁金、天麻、天竺黄、沉香、胆南星、白芍、清半夏、全蝎、蜈蚣、天虫、牛黄、麝香、琥珀、西红花、动物脑（猪或羊）等。共研细末。每服5g，每日2次，温水送服。

功效：调整阴阳，镇静安神，协调脏腑，开窍定痫。

主治：适用于癫痫经常发作，头晕，发则四肢抽搐、口吐涎沫，甚则神昏，舌红苔薄白，脉沉弦。

4.加味白金丸（何炎燊方）

组成：白矾、郁金、苦参、黑丑、半夏、胆南星、远志、节菖蒲、茯苓、珍珠层粉等。成人每服5～6片，儿童3片，每日3次；3岁以下幼儿每次服2片，每日2次。可连服0.5～1年。

功效：涤痰渗湿，清热镇潜。

主治：阳痫发作者。

四、西医治疗

(一)抗癫痫常用药物

1.卡马西平

对部分发作,全身强直阵挛发作,强直发作,阵挛发作及继发全身发作均为首选药。规格为每片 100mg,成人一般日剂量为 400 ～ 1 200mg,有时需要较高(可达 1 200mg/d)剂量,儿童:10 ～ 20mg/(kg · d)。

2.丙戊酸钠

特发性全身型癫痫,肌阵挛发作及典型失神发作首选。成人:600 ～ 1 800mg/d,儿童:20 ～ 30mg/(Kg · d)。

3.苯妥英钠

是强直阵挛发作,强直发作及部分发作的第一线药,也可用于失张力发作,(儿童及轻年妇女慎用因其有影响容貌的不良反应及致畸危险性)。为 50mg/片和 100mg/片两种。成人:200 ～ 500mg/d,儿童:5 ～ 10mg/(Kg · d)。

4.苯巴比妥钠

是强直阵挛发作及阵挛发作的第一线药物,也可用于部分发作,肌阵挛发作。为每片 30mg 和 100mg 两种,成人 60 ～ 180mg/d,儿童:2 ～ 6mg/(kg · d)。

5.乙琥胺

失神发作的首选药。规格为 250mg/片,成人:500 ～ 1500mg/d。儿童:10 ～ 15mg/(kg · d)。

6.氯硝西泮

对丙戊酸疗效不好的肌阵挛发作或不能耐受丙戊酸的患者也可用于顽固性失神,失张力发作以及光敏性癫痫的药物。分每片含 0.5mg 和 2mg 两种,成人:1 ～ 10mg/d;儿童:＜1 岁 0.25mg;1 ～ 5 岁 0.5 ～ 1mg;6 ～ 12 岁 1 ～ 6mg。

(二)新的抗癫痫药

1.得 理 多

主要成分为卡马西平,对部分发作,全身强直阵挛发作,强直发作,阵挛发作及继发全身发作均为首选药。成人:100 ～ 200mg/次,每日 1 ～ 2 次逐渐增加至最佳疗效。儿童:10 ～ 20mg/(kg · d)4 岁或 4 岁以下儿童,初始计量在 20 ～ 60mg/d。

2.拉莫三嗪

又名利必通,用于部分性发作,继发性全身发作及原发性全身性强直阵挛发作。

3.妥 泰

用于难治性部分性发作,部分性发作继发全身性强直阵挛发作及全身性发作。

4.奥卡西平

又名曲来,临床适应证与卡马西平相似,取代卡马西平可使发作频率减少及精神症状减轻。

(三)顽固性癫痫的外科治疗适应证

癫痫的理想治疗是完全控制发作而不产生毒性不良反应。但实际上大多数患者由于抗癫痫药物的毒性不良反应和断续有癫痫发作而影响日常生活。近年来,随着外科治疗方法的飞速发展,有效率不断提高,而同时创伤和并发症正越来越少。外科治疗对患者的选择也不断完善。目前较一致的外科治疗适应证如下。

1.药物难治的顽固性癫痫

一般认为,符合以下条件即应属于顽固性癫痫:病程在 2 年以上;每月发作 1 次以上;在血药浓度监测下，经正规抗癫痫药物治疗无效；属致残性发作，严重影响工作、学习和生活者。包括：①复杂部分性癫痫；②多种癫痫发作类型；③癫痫持续状态；④跌倒发作；⑤丛集性癫痫发作；⑥经常引起外伤的癫痫发作；⑦精神发育迟缓；⑧脑电图背景异常；⑨有家族史；⑩婴儿期发病的某些类型癫痫（如婴儿痉挛）。长期抗癫药物治疗不当，或未经正规用药等因素，导致癫痫发作不能控制。

2.伴有占位性病变

一般通过CT或磁共振成像检查可见明确的病变，包括肿瘤、血管畸形、囊肿、外伤后的软化灶、灰质异位、海马硬化等等。经多种检查证实为致痫灶，均可尽早行外科治疗，避免频繁的发作对患者造成更多的伤害。需要注意的是，有些病变本身即是致痫灶，如灰质异位等；而有些病变本身已无功能，继发影响了周围的脑组织导致癫痫，囊肿、软化灶、部分肿瘤等；还有些病变本身可以引起发作，也可以影响周围的脑组织导致癫痫发作，如胶质瘤、血管畸形等。外科治疗前，必须进行充分的术前评估和定位检查。

（王增梅）

第七节　失眠症

Section 7

一、概　　述

失眠是一种原发性或继发性睡眠障碍，通常指患者对睡眠时间和/或质量不满足并影响白天社会功能的一种主观体验。同时，失眠也是最常见的睡眠障碍，由各种原因引起，主要表现为轻者入睡困难，睡眠中易醒，并难于再次入睡；清晨过早醒来，重者彻夜难眠。常伴有精神疲劳、头昏眼花、头痛耳鸣、心悸健忘、心神不安、多梦、记忆力不集中、工作效率下降等表现，患者常对失眠感到焦虑和恐惧，全球约30%的人有睡眠障碍，10%以上的人存在慢性失眠（入睡或保持睡眠闲难）。我国最近统计显示，失眠发病率高达40%以上，这可能与我国经济快速发展带来的文化变化有关。该病易被漏诊，仅5%的失眠患者就该问题求医，有70%的患者甚至未向医师提及症状。因此，世界卫生组织指出，通常的情形是“医生不去问，患者也不讲”。只有半数的失眠患者是被医生诊断的。这就迫切要求临床医师提高失眠的诊疗水平。

而失眠中医多称为“不寐”，还有称“日不瞑”、“不得眠”、“少睡”、“少寐”、“不睡”、“不眠”等，是指入睡困难、睡眠浅而易醒、时寐时醒、自觉多梦早醒、醒后不易入睡、醒后仍感倦怠乏力、头昏思睡，严重者整夜不能入寐。

二、中医治疗

（一）常见分型治疗

1.实　　证

（1）肝郁化火：

治法：疏肝理气，泻热安神。

方剂：酸枣仁汤（《金匮要略》）加减。

组成：酸枣仁20g，川芎10g，茯苓15g，知母12g，泽泻12g，柴胡10g，郁金12g，香附10g，菊花 10g，甘草 6g。

加减：肝火盛者，加龙胆草、山栀子、车前子等；心火盛者，加淡竹叶、木通、生地、甘草、白茅根、天竺黄等；大便秘结者，加大黄、枳实、厚朴等。

(2)痰热内扰：

治法：化痰清热，和中安神。

方剂：温胆汤(《备急千金要方》)加减。

组成：清半夏 12g，陈皮 12g，竹茹 12g，枳实 10g，山栀 10g，黄连 8g，茯苓 15g，远志 12g，柏子仁 15g，甘草 6g。

加减：心悸惊惕不安者，加珍珠母、龙骨、牡蛎等以镇惊安神；痰食阻滞，胃中不和者，合用半夏秫米汤加神曲、山楂、莱菔子以消导和中。

(3)胃气不和：

治法：和胃化滞。

方剂：保和丸(《丹溪心法》)加减。

组成：神曲 15g，山楂 15g，莱菔子 15g，半夏 12g，茯苓 15g，陈皮 12g，连翘 10g，鸡内金 12g，炒麦芽 15g，炒谷芽 15g。

加减：心中烦热者，加黄连、麦冬、淡竹叶以清热除烦；心悸不安者，加珍珠母、磁石、生牡蛎等以镇惊定志；腹胀纳呆者，加枳实、厚朴等；兼见痰多胸闷，目弦口苦，舌苔黄腻，脉滑数者，乃痰热内阻，可用温胆汤化痰清热。

2.虚 证

(1)阴虚火旺：

治法：滋阴降火，养心安神。

方剂：黄连阿胶汤(《伤寒论》)加减。

组成：黄连 8g，阿胶(烊化)10g，白芍 15g，熟地 15g，山药 12g，丹皮 10g，远志 12g，酸枣仁 15g，地骨皮 12g，黄芩 10g。

加减：若阳升面热微红，眩晕、耳鸣，可加牡蛎、龟板等重镇潜阳，使阳升得平，阳入于阴，即可入睡。

(2)心胆气虚：

治法：益气镇惊，安神定志。

方剂：安神定志丸(《医学心悟》)加减。

组成：人参 15g，龙齿(先煎)30g，茯神 15g，石菖蒲 15g，远志 12g，川芎 10g，合欢皮 10g，知母 10g，夜交藤 12g。

加减：惊悸心胆虚怯者，可加炙甘草以补益心气；心阴不足者加五味子、酸枣仁、柏子仁以养心神收敛心气；心神不安甚者，加琥珀、磁石。

(3)心脾两虚：

治法：益气健脾，养心安神。

方剂：归脾汤(《济生方》)加味。

组成：人参 12g，白术 15g，炙黄芪 20g，当归 15g，茯神 15g，木香 10g，远志 12g，龙眼肉 10g，酸枣仁 15g，合欢皮 10g，甘草 6g。

加减：失眠较重者，加夜交藤、柏子仁、五味子等；兼汗多者，加浮小麦、麻黄根、牡蛎等；兼肝肾不足者，加桑寄生、杜仲、狗脊、菟丝子等。

(4)心肾不交：

治法：交通心肾，宁心安神。

方剂：交泰丸（《韩氏医通》）合天王补心丹（《摄生秘剂》）加减。

组成：黄连10g，肉桂8g，生地12g，玄参15g，人参12g，茯苓10g，远志15g，五味子10g，桔梗10g，柏子仁15g，莲子心8g。

加减：阴虚较明显者，加麦冬、百合、枸杞等；肝血不足明显者，加当归、鸡血藤、何首乌、桑葚等；心阳偏亢者，加磁石、牡蛎等金石类药物以滋阴潜阳，重镇安神。

（二）固定方药治疗

1.舒眠胶囊

组成：酸枣仁、柴胡、白芍、合欢花、合欢皮、僵蚕、蝉蜕、灯心草。

功效：补气养阴，滋阴健脑，益智安神。

用法：口服。每次3粒，每日2次，晚饭后及临睡前各服1次。

主治：用于神经衰弱（脑动脉硬化引起），体倦头晕，失眠多梦，记忆力减退等。

2.益脑胶囊

组成：鹿茸（去毛）、熟地黄、枸杞子、补骨脂（盐制）、牛膝、麦冬、红参、山药（炒）、茯苓、五味子、远志（蜜制）、朱砂等16味。

功效：补气养阴，滋肾健脑，益智安神。

用法：口服。每次3粒，每日3次。外感发热者忌服。

主治：用于神经衰弱，体倦头晕，失眠多梦。

3.柏子养心丸

组成：柏子仁、党参、炙黄芪、川芎、当归、茯苓、远志（制）、酸枣仁、五味子（蒸）、朱砂等13味。

功效：补气，养血，安神。

用法：口服。水蜜丸一次6g，小蜜丸一次9g，大蜜丸一次1丸，每日2次。

主治：适用于心气虚寒，心悸易惊，失眠多梦，健忘。

（三）名医验方

血行不畅之失眠验方（施今墨方）

组成：当归6g，川芎4.5g，合欢花6g，枣仁6g，郁金6g，远志6g，柴胡5g，白芍6g，生地6g，西红花3g，丹参10g，炙甘草3g，夜交藤18g，琥珀粉3g（分2次随药送服）。

功效：补血安神，活血理气。

主治：妇女经行愆期而患失眠者。

三、西医治疗

（一）治疗失眠药物的六类分法

（1）苯二氮卓类。

（2）抗抑郁药类。

（3）抗组胺药类，如氯苯那敏（扑尔敏）。

（4）巴比妥类和非巴比妥类，如苯巴比妥（鲁米那）。

（5）抗精神病药物类，如氯丙嗪、氯氮平等。

（6）唑吡坦、唑匹克隆，为20世纪90年代生产的咪唑吡啶和环吡咯酮类药物。

（二）一般临床使用药物治疗原则

（1）临床症状以入睡困难为主的患者应该选用短效药物，少数患者如果是午睡困难也可以使用。

（2）夜间睡眠浅睡易醒的患者可以使用中效药物治疗。

(3)夜间睡眠易醒和早醒的患者应该使用长效药物治疗。

(4)如果患者睡眠紊乱伴有焦虑或抑郁，应该使用抗焦虑或抗抑郁药物治疗。

(5)如果患者出现精神异常导致睡眠紊乱，应该使用神经阻滞剂(抗精神病药物)，必要时合并用苯二氮卓类安眠药物。

目前比较一致公认的是苯二氮卓类安眠药可以用于治疗短暂和短期失眠症状。短暂失眠表现在一个新的睡眠环境里和因为倒班或跨洲旅行要改变原有的睡眠时间安排而出现的第一个晚上不能入睡，这些是考虑使用催眠药物的主要指征。任何与应激有关的失眠也被认为是考虑使用催眠药物的主要指征。通常这些失眠患者以前的睡眠是正常的，一旦失眠问题解决后，患者的睡眠又恢复到以前的正常睡眠模式。对短暂和短期失眠症状临时使用镇静催眠药物是为了防止症状发展成为持久的心理生理性失眠。这种失眠主要是条件反射性，有认知和生理方面的原因。目前认为短暂和短期失眠症状可以发展成心理生理性失眠，而持久的心理生理性失眠通常被认为白天焦虑较少，但焦虑和唤醒特别集中于睡眠能力和睡眠环境。除非白天另外需要药物(长效镇静催眠药物适合)，对短暂和短期失眠症状治疗应该采用短效和中效的药物。

虽然可以采用短期的镇静催眠药物治疗慢性失眠，但对慢性失眠是否要长期使用镇静催眠药物治疗还有争议。有些睡眠专家建议对不宁腿综合征、周期性肢体运动、中枢性睡眠呼吸暂停综合征和慢性躯体疾病伴随的失眠可以长期使用镇静催眠药物治疗。对不宁腿综合征和周期性肢体运动患者研究发现，苯二氮卓类安眠药物可以改善患者的睡眠，但这只是对症治疗，不是治疗其原发疾病。对睡眠呼吸暂停综合征的失眠治疗应该区别中枢性睡眠呼吸暂停综合征和阻塞性睡眠呼吸暂停综合征，因为对中枢神经系统疾病是不能应用抑制性药物的。有些专家建议对慢性躯体疾病伴发失眠可以长期使用催眠药物作为一种辅助治疗手段。

(三)药物治疗特殊考虑

如果以上了解到的情况不能形成一个治疗计划，而且是原发性睡眠障碍可能性比较小，应该考虑镇静/催眠药物治疗，单一用药或合并行为治疗。治疗过程中，患者应作睡眠日记，每日记录睡眠情况和情绪状态，对医生治疗有帮助。

(王增梅)

第二十二章

Chapter 22

脑血管病的预防

脑血管病以其高发病率、高死亡率和高复发率极大地危害人类健康，因此对于脑血管病应提倡以预防为主，世界卫生组织从21世纪“人人享有保健”的战略目标出发，提出防治脑血管病应大力开展以人群为基础的一级预防。分级预防措施的实施，标志着脑血管病的预防工作进入了新的更成熟的阶段。

一、一级预防

一级预防主要针对未发生过卒中者，查明及合理治疗可治性危险因素，以降低卒中发生的可能性。一级预防的措施因人而异。对于健康的中老年人，应注意改变不良生活习惯，如戒除吸烟、酗酒等不良嗜好，合理改善饮食结构，应以低盐、低脂肪、低胆固醇、清淡饮食为主，多食蔬菜。水果及豆制品，勿过饱。养成良好的定时排便习惯，合理安排工作、学习和生活，注意劳逸结合，加强体育锻炼，改善睡眠，避免情绪激动及精神紧张，保持适当的体重。对有一种或多种危险因素者，应列为监测对象，定期随访和予以针对性干预，主要的疾病如下。

（一）高血压病

目前已有大量的研究文献证明，高血压、心脏病、糖尿病是脑血管病的三种主要的危险因素，而高血压病是脑血管病最危险的潜在因素。因此，积极做好高血压病的防治，尤其是有效控制高血压是预防脑血管病的重要任务及中心环节。一般应做到以下几点：

（1）加强卫生宣传教育，普及高血压病的基本知识，贯彻预防为主、防治与治疗相结合的方针。

（2）积极做好高血压病的普查工作，一般应对40岁以上的人定期检查血压，以便早期预防及治疗。

（3）收缩压≥21kPa（160mmHg）和/或舒张压≥12.6kPa（95mmHg）者必需进行规范化的抗高血压治疗，定期复查巩固疗效。避免治疗时血压波动过大及不规则用药，对临界高血压者，即收缩压18～20kPa（141～159mmHg）和（或）舒张压12～12.5kPa（91～94mmHg），参考年龄、有无高血压病直系亲属家族史、高血压病过去史，有无其他危险因素等情况，加强随访，定期复查再决定治疗方案。

（二）心脏病

心脏病是仅次于高血压的卒中危险因素，因此应积极治疗与脑血管病有关的心脏病。对并发房颤者应予以适当的抗凝治疗。定期做心电图检查，有条件者做心脏彩超检查，有利于发现无症状及症状轻微的心脏疾病，以便及早采取治疗措施，预防脑血管病的发生。

（三）糖尿病

对糖尿病的防治应同高血压的防治一样，应普及糖尿病知识，中年以上的人群应定期检查血糖，以便早期发现症状不典型的糖尿病患者及血糖增高但未达到确诊水平的糖尿病倾向患者，对此类人群应加强饮食指导，及时控制糖尿病的发展，对防止其并发症有重要意义。

（四）短暂性脑缺血发作（TIA）

TIA 是脑血管病的早期征兆，有 TIA 病史的人在以后 5 年内脑血管病的平均发生率是 35%～75%。在 TIA 之后第一年内发生脑血管病的危险性最高，以后脑血管病的危险性逐年下降。TIA 是神经科急症，必须予以足够重视。发现 TIA 后，每年至少一次仔细和彻底地检查身体。在发生 TIA 时，应积极采取治疗措施，并寻找病因，控制危险因素，预防再发。

二、二级预防

旨在预防已有过卒中患者的再卒中。主要措施有：

(1)控制高血压，戒除烟酒，生活规律化，心情舒畅是重要的预防措施。

(2)控制心脏病、糖尿病病变的发展。

(3)对有手术指征的颅内血管畸形，动脉瘤及时行手术治疗。

(4)对缺血性脑血管病的二级预防，主要是应用抗血小板聚集药。主要及常用的药物为阿司匹林。国外统计资料认为阿司匹林可使卒中死亡率下降 20%～50%，其用量目前仍多倾向于 100mg/d 以内，国内推荐 50mg/d 为预防血栓的最佳剂量。

三、脑血管疾患者群防治的新趋向

以往脑血管病防治研究多为某单一因素的干预，如控制高血压、糖尿病等，虽有一定效果，但目前的研究结果表明，脑血管病病因复杂，很可能与多种因素有关，诸如环境因素、精神因素、遗传因素等等，对其进行某单一因素干预显然不够全面，故主张采取社会化的综合性防治措施。按照疾病发生变化的规律可分为三期：第一期，防止病因，促进健康；第二期，早期诊断治疗，减少病残；第三期，促进康复。要将以上三期综合联系起来防治，要把医疗和预防工作从医院贯彻到社会、家庭，实行社区的防治。

（潘湘江）

参考文献

[1]塞缪斯，刘献增.神经病学治疗手册（第7版）.北京：人民卫生出版社，2010.07.
[2]李仲智.内科诊疗常规（上册）.北京：人民卫生出版社，2010.01.
[3]王拥军.脑血管病药物手册.北京：人民卫生出版社，2009.
[4]隋忠国.常见心脑血管系统疾病用药指导.北京：人民卫生出版社，2009.
[5]王玉平.神经内科常见病用药处方分析.北京：人民卫生出版社，2009.10.
[6]姜斌.临床心脑血管诊断与治疗.西安：第四军医大学出版社，2009.
[7]贾建平.神经病学.北京：人民卫生出版社，2009.09.
[8]蒋国卿，麻继红，景利娟等.神经内科疾病诊疗手册.上海：第二军医大学出版社，2009.07.
[9]宋景贵，吴家幂，马存根.神经病学（第3版）.北京：人民军医出版社，2009.11.
[10]吕传真.神经病学.上海：上海科学技术出版社，2008.12.
[11]王新德.现代神经病学.北京：人民军医出版社，2008.09.
[12]冯连元.神经内科诊疗精要.北京：军事医学科学出版社，2008.01.
[13]高旭光.简明神经病学.北京：人民卫生出版社，2008.
[14]宋文宣，周长宏，张雪娟等.内科常见疾病诊治.北京：人民军医出版社，2008.11.
[15]李长生.现代脑血管病的基础与临床.长春：吉林科学技术出版社，2007.
[16]康健，肖卫国.内科常见病诊断与治疗.北京：人民军医出版社，2007.02.
[17]都兴安，宋志彬.脑血管疾病.哈尔滨：黑龙江科学技术出版社，2006.
[18]赵建军.神经内科病临床诊治.北京：科学技术文献出版社，2006.
[19]李茂绪.神经系统疾病实验室诊断学.济南：山东大学出版社，2006.
[20]张全明，刘刚.脑血管疾病.北京：科学技术文献出版社，2006.
[21]刘永刚.脑血管病诊治与康复.北京：人民军医出版社，2006.
[22]王维治.神经病学（精装）.北京：人民卫生出版社，2006.01.
[23]吴江.神经病学（供8年制及7年制临床医学等专业用）.北京：人民卫生出版社，2005.08.
[24]王拥军.神经病学临床评定量表.北京：中国友谊出版公司，2005.
[25]粟秀初.现代脑血管病学.北京：人民军医出版社，2003.
[26]方定华.脑血管病临床与康复.上海：上海科学技术文献出版社，2001.